U0939029

实用内科疾病诊疗常规

主　编　李欣吉　郭小庆　宋　洁　薛腊梅
冉昌丽　袁永梅　武隽忞　郁　方

中国海洋大学出版社
·青岛·

图书在版编目(CIP)数据

实用内科疾病诊疗常规 / 李欣吉等主编. —青岛：中国海洋大学出版社，2019.12

ISBN 978-7-5670-2465-6

Ⅰ.①实… Ⅱ.①李… Ⅲ.①内科－疾病－诊疗 Ⅳ.①R5

中国版本图书馆 CIP 数据核字(2020)第 030877 号

出版发行	中国海洋大学出版社		
社　　址	青岛市香港东路 23 号	**邮政编码**	266071
出 版 人	杨立敏		
网　　址	http://pub.ouc.edu.cn		
电子信箱	369839221@qq.com		
订购电话	0532－82032573(传真)		
责任编辑	赵　冲　娇　燕	**电　　话**	0532－85902349
印　　制	北京虎彩文化传播有限公司		
版　　次	2020 年 3 月第 1 版		
印　　次	2020 年 3 月第 1 次印刷		
成品尺寸	185 mm×260 mm		
印　　张	19		
字　　数	484 千		
印　　数	1～1000		
定　　价	118.00 元		

发现印装质量问题，请致电 18600843040，由印刷厂负责调换。

《实用内科疾病诊疗常规》编委会

主　编	李欣吉	山东省邹平市人民医院
	郭小庆	青岛市市立医院
	宋　洁	烟台毓璜顶医院
	薛腊梅	宁夏医科大学总医院
	冉昌丽	宜昌市中心人民医院
		三峡大学第一临床医学院
	袁永梅	黔南州人民医院
	武隽悫	内蒙古医科大学附属医院
	郁　方	大连大学附属中山医院
副主编	曾　珍	兴义市人民医院
	王汝相	巨野县章缝镇中心卫生院
	张　娟	乌鲁木齐市中医医院
	刘光美	山西省人民医院
	杨小霞	甘肃省康复中心医院
	陶玉荣	中国人民解放军总医院第七医学中心
	韩　颖	海拉尔区人民医院
	刘　莉	烟台海港医院
	吕　凯	山东省枣庄市台儿庄区人民医院
	李军利	内蒙古妇幼保健院
	吴玉冰	航空总医院
	李军英	新乐市医院
编　委	赵志峰	石家庄心脑血管病医院
	贺　娟	青岛大学附属医院

前　言

内科学是临床医学的一个专科，几乎是所有其他临床医学的基础，亦有医学之母之称。内科学的内容涵盖了疾病的定义、病因、症状、诊断、治疗、预防及护理等。近年来，内科领域各专业不仅在理论上，而且在临床诊治各方面都得到了日新月异的发展，临床医师必须不断学习才能跟上医学发展的步伐。

为了满足广大医务工作者和基层医务人员、各类医科在校生、实习生以及社会各界医学爱好者的迫切需要，我们结合自身多年积累的较丰富的临床经验，并参考国内有关书籍和论文文献，详细总结、深入思索并加以汇总、提炼编写了此书。本书内容论述详尽、新颖，科学性与实用性强，有助于临床医师特别是基层医师对疾病做出正确诊断和恰当的处理。

本书在编写内容上，力求与实际工作思维接近，简明实用，便于广大读者掌握。由于编者水平有限，书中难免存在不足之处，敬请广大读者提出批评意见。

编者

2019年12月

目　录

第一章　呼吸内科疾病 …… 1
第一节　支气管哮喘 …… 1
第二节　变态反应性支气管肺曲菌病 …… 17
第三节　支气管扩张症 …… 21
第四节　肺不张 …… 24
第五节　外源性变应性肺泡炎 …… 29
第六节　淋巴细胞性间质性肺炎 …… 32
第二章　消化内科疾病 …… 35
第一节　胃炎 …… 35
第二节　反流性食管炎 …… 37
第三节　消化性溃疡 …… 40
第四节　肠炎 …… 43
第五节　胆囊炎 …… 46
第六节　功能性消化不良 …… 49
第七节　急性胰腺炎 …… 51
第三章　神经内科疾病 …… 59
第一节　短暂性脑缺血发作 …… 59
第二节　脑血栓形成 …… 64
第三节　脑栓塞 …… 70
第四节　脑出血 …… 71
第五节　蛛网膜下隙出血 …… 74
第六节　腔隙性脑梗死 …… 77
第七节　癫痫 …… 81
第八节　重症肌无力 …… 90
第九节　脊髓空洞症 …… 97
第四章　心内科疾病 …… 99
第一节　慢性心力衰竭 …… 99
第二节　心律失常 …… 100

第三节　心绞痛…… 115
第四节　高血压病…… 117
第五节　心脏瓣膜病…… 119
第六节　心肌病…… 123
第七节　先天性心血管病…… 131
第八节　心包疾病…… 132
第九节　肥厚型梗阻性心肌病…… 135
第五章　内分泌科疾病 …… 139
第一节　糖尿病…… 139
第二节　甲状腺肿…… 143
第三节　亚急性甲状腺炎…… 145
第四节　甲状腺功能减退症…… 148
第五节　甲状旁腺功能减退症…… 154
第六节　原发性甲状旁腺功能亢进症…… 158
第七节　原发性慢性肾上腺皮质功能减退症…… 165
第八节　原发性醛固酮增多症…… 171
第九节　尿崩症…… 177
第十节　腺垂体功能减退症…… 181
第十一节　无功能垂体腺瘤…… 185
第十二节　催乳素瘤和高催乳素血症…… 189
第十三节　痛　风…… 192
第十四节　骨质疏松症…… 197
第十五节　肥胖症…… 200
第十六节　非酒精性脂肪肝病…… 203
第十七节　临床常见内分泌科疾病的营养治疗…… 206
第六章　血液内科疾病 …… 210
第一节　阵发性睡眠性血红蛋白尿症…… 210
第二节　自身免疫性溶血性贫血…… 221
第三节　地中海贫血…… 229
第四节　朗汉斯细胞组织细胞增生症…… 231
第五节　血液系统疾病常见症状体征及护理…… 233
第六节　缺铁性贫血患者的护理…… 238
第七节　再生障碍性贫血患者的护理…… 243
第八节　特发性血小板减少性紫癜患者的护理…… 246
第九节　过敏性紫癜患者的护理…… 249

第十节　白血病患者的护理…… 251
第十一节　骨髓增生异常综合征患者的护理…… 256
第十二节　淋巴瘤患者的护理…… 259
第十三节　多发性骨髓瘤患者的护理…… 261
第十四节　原发性血小板减少症患者的护理…… 264
第十五节　血栓性疾病患者的护理…… 266
第十六节　弥散性血管内凝血患者的护理…… 269
第七章　肾内科疾病 …… 273
第一节　微小病变型肾病…… 273
第二节　局灶节段性肾小球硬化…… 276
第三节　膜性肾病…… 279
第四节　膜增生性肾炎…… 282
第五节　系膜增生性肾小球肾炎…… 284
第六节　新月体肾炎…… 286
第七节　急性肾小球肾炎…… 289
第八节　急进性肾小球肾炎…… 291
第九节　慢性肾小球肾炎…… 293
第十节　肾病综合征…… 296
第十一节　IgA 肾炎 …… 299
第十二节　狼疮性肾炎…… 301
第十三节　系统性血管炎肾脏损害…… 305
参考文献 …… 309

第一章　呼吸内科疾病

第一节　支气管哮喘

支气管哮喘(简称哮喘)是一种常见病、多发病。近年来发病有增加趋势,在我国支气管哮喘的患病率为0.5%～6%。该病严重危害人类的健康,给社会造成了巨大的经济负担,是全世界共同面临的主要公共卫生问题之一。

由于对哮喘发病机制认识的不断深入,目前认为哮喘是由多种细胞(如嗜酸性粒细胞、肥大细胞、T淋巴细胞、嗜中性粒细胞、气道上皮细胞等)和细胞组分参与的气道慢性炎症性疾患。这种慢性炎症导致气道反应性的增加,通常出现广泛多变的可逆性气流受限,并引起反复发作性的喘息、气急、胸闷或咳嗽等症状,常在夜间和(或)清晨发作、加剧,多数患者可自行缓解或经治疗缓解。治疗不当,也可产生气流不可逆性受限,因此,合理的防治至关重要。

一、病因和发病机制

(一)病因

哮喘的病因还不十分清楚,大多认为是与多基因遗传有关的疾病,同时受遗传因素和环境因素的双重影响。

许多调查资料表明,哮喘的亲属患病率高于群体患病率,并且亲缘关系越近,患病率越高。哮喘患儿双亲大多存在不同程度气道反应性增高。目前,哮喘的相关基因尚未完全明确,但有研究表明存在有与气道高反应性、IgE调节和特应性反应相关的基因,这些基因在哮喘的发病中起着重要的作用。

环境因素中主要包括某些激发因素,包括吸入物,如尘螨、花粉、真菌、动物毛屑、二氧化硫、氨气等各种特异和非特异性吸入物;感染,如细菌、病毒、原虫、寄生虫等;食物,如鱼、虾、蟹、蛋类、牛奶等;药物,如普萘洛尔(心得安)、阿司匹林等;气候变化、运动、妊娠等都可能是哮喘的激发因素。

(二)发病机制

哮喘的发病机制尚不完全清楚。多数人认为哮喘与变态反应、气道炎症、气道反应性增高及神经机制等因素相互作用有关。

1.变态反应

当变应原进入具有特应性体质的机体后,可刺激机体通过T淋巴细胞的传递,由B淋巴细胞合成特异性IgE,并结合于肥大细胞和嗜碱性粒细胞表面的高亲和性的IgE受体($Fc\varepsilon R_1$);IgE也能结合于某些B细胞、巨噬细胞、单核细胞、嗜酸性粒细胞、NK细胞及血小板表面的低亲和性Fca受体($Fc\varepsilon R_2$),但是$Fc\varepsilon R_2$与IgE的亲和力比$Fc\varepsilon R_1$低10～100倍。若变应原再次进入体内,可与结合在FcεR上的IgE交联,使该细胞合成并释放多种活性介质导致平滑肌收缩、黏液分泌增加、血管通透性增高和炎症细胞浸润等。炎症细胞在介质的作用下又可分泌多种介质，使气道病变加重，炎症反应增加，产生哮喘的临床症状。根据变应原吸入后哮喘发生的时间，可分为速发型哮喘反应(IAR)、迟发型哮喘反应(LAR)和双相型哮喘反应(OAR)。IAR几乎在吸入变应原的同时立即发生反应，15～30 min达高峰，2 h后逐渐恢复正常。LAR 6 h左右发病，持续时间长，可达数天，而且临床症状重，常呈持续性哮喘表现，肺功能损害严重而持久。LAR的发病机制较复杂，不仅与IgE介导的肥大细胞脱颗粒有关，而且主要是气道炎症所致。现在认为哮喘是一种涉及多种炎症细胞和结构细胞相互作用，许多介质和细胞因子参与的一种慢性炎症疾病。LAR是由于慢性炎症反应的结果。

2. 气道炎症

气道慢性炎症被认为是哮喘的本质。表现为多种炎症细胞特别是肥大细胞、嗜酸性粒细胞和T淋巴细胞等多种炎症细胞在气道的浸润和聚集。这些细胞相互作用可以分泌出多种炎症介质和细胞因子，这些介质、细胞因子与炎症细胞和结构细胞相互作用构成复杂的网络，使气道反应性增高，气道收缩，黏液分泌增加，血管渗出增多。已知肥大细胞、嗜酸性粒细胞、中性粒细胞、上皮细胞、巨噬细胞和内皮细胞都可产生炎症介质。

3. 气道高反应性(AHR)

表现为气道对各种刺激因子出现过强或过早的收缩反应，是哮喘患者发生和发展的另外一个重要因素。目前普遍认为气道炎症是导致气道高反应性的重要机制之一，当气道受到变应原或其他刺激后，由于多种炎症细胞、炎症介质和细胞因子的参与，气道上皮和上皮内神经的损害等而导致气道高反应性。AHR常有家族倾向，受遗传因素的影响，AHR为支气管哮喘患者的共同病理生理特征，然而出现AHR者并非都是支气管哮喘，如长期吸烟、接触臭氧、病毒性上呼吸道感染、慢性阻塞性肺疾病(COPD)等也可出现AHR。

4. 神经机制

神经因素也被认为是哮喘发病的重要环节。支气管受复杂的自主神经支配。除胆碱能神经、肾上腺素能神经外，还有非肾上腺素能非胆碱能(NANC)神经系统。支气管哮喘与β-肾上腺素受体功能低下和迷走神经张力亢进有关，并可能存在有α-肾上腺素神经的反应性增加。NANC能释放舒张支气管平滑肌的神经介质如血管活性肠肽(VIP)、一氧化氮(NO)，及收缩支气管平滑肌的介质如P物质、神经激肽，两者平衡失调，则可引起支气管平滑肌收缩。

二、病理

显微镜下可见纤毛上皮剥离、气道上皮下有肥大细胞、嗜酸性粒细胞、淋巴细胞与中性粒细胞浸润。气道黏膜下组织水肿，微血管通透性增加，杯状细胞增生及支气管分泌物增加，支气管平滑肌痉挛等病理改变。若哮喘长期反复发作，表现为支气管平滑肌肌层肥厚，气道上皮细胞下纤维化、黏液腺增生和新生血管形成等，导致气道重构。

三、临床表现

几乎所有的支气管哮喘患者都有长期性和反复发作性的特点，哮喘的发作与季节、周围环境、饮食、职业、精神心理因素、运动和服用某种药物有密切关系。

(一)主要临床表现

1. 前驱症状

在变应原引起的急性哮喘发作前往往有打喷嚏、流鼻涕、眼痒、流泪、干咳或胸闷等前驱症状。

2.喘息和呼吸困难

喘息和呼吸困难是哮喘的典型症状，喘息的发作往往较突然。呼吸困难呈呼气性，表现为吸气时间短，呼气时间长，患者感到呼气费力，但有些患者感到呼气和吸气都费力。当呼吸肌收缩克服气道狭窄产生的过高支气管阻力时，患者即可感到呼吸困难。一般来说，呼吸困难的严重程度和气道阻力增高的程度呈正比。但有15%的患者当 FEV_1 下降到正常值的50%时仍然察觉不到气流受限，表明这部分患者产生了颈动脉窦的适应，即对持续的刺激反应性降低。这说明单纯依靠症状的严重程度来评估病情有低估的危险，需要结合其他的客观检查手段来正确评价哮喘病情的严重程度。

3.咳嗽、咳痰

咳嗽是哮喘的常见症状，由于气道的炎症和支气管痉挛引起。干咳常是哮喘的前兆，哮喘发作时，咳嗽、咳痰症状反而减轻，以喘息为主。哮喘发作接近尾声时，支气管痉挛和气道狭窄减轻，大量气道分泌物需要排出时，咳嗽、咳痰可能加重，咳出大量的白色泡沫痰。有一部分哮喘患者，以刺激性干咳为主要表现，无明显的喘息症状，这部分哮喘称为咳嗽变异性哮喘(CVA)。

4.胸闷和胸痛

哮喘发作时，患者可有胸闷和胸部发紧的感觉。如果哮喘发作较重，可能与呼吸肌过度疲劳和拉伤有关。突发的胸痛要考虑自发性气胸的可能。

5.体征

哮喘的体征与哮喘的发作有密切的关系，在哮喘缓解期可无任何阳性体征。在哮喘发作期，根据病情严重程度的不同可有不同的体征。哮喘发作时支气管和细支气管进行性的气流受限可引起肺部动力学、气体交换和心血管系统一系列的变化。为了维持气道的正常功能，肺出现膨胀，伴有残气容积和肺总量的明显增加。由于肺的过度膨胀使肺内压力增加，产生胸腔内负压所需要的呼吸肌收缩力也明显增加。呼吸肌负荷增加的体征是呼吸困难、呼吸加快和辅助呼吸肌运动。在呼气时，肺弹性回缩压降低和气道炎症可引起显著的气道狭窄，在临床上可观察到喘息、呼气延长和呼气流速减慢。这些临床表现一般和第1 s用力呼气容积(FEV_1)和呼气高峰流量(PEF)的降低相关。由于哮喘患者气流受限并不均匀，通气的分布也不均匀，可引起肺通气/血流比值的失调，发生低氧血症，出现发绀等缺氧表现。在吸气期间肺过度膨胀和胸腔负压的增加对心血管系统有很大的影响。右心室受胸腔负压的牵拉使静脉回流增加，可引起肺动脉高压和室间隔的偏移。在这种情况下，受压的左心室需要将血液从负压明显增高的胸腔射到体循环，产生吸气期间的收缩压下降和脉搏减弱，称为奇脉。

(1)一般体征：哮喘患者在发作时，精神一般比较紧张，呼吸加快、端坐呼吸，严重时可出现口唇和指(趾)发绀。

(2)呼气延长和双肺哮鸣音：在胸部听诊时可听到呼气时间延长而吸气时间缩短，伴有双肺如笛声的高音调，称为哮鸣音。这是小气道梗阻的特征。两肺满布的哮鸣音在呼气时较明显，称呼气性哮鸣音。很多哮喘患者在吸气和呼气都可闻及哮鸣音。单侧哮鸣音突然消失要考虑发生自发性气胸的可能。在哮喘严重发作，支气管发生极度狭窄，出现呼吸肌疲劳时，喘鸣音反而消失，称为寂静肺，是病情危重的表现。

(3)肺过度膨胀体征：即肺气肿体征。表现为胸腔的前后径扩大，肋间隙增宽，叩诊呈过清音，肺肝浊音界下降，心浊音界缩小。长期哮喘的患者可有桶状胸，儿童可有鸡胸。

(4)奇脉：重症哮喘患者发生奇脉是吸气期间收缩压下降幅度(一般不超过 1.33 kPa 即 10 mmHg)增大的结果。这种吸气期收缩压下降的程度和气流受限的程度相关，它反映呼吸肌对胸腔压波动的影响的程度明显增加。呼吸肌疲劳的患者不再产生较大的胸腔压波动，奇脉消失。严重的奇脉(不低于 3.33 kPa，即 25 mmHg)是重症哮喘的可靠指征。

(5)呼吸肌疲劳的表现：表现为呼吸肌的动用，肋间肌和胸锁乳突肌的收缩，还表现为反常呼吸，即吸气时下胸壁和腹壁向内收。

(6)重症哮喘的体征：随着气流受限的加重，患者变得更窘迫，说话不连贯，皮肤潮湿，呼吸和心率增加。并出现奇脉和呼吸肌疲劳表现。呼吸频率不小于 25 次/分，心率不低于 110 次/分，奇脉不低于 3.33 kPa 是重症哮喘的指征。患者垂危状态时可出现寂静肺或呼吸乏力、发绀、心动过缓、意识恍惚或昏迷等表现。

(二)重症哮喘的表现

1.哮喘持续状态

哮喘持续状态指哮喘严重发作并持续 24 h 以上，通常被称为“哮喘持续状态”。这是指发作的情况而言，并不代表该患者的基本病情，但这种情况往往发生于重症的哮喘患者，而且与预后有关，是哮喘本身的一种最常见的急症。许多危重哮喘病例的病情常常在一段时间内逐渐加剧，所有重症哮喘患者在某种因素的激发下都有随时发生严重致命性急性发作的可能，而无特定的时间因素。其中一部分患者可能在哮喘急性发作过程中，虽经一段时间的治疗，但病情仍然逐渐加重。

2.哮喘猝死

有一部分哮喘患者在经过一段相对缓解的时期后，突然出现严重急性发作，如果救治不及时，可在数分钟到数小时内死亡，称为哮喘猝死。哮喘猝死的定义为哮喘突然急性严重发作、患者在 2 h 内死亡。哮喘猝死的原因可能与哮喘突然发作或加重，引起严重气流受限或其他心肺并发症导致心跳和呼吸骤停有关。

3.潜在性致死性哮喘

潜在性致死性哮喘包括以下几种情况：①长期口服糖皮质激素类药物治疗；②以往曾因严重哮喘发作住院抢救治疗；③曾因哮喘严重发作而行气管切开、机械通气治疗；④既往曾有气胸或纵隔气肿病史；⑤本次发病过程中需不断超常规剂量使用支气管扩张药，但效果不明显。在哮喘发作过程中，还有一些征象值得高度警惕，如喘息症状频发，持续甚至迅速加重，气促(呼吸频率超过 30 次/分)，心率超过 140 次/分，体力活动和言语受限，夜间呼吸困难显著，取前倾位，极度焦虑、烦躁、大汗淋漓，甚至出现嗜睡和意识障碍，口唇、指甲发绀等。患者的肺部一般可以听到广泛哮鸣音，但若哮鸣音减弱，甚至消失，而全身情况不见好转，呼吸浅快，甚至神志淡漠和嗜睡，则意味着病情危重，随时可能发生心跳和呼吸骤停。此时的血气分析对病情和预后判断有重要参考价值。若动脉血氧分压(PaO_2)低于 8.0 kPa(60 mmHg)和(或)动脉二氧化碳分压($PaCO_2$)高于 6.0 kPa(45 mmHg)，动脉血氧饱和度(SaO_2)低于 90%，pH 小于 7.35，则意味患者处于危险状态，应加强监护和治疗。

4.脆性哮喘(BA)

正常人的支气管舒缩状态呈现轻度生理性波动，第 1 s 用力呼气容积(FEV_1)和高峰呼气流量(PEF)在晨间降至最低(波谷)，午后达最大值(波峰)。哮喘患者这种变化尤其明显。有

一类哮喘患者 FEV_1 和 PEF 在治疗前后或一段时间内大幅度地波动，称为“脆性哮喘”。Ayres在综合各种观点的基础上提出 BA 的定义和分型如下。

(1) Ⅰ型 BA：尽管采取了正规、有力的治疗措施，包括吸入糖皮质激素（如吸入二丙酸倍氯米松 1 500 μg/d 以上），或口服相当剂量糖皮质激素，同时联合吸入支气管舒张药，连续观察至少 150 d，半数以上观察日的 PEF 变异率超过 40%。

(2) Ⅱ型 BA：在基础肺功能正常或良好控制的背景下，无明显诱因突然急性发作的支气管痉挛，3 h 内哮喘严重发作伴高碳酸血症，可危及生命，常需机械通气治疗。月经期前发作的哮喘往往属于此类。

(三)特殊类型的哮喘

1. 运动诱发性哮喘(EIA)

运动诱发性哮喘也称为运动性哮喘，是指达到一定的运动量后，出现支气管痉挛而产生的哮喘。其发作大多是急性的、短暂的，而且大多能自行缓解。运动性哮喘并非说明运动即可引起哮喘，实际上短暂的运动可兴奋呼吸，使支气管有短暂的舒张，其后随着运动时间的延长，强度增加，支气管发生收缩。运动性哮喘特点为：①发病均发生在运动后；②有明显的自限性，发作后经一定时间的休息后即可逐渐恢复正常；③一般无过敏性因素参与，特异性过敏原皮试阴性，血清 IgE 水平不高。

但有些学者认为，运动性哮喘常与过敏性哮喘共存，说明两者之间存在一些联系。临床上可进行运动诱发性试验来判断是否存在运动性哮喘。如果运动后 FEV_1 下降 20%～40%，即可诊断为轻度运动性哮喘；FEV_1 下降 40%～65%，即可诊断为中度运动性哮喘；FEV_1 下降 65%以上可诊断为重度运动性哮喘。有严重心肺或其他影响运动疾病的患者不宜进行运动诱发性试验。

2. 药物性哮喘

由于使用某种药物导致的哮喘发作。常见的可能引起哮喘发作的药物有阿司匹林、β 受体阻滞药、血管紧张素转换酶抑制药(ACEI)、局部麻醉药、添加剂(如酒石黄)、医用气雾剂中的杀菌复合物等。个别患者吸入支气管舒张药时，偶尔也可引起支气管收缩，可能与其中的氟利昂或表面活性剂有关。免疫血清、含碘造影剂也可引起哮喘发作。这些药物通常是以抗原、半抗原或佐剂的形式参与机体的变态反应过程，但并非所有的药物性哮喘都是机体直接对药物产生变态反应引起。例如 β-受体阻滞药，它是通过阻断 β-受体，使 $β_2$-受体激动药不能在支气管平滑肌的效应器上起作用，从而导致支气管痉挛。

阿司匹林是诱发药物性哮喘最常见的药物，某些患者可在服用阿司匹林或其他非甾体抗炎药数分钟或数小时内发生剧烈支气管痉挛。此类哮喘多发生于中年人，在临床上可以分为药物作用相和非药物作用相。药物作用相指服用阿司匹林等解热镇痛药后引起哮喘持续发作的一段时间，潜伏期可为 5 min 至 2 h，患者的症状一般很重，常见明显的呼吸困难和发绀，甚至意识丧失，血压下降，休克等。药物作用相的持续时间不等，从 2～3 h 至 1～2 d。非药物作用相阿司匹林性哮喘指药物作用时间之外的时间，患者可因各种不同的原因发作哮喘。阿司匹林性哮喘的发病可能与其抑制呼吸道花生四烯酸的环氧酶途径，使花生四烯酸的脂氧酶代谢途径增强，产生过多的白三烯有关。白三烯具有很强的支气管平滑肌收缩能力。近年来研制的白三烯受体拮抗药，如扎鲁斯特和孟鲁斯特可以很好地抑制口服阿司匹林导致的哮喘发作。

3. 职业性哮喘

从广义上讲，凡是由职业性致喘物引起的哮喘统称为“职业性哮喘”。但从职业病学的角度，职业性哮喘应该有严格的定义和范围。

我国在 20 世纪 80 年代末制订了职业性哮喘诊断标准，致喘物规定为：异氰酸酯类、苯酐类、多胺类固化剂、钴复合盐、剑麻和青霉素。职业性哮喘的发生率往往与工业的发展水平有关，发达的工业国家，职业性哮喘的发病率较高，美国的职业性哮喘的发病率估计为 15% 左右。

职业性哮喘的病史有如下特点：①有明确的职业史，本病只限于与致喘物直接接触的劳动者；②既往（从事该职业前）无哮喘史；③自开始从事该职业至哮喘首次发作的“潜伏期”最少半年以上；④哮喘发作与致喘物的接触关系非常密切，接触则发病，脱离则缓解。

还有一些患者在吸入氯气、二氧化硫等刺激性气体时，出现急性刺激性干咳症状、咳黏痰、气急等症状，称为反应性气道功能不全综合征，可持续 3 个月以上。

四、实验室和其他检查

（一）血液学检查

发作时可有嗜酸性粒细胞增高，但多不明显，如并发感染可有白细胞计数增高，分类中性粒细胞比例增高。

（二）痰液检查

涂片在显微镜下可见较多嗜酸性粒细胞，可见嗜酸性粒细胞退化形成的尖棱结晶（Charcort-Leyden 结晶体），黏液栓（Curschmann 螺旋体）和透明的哮喘珠（Laennec 珠）。如合并呼吸道细菌感染，痰涂片革兰染色、细菌培养及药物敏感试验有助于病原菌诊断及指导治疗。

（三）呼吸功能检查

在哮喘发作时有关呼气流量的全部指标均显著下降，第 1 s 用力呼气容积（FEV_1）、第 1 s 用力呼气容积占用力肺活量比值（$FEV_1/FVC\%$）、最大呼气中期流量（MMEF）、25%与 50% 肺活量时的最大呼气流量（$MEF_{25}\%$、$MEF_{50}\%$）以及高峰呼气流量（PEF）均减少。缓解期可逐渐恢复。有效支气管舒张药可使上述指标好转。在发作时可有用力肺活量减少、残气容积增加、功能残气量和肺总量增加，残气容积占肺总量百分比增高。

（四）动脉血气分析

哮喘严重发作时可有缺氧，PaO_2 降低，由于过度通气可使 $PaCO_2$ 下降，pH 上升，表现为呼吸性碱中毒。如重症哮喘，病情进一步发展，气道阻塞严重，可有缺氧及二氧化碳潴留，$PaCO_2$ 上升，表现呼吸性酸中毒。如缺氧明显，可合并代谢性酸中毒。

（五）胸部 X 线检查

早期在哮喘发作时可见两肺透亮度增加，呈过度充气状态；在缓解期多无明显异常。如并发呼吸道感染，可见肺纹理增加及炎性浸润阴影。同时要注意肺不张、气胸或纵隔气肿等并发症的存在。

（六）支气管激发试验

用于测定气道反应性。哮喘患者的气道处于一种异常敏感状态，对某些刺激表现出一种过强和（或）过早的反应，称为气道高反应性（AHR）。如果患者就诊时 FEV_1 或 PEF 测定值在正常范围内，无其他禁忌证时，可以谨慎地试行支气管激发试验。吸入激发剂后，FEV_1 或 PEF 的下降超过 20%，即可确定为支气管激发试验阳性。此种检查主要价值见于以下几个方面。

1.辅助诊断哮喘

对于轻度、缓解期的支气管哮喘患者或患有变应性鼻炎而哮喘处于潜伏期的患者，气道高反应性可能是唯一的临床特征和诊断依据。早期发现气道高反应性对于哮喘的预防和早期治疗具有重要的指导价值，对于有职业刺激原反复接触史且怀疑职业性哮喘者，采用特异性支气管激发试验可以鉴别该刺激物是否会诱发支气管收缩，明确职业性哮喘的诊断很有意义。

2.评估哮喘严重程度和预后

气道反应性的高低可直接反映哮喘的严重程度，并对支气管哮喘的预后提供重要的参考资料。

3.判断治疗效果

气道反应轻者表示病情较轻，可较少用药，重者则提示应积极治疗。哮喘患者经长期治疗，气道高反应性减轻，可指导临床减药或停药，有学者提出将消除 AHR 作为哮喘治疗的最终目标。

(七)支气管舒张试验

测定气流受限的可逆性。对于一些已有支气管痉挛、狭窄的患者，采用一定剂量的支气管舒张药使狭窄的支气管舒张，以测定其舒张程度的肺功能试验，称为支气管舒张试验。若患者吸入支气管舒张药后，FEV_1 或 PEF 改善率超过或等于 15%可诊断支气管舒张试验阳性。此项检查的应用价值在于以下几个方面。

1.辅助诊断哮喘

支气管哮喘的特征之一是支气管平滑肌的痉挛具有可逆性，故在支气管舒张试验时，表现出狭窄的支气管舒张。对一些无明显气流受限症状的哮喘患者或哮喘的非急性发作期，当其肺功能不正常时，经吸入支气管舒张药后肺功能指标有明显的改善，亦可作为诊断支气管哮喘的辅助方法。对有些肺功能较差，如 FEV_1 小于 60%预计值患者，不宜做支气管激发试验时，可采用本试验。

2.指导用药

可通过本试验了解或比较某种支气管舒张药的疗效。有不少患者自述使用 β_2-受体激动药后效果不佳，但如果舒张试验阳性，表示气道痉挛可逆，仍可据此向患者耐心解释，指导正确用药。

(八)呼气高峰流量(PEF)的测定和监测

PEF 是反映哮喘患者气流受限程度的一项客观指标。通过测定大气道的阻塞情况，对于支气管哮喘诊断和治疗具有辅助价值。由于方便、经济、实用、灵活等优点，可以随时进行测定，在指导偶发性和夜间哮喘治疗方面更有价值。哮喘患者 PEF 值的变化规律是凌晨最低，午后或晚上最高，昼夜变异率不低于 20%则提示哮喘的诊断。在相同气流受限程度下，不同患者对呼吸困难的感知能力不同，许多患者感觉较迟钝，往往直至 PEF 降至很低时才感到呼吸困难，往往延误治疗。对这部分患者，定期监测 PEF 可以早期诊断和预示哮喘病情的恶化。

(九)特异性变应原检测

变应原是一种抗原物质，能诱发机体产生 IgE 抗体。变应原检测可分为体内试验(变应原皮试)、体外特异性 IgE 抗体检测、嗜碱性粒细胞释放能力检测、嗜酸性粒细胞阳离子蛋白(ECP)检测等。目前常用前两种方法。变应原皮肤试验简单易行,但皮肤试验结果与抗原吸入气道反应并不一致,不能作为确定变应原的依据,必须结合临床发作情况或进行抗原特异性 IgE 测定加以评价。特异性 IgE 抗体(SIgE)是体外检测变应原的重要手段,灵敏度和特异性都很高,根据 SIgE 含量可确定患者变应原种类,可评价患者过敏状态,对哮喘的诊断和鉴别诊断都有一定的意义。

五、诊断

(一)诊断标准

(1)反复发作喘息、气急、胸闷或咳嗽,多与接触变应原、冷空气、物理、化学性刺激以及病毒性上呼吸道感染、运动等有关。

(2)发作时在双肺可闻及散在或弥散性、以呼气相为主的哮鸣音,呼气相延长。

(3)上述症状和体征可经治疗缓解或自行缓解。

(4)除外其他疾病所引起的喘息、气急、胸闷和咳嗽。

(5)临床表现不典型者(如无明显喘息或体征),应至少具备以下 1 项试验阳性:①支气管激发试验或运动激发试验阳性,支气管舒张试验阳性,FEV_1 增加超过 12%,且 FEV_1 增加绝对值不低于 200 mL;③呼气流量峰值(PEF)日内(或 2 周)变异率不低于 20%。

符合(1)～(4)条或(4)、(5)条者,可以诊断为哮喘。

(二)分期

根据临床表现支气管哮喘可分为急性发作期、慢性持续期和临床缓解期。慢性持续期是指每周均不同频度和(或)不同程度地出现症状(喘息、气急、胸闷、咳嗽等);临床缓解期系指经过治疗或未经治疗症状、体征消失,肺功能恢复到急性发作前水平,并维持 3 个月以上。

(三)病情严重程度分级

1.病情严重程度的分级

病情严重程度的分级主要用于治疗前或初始治疗时严重程度的判断,在临床研究中更有其应用价值。

2.控制水平的分级

这种分级方法更容易被临床医师掌握,有助于指导临床治疗,以取得更好的哮喘控制。

3.哮喘急性发作时的分级

哮喘急性发作是指喘息、气促、咳嗽、胸闷等症状突然发生,或原有症状急剧加重,常有呼吸困难,以呼气流量降低为其特征,常因接触变应原、刺激物或呼吸道感染诱发。其程度轻重不一,病情加重,可在数小时或数天内出现,偶尔可在数分钟内即危及生命,故应对病情做出正确评估,以便给予及时有效的紧急治疗。

六、鉴别诊断

(一)心源性哮喘

心源性哮喘常见于左心衰竭,发作时的症状与哮喘相似,但心源性哮喘多有高血压、冠状动脉粥样硬化性心脏病、风湿性心脏病和二尖瓣狭窄等病史和体征。阵发性咳嗽,常咳出粉红色泡沫痰,两肺可闻及广泛的湿啰音和哮鸣音,左心界扩大,心率增快,心尖部可闻及奔马律。

病情许可行胸部X线检查时，可见心脏增大，肺淤血征，有助于鉴别。若一时难以鉴别，可雾化吸入β_2肾上腺素受体激动药或静脉注射氨茶碱缓解症状后，进一步检查，忌用肾上腺素或咖啡，以免造成危险。

(二)喘息型慢性支气管炎

实际上为慢支合并哮喘，多见于中老年人，有慢性咳嗽史，喘息长年存在，有加重期。有肺气肿体征，两肺可闻及湿啰音。

(三)支气管肺癌

中央型肺癌由于肿瘤压迫导致支气管狭窄或伴发感染时，可出现喘鸣音或类似哮喘样呼吸困难、肺部可闻及哮鸣音。但肺癌的呼吸困难及喘鸣症状进行性加重，常无诱因，咳嗽可有血痰，痰中可找到癌细胞，胸部X线摄片、CT或MRI检查或支气管镜检查常可明确诊断。

(四)肺嗜酸性粒细胞浸润症

肺嗜酸性粒细胞浸润症见于热带性嗜酸细胞增多症、肺嗜酸性粒细胞增多性浸润、外源性变态反应性肺泡炎等。致病原为寄生虫、花粉、化学药品、职业粉尘等，多有接触史，症状较轻，患者常有发热，胸部X线检查可见多发性、此起彼伏的淡薄斑片浸润阴影，可自行消失或再发。肺组织活检也有助于鉴别。

(五)变态反应性支气管肺曲菌病

本病是一种由烟曲菌等致病真菌在具有特应性个体中引起的一种变态反应性疾病。其与哮喘的鉴别要点如下：①典型者咳出棕褐色痰块，内含多量嗜酸性粒细胞；②胸部X线片呈现游走性或固定性浸润病灶；③支气管造影可以显示出近端支气管呈囊状或柱状扩张；④痰镜检或培养发现烟曲菌；⑤曲菌抗原皮试呈速发反应阳性；⑥曲菌抗原特异性沉淀抗体(IgG)测定阳性；⑦烟曲菌抗原皮试出现Arthus现象；⑧烟曲菌特异性IgE水平增高。

(六)气管、支气管软化及复发性多软骨炎

由于气管支气管软骨软化，气道不能维持原来正常状态，患者呼气或咳嗽时胸膜腔内压升高，可引起气道狭窄，甚至闭塞，临床表现为呼气性喘息，其特点：①剧烈持续性、甚至犬吠样咳嗽；②气道断层摄影或CT显示气管、大气管狭窄；③支气管镜检查时可见气道呈扁平状，呼气或咳嗽时气道狭窄。

(七)变应性肉芽肿性血管炎(又称Churg-Strauss综合征)

本病主要侵犯小动脉和小静脉，常侵犯细小动脉，主要累及多器官和脏器，以肺部浸润和周围血管嗜酸性粒细胞浸润增多为特征，本病患者绝大多数可出现喘息症状，其与哮喘的鉴别要点如下：①除喘息症状外，常伴有副鼻窦炎(88%)、变应性鼻炎(69%)、多发性神经炎(66%～98%)；②病理检查特征有嗜酸性粒细胞浸润、肉芽肿病变、坏死性血管炎。

七、治疗

(一)脱离变应原

部分患者能找到引起哮喘发作的变应原或其他非特异刺激因素，应立即使患者脱离变应原的接触。

(二)药物治疗

治疗哮喘的药物可以分为控制药物和缓解药物。①控制药物：是指需要长期每天使用的

药物。这些药物主要通过抗感染作用使哮喘维持临床控制，其中包括吸入糖皮质激素（简称激素）、全身用激素、白三烯调节药、长效 β_2 受体激动药（LABA，须与吸入激素联合应用）、缓释茶碱、色甘酸钠、抗 IgE 抗体及其他有助于减少全身激素剂量的药物等；②缓解药物：是指按需使用的药物。这些药物通过迅速解除支气管痉挛从而缓解哮喘症状，其中包括速效吸入 β_2 受体激动药、全身用激素、吸入性抗胆碱能药物、短效茶碱及短效口服 β_2 受体激动药等。

1. 激素

激素是最有效的控制气道炎症的药物。给药途径包括吸入、口服和静脉应用等，吸入为首选途径。

（1）吸入给药：吸入激素的局部抗感染作用强；通过吸气过程给药，药物直接作用于呼吸道，所需剂量较小。通过消化道和呼吸道进入血液药物的大部分被肝灭活，因此全身性不良反应较少。研究结果证明吸入激素可以有效减轻哮喘症状、提高生命质量、改善肺功能、降低气道高反应性、控制气道炎症，减少哮喘发作的频率和减轻发作的严重程度，降低病死率。当使用不同的吸入装置时，可能产生不同的治疗效果。多数成人哮喘患者吸入小剂量激素即可较好地控制哮喘。过多增加吸入激素剂量对控制哮喘的获益较小而不良反应增加。由于吸烟可以降低激素的效果，故吸烟患者须戒烟并给予较高剂量的吸入激素。吸入激素的剂量与预防哮喘严重急性发作的作用之间有非常明确的关系，所以，严重哮喘患者长期大剂量吸入激素是有益的。

吸入激素在口咽部局部的不良反应包括声音嘶哑、咽部不适和念珠菌感染。吸药后及时用清水含漱口咽部，选用干粉吸入剂或加用储雾器可减少上述不良反应。吸入激素的全身不良反应的大小与药物剂量、药物的生物利用度、在肠道的吸收、肝首关代谢率及全身吸收药物的半衰期等因素有关。已上市的吸入激素中丙酸氟替卡松和布地奈德的全身不良反应较少。目前有证据表明成人哮喘患者每天吸入低至中剂量激素，不会出现明显的全身不良反应。长期高剂量吸入激素后可能出现的全身不良反应包括皮肤淤斑、肾上腺功能抑制和骨密度降低等。已有研究证据表明吸入激素可能与白内障和青光眼的发生有关，但前瞻性研究没有证据表明与后囊下白内障的发生有明确关系。目前没有证据表明吸入激素可以增加肺部感染（包括肺结核）的发生率，因此伴有活动性肺结核的哮喘患者可以在抗结核治疗的同时给予吸入激素治疗。

气雾剂给药：临床上常用的吸入激素有 4 种。包括二丙酸倍氯米松、布地奈德、丙酸氟替卡松等。一般而言，使用干粉吸入装置比普通定量气雾剂方便，吸入下呼吸道的药物量较多。

溶液给药：布地奈德溶液经以压缩空气为动力的射流装置雾化吸入，对患者吸气配合的要求不高，起效较快，适用于轻中度哮喘急性发作时的治疗。

吸入激素是长期治疗哮喘的首选药物。

（2）口服给药：适用于中度哮喘发作、慢性持续哮喘吸入大剂量激素联合治疗无效的患者和作为静脉应用激素治疗后的序贯治疗。一般使用半衰期较短的激素（如泼尼松、泼尼松龙或甲泼尼龙等）。对于激素依赖型哮喘，可采用每天或隔天清晨顿服给药的方式，以减少外源性激素对下丘脑—垂体—肾上腺轴的抑制作用。泼尼松的维持剂量最好每天不超过 10 mg。

长期口服激素可以引起骨质疏松症、高血压、糖尿病、下丘脑—垂体—肾上腺轴的抑制、肥胖症、白内障、青光眼、皮肤菲薄导致皮纹和淤斑、肌无力。对于伴有结核病、寄生虫感染、骨质疏松、青光眼、糖尿病、严重忧郁或消化性溃疡的哮喘患者，全身给予激素治疗时应慎重并应密切随访。长期甚至短期全身使用激素的哮喘患者可感染致命的疱疹病毒应引起重视，尽量避免这些患者暴露于疱疹病毒是必要的。尽管全身使用激素不是一种经常使用的缓解哮喘症状的方法，但是对于严重的急性哮喘是需要的，因为它可以预防哮喘的恶化、减少因哮喘而急诊或住院的机会、预防早期复发、降低病死率。推荐剂量：泼尼松龙 30～50 mg/d，连用 5～10 d。具体使用要根据病情的严重程度，当症状缓解或其肺功能已经达到个人最佳值，可以考虑停药或减量。地塞米松因对垂体—肾上腺的抑制作用大，不推荐长期使用。

(3) 静脉给药：严重急性哮喘发作时，应经静脉及时给予琥珀酸氢化可的松(400～1 000 mg/d)或甲泼尼龙(80～160 mg/d)。无激素依赖倾向者，可在短期(3～5 d)内停药；有激素依赖倾向者应延长给药时间，控制哮喘症状后改为口服给药，并逐步减少激素用量。

2. β_2-受体激动药

通过对气道平滑肌和肥大细胞等细胞膜表面的 β_2-受体的作用，舒张气道平滑肌、减少肥大细胞和嗜碱性粒细胞脱颗粒和介质的释放、降低微血管的通透性、增加气道上皮纤毛的摆动等，缓解哮喘症状。此类药物较多，可分为短效(作用维持 4～6 h)和长效(维持 12 h)β_2-受体激动药。后者又可分为速效(数分钟起效)和缓慢起效(30 min 起效)两种。

(1)短效 β_2-受体激动药(简称 SABA)：常用的药物如沙丁胺醇和特布他林等。

吸入给药：可供吸入的短效 β_2-受体激动药包括气雾剂、干粉剂和溶液等。这类药物松弛气道平滑肌作用强，通常在数分钟内起效，疗效可维持数小时，是缓解轻至中度急性哮喘症状的首选药物，也可用于运动性哮喘。如每次吸入 100～200 μg 沙丁胺醇或 250～500 μg 特布他林，必要时每 20 min 重复 1 次。1 h 后疗效不满意者应向医生咨询或去急诊。这类药物应按需间歇使用，不宜长期、单一使用，也不宜过量应用，否则可引起骨骼肌震颤、低血钾、心律失常等不良反应。压力型定量手控气雾剂(PMDI)和干粉吸入装置吸入短效 β_2-受体激动药不适用于重度哮喘发作；其溶液(如沙丁胺醇、特布他林、非诺特罗及其复方制剂)经雾化泵吸入适用于轻至重度哮喘发作。

口服给药：如沙丁胺醇、特布他林、丙卡特罗片等，通常在服药后 15～30 min 起效，疗效维持 4～6 h。如沙丁胺醇 2～4 mg，特布他林 1.25～2.5 mg，每天 3 次；丙卡特罗 25～50 μg，每天 2 次。使用虽较方便，但心悸、骨骼肌震颤等不良反应比吸入给药时明显。缓释剂型和控释剂型的平喘作用维持时间可达 8～12 h，特布他林的前体药班布特罗的作用可维持 24 h，可减少用药次数，适用于夜间哮喘患者的预防和治疗。长期、单一应用 β_2-受体激动药可造成细胞膜 β_2-受体的向下调节，表现为临床耐药现象，故应予避免。

注射给药：虽然平喘作用较为迅速，但因全身不良反应的发生率较高，国内较少使用。

贴剂给药：为透皮吸收剂型。现有产品有妥洛特罗，分为 0.5 mg、1 mg、2 mg 3 种剂量。由于采用结晶储存系统来控制药物的释放，药物经过皮肤吸收，因此可以减轻全身不良反应，每天只需贴敷 1 次，效果可维持 24 h。对预防“晨降”有效，使用方法简单。

(2)长效 β_2-受体激动药(简称 LABA)：这类受体激动药的分子结构中具有较长的侧链，舒张支气管平滑肌的作用可维持 12 h 以上。目前在我国临床使用的吸入型 LABA 有 2 种。沙美特罗：经气雾剂或碟剂装置给药，给药后 30 min 起效，平喘作用维持 12 h 以上。推荐剂量 50 μg，每天 2 次吸入。福莫特罗：经吸入装置给药，给药后 3～5 min 起效，平喘作用维持 8～12 h以上。平喘作用具有一定的剂量依赖性，推荐剂量 4.5～9 μg，每天 2 次吸入。吸入 LABA 适用于哮喘(尤其是夜间哮喘和运动诱发哮喘)的预防和治疗。福莫特罗因起效相对较快，也可按需用于哮喘急性发作时的治疗。

近年来推荐联合吸入激素和 LABA 治疗哮喘。这两者具有协同的抗感染和平喘作用，可获得相当于(或优于)应用加倍剂量吸入激素时的疗效，并可增加患者的依从性、减少较大剂量吸入激素引起的不良反应，尤其适合于中至重度持续哮喘患者的长期治疗。不推荐长期单独使用 LABA，应该在医生指导下与吸入激素联合使用。

3. 白三烯调节药

白三烯调节药包括半胱氨酰白三烯受体拮抗药和 5-脂氧化酶抑制药。除吸入激素外，是唯一可单独应用的长效控制药，可作为轻度哮喘的替代治疗药物和中重度哮喘的联合治疗用药。目前在国内应用主要是半胱氨酰白三烯受体拮抗药，通过对气道平滑肌和其他细胞表面白三烯受体的拮抗抑制肥大细胞和嗜酸粒细胞释放出的半胱氨酰白三烯的致喘和致炎作用，产生轻度支气管舒张和减轻变应原、运动和二氧化硫(SO_2)诱发的支气管痉挛等作用，并具有一定程度的抗感染作用。本品可减轻哮喘症状、改善肺功能、减少哮喘的恶化。但其作用不如吸入激素，也不能取代激素。

作为联合治疗中的一种药物，本品可减少中至重度哮喘患者每天吸入激素的剂量，并可提高吸入激素治疗的临床疗效，联用本品与吸入激素的疗效比联用吸入 LABA 与吸入激素的疗效稍差。但本品服用方便。尤适用于阿司匹林哮喘、运动性哮喘和伴有过敏性鼻炎哮喘患者的治疗。本品使用较为安全。虽然有文献报道接受这类药物治疗的患者可出现 Churg-Strauss综合征，但其与白三烯调节剂的因果关系尚未肯定，可能与减少全身应用激素的剂量有关。5-脂氧化酶抑制药齐留通可能引起肝损害，需监测肝功能，通常口服给药。白三烯受体拮抗药扎鲁司特 20 mg，每天 2 次；孟鲁司特 10 mg，每天 1 次；异丁司特 10 mg，每天 2 次。

4. 茶碱

茶碱具有舒张支气管平滑肌作用，并具有强心、利尿、扩张冠状动脉、兴奋呼吸中枢和呼吸肌等作用。有研究资料显示，低浓度茶碱具有抗感染和免疫调节作用。作为症状缓解药，尽管现在临床上在治疗重症哮喘时仍然静脉使用茶碱，但短效茶碱治疗哮喘发作或恶化还存在争议，因为它在舒张支气管，与足量使用的快速 β_2-受体激动药对比，没有任何优势，但是它可能改善呼吸驱动力。不推荐已经长期服用缓释型茶碱的患者使用短效茶碱，除非该患者的血清中茶碱浓度较低或者可以进行血清茶碱浓度监测时。

口服给药：包括氨茶碱和控(缓)释型茶碱。用于轻至中度哮喘发作和维持治疗。一般剂量为每天 6～10 mg/kg。口服控(缓)释型茶碱后昼夜血药浓度平稳，平喘作用可维持 12～24 h，尤其适用于夜间哮喘的控制。联合应用茶碱、激素和抗胆碱药物具有协同作用。但本品与 β_2-受体激动药联合应用时，易出现心率增快和心律失常，应慎用并适当减少剂量。

静脉给药：氨茶碱加入葡萄糖溶液中，缓慢静脉注射(注射速度不宜超过 0.25 mg/(kg · min))或静脉滴注，适用于哮喘急性发作且近 24 h 内未用过茶碱类药物的患者。负荷剂量为 4～6 mg/kg，维持剂量为 0.6～0.8 mg/(kg · h)。由于茶碱的“治疗窗”窄，以及茶碱代谢存在较大的个体差异，可引起心律失常、血压下降、甚至死亡，在有条件的情况下应监测其血药浓度，及时调整浓度和滴速。茶碱有效、安全的血药浓度范围应在 6～15 mg/L。影响茶碱代谢的因素较多，如发热性疾病、妊娠，抗结核治疗可以降低茶碱的血药浓度；而肝脏疾患、充血性心力衰竭以及合用甲氰咪胍或喹诺酮类、大环内酯类等药物均可影响茶碱代谢而使其排泄减慢，增加茶碱的毒性作用，应引起临床医师的重视，并酌情调整剂量。多索茶碱的作用与氨茶碱相同，但不良反应较轻。双羟丙茶碱的作用较弱，不良反应也较少。

5.抗胆碱药物

吸入抗胆碱药物如溴化异丙托品、溴化氧托品和溴化泰乌托品等，可阻断节后迷走神经传出支，通过降低迷走神经张力而舒张支气管。其舒张支气管的作用比 β_2-受体激动药弱，起效也较慢，但长期应用不易产生耐药，对老年人的疗效不低于年轻人。

本品有气雾剂和雾化溶液两种剂型。经 PMDI 吸入溴化异丙托品气雾剂，常用剂量为 20～40 μg，每天 3～4 次；经雾化泵吸入溴化异丙托品溶液的常用剂量为 50～125 μg，每天 3～4 次。溴化泰乌托品系新近上市的长效抗胆碱药物，对 M_1 和 M_3 受体具有选择性抑制作用，仅需每天 1 次吸入给药。

本品与 β_2-受体激动药联合应用具有协同、互补作用。本品对有吸烟史的老年哮喘患者较为适宜，但对妊娠早期妇女和患有青光眼或前列腺肥大的患者应慎用。尽管溴化异丙托品被用在一些因不能耐受 β_2-受体激动药的哮喘患者上，但是到目前为止尚没有证据表明它对哮喘长期管理方面有显著效果。

6.抗 IgE 治疗

抗 IgE 单克隆抗体可应用于血清 IgE 水平增高的哮喘患者。目前它主要用于经过吸入糖皮质激素和 LABA 联合治疗后症状仍未控制的严重哮喘患者。目前在 11～50 岁的哮喘患者的治疗研究中尚没有发现抗 IgE 治疗有明显不良反应，但因该药临床使用的时间尚短，其远期疗效与安全性有待进一步观察。价格昂贵也使其临床应用受到限制。

7.变应原特异性免疫疗法(SIT)

通过皮下给予常见吸入变应原提取液(如尘螨、猫毛、豚草等)，可减轻哮喘症状和降低气道高反应性，适用于变应原明确但难以避免的哮喘患者。其远期疗效和安全性尚待进一步研究与评价。变应原制备的标准化也有待加强。哮喘患者应用此疗法应严格在医师指导下进行。目前已试用舌下给药的变应原免疫疗法。SIT 应该是在严格的环境隔离和药物干预无效(包括吸入激素)情况下考虑的治疗方法。现在没有研究比较其和药物干预的疗效差异。现在还没有证据支持使用复合变应原进行免疫治疗的价值。

8.其他治疗哮喘药物

(1)抗组胺药物：口服第二代抗组胺药物(H_1 受体拮抗药)如酮替芬、氯雷他定、阿司咪唑、特非那丁等具有抗变态反应作用，在哮喘治疗中的作用较弱。可用于伴有变应性鼻炎哮喘患者的治疗。这类药物的不良反应主要是嗜睡。阿司咪唑和特非那丁可引起严重的心血管不良反应，应谨慎使用。

(2)其他口服抗变态反应药物：如曲尼司特、瑞吡司特等可应用于轻至中度哮喘的治疗。其主要不良反应是嗜睡。

(3)可能减少口服糖皮质激素剂量的药物：包括口服免疫调节药(如甲氨蝶呤、环孢素、金制剂等)、某些大环内酯类抗生素和静脉应用免疫球蛋白等。其疗效尚待进一步研究。

(4)中医中药：采用辨证施治，有助于慢性缓解期哮喘的治疗。有必要对临床疗效较为确切的中(成)药或方剂开展多中心随机双盲的临床研究。

(三)急性发作期的治疗

喘急性发作的治疗取决于发作的严重程度以及对治疗的反应。治疗的目的在于尽快缓解症状、解除气流受限和低氧血症，同时还需要制订长期治疗方案以预防再次急性发作。

对于具有哮喘相关死亡高危因素的患者，需要给予高度重视，这些患者应当尽早到医疗机构就诊。高危患者包括：①曾经有过气管插管和机械通气的濒于致死性哮喘的病史；②在过去1年中因为哮喘而住院或看急诊；③正在使用或最近刚刚停用口服激素；④目前未使用吸入激素；⑤过分依赖速效 β_2-受体激动药，特别是每月使用沙丁胺醇（或等效药物）超过1支的患者；⑥有心理疾病或社会心理问题，包括使用镇静药、有对哮喘治疗计划不依从的历史。

轻度和部分中度急性发作可以在家庭中或社区中治疗。家庭或社区中的治疗措施主要为重复吸入速效 β_2-受体激动药，在第1 h每20 min吸入2～4喷。随后根据治疗反应，轻度急性发作可调整为每3～4 h时2～4喷，中度急性发作每1～2 h时6～10喷。如果对吸入性 β_2-受体激动药反应良好（呼吸困难显著缓解，PEF占预计值大于80%或个人最佳值，且疗效维持3～4 h），通常不需要使用其他的药物。如果治疗反应不完全，尤其是在控制性治疗的基础上发生的急性发作，应尽早口服激素（泼尼松龙0.5～1 mg/kg或等效剂量的其他激素），必要时到医院就诊。

部分中度和所有重度急性发作均应到急诊室或医院治疗。除氧疗外，应重复使用速效 β_2-受体激动药，可通过压力定量气雾剂的储雾器给药，也可通过射流雾化装置给药。推荐在初始治疗时连续雾化给药，随后根据需要间断给药（每4 h 1次）。目前尚无证据支持常规静脉使用 β_2-受体激动药。联合使用 β_2-受体激动药和抗胆碱能制剂（如异丙托溴铵）能够取得更好的支气管舒张作用。茶碱的支气管舒张作用弱于SABA，不良反应较大应谨慎使用。对规则服用茶碱缓释制剂的患者，静脉使用茶碱应尽可能监测茶碱血药浓度。中重度哮喘急性发作应尽早使用全身激素，特别是对速效 β_2-受体激动药初始治疗反应不完全或疗效不能维持，以及在口服激素基础上仍然出现急性发作的患者。口服激素与静脉给药疗效相当，不良反应小。

推荐用法：泼尼松龙30～50 mg或等效的其他激素，每日单次给药。严重的急性发作或口服激素不能耐受时，可采用静脉注射或滴注，如甲基泼尼松龙80～160 mg，或氢化可的松400～1 000 mg分次给药。地塞米松因半衰期较长，对肾上腺皮质功能抑制作用较强，一般不推荐使用。静脉给药和口服给药的序贯疗法有可能减少激素用量和不良反应，如静脉使用激素2～3 d，继之以口服激素3～5 d。不推荐常规使用镁制剂，可用于重度急性发作（FEV_1 25%～30%）或对初始治疗反应不良者。

重度和危重哮喘急性发作经过上述药物治疗，临床症状和肺功能无改善甚至继续恶化者，应及时给予机械通气治疗，其指征主要包括：意识改变、呼吸肌疲劳、$PaCO_2$ 不低于6.0 kPa（45 mmHg）等。可先采用经鼻（面）罩无创机械通气，若无效应及早行气管插管机械通气。哮喘急性发作机械通气需要较高的吸气压，可使用适当水平的呼气末正压（PEEP）治疗。如果需要过高的气道峰压和平台压才能维持正常通气容积，可试用允许性高碳酸血症通气策略以减少呼吸机相关肺损伤。

初始治疗症状显著改善，PEF或 FEV_1 占预计值的百分比恢复到或个人最佳值60%者以上可回家继续治疗，PEF或 FEV_1 为40%～60%者应在监护下回到家庭或社区继续治疗，治疗前PEF或 FEV_1 低于25%或治疗后低于40%者应入院治疗。在出院时或近期的随访时，应当为患者制订一个详细的行动计划，审核患者是否正确使用药物、吸入装置和峰流速仪，找到急性发作的诱因并制订避免接触的措施，调整控制性治疗方案。严重的哮喘急性发作意味着哮喘管理的失败，这些患者应当给予密切监护、长期随访，并进行长期哮喘教育。

大多数哮喘急性发作并非由细菌感染引起，应严格控制抗菌药物的使用指征，除非有细菌感染的证据，或属于重度或危重哮喘急性发作。

(四)慢性持续期的治疗

哮喘的治疗应以患者的病情严重程度为基础，根据其控制水平类别选择适当的治疗方案。哮喘药物的选择既要考虑药物的疗效及其安全性，也要考虑患者的实际状况，如经济收入和当地的医疗资源等。要为每个初诊患者制订哮喘防治计划，定期随访、监测，改善患者的依从性，并根据患者病情变化及时修订治疗方案。哮喘患者长期治疗方案分为 5 级。

对以往未经规范治疗的初诊哮喘患者可选择第 2 级治疗方案，哮喘患者症状明显，应直接选择第 3 级治疗方案。从第 2 级到第 5 级的治疗方案中都有不同的哮喘控制药物可供选择。而在每一级中都应按需使用缓解药物，以迅速缓解哮喘症状。如果使用含有福莫特罗和布地奈德单一吸入装置进行联合治疗时，可作为控制和缓解药物应用。

如果使用该分级治疗方案不能够使哮喘得到控制，治疗方案应该升级直至达到哮喘控制为止。当哮喘控制并维持至少 3 个月后，治疗方案可考虑降级。建议减量方案：①单独使用中至高剂量吸入激素的患者，将吸入激素剂量减少 50%；②单独使用低剂量激素的患者，可改为每日 1 次用药；③联合吸入激素和 LABA 的患者，将吸入激素剂量减少约 50%，仍继续使用 LABA 联合治疗。当达到低剂量联合治疗时，可选择改为每日 1 次联合用药或停用 LABA，单用吸入激素治疗。若患者使用最低剂量控制药物达到哮喘控制 1 年，并且哮喘症状不再发作，可考虑停用药物治疗。上述减量方案尚待进一步验证。通常情况下，患者在初诊后 2～4 周回访，以后每 1～3 个月随访 1 次。出现哮喘发作时应及时就诊，哮喘发作后 2 周至 1 个月内进行回访。

对于我国贫困地区或低经济收入的哮喘患者，视其病情严重程度不同，长期控制哮喘的药物推荐使用：①吸入低剂量激素；②口服缓释茶碱；③吸入激素联合口服缓释茶碱；④口服激素和缓释茶碱。这些治疗方案的疗效与安全性需要进一步临床研究，尤其要监测长期口服激素可能引起的全身不良反应。

八、教育与管理

尽管哮喘尚不能根治，但通过有效的哮喘管理，通常可以实现哮喘控制。成功的哮喘管理目标是：①达到并维持症状的控制；②维持正常活动，包括运动能力；③维持肺功能水平尽量接近正常；④预防哮喘急性加重；⑤避免因哮喘药物治疗导致的不良反应；⑥预防哮喘导致的死亡。

建立医患之间的合作关系是实现有效的哮喘管理的首要措施。其目的是指导患者自我管理，对治疗目标达成共识，制订个体化的书面管理计划，包括自我监测、对治疗方案和哮喘控制水平周期性评估、在症状和(或)PEF 提示哮喘控制水平变化的情况下，针对控制水平及时调整治疗以达到并维持哮喘控制。其中对患者进行哮喘教育是最基本的环节。

哮喘教育必须成为医患之间所有互助关系中的组成部分。对医院、社区、专科医师、全科医师及其他医务人员进行继续教育，通过培训哮喘管理知识，提高与患者沟通技巧，做好患者及家属教育。患者教育的目标是增加理解、增强技能、增加满意度、增强自信心、增加依从性和自我管理能力，增进健康，减少卫生保健资源使用。

1. 教育内容

(1)通过长期规范治疗能够有效控制哮喘。

(2)避免触发、诱发因素方法。

(3)哮喘的本质、发病机制。

(4)哮喘长期治疗方法。

(5)药物吸入装置及使用方法。

(6)自我监测，即如何测定、记录、解释哮喘日记内容、症状评分、应用药物、PEF，哮喘控制测试(ACT)变化。

(7)哮喘先兆、哮喘发作征象和相应自我处理方法，如何、何时就医。

(8)哮喘防治药物知识。

(9)如何根据自我监测结果判定控制水平，选择治疗。

(10)心理因素在哮喘发病中的作用。

2. 教育方式

(1)初诊教育：是最重要的基础教育和启蒙教育，是医患合作关系起始的个体化教育，首先应提供患者诊断信息，了解患者对哮喘治疗的期望和可实现的程度，并至少进行以上(1)至(6)内容教育，预约复诊时间，提供教育材料。

(2)随访教育和评价：是长期管理方法，随访时应回答患者的疑问、评估最初疗效。定期评价、纠正吸入技术和监测技术，评价书面管理计划，理解实施程度，反复提供更新教育材料。

(3)集中教育：定期开办哮喘学校、学习班、俱乐部、联谊会进行大课教育和集中答疑。

(4)自学教育：通过阅读报纸、杂志、文章、看电视节目、听广播进行。

(5)网络教育：通过中国哮喘联盟网、全球哮喘防治创议(GINA)网等或互动多媒体技术传播防治信息。

(6)互助学习：举办患者防治哮喘经验交流会。

(7)定点教育：与社区卫生单位合作，有计划开展社区、患者、公众教育。

(8)调动全社会各阶层力量宣传普及哮喘防治知识。

哮喘教育是一个长期、持续过程，需要经常教育，反复强化，不断更新，持之以恒。

(一)确定并减少危险因素接触

尽管对已确诊的哮喘患者应用药物干预，对控制症状和改善生活质量非常有效，但仍应尽可能避免或减少接触危险因素，以预防哮喘发病和症状加重。

许多危险因素可引起哮喘急性加重，被称为“触发因素”，包括变应原、病毒感染、污染物、烟草烟雾、药物。减少患者对危险因素的接触，可改善哮喘控制并减少治疗药物需求量。早期确定职业性致敏因素，并防止患者进一步接触，是职业性哮喘管理的重要组成部分。

(二)评估、治疗和监测

哮喘治疗的目标是达到并维持哮喘控制。大多数患者或家属通过医患合作制订的药物干预策略，能够达到这一目标，患者的起始治疗及调整是以患者的哮喘控制水平为依据，包括评估哮喘控制、治疗以达到控制，以及监测以维持控制这样一个持续循环过程。

一些经过临床验证的哮喘控制评估工具如哮喘控制测试(ACT)、哮喘控制问卷(ACQ)、哮喘治疗评估问卷(ATAQ)等，也可用于评估哮喘控制水平。经国内多中心验证表明哮喘评估工具 ACT 不仅易学易用且适合中国国情。ACT 仅通过回答有关哮喘症状和生活质量的

5 个问题的评分进行综合判定，25 分为控制、20～24 分为部分控制、20 分以下为未控制，并不需要患者检查肺功能。这些问卷不仅用于临床研究，还可以在临床工作中评估患者的哮喘控制水平，通过长期连续检测维持哮喘控制，尤其适合在基层医疗机构推广，作为肺功能的补充，既适用于医生，也适用于患者自我评估哮喘控制，患者可以在家庭或医院，就诊前或就诊期间完成哮喘控制水平的自我评估。这些问卷有助于改进哮喘控制的评估方法并增进医患双向交流，提供了反复使用的客观指标，以便长期监测。

在哮喘长期管理治疗过程中，必须采用评估哮喘控制方法，连续监测提供可重复的客观指标，从而调整治疗，确定维持哮喘控制所需的最低治疗级别，以便维持哮喘控制，降低医疗成本。

第二节　变态反应性支气管肺曲菌病

变态反应性支气管肺曲菌病（ABPA）的特征为对存在于支气管分支的烟曲菌抗原呈现免疫反应，并引起肺浸润和近端支气管扩张，是嗜酸性粒细胞肺炎中相当常见的一种。ABPA 的发病机制为变态反应性，而非感染性；病变部位在支气管和肺，其症状也主要在呼吸系统。ABPA 的致敏变应原主要为曲菌属，以烟曲菌所致者最常见。

ABPA 涉及Ⅰ型和Ⅲ型超敏反应。Ⅰ型超敏反应表现为皮肤试验呈阳性速发型反应，外周血/痰中嗜酸性粒细胞增多，血清总 IgE 和 IgE-烟曲菌水平增高和变应性哮喘；Ⅲ型超敏反应表现为以烟曲菌与患者血清作沉淀素试验呈阳性反应，血清 IgG-烟曲菌水平增高。至于肺浸润、组织损伤和中心性支气管扩张，则是由于烟曲菌抗原与烟曲菌慢性持续的刺激所产生的 IgG-烟曲菌抗体，以及烟曲菌分泌的溶蛋白酶造成的损伤。

一、临床表现

大多数患者起病于儿童，96%ABPA 患者有哮喘。发作时有发热、咳嗽、头痛、胸痛、腹痛、全身不适、乏力、食欲减退和消瘦等酷似重感冒的症状。哮喘也会在发作时加重。急性发作时的胸痛部位常与肺浸润的部位一致。患者肺部虽有病变，但体温不像细菌性肺炎那样高，也没有那么重的全身不适。间歇期上述症状消失，但哮鸣可持续存在。杵状指和持续发绀体征的出现表示疾病已进入晚期。本病冬季发病较多。患者具高特应性，易患其他特应性疾病，如变应性鼻炎、特应性皮炎，家族中特应性疾病患者较多，患者变应原皮肤试验常出现多项阳性反应。

ABPA 患者平常咳出的痰液呈白色黏痰或呈泡沫痰。如合并感染，可为脓性。偶尔从支气管深部咳出棕色或墨绿色的胶冻样痰栓，常在清晨出现。这种痰栓中易查出真菌菌丝，因而临床更具重要性，大约 50% 的 ABPA 患者有这种痰栓。此外，存在中心性支气管扩张（CB）时，患者常有不同程度的咯血。

体检时肺部可闻捻发音、支气管呼吸音或哮鸣音。年幼起病者常有短颈、桶状胸或鸡胸。末期（第Ⅴ期，纤维化期）患者还可出现杵状指和持续发绀。由于黏液嵌顿可引起肺不张甚至肺萎陷，体检时呼吸音减低或出现管样呼吸音。当 ABPA 的肺浸润影响了肺的外周时，可发生胸膜炎，吸气时可伴胸壁活动受限和胸膜摩擦音。

二、皮肤试验

检查 ABPA 变应原简单而又快速的常用皮试方法，有皮内试验和点刺试验。变应原一般选择混合真菌、混合曲菌和烟曲菌，于 15～20 min 观察结果。阳性反应是根据出现的风团和红晕的大小而定，皮内试验以风团反应不小于 0.5 cm 为阳性；而点刺试验则以不低于 3 mm 为阳性，如有阳性对照，则以大于等于阳性对照为阳性。①曲菌的阳性速发反应：对烟曲菌呈现的阳性速发型皮肤反应是诊断的必备条件，如变应原为高质量的话，阴性的皮肤反应可排除本病。②双相反应：部分患者皮试 4～8 h 后局部出现一边界不十分清楚的红斑和硬结，24 h 后消失为晚发反应。两种反应同时存在称为双相反应，几乎发生于所有皮内试验的 ABPA 患者。

三、实验室检查

（一）痰

特别是痰栓，直接显微镜检查或染色后镜检可发现菌丝，也常见到嗜酸性粒细胞，有时可见到夏科-莱登晶体。偶尔还可见烟曲菌的分生孢子梗。痰培养必须重复，多次出现同一种真菌才有意义。

因为烟曲菌无处不在，易污染，仅一次阳性培养没有诊断意义。除此之外，更不能根据多次培养出“曲菌属”而认为有意义，因曲菌属以下有多个不同的曲菌，如烟曲菌、黄曲霉和构巢曲菌等。

（二）外周血检查

外周血嗜酸性粒细胞明显增多，嗜酸性粒细胞比例不低于 8%或计数不低于 0.6×10^9/L（≥600/mm^3），大多在(1.0～3.0)$\times10^9$/L 范围。如嗜酸性粒细胞超过 40%，ABPA 的可能性反而不大。因此，当外周血嗜酸性粒细胞过高时，应首先考虑其他疾病，如热带嗜酸性粒细胞增多症、吕弗勒综合征、原发性高嗜酸性粒细胞综合征和变应性肉芽肿血管炎，即 Churg-Strauss 综合征的可能。

（三）血清学检查

1. 血清总 IgE 水平明显增高

大于正常 2 倍值有诊断意义，总 IgE≥1 000 ng/mL 为主要诊断条件之一。可疑 ABPA 患者，应在泼尼松治疗开始前进行血清学的诊断。任何哮喘患者，IgE 明显增高提示 ABPA 可能。

2. 血清抗烟曲菌的沉淀抗体

90%以上的 ABPA 患者血清中至少有 1～3 条抗烟曲菌的沉淀带，不过在试验前血清必须浓缩 5 倍，否则，仅有 60%的患者血清出现沉淀带。

3. 抗烟曲菌的特异性 IgE 和特异 IgG 抗体（IgE-烟曲菌和 IgG-烟曲菌）增高

IgG-烟曲菌和总 IgE 升高是疾病活动的敏感指标。

（四）肺功能测定

ABPA 患者均存在肺功能障碍，急性发作时存在可逆的阻塞性通气障碍，表现为 FEV_1 或

PEF 下降、气道阻力增加及限制性通气障碍。大多数晚期病例由于肺部出现间质损害如肺纤维化，出现不可逆的通气和限制性通气障碍，后者表现为一氧化碳弥散量降低。

四、影像学检查

(一)非特异改变

非特异改变包括肺浸润、肺不张、肺气肿、纤维化、肺叶收缩伴肺上移、空泡和气胸。肺浸润呈均质性斑片状分布，是胸部 X 线片上常见的和最早出现的异常，通常是暂时的、反复的、移行的，上叶多见。偶尔可遍及全肺，浸润范围大小不定，口服皮质激素治疗可促进消散。如浸润在同一部位从不消退，甚至愈来愈扩大，应考虑其他疾病的可能。浸润的存在反映了疾病的活动性，如浸润反复出现在同一个部位提示该部位很可能已有中心性支气管扩张。肺不张亦较常见，可累及肺的一叶，为痰栓引起，痰栓排出即消散。肺纤维化、空泡、肺叶收缩或大疱形成，则是 ABPA 不可逆的晚期表现。

(二)特异性改变

中心性支气管扩张(CB)是支气管近端扩张而远端正常，有别于感染所致的周围性支气管扩张。CB 存在于 ABPA 和囊性肺纤维化(CF)，尚未见于其他疾病，但我国 CF 极为罕见，因而一旦出现 CB，一般情况下，就应考虑为 ABPA。

1. 胸部 X 线片

表现为特征性的平行线阴影、环形阴影、带状或牙膏样阴影和指套样阴影。平行线阴影是较正常同级支气管宽的支气管阴影，从肺门沿支气管向外周走行，长 2～3 cm，宽 5～8 mm。若其中充满分泌物则成带状或牙膏样阴影；指套样阴影，也是分泌物填满了已扩张的支气管；环形阴影是扩张的支气管迎面而来，呈环形，其直径为 1～2 cm；轨道征是从肺门向外周走行的两条平行线阴影，但其宽度与正常同级支气管分支的宽度相等，可见于慢性支气管炎。

2. CT

HRCT 对诊断支气管扩张是一个十分敏感而又特异的方法。

五、诊断和鉴别诊断

(一)Rosenberg 制订的诊断标准

1. 主要诊断标准

(1)哮喘。

(2)外周血嗜酸性粒细胞增多。

(3)皮试曲菌抗原呈阳性速发型反应。

(4)血清总 IgE 水平升高。

(5)血清有抗曲菌抗原的沉淀抗体。

(6)有肺浸润病史(暂时或固定)。

(7)中心性支气管扩张。

2. 次要诊断标准

(1)痰中有烟曲菌(痰培养或镜检证实)。

(2)有排棕色痰栓的病史。

(3)皮试曲菌抗原呈迟发型反应。

(二)必需诊断标准

1. ABPA-CB

1997 年，Greenberger 等又制订了更简要必需的 5 条诊断标准。

(1)哮喘，甚至是咳嗽变异性哮喘或运动诱发哮喘。

(2)中心性支气管扩张。

(3)血清总 IgE 升高(不低于 1 000 ng/mL)。

(4)对烟曲菌出现阳性的速发型皮肤反应。

(5)血清 IgE-烟曲菌或 IgG-烟曲菌升高，或两者兼有。

2. ABPA-S

如 HRCT 不能发现支气管扩张，则可用以下标准诊断。

(1)哮喘。

(2)对烟曲菌出现阳性的速发型反应。

(3)血清总 IgE 升高(不低于 1 000 ng/mL)。

(4)血清 IgE-烟曲菌和 IgG-烟曲菌较烟曲菌致哮喘患者的血清为高。

总之，所有具对烟曲菌呈速发皮肤反应性的哮喘患者都应疑及 ABPA。如胸部 X 线片有浸润阴影、肺炎、或异常胸部 X 线片，及有变应性真菌性鼻炎的患者也应疑及 ABPA。无其他原因而哮喘越来越加重可能提示将进展为 ABPA，40 岁以上哮喘患者如具有慢性支气管炎、支气管扩张或间质性纤维化必须考虑 ABPA 的可能。

六、治疗

全身皮质激素治疗可使大多数病例的肺部浸润病变消退，痰分泌减少，痰培养曲菌转阴，痰栓排出减少，血清总 IgE 下降，IgE-烟曲菌和 IgG-烟曲菌也下降。泼尼松的剂量为 0.5 mg/(kg · d)，直到胸部 X 线片异常表现消失，大约需要两周的时间；然后改为隔日一次，以减轻不良反应，并定期作胸部 X 线片检查。一般继续应用皮质激素 2～3 个月，直到总 IgE 下降至原来的基数水平。总 IgE 稳定后可缓慢减少泼尼松的用量，皮质激素不需无限期地应用。

如果发现总 IgE 升高两倍以上，虽然还未出现临床症状，肺部也未出现新的浸润阴影，也应立刻增加泼尼松的用量。如果病情已达缓解期，泼尼松已经停用，哮喘仍存在，可吸入皮质激素以控制哮喘。

如哮喘较严重只有泼尼松才有效，应隔日用小量(小于 0.5 mg/kg)治疗，该量通常足以防止急性发作。第Ⅳ期或第Ⅴ期的患者在应用皮质激素时应权衡利弊。需要较长期应用的患者，隔日一次可使不良反应大大减少。

吸入抗真菌药治疗无效。口服抗真菌药伊曲康唑对治疗有效，能使症状改善，皮质激素的用量减少，但不能替代口服皮质激素。由于大多数患者存在支气管扩张，易伴发感染。特别是顽固的细菌感染。一旦发生应加用有效的抗生素治疗，感染获得控制后，再应用皮质激素。

第三节 支气管扩张症

支气管扩张症是由于支气管及其周围组织的慢性炎症损坏管壁，导致支气管持久扩张和变形；临床上表现为慢性咳嗽、咳大量脓痰、反复咯血及病变部位固定性湿啰音。本病多数患者是获得性的，先天性者甚为少见。由于抗生素的广泛应用，现发病率已明显减少，据统计为0.1％～0.2％。

一、病因和发病机制

引起支气管扩张的主要发病因素为支气管感染和阻塞，两者相互影响，导致支气管扩张的发生和发展。此外，支气管外部纤维组织的牵拉也可引起支气管扩张。先天性发育缺损及遗传因素引起者较少见。

(一)支气管感染

婴幼儿时期患有严重的支气管炎、肺脏感染性疾病是引起支气管扩张的主要原因。麻疹、百日咳、流行性感冒等，可并发细菌感染而引起细支气管炎和严重的支气管肺炎，从而造成支气管管壁的破坏和附近组织纤维收缩，逐渐形成支气管扩张。此外，支气管和肺部的慢性感染，如肺结核、慢性肺脓肿等，使支气管管壁的弹性纤维和平滑肌组织破坏、断裂，支气管管壁变薄，弹性降低，加上病变部位纤维瘢痕组织的牵拉，均可导致受累部位的支气管扩张。

(二)支气管阻塞

肿瘤或管外肿大的淋巴结(如支气管淋巴结结核)压迫支气管，异物或黏稠的分泌物造成支气管部分阻塞时，在支气管内形成活瓣样作用，即空气吸入容易而呼出难，使阻塞部位以下的支气管内压逐渐增高，这样就促使管腔扩张。同时支气管的部分阻塞，亦使引流不畅，故易引起继发感染而破坏管壁。支气管管壁破坏和管内压力增高，也是形成支气管扩张的主要因素。

(三)遗传性缺陷

黏液-纤毛功能障碍，α_1-抗胰蛋白酶缺乏，囊性纤维化(CF)等均可导致支气管腔阻塞或扩张。纤毛不动综合征为常染色体隐性遗传疾病，该病患者的支气管纤毛存在动力臂缺失或变异等结构异常，使支气管黏液分泌、排除障碍，导致支气管反复感染，进而出现扩张。卡塔格内综合征是纤毛不动综合征的一个亚型，此类患者同时常伴有慢性鼻窦炎和内脏转位。

(四)先天性解剖学缺陷和免疫缺陷

肺隔离症为先天性发育异常，其隔离肺组织与正常肺组织相连，隔离肺一般没有支气管与正常肺组织相通，出现感染时则可与之相通而发生支气管扩张。此外，支气管软化，支气管囊肿、软骨缺陷、支气管内畸胎瘤、巨大气管—支气管、异位支气管、气管—食管瘘等疾病，由于先天性支气管壁组织发育异常，常导致支气管扩张。低丙种球蛋白血症患者因全身和气道分泌物中缺乏免疫球蛋白易致复发性感染，常见反复的鼻窦和支气管肺感染，其患支气管扩张的危险也明显增加。

二、病理

一般炎症性支气管扩张由于下叶支气管下垂，其分泌物引流较差，故多见于下叶。左下叶支气管较细长，且受心脏的压迫，引流不畅，尤易招致继发感染，故左下叶支气管扩张较右下叶为多见。左舌叶支气管开口接近下叶背支，容易受到下叶感染的影响，故左下叶支气管扩张同时可累及舌叶支气管。右中叶支气管较细长，周围有内、外、前3组淋巴结围绕，易引起肺不张及继发感染，反复发作可使右中叶支气管发生扩张。上叶尖支和后支及下叶尖支的支气管扩张，多数为肺结核的并发症。

支气管扩张的形态有柱状或囊状，幼年发生的支气管扩张多为囊状，成年后炎症继发的扩张则多为柱状。有时两者常混合存在。病变的支气管壁弹力纤维、平滑肌及软骨等相继遭到破坏，为纤维组织所代替，形成管腔扩张。

支气管黏膜上皮细胞脱落形成多数小溃疡，溃疡基底部为肉芽组织，小血管比较丰富，破裂时可引起咯血。支气管动脉和肺动脉的终末支常有扩张与吻合，有的形成血管瘤，破裂时可引起较大量的咯血。

三、临床表现

（一）症状

本病大多数于儿童和青年时期起病，早期可无症状，以后由于反复的呼吸道感染，乃出现慢性咳嗽、咳大量脓性痰和反复咯血。

(1)慢性咳嗽和大量脓痰一般为阵发性，多在体位改变时发生，如起床时或就寝后最多。咳嗽和痰量与感染程度一致，每日可达100～400 mL。痰多呈黏液脓性、黄色或黄绿色；静置后可分3层，上层为泡沫液，中层为浆液，下层为脓性物和坏死组织；混合厌氧菌感染时，则有臭味。

(2)多数患者反复咯血，可有痰中带血或小量、中量及大量咯血。有一类所谓干性支气管扩张，仅表现为反复咯血，平时咳嗽但咳痰不明显，甚至完全没有。一般状况良好，无毒血症状。

(3)肺部感染支气管继发感染，甚至炎症扩展至病变支气管周围的肺组织而引起肺炎时，可引起周身中毒症状，如发热、盗汗、食欲减退、消瘦，咳嗽亦加剧，痰量明显增多。常于同一肺段或肺叶反复发生肺炎，为本病的特征之一。

疾病后期可并发代偿性及阻塞性肺气肿，可有气急及发绀等呼吸功能不全的表现。

（二）体征

早期支气管扩张可无异常体征。病情进展后可在肺下部闻及固定而持久的局限性湿啰音。随着并发症如支气管肺炎、肺纤维化或肺气肿的发生，可有相应的体征。慢性化脓性支气管扩张可有杵状指(趾)。

（三）胸部X线检查

早期患者，胸部平片可正常或仅有肺纹理增多及增粗征象。病变明显时，可见肺纹理粗乱，其中可有多个不规则的环状透亮阴影或沿支气管的蜂窝状或卷发样阴影，合并感染时在阴影内可见液平面。感染严重时可见支气管周围炎及肺炎。胸部CT检查是诊断支气管扩张尤其是囊状扩张的一项较敏感的检查方法，亦可明确病变的部位和范围。

（四）支气管镜检查

部分患者用支气管镜检查可明确支气管扩张病因，尤其是结核性支气管扩张。咯血者特别是中、大量咯血时，支气管镜检查可发现出血部位，进行止血治疗。

（五）实验室检查

继发细菌感染时，血白细胞可升高。痰涂片可发现革兰阳性球菌和革兰阴性杆菌，痰培养可检出致病菌。

四、诊断

主要根据慢性咳嗽、大量脓痰、反复咯血及肺部感染等典型病史，肺部闻及固定而持久的局限性湿啰音及胸部X线检查等，可初步做出临床诊断。目前的高分辨率CT已经可以取代既往的碘油造影作为诊断和术前确定病变部位。

五、鉴别诊断

（一）慢性支气管炎

慢性支气管炎支气管扩张与慢性支气管炎有时不易区别，但后者多发生于40岁以上的患者，咳嗽、咳痰症状常于冬春季节明显，痰呈白色黏液状，感染时为黏液脓性，痰量一般较少，无反复咯血史。肺部干、湿性啰音多呈散在性，以两肺底明显。

（二）肺结核

常有结核性全身中毒症状，如午后低热、盗汗、消瘦等。病变多在上叶。X线检查可发现结核病变，痰内可找到结核杆菌。

（三）肺脓肿

亦有大量咳脓痰症状，但起病急骤，可有寒战、高热等明显中毒症状。X线检查可发现脓肿阴影或脓腔。慢性肺脓肿常并发支气管扩张，支气管扩张患者亦易发生肺脓肿。对此类患者，在化脓性炎症基本控制后，应做支气管碘油造影，以明确诊断，并决定有否手术治疗指征。

（四）先天性肺囊肿

全身中毒症状可不明显。X线检查可见多个边缘清晰光滑、呈圆形或椭圆形的阴影，其壁较薄，周围肺组织无明显炎症病变。药物治疗空洞不易闭合。CT检查可作为诊断和鉴别诊断的依据。

六、治疗

1.抗生素治疗

有发热、咳脓痰等化脓性感染时，应给予抗生素治疗。由于支气管扩张的患者一般多有反复应用抗生素史，因此呼吸道感染的耐药致病菌较多。对急性感染发作者，应根据痰培养及药敏试验结果选择抗生素。急性感染发作期，应积极应用抗生素控制感染，抗生素治疗应该持续1～3周，以达到理想效果。

2.清除痰液

（1）体位引流：其目的是促进脓痰的排出，减轻全身中毒症状，以利早日康复。其作用有时较抗生素治疗更易见效。根据病变部位采取不同体位，使病肺处于高位，其引流支气管的开口向下，以利痰液顺流咳出。如中叶或下叶支气管扩张，可将床脚垫高30 cm左右，取头低足高位；病变在中叶取仰卧位，在下叶取卧位，在上叶时取坐位。体位引流中，仍鼓励患者将痰咳出，医护人员应依据支气管扩张部位拍身，以利于痰液引流。年老体弱者应慎用，咯血时应暂缓治疗。

(2)祛痰剂:使痰液稀薄便于咳出,可用溴已新每次 8～16 mg,3 次/天,或氨溴索 30～60 mg,3 次/天等,也可给予乙酰半胱氨酸等。

(3)吸引冲洗:近年来,采用纤维支气管镜吸引及注入生理盐水冲洗方法清除痰液,取得了较好疗效。其具体方法是:①按纤维支气管镜操作常规进行;②纤维支气管镜进入气管及支气管后先在直视下吸净痰液,吸力应适当,一般为 13.3～26.6 kPa(100～200 mmHg);③在支气管扩张部位注入 37 ℃无菌生理盐水,每次 10～20 mL,并反复吸引,以 3～5 次为宜。

3.咯血的治疗

(1)一般治疗:令患者安静卧床休息,病侧卧位,予以易消化半流食,注意大便通畅。

(2)止血药物的应用:根据咯血量不同选择止血药物。一般少量咯血给予口服止血药物,中、大量咯血者应给予酚磺乙胺 250～750 mg、氨甲苯酸 100～200 mg、氨甲环酸 250～500 mg 等静脉滴注,每日数次。上述药物大多通过不同机制促进凝血过程,达到止血目的。垂体后叶素可有效降低肺动脉压力,有利于肺血管破裂处止血,是目前治疗咯血的有效药物。一般 10 U加入生理盐水 40 mL,静脉缓慢注射;反复咯血者可 6～8 h 静脉注射一次,咯血减少后可用 10～20 U 加入 5%葡萄糖溶液 500 mL,静脉滴注,24 h 总量为 40～60 U。高血压、冠心病、肺心病及妊娠者慎用。

(3)顽固性大咯血的介入治疗:可通过纤维支气管镜将 4 ℃冰盐水 5 mL 或 1∶2 000 肾上腺素 3～5 mL 或凝血酶溶液(100 U/mL)3～5 mL 等注入支气管出血部位,可使局部血管收缩并促进凝血作用。亦可经纤维支气管镜将 Fogarty 气囊送至支气管出血部位,注气堵塞达到止血目的。选择性支气管动脉栓塞术治疗大咯血的有效率可达 80%左右,尤其是对心、肺功能差不能耐受手术的顽固性大咯血者,是一种较好的替代手术的治疗方法。

七、预防

防治麻疹、百日咳、支气管炎及肺结核等。有慢性鼻旁窦炎、肺脓肿及肺不张者,应积极治疗。已明确支气管扩张症诊断者,只要有痰,就应做体位引流。

第四节　肺不张

肺不张不是一个独立的疾病,而是多种胸部疾病的并发症。肺不张分为先天性和后天获得性两类。先天性肺不张是指胎儿出生时肺泡内无气体充盈,临床表现有不同程度呼吸困难、发绀。胸部 X 线片中双侧肺野呈弥散的粟粒状模糊阴影,有如毛玻璃状,胎儿可因严重缺氧死亡。后天获得性肺不张系指在生命的不同时期,由于各种不同原因引起肺萎陷,肺泡内无气体填充而形成的肺不张。

本节主要论述后天获得性肺不张。

一、定义

肺不张系指肺脏部分的或局限于一侧的完全无气而导致的肺萎陷。肺不张可发生在肺的一侧、一大叶、一段或亚段。

二、病因和发病机制

根据累及的范围，肺不张可分为段、小叶、叶或整个肺的不张，亦可根据其发病机制分为阻塞性和非阻塞性，后者包括粘连性、被动性、压迫性、瘢痕性和坠积性肺不张。大多数肺不张由叶或段的支气管内源性或外源性的阻塞所致。阻塞远段的肺段或肺叶内的气体吸收，使肺组织皱缩，在胸片上表现为不透光区域，一般无支气管空气征，又称吸收性肺不张。若为多发性或周边型阻塞，可出现支气管空气征。非阻塞性肺不张通常由瘢痕或粘连引起，表现为肺容量的下降，多有透光度下降，一般有支气管空气征。瘢痕性肺不张来自慢性炎症，常伴有肺实质不同程度的纤维化。此种肺不张通常继发于支气管扩张、结核、真菌感染或机化性肺炎。

粘连性肺不张有周围气道与肺泡的塌陷，可为弥散性、多灶性或叶、段肺不张，其机制尚未完全明确，可能与缺乏表面活性物质有关。

压迫性肺不张系因肺组织受邻近的扩张性病变的推压所致，如肿瘤、肺气肿、肺大疱，而松弛性（被动性）肺不张由胸腔内积气、积液所致，常表现为圆形肺不张。盘状肺不张较为少见，其发生与横膈运动减弱或呼吸运动减弱有关。

（一）气道腔内堵塞

气管或支气管腔内梗阻为肺不张最常见的直接原因。梗阻的远侧肺组织气体被吸收，肺泡萎陷。梗阻物多为支气管癌或良性肿瘤、误吸的异物、痰栓、肉芽肿或结石等。

1.支气管管腔内肿瘤

除肺泡细胞癌外，支气管肺癌是引起肺不张最常见的原因。以鳞癌为最多见，也可见于大细胞癌、小细胞癌，少见于腺癌。其他肿瘤，如类癌、支气管腺瘤、多形性腺瘤等也可引起支气管腔内堵塞。造成肺不张的范围取决于堵塞的部位和发展速度，可由一个肺叶至一侧全肺不张。结节状或块状的肿瘤除引起远端肺不张外，常并发阻塞性肺炎。

2.吸入异物

吸入异物引起的肺不张最常见于婴幼儿，或带牙托的迟钝老人，或见于口含钉、针、麦秆之类物体工作的成年人。异物大多为食物，如花生米、瓜子、鱼刺或碎骨等；其他如假牙等物。其停留的部位常依异物的大小、形状和气道内气流的速度而定。较大的异物或在腔内存留较久的异物，使空气不能进入相应的肺内，当原有残气逐渐被吸收后，导致肺不张。误吸异物后引起突然的呛咳可为肺不张早期临床诊断的线索。但有时患者不能提供明确的吸入史，无症状期可以长短不一。当因阻塞引起继发性感染时，出现发烧、咳痰，往往被误诊为气管炎或肺炎，而误漏异物吸入的诊断。异物吸入引起的体征变化不一。当其在管腔内呈瓣膜状时，出现哮鸣音，吸气时，气流通过，呼气时阻塞远端肺泡内的气体不能呼出，引起过度充气的局限性肺气肿，受损的肺过度充气，呼吸音降低，气管和心脏移向健侧。另一方面，当异物的瓣膜作用使气体易出而不易进时，肺不张很快形成，气管移向病侧。临床上见到的肺不张多属后一种情况。

胸部X线透视或摄片有助于异物吸入的诊断。有些异物可随体位变动，因此，X线片呈不同定位征象。有时不张的肺掩盖了支气管内异物影像，需加深曝光摄片进行观察。

3.痰栓

支气管分泌的黏液不能及时排出而在腔内浓缩成块状将管腔堵塞，出现肺叶或肺段不张。例如支气管哮喘急性发作，气管切开，手术时过长时间的麻醉，术后卧床未保持适当的引流体位，特别是原有慢性呼吸道疾病、重度吸烟史，或急性呼吸道感染者，这些因素均可促使肺不张发生。当患者于术后 24～48 h 出现发热、气促、无效咳嗽时应警惕肺不张发生。不张的肺区叩诊呈浊音，呼吸音低钝。

当有效地排除痰栓后，不张肺可很快复张。

4. 肉芽肿

有些肉芽肿性疾病在支气管腔内生长，形似肿块，引起管腔堵塞，其中以结核性肉芽肿最为常见。这类干酪性肉芽肿愈合后形成支气管内结石为肺不张少见的原因。

（二）压迫性肺不张

肺门、纵隔肿大的淋巴结，肺组织邻近的囊性或恶性肿瘤、血管瘤、心包积液等均可引起肺不张；如果正常胸腔的负压因胸腔内大量积液、积气而消失，则肺被压缩而导致压缩性肺不张，当这些压缩因素很快消失后，肺组织可以重新复张。

（三）肺组织弹性降低

肺组织非特异性炎症，引起支气管或肺结构破坏，支气管收缩狭窄。肺泡无气、皱缩、失去弹性、体积缩小，呈长期肺不张。例如右肺中叶综合征常为非特异性感染导致肺不张的结果。

（四）胸壁病变引起的肺不张

外伤引起多发性肋骨骨折，或因神经、呼吸肌麻痹无力引起呼吸障碍，也常为肺不张的原因。继发的呼吸道感染是其促进因素。一般为局限性，多发生于病侧的下叶，或呈盘状不张。

（五）肺组织代谢紊乱引起的肺不张

表面活性物质降低的各种因素均可导致肺不张。如成人呼吸窘迫综合征。

三、临床表现

肺不张的临床表现轻重不一，取决于不同的病因、肺不张的部位或范围以及有无并发症等。急性大面积的肺不张，或合并感染时，可出现咳嗽、喘鸣、咯血、脓痰、畏寒和发热，或因缺氧出现口唇、甲床发绀。病肺区叩诊浊音，呼吸音降低。吸气时，如果有少量空气进入肺不张区，可以听到干性或湿性啰音。上叶肺不张因邻近气管有时听到支气管肺泡呼吸音。过大的心脏或动脉瘤压迫引起的肺不张往往听到血管杂音。缓慢发生的肺不张，在无继发感染时，往往无临床症状或阳性体征，特别是当肺受累的范围小，或周围肺组织能有效地代偿膨胀时尤其如此。一般常见于右肺中叶不张。

四、X 线检查主要征象

胸部 X 线片检查对肺不张具有非常重要的诊断价值。表现为肺不张的直接 X 线征象和间接 X 线征象如下。

（一）肺不张的直接 X 线征象

1. 密度增高

不张的肺组织透亮度降低，呈均匀致密的毛玻璃状。若肺叶不完全塌陷，尚有部分气体充盈于内时，其影像可能正常，或仅有密度增高。在肺不张的恢复期或伴有支气管扩张时，X 线影像欠均匀。

2. 体积缩小

肺不张时一般在 X 线影像中可见到相应的肺叶体积缩小。但有时在亚段以下存在侧支通气，肺体积的缩小并不明显。

3. 形态、轮廓或位置的改变

叶段肺不张一般呈钝三角形，宽而钝的面朝向肋膈胸膜面，尖端指向肺门，有扇形、三角形、带形、圆形等。

（二）肺不张的间接 X 线征象

（1）叶间裂向不张的肺侧移位。

（2）肺纹理的分布异常：由于肺体积缩小，病变区的支气管与血管纹理聚拢，而邻近肺代偿性膨胀，致使血管纹理稀疏，并向不张的肺叶弓形移位。

（3）肺门影缩小和消失，向不张的病侧移位，或与肺不张的致密影像融合。

（4）纵隔、心脏、气管向患侧移位。有时健侧肺疝向患侧，而出现纵隔疝。

（5）横膈升高，胸廓缩小，肋间变窄。除了上述的肺不张直接或间接 X 线征象，有时肺不张在胸部 X 线片上呈现的某些特征也可作为病原学诊断的参考。

五、诊断

（一）肺不张的诊断

肺不张的诊断主要靠胸部 X 线所见。病因需结合病史。由于痰栓或手术后排痰困难所导致的肺不张，在临床密切观察下即可发现。

（二）病因诊断

由于肺不张不是一个独立的疾病，而是多种胸部疾病的并发症。因此，不能仅满足于做出肺不张的诊断，而应力求明确病因。尤其应该首先排除肿瘤引起的肺不张。纤维支气管镜检查和选择性支气管造影有助于病因的诊断。①右上肺叶不张的肺裂呈反“S”形时常是肺癌的指征。②如纵隔向有大量胸腔积液的一侧移位，说明该侧存在着肺不张，这往往是肺癌的指征。③如不张的肺叶经支气管造影、体层像、CT 或纤维支气管镜等检查证明并无支气管阻塞，则肿瘤引起的肺不张基本上可以排除。④如果同时有多肺叶或多肺段发生不张，且这些不张的肺叶肺段的支气管开口并不是彼此相邻的，则肺不张由肺癌引起的可能性很小。

（三）各种类型的 X 线表现

诊断肺不张采用标准的后前位胸片和侧位胸片为重要的手段。断层胸片可显示支气管腔内堵塞的部位。

1. 右侧肺、叶、段不张的 X 线表现

（1）右侧全肺不张：有主支气管堵塞引起右侧全肺不张，右肺密度均匀增高，致密呈毛玻璃样，体积缩小移向肺门。气管、纵隔、心脏移向病侧，横膈升高，胸廓内陷，肋间变窄。对侧肺呈代偿性肺气肿。如堵塞为异物或痰栓引起，去除异物或痰栓后，不张的肺可以完全复张。如堵塞物为肿瘤或肿大的淋巴结压迫，常因纤维化改变，肺的复张较缓慢，或完全不能复张。胸腔内积聚大量气体、液体引起同侧胸内肺萎陷，其程度往往较支气管堵塞引起的肺不张轻，气管、纵隔和心脏移向对侧，肋间隙变宽，横膈下降，或上述改变不明显。

（2）右肺上叶不张：正位胸片即可显示，不张的肺向前上内侧收缩，呈折扇形致密影，尖端于肺门，基底贴胸壁，外缘呈斜直状由肺门伸向胸廓上方，常误认为纵隔增宽。肺门向上向外移位，水平裂向上收缩，有时上叶被压成扁平状类似胸膜顶尖帽。中叶和下叶代偿性肺气肿，血管纹理分散，肺动脉影由下斜位变为横位，横膈改变不明显。侧位观察：水平裂弓形上移，斜裂向前向上移位，右肺上叶不张常见于结核和肺癌。结核病变多引起上叶后段不张，而上叶前段不张应考虑肺癌。有时,因病变与周围胸膜粘连,使肺叶不能完全向上和向内收缩,呈凹面向下的弧形,右肺上叶不张的胸部X线片,有时呈邻近横膈峰征,表现为边缘清晰的小尖峰,居横膈表面,或接近横膈圆顶的最高点。

(3)右肺中叶不张:中叶体积缩小,上下径变短,肺叶内缩,邻近的上下肺叶呈代偿性肺气肿。正位观察:有肺门下移,右心缘不清楚,水平叶间裂移向内下,纵隔、心脏、横膈一般无移位。前弓位观察:可见由肺门向外伸展的狭窄的三角形致密影,尖端达胸壁,基底向肺门,上下边缘锐利。侧位观察:自肺门区向前下斜行的带状致密影,基底宽,接近剑突与胸骨交界处。上缘为向下移位的水平裂,下缘为向前、向上移位的斜裂下部,尖端位于水平裂与斜裂交界处,形似三角。

(4)右肺下叶不张:正位观察,右肺下心缘旁呈一三角形向上的阴影,尖端指向肺门,基底与横膈内侧相贴,上窄下宽的狭长三角形致密影,向后向内收缩至胸椎旁,肺门向内下移位,横膈上升,心脏移向病侧,有时不张的下叶肺隐于其后。侧位相:右侧横膈部分闭塞,有一模糊的三角形楔状影,其前缘为后移的向后凸的斜裂,此征象可与向前凸的包裹性积液鉴别。右肺下叶不张除了前述的一般特征,有时在胸腔的上方内侧呈现角形的影像,与纵隔相连接,尖端指向肺门。基底位于锁骨影之上。该三角形为正常纵隔软组织,包括前纵隔胸膜左右边界及锁骨上区。当右下叶肺不张发生后,体积缩小,该三角形由正常的部位拉向病侧。此征象具有重要的诊断意义,因为当下叶不张的肺隐蔽于心后时,或右下肺不张伴有胸腔积液时,不张的右肺下叶往往不易被发现,而肺上部三角形影像可作为其诊断的依据。当下叶肺不张与胸腔积液并存时,单以胸片鉴别有一定困难,可结合B超识别胸腔积液的存在。右肺下叶基底段不张后前位观察:右基底段浓密影。右侧位观察:横膈面仅见斜裂的小部分,基底段塌陷类似积液阴影,背段呈代偿性膨胀,充气的背段与不张的基底段之间边界不规整。

(5)右肺上叶和中叶不张:右纵隔旁和右心缘旁浓密影,周边渐淡,斜裂向前移位,类似左上肺叶不张。前纵隔可出现左肺疝。

(6)右肺中叶不张合并右肺下叶不张:根据右肺中叶合并右肺下叶不张的程度不同其表现也不一样,或为水平叶间裂下移,外侧下移更明显,充气的肺与不张的肺之间在侧位片上缺乏明显边界,类似胸腔积液;或为水平叶间裂稍向上凸起,类似膈肌升高或肺下积液。

2.左侧肺、叶、段不张的X线表现

(1)左肺上叶不张:左肺上叶不张常伴下叶代偿性肺气肿。不张的上叶呈翼状向前内收缩至纵隔,常与纵隔肿瘤混淆。下叶背段呈代偿性膨胀可达肺尖区。由于上叶肺组织较宽厚而舌叶较薄,从正位观察,上叶肺的内中带密度较高,下肺野相对透亮。左肺舌叶不张使左心缘模糊,显示不清。左侧位观察:斜裂向前移位,不张的肺叶体积缩小。

(2)左肺下叶不张:正位胸部X线片呈平腰征,左心缘的正常凹面消失,心脏左缘呈平直状,不张的下叶呈三角形隐蔽于心后,使心影密度增高,左肺门下移,同侧横膈升高。左肺下叶基底段不张:正位胸片显示左基底弥散性稠密影,横膈升高。侧位片观察:斜裂下部分起始于横膈,边界清晰。充气的背段与不张的基底段之间的界限不锐利。

3.其他类型肺不张

(1)圆形肺不张:多见于有胸腔积液存在时,其形态和部位有时不易确认,甚至被误认为肿瘤。所以,认识圆形肺不张很重要,可以避免不必要的创伤性检查和治疗。圆形肺不张一般局限于胸膜下,呈圆形或椭圆形,直径2.5～5 cm,其下方有血管或支气管连接影,形似彗星尾。

不张的肺叶体积缩小，不张区底部有支气管气道影，周围组织呈代偿性气肿，损伤区邻近的胸膜增厚。

(2)盘状肺不张：从胸部 X 线片观察，肺底部呈 2～6 cm 长的盘状或条形阴影，位于横膈上方，随呼吸上下移动。其发生与横膈运动减弱有关，常见于腹腔内积液，或因胸膜炎造成疼痛使呼吸运动幅度减弱。

(3)癌性肺不张：当癌组织向支气管腔外蔓延或局部淋巴结肿大时，胸部 X 线片可见肿块和叶间裂移位同时出现，在右肺上叶的病变可呈不同程度的“S”形，或肺不张边缘呈“波浪形”。

(4)结核性肺不张：其特点是支气管梗阻部位多发生在 2～4 级支气管，支气管扭曲变形，或伴支气管播散病灶；其他肺野有时可见结核灶，或有明显的胸膜肥厚粘连。

六、鉴别诊断

(一)肺实变

X 线表现仅示肺叶或肺段的密度增高影，主要为实变而非萎陷，体积不缩小；无叶间裂、纵隔或肺门移位表现；邻近肺组织无代偿性肺气肿，实变阴影中可见气管充气相。

(二)包裹性胸腔积液

包裹性胸腔积液位于胸膜腔下后方和内侧的包裹性积液有时和下叶不张相似，位于横裂或斜裂下部的积液有时和右中叶或舌叶不张相似。进行不同体位的 X 线检查，注意有无胸膜增厚存在以及阴影和肺裂的关系对鉴别诊断有一定的帮助。如叶间包裹性积液，侧位片见叶间裂部位的梭形致密影，密度均匀，梭形影的两尖端与叶间裂相连。胸部 B 超检查有助于区别不张与积液。

(三)右中叶炎症

侧位相中叶体积不缩小，横膈和斜裂不移位。

七、治疗

肺不张的治疗依其不同的病因而采取不同的治疗手段。痰栓引起的肺不张，首先要有效地湿化呼吸道，在化痰的条件下，配合体位引流、拍背、深呼吸，加强肺叶的扩张，促使分泌物排出。如果 24 h 仍无效果，可行纤维支气管镜吸引。异物引起的肺不张，通过气管镜取出异物，如果异物在肺内存留过久，或因慢性炎症反应很难取出，必要时手术治疗。肿瘤引起的肺不张，依其细胞类型进行化疗、放疗或手术切除。由于支气管结核而引起的肺不张的治疗，除全身用抗结核治疗外，可配合局部喷吸抗结核药物。

第五节　外源性变应性肺泡炎

外源性变应性肺泡炎最早由 Jon Finsen 首次描述。后来人们发现了很多具有相同临床特点的疾病。

一、定义

外源性变应性肺泡炎为反复吸入外界有机粉尘或化学活性物质所引起的免疫介导的肺部疾病。组织学变化的特征为肺泡炎和慢性间质性肺炎，伴非干酪性肉芽肿，有时累及终末细支气管，晚期可发展为肺间质纤维化。

二、病因

外源性变应性肺泡炎病因很多，常见的有放线菌和真菌孢子、动植物蛋白质、细菌及其产物、昆虫抗原和某些化学物质等有机尘埃。有些尘埃的抗原性质至今尚未明确。一般认为，农民肺的病因主要是普通高温放线菌；饲鸟者接触鸽子、鹦鹉等鸟类的粪便和羽毛而引起发病。除上述已知的农民肺、饲鸟者肺外，还有蔗尘肺、蘑菇工人肺、枫树皮尘肺、软木尘肺、锯木工人肺等。近年来，也有因湿化器、空调器引起的外源性变应性肺泡炎的报道。

三、发病机制

近年来认为外源性变应性肺泡炎为免疫复合物疾病，Ⅲ型变态反应是其重要机制，也涉及Ⅳ型变态反应。补体系统激活有重要意义，而激活的肺泡巨噬细胞可能是发病机制的中心环节。

Ⅲ型变态反应：Ⅲ型变态反应被认为在外源性变应性肺泡炎发病机制中起重要作用。免疫复合物不仅可以导致炎性细胞因子如IL－1、TNFα的释放，而且还可以激活肺泡巨噬细胞。

Ⅳ型变态反应：近年来注意到Ⅳ型变态反应在本病发病中起重要作用。患者肺组织病理学有干酪性肉芽肿形成，淋巴细胞在体外遇到相应抗原能产生巨噬细胞移动抑制因子(MIF)。

局部肺泡巨噬细胞的作用：用霉变枯草和微小多孢子菌可直接刺激肺泡巨噬细胞而引起蛋白水解酶释放，裂解 C_3 而释放 C_3b。后者与巨噬细胞表面的补体受体结合，进一步激活巨噬细胞，继而产生包括肉芽肿形成在内的肺组织病变。

目前倾向于认为外源性变应性肺泡炎最初由Ⅲ型变态反应介导，而后转向Ⅳ型变态反应为主，而巨噬细胞激活及由此产生的炎症反应则又可以通过非免疫途径，共同引起肺损伤。但许多细节尚不清楚。

四、临床表现

外源性变应性肺泡炎的临床表现取决于以下几点：①吸入抗原的免疫性；②接触粉尘的模式，如时间、次数、剂量等；③机体的易感性。在上述三点中接触粉尘的强度及次数是最为重要的决定因素。虽然外源性变应性肺泡炎的临床表现较为复杂，致病的抗原多种多样，但总体来说可分为急性和慢性两种。

(一)急性型

大量吸入抗原后 4～8 h 即可出现全身不适、干咳、气短、胸闷，可有寒战、高热。因此，白天接触抗原，症状常在夜间发生，一般可持续 1 日到数日。不再接触抗原，症状自行缓解。

(二)慢性型

长期少量接触抗原可呈进行性呼吸困难，犹如喘息性支气管炎。接触史往往被忽略。

体检：呼吸急促，肺底可闻及湿啰音，重症可有发绀。慢性型出现杵状指(趾)。晚期发展成肺心病并心衰、呼衰，亦可伴有呼吸道感染。

五、实验室及辅助检查

(一)血清学检查

大多数患者可查出致病抗原沉淀抗体。在农民肺、蘑菇肺、蔗尘肺及饲鸽者肺等均可查出相应抗原的抗体,但在无症状的相同抗原接触者,也有40%的人可查出血清沉淀抗体。

(二)肺功能

大部分病例呈限制性通气功能障碍,表现在肺活量和其他肺容量的降低,肺弥散功能和肺顺应性降低,但气道阻力通常正常。血气分析表现为动脉血氧饱和度下降,运动后加重和轻度动脉二氧化碳的降低。部分病例随着急性期症状的缓解,肺功能可恢复正常。有少数病例在接触抗原早期可表现为阻塞性通气功能障碍。

(三)X 线检查

按病期和疾病程度而异。早期或轻症患者可无异常发现,有时临床表现和 X 线改变不相一致。

典型病例急性期在中下肺野见弥散性肺纹理增粗,或细小、边缘模糊的散在小结节影。病变可逆转,脱离接触后数周阴影吸收。慢性晚期,肺部呈广泛分布的网织状结节状阴影,伴肺体积缩小。常有多发性小囊性透明区,呈蜂窝肺。

(四)支气管肺泡灌洗(BALF)

正常人 BALF 中以肺泡巨噬细胞为主(>90%),其次是淋巴细胞(6%~8%)。外源性变应性肺泡炎的 BALF 中,淋巴细胞比例增高,IgG 和 IgM 的比例也增高。有学者认为 BALF 对外源性变应性肺泡炎的诊断价值很大,可以免做肺活检,有助于早期治疗、阻止病期发展。

(五)激发试验

如临床疑诊此病,而血清学检查阴性患者,可做激发试验。吸入特异性抗原对诊断虽很有帮助,但可诱发哮喘样发作,有一定的危险性。

六、诊断和鉴别诊断

外源性变应性肺泡炎的肺部症状无特异性,本病的诊断应根据接触史、典型的临床症状、肺部体征、胸部 X 线表现、血清沉淀抗体测定、BALF、肺功能检查等进行综合分析,做出正确诊断。

临床主要诊断标准:①有抗原接触史或血清中有持续特异性抗体存在。②临床有外源性变应性肺泡炎症状。③胸片或高分辨 CT 符合外源性变应性肺泡炎表现。

临床次要诊断标准:①有双肺底啰音;②肺弥散功能降低;③血气分析示动脉低氧血症;④肺组织学有符合外源性变应性肺泡炎的表现;⑤吸入激发试验阳性;⑥BALF 中淋巴细胞增高。

至少四条次要标准加上三条主要标准诊断才能成立。

外源性变应性肺泡炎很易漏诊或误诊,需要与以下疾病鉴别。

(一)支气管哮喘

支气管哮喘大多是特异质,病变部位在支气管,接触抗原后迅速发病,无发热、畏寒、乏力等全身症状,肺部有哮鸣音,X 线表现为肺脏过度充气或正常,肺功能呈阻塞性通气障碍,IgE 升高,沉淀抗体阴性。

(二)过敏性肺炎

此病肺部阴影呈游走性,消失快,嗜酸细胞增多,起病缓慢,易复发,病因是寄生虫、药物过敏、过敏性肉芽肿性血管炎等。

(三)其他病因所致的肺部粟粒性阴影

如矽肺、肺泡癌、粟粒型肺结核、结节病等。可根据病史、痰癌细胞、结核菌的检查,以及纤维支气管镜检查来明确诊断。

七、治疗

最有效和可靠的治疗手段是避免抗原接触,如调换工作环境、使用呼吸防护设备、清洁空气温度调节器和空气湿度调节器等。对严重发作的病例可以给予肾上腺皮质激素治疗,具体的剂量和治疗时间目前尚无结论,但大多数学者给予泼尼松口服,开始剂量为 40～60 mg/d,2 周后逐渐减量,总疗程为 4～6 个月。泼尼松能降低急性期持续时间和病死率,但不能预防慢性外源性变应性肺泡炎的发生。

对慢性外源性变应性肺泡炎患者也可给予小剂量激素治疗,但临床效果差异很大。

第六节　淋巴细胞性间质性肺炎

淋巴细胞性间质性肺炎(lymphocytic interstitial pneumonia,LIP)是一个临床病理学术语,目前,LIP 被认为是一种反应性肺淋巴增生。属弥散性肺实质疾病。美国胸科协会/欧洲呼吸病协会(ATS/ERS)组建的间质性肺病国际分类委员已将 LIP 再次划归为间质性肺炎。

一、病因

LIP 的确切病因目前尚不清楚,很可能是多种因素共同作用的结果。然而有证据提示,病毒感染在某些病例的发病中起一定作用。自身免疫性疾病与 LIP 亦强烈相关,约占 LIP 的 39%,这些自身免疫性疾病包括舍格伦综合征、系统性红斑狼疮、类风湿关节炎、多发性肌炎、自身免疫性甲状腺炎、重症肌无力、溶血性贫血、恶性贫血、自身红细胞致敏综合征、慢性活动性肝炎,其中最多见的是舍格伦综合征。LIP 还与各种免疫缺陷有关,进一步提示淋巴细胞调节紊乱参与 LIP 的发病。LIP 还可以是同种异体骨髓移植的一种晚期并发症,常发生于移植后 200～400 d。也有苯妥英钠引起 LIP 以及家族性 LIP 的报道。特发性 LIP 非常罕见,在特发性间质性肺炎(idiopathic interstitial pneumonia,IIP)中不足 2%。

二、发病机制

目前,LIP 的发病机制不明,这方面的研究甚少。

三、病理

病理特征为弥散性肺间质致密淋巴细胞浸润,常可见淋巴滤泡,有时支气管周围亦受累,但通常病变轻微。腺泡内无病变,特别严重的区域(如腺泡周围或腺泡中央),偶有非坏死性肉芽肿形成。淋巴细胞呈多克隆性，主要是T细胞，内有散在的B细胞、浆细胞和组织细胞，同时有Ⅲ型肺泡细胞的增加及肺泡巨噬细胞的轻度增生。其他表现有肺泡腔中蛋白样液体及单核细胞、泡沫巨噬细胞或巨细胞的聚集。细支气管周围淋巴细胞浸润导致气道进行性阻塞和扩张是形成囊性病变的原因。疾病晚期可有间质纤维化和蜂窝肺。

四、临床表现

成人LIP患者常为女性，发病时的年龄40～70岁，一般为50岁左右，起病缓慢，表现为进行性干咳、呼吸困难，可有发热、盗汗、消瘦，偶有咯血、胸痛、关节痛，一些患者无症状。儿童LIP患者通常在2～3岁发病，表现为咳嗽、呼吸困难、发热、发育停滞。体检时可在双肺底听到爆裂音。杵状指及外周淋巴结肿大或肝脾大在儿童患者中多见。

五、辅助检查

（一）实验室检查

可有轻度贫血。常有免疫球蛋白产生异常，其中75%以上的患者表现为多克隆高丙种球蛋白血症或IgG、IgM的单克隆增加。另有约10%的患者表现为低丙种球蛋白血症。值得注意的是，若为单克隆丙种球蛋白病或低丙种球蛋白血症，需警惕淋巴增生性恶性肿瘤的可能。此外，与HIV相关的LIP通常发生于CD_4细胞数尚在正常范围时，而NSIP通常发生于晚期阶段，患者的CD_4细胞数通常在$200\times10^9/L$。

（二）影像学

胸部X线片上LIP表现为特征性的以双下肺为主的网状、粗网状结节状或细网状结节状影，还可有粟粒影以及斑片状的浸润影、实变影，病变也可弥散分布。个别患者胸片无异常发现，需行HRCT检查。HRCT表现为边界不清的小叶中央性结节和胸膜下小结节（1～4 mm）、磨玻璃样影、支气管血管束增厚、小叶间隔增厚，以下叶分布多见，此外，68%～82%的患者有薄壁囊状气腔，大小一般在1～30 mm，最大者直径可达10 cm。纵隔淋巴结肿大多见于儿童患者或舍格伦综合征患者。不常见的表现有：1～2 cm的大结节、肺气肿、气腔实变、支气管扩张、胸膜增厚等，胸腔积液罕见。

（三）肺功能

肺功能常表现为限制性通气功能障碍，但也有肺通气功能正常的报道。一氧化碳弥散量降低，弥散系数可以正常。

（四）支气管镜检查

支气管肺泡灌洗对LIP有一定的诊断价值。表现为支气管肺泡灌洗液中白细胞总数增加，淋巴细胞增加，$CD3^+$ T细胞、B细胞可以增多或正常，若淋巴细胞、$CD3^+$ T细胞、多克隆$CD20^+$ B细胞增加则提示LIP。

（五）外科肺活检

外科肺活检是确诊的手段。

六、诊断

LIP的确诊有赖于外科肺活检。

七、鉴别诊断

(一)原发性肺低度恶性淋巴瘤

临床上,LIP 主要与原发性肺低度恶性淋巴瘤相鉴别。淋巴瘤的淋巴细胞呈单克隆性,浸润更致密,形态单一,可有肺结构的破坏、Dutcher 小体(含有免疫球蛋白的核内包涵体)、胸膜浸润,病变沿淋巴通路分布(支气管血管束、胸膜和小叶间隔),但 HE 染色常难以区分这两种疾病,因此,需要进行免疫组化染色及分子基因重排检测,如应用 PCR 技术对免疫球蛋白重链基因的克隆性重排进行检测。

(二)细胞型 NSIP

细胞型 NSIP 以男性略多,HRCT 上磨玻璃样影为其显著特征,病理上间质炎性细胞浸润程度轻于 LIP,一些肺泡壁可无受累。

(三)外源性过敏性肺泡炎

此病 HRCT 上亦表现为磨玻璃样影及边界不清的小叶中央性结节,但呼气相可显示气体陷闭引起的斑片状密度减低区,提示存在细支气管的炎症。此外,囊状气腔、小叶间隔增厚、淋巴结增大罕见。外源性过敏性肺泡炎患者常有吸入有机气雾颗粒或低分子化学物质史,症状的出现与从事某些活动存在时间相关性,可呈急性或亚急性发病。病理上病变常为细支气管周围分布,炎性细胞浸润程度轻于 LIP,常见肉芽肿、机化性肺炎等较为特征的表现,由此可与 LIP 鉴别。

此外,LIP 尚需与隐原性机化性肺炎、肺孢子菌肺炎、滤泡性细支气管炎、结节性淋巴组织增生等疾病鉴别。

八、治疗和预后

LIP 的治疗为糖皮质激素或联合免疫抑制药。LIP 的病程个体间差异很大,一些患者治疗反应极好,可完全持续缓解;一些患者在进展为肺纤维化和肺心病以前,病情可相对稳定数月或数年;另一些患者可在数月内死于肺部疾病;另有 LIP 自发缓解的报道。LIP 患者诊断后 5 年内病死率为 33%～50%,近 5%的患者发展为低度恶性 B 细胞淋巴瘤。

第二章　消化内科疾病

第一节　胃　炎

胃炎是胃黏膜炎症的统称，可分为急性和慢性两类。急性胃炎分为急性单纯性胃炎、急性糜烂性胃炎、急性腐蚀性胃炎和急性化脓性胃炎；慢性胃炎通常又可分为浅表性胃炎、萎缩性胃炎和肥厚性胃炎。急性胃炎常见的为单纯性和糜烂性两种。前者表现为上腹不适、疼痛、厌食和恶心、呕吐；后者消化道出血为主要表现，有呕血和黑便。本病属于中医胃痛范畴。

一、病因病机和临床表现

（一）病因病机

1. 中医病因病机

本病常因饮食不节，戕伤中州；或外邪内侵，损及脾胃；或忧患郁怒，肝失疏泄，横逆犯胃，以及禀赋不足，脾胃虚弱等造成。其病在胃，但与脾、肝、肾关系密切，病机特点是虚中夹实。

2. 西医病因

可由化学因素、物理因素、微生物感染或细菌毒素等引起。此外，精神神经功能障碍，应激状态或各种因素所致的机体变态反应均可作为内源性刺激因子，引起胃黏膜的急性炎症损害。现已明确幽门螺杆菌（Hp）感染为慢性胃炎的最主要的病因，有人将其称为 Hp 相关性胃炎。

（二）临床表现

急性胃炎发病急骤，轻者仅有食欲缺乏、腹痛、恶心、呕吐；严重者可出现呕血、黑便、脱水、电解质及酸碱平衡紊乱，有细菌感染者常伴有全身中毒症状。

慢性胃炎缺乏特异性症状，症状的轻重与胃黏膜的病变程度并非一致。大多数患者常无明显症状或有不同程度的消化不良症状，如上腹隐痛、食欲减退、餐后饱胀、反酸等。重者可伴有贫血、消瘦、舌炎、腹泻等症状，个别伴有黏膜糜烂的患者上腹痛较明显，并可有出血。

胃镜检查是诊断胃炎的最好方法。胃镜检查能观察胃黏膜的改变，在进行胃镜检查的同时还可以钳取胃黏膜组织做组织切片，在显微镜下观察组织的病变情况，综合胃镜及病理检查结果确定诊断。

急性胃炎应与早期急性阑尾炎、急性胆囊炎、急性胰腺炎相鉴别，慢性胃炎应与胃癌、消化性溃疡、慢性胆道疾病相鉴别。

二、治疗

（一）中医治疗

1. 辨证论治

（1）寒邪客胃型

主症：胃痛暴作，恶寒喜暖，得温则减，遇寒则剧，口淡不渴，或喜热饮。苔薄白，脉弦紧。

治法：温胃散寒，理气止痛。

方药：良附丸加减。

(2)饮食停滞型

主症：胃脘胀满疼痛，嗳腐吞酸，或呕吐不消化食物，吐食或屎气后痛减，大便不爽。苔厚腻，脉滑。

治法：消食导滞，和胃止痛。

方药：保和丸加减。

(3)肝气犯胃型

主症：胃脘胀闷，攻撑作痛，脘痛连胁，嗳气频作，大便不畅，每因情志因素而痛作。苔薄白，脉弦。

治法：疏肝理气，和胃止痛。

方药：柴胡疏肝散加减。

(4)肝胃郁热型

主症：胃脘灼痛，烦躁易怒，泛酸嘈杂，口干口苦。舌红苔黄，脉弦或数。

治法：疏肝泄热，理气和胃。

方药：化肝煎合左金丸加减。

(5)湿热中阻型

主症：胃脘疼痛有灼热感，嘈杂纳呆，泛泛欲吐，口干口苦，渴不欲饮，身体困顿。舌苔黄腻，脉滑数。

治法：清热化湿，理气和胃。

方药：清中汤加减。

(6)瘀血停滞型

主症：病有时日，胃脘疼痛，犹如针刺，痛有定处，按之痛甚，食后加剧，或见吐血便黑。舌质紫暗或有瘀斑，脉涩。

治法：活血化瘀，行气和胃。

方药：失笑散合丹参饮加减。

(7)胃阴亏虚型

主症：胃痛隐隐，口干咽燥，大便干结。舌红少津，脉细数。

治法：滋养胃阴，凉润和中。

方药：一贯煎合芍药甘草汤加减。

(8)脾胃虚寒型

主症：胃痛隐隐，喜温喜按，空腹痛甚，得食则减，泛吐清水，体倦乏力，手足欠温，大便溏薄。舌淡，或边有齿印，苔白，脉虚弱。

治法：温中健脾，和胃止痛。

方药：黄芪建中汤加减。

2.单方验方

(1)甘蔗汁、葡萄酒各一盅合服，早晚各1次，治疗慢性胃炎。

(2)生姜200 g，醋250 mL，密封浸泡，空腹服10 mL，主治慢性胃炎。

(3)鲜萱草根30～60 g，水煎服，主治各种胃炎。

3.中成药

(1)胃康灵胶囊。4～6 粒/次,2～3 次/天。

(2)胃肠安丸。4 粒/次,3 次/天。

(3)胃炎颗粒。5 g/次,3 次/天。

(4)三九胃泰颗粒。9 g/次,3 次/天。

4.中医外治

(1)拔罐治疗法。中脘(脐上 4 寸)、梁门(中脘旁开 2 寸)、足三里(外膝眼下 3 寸,胫骨前嵴外 1 横指)、三阴交(内踝上 3 寸,胫骨内侧面后缘)。取刺络留罐法,先用三棱针在中脘、梁门穴进行点刺,然后用贴棉法,即用约 1 cm 见方的棉花,浸沾少量酒精,在罐内壁中段绕一圈后(但棉球浸沾酒精不宜太多,以免流至罐口引火燃烧,烧伤皮肤),将罐吸拔在点刺的穴位上,留罐 10 min。再在患者足三里、三阴交穴位吸拔单纯罐,留罐 10 min,1 次/天。

(2)针灸。主穴:足三里、内关。针用泻法,加灸。

(3)耳穴贴压。胃、脾、肝、交感、神门。

(4)皮肤针。取穴选第 6～12 胸椎两侧足太阳膀胱经背俞穴,上腹部任脉及足阳明胃经。方法:自上向下依次叩打,急性胃炎宜重叩至皮肤隐隐出血为度;慢性胃炎手法较轻,叩至皮肤潮红即可。每日或隔日 1 次。

(二)西医治疗

一般治疗和对症治疗:戒烟忌酒,避免使用损害胃黏膜的药物,如阿司匹林、吲哚美辛(消炎痛)、红霉素等。饮食宜规律,避免过热、过咸和辛辣食物。积极治疗慢性口、鼻、咽部感染病灶。

(1)保护胃黏膜药。常用的药物有枸橼酸铋钾、硫糖铝、麦滋林、氢氧化铝凝胶、胃膜素等。

(2)调整胃肠运动功能药物。上腹饱胀用多潘立酮等。打嗝、腹胀或有反流现象为主者,可用胃动力药。

(3)抗生素。如果胃镜检查发现幽门螺杆菌阳性,应服用抗生素,克拉霉素、阿莫西林等,都有清除 Hp 的作用,一般可选用两种,常与胃黏膜保护剂和制酸剂联合应用。

(4)制酸剂。常用的药物有西咪替丁、雷尼替丁、法莫替丁、碳酸氢钠(小苏打)、氢氧化镁、氢氧化铝凝胶等。

(5)止痛药。上腹疼痛较重者可口服阿托品、溴丙胺太林(普鲁本辛)、颠茄片或消旋山莨菪碱片,以减少胃酸分泌和缓解腹痛症状。

第二节　反流性食管炎

反流性食管炎是一种因食管下端括约肌功能失调或幽门括约肌关闭功能不全,导致胃液中的胃酸、胃蛋白酶或十二指肠内容物反流入食管,引起食管黏膜充血、水肿、糜烂,出现剑突下烧灼感、烧灼样疼痛、吞咽困难、反酸或呕吐为主要表现的消化系统疾病。

该病相当于中医食管痹、胸痹、噎膈、胃痛、呕吐、反酸、嘈杂等病症范畴。

一、西医

(一)诊断要点

1. 病史

通常有胃或食管手术史,或有呕吐、饮酒史,或进食巧克力、咖啡等饮料,或应用氨茶碱、阿托品、普萘洛尔、烟酸、黄体酮等药物史。

2. 症状

剑突下烧灼感,吞咽食物时食管刺激感,胸骨后疼痛,咽下困难,反流。

3. 体征

一般无明显体征,少数患者可以有剑突下轻压痛。

4. 检查

(1)食管钡剂示食管轻度狭窄,双重造影见黏膜面小颗粒状变化。

(2)食管内压测定、食管内 pH 值测定、食管滴酸试验及内镜检查可以明确诊断。

(二)治疗原则

1. 一般治疗

改变饮食成分和习惯。

2. 药物治疗

(1)轻度患者:制酸药+促胃肠动力药,无效者用 H_2 受体拮抗药。

(2)重度患者:H_2 受体拮抗药或质子泵抑制药,必要时加用促胃肠动力药或胃黏膜保护药。

(3)维持治疗:常选用 H_2 受体拮抗药或质子泵抑制药或促胃肠动力药。

(三)治疗方案

1. 推荐方案

奥美拉唑 20 mg,1 次/天,连用 14 d。

2. 可选方案

法莫替丁 40 mg,1 次/晚,连用 14 d。

临床经验:反流性食管炎的治疗首选抗酸药,尤其是早期的轻症患者,一般在出现症状时用 1 片碳酸氢钠片嚼碎,温开水冲服,症状立即缓解。质子泵抑制药对反流性食管炎几乎可以全部治愈,但其停药 6 个月后复发率>80%,一般主张维持治疗。

有随机临床试验显示,质子泵抑制药维持治疗的临床疗效优于 H_2 受体拮抗药和促胃肠动力药。

二、中医

(一)病因病机

中医学认为本病的发生多因情志内伤、饮食失调、劳累过度所致。

1. 情志所伤

情志不遂,肝失疏泄,气机升降失调,影响于胃,导致气结食管,胃失和降。

2. 饮食失调

饮食失节,烟酒过度,损伤脾胃,湿热蕴结于中焦,影响胃之和降。

3. 劳累过度

劳倦过度，损伤脾土，脾气虚弱，影响胃之受纳。

（二）辨证论治

临证时，宜根据胸骨后疼痛的主症特点及加重缓解因素，结合伴随症状、舌脉来辨别病位之在肝、在胃、在脾，病性之属实、属虚。治疗以理气和胃为主要原则。

1. 肝胃不和证

(1) 主症：剑突下烧灼感，胸骨后或剑突下疼痛，情绪不遂时症状加重，伴泛酸，呕吐，两胁胀痛，胸脘堵塞感，嗳气食少，胃脘胀满，舌苔薄白，脉弦。

(2) 治法：疏肝理气，和胃降逆。

(3) 处方：柴胡疏肝散加减。7剂，每日1剂，分2次煎服。组成：柴胡10 g，酒白芍15 g，枳壳10 g，丹参15 g，蒲公英15 g，川楝子15 g，乌贼骨10 g，延胡索12 g，甘草5 g。加减：痛甚者加郁金10 g，青皮10 g；嗳气频繁者加旋覆花6 g；口苦心烦者加栀子10 g；恶心呕吐者加法半夏10 g。

2. 肝胃郁热证

(1) 主症：剑突下烧灼感，胸骨后或剑突下烧灼样疼痛，伴泛酸、呕吐，急躁易怒，胁肋引痛，口干口苦，大便干结。舌质红、苔黄，脉弦滑数。

(2) 治法：疏肝清热，理气和胃。

(3) 处方：化肝煎加减。7剂，每日1剂，分2次煎服。组成：青皮6 g，陈皮10 g，牡丹皮10 g，栀子10 g，白芍15 g，川楝子10 g，浙贝母10 g，乌贼骨10 g，甘草5 g。加减：泛酸反酸者加吴茱萸2 g，黄连6 g；大便干结者加大黄6 g。

3. 肝胃痰热证

(1) 主症：剑突下烧灼感，胸骨后或剑突下疼痛，口中黏感，胃脘胀闷，不思食，大便时干时溏。舌质淡红、苔黄腻，脉滑数。

(2) 治法：清热化痰，理气和胃。

(3) 处方：化肝煎加减。7剂，每日1剂，分2次煎服。组成：青皮6 g，陈皮10 g，牡丹皮10 g，栀子10 g，白芍15 g，川楝子10 g，浙贝母10 g，乌贼骨10 g，甘草5 g。加减：泛酸反酸者加吴茱萸2 g，黄连6 g；大便干结者加大黄6 g。

4. 脾虚气滞证

(1) 主症：剑突下烧灼感，胸骨后或剑突下疼痛，嗳气后症状减轻，胃脘隐痛，泛酸或吐清水，食欲缺乏，大便不调或便溏。舌质淡、苔薄白，脉沉弦或弦细。

(2) 治法：健脾理气。

(3) 处方：六君子汤加味。7剂，每日1剂，分2次煎服。组成：法半夏10 g，陈皮10 g，党参10 g，白术10 g，茯苓15 g，川楝子10 g，乌贼骨10 g，甘草5 g。加减：胃痛明显者加丹秦15 g，蒲黄15 g；灼热明显者加蒲公英15 g，乌贼骨10 g。

5. 阴虚气滞证

(1) 主症：剑突下烧灼感，胸骨后或剑突下疼痛，口干咽燥，知饥不欲食，进食后胸脘胀闷。舌质红、苔少，脉细弦或细数。

(2) 治法：养阴益胃，理气和胃。

(3) 处方：一贯煎加减。7剂，每日1剂，分2次煎服。组成：生地黄12 g，沙参10 g，麦冬

10 g，白芍 15 g，川楝子 10 g，佛手 10 g，甘草 5 g。加减：胁痛较甚者加合欢花 10 g，玫瑰花 10 g，蒺藜 10 g；心烦者加酸枣仁 15 g，丹参 15 g；大便秘结者加瓜蒌仁 6 g，火麻仁 10 g。

6. 痰气瘀阻证

(1)主症：剑突下烧灼感，胸骨后或剑突下疼痛，吞咽困难，呕吐痰涎或酸水，胸脘胀闷，食欲缺乏。舌质暗或有瘀斑点、苔白腻，脉弦或涩。

(2)治法：理气化痰，活血和胃。

(3)处方：启膈散加减。7 剂，每日 1 剂，分 2 次煎服。组成：郁金 10 g，沙参 10 g，丹参 15 g，荷叶 10 g，川楝子 10 g，浙贝母 10 g，旋覆花 6 g，甘草 5 g。加减：呕吐痰涎者加法半夏 10 g，胆南星 10 g；口干咽燥明显者加麦冬 10 g，石斛 10 g；胸骨后灼热者，加蒲公英 10 g，乌贼骨 10 g。

第三节　消化性溃疡

消化性溃疡是一种在胃酸－胃蛋白酶作用下，导致胃、十二指肠黏膜的慢性溃疡，以胃脘部疼痛及消化不良为主要表现的消化系统疾病。该病属于中医胃脘痛、胃疡痛等病症范畴。

一、西医

(一)诊断要点

1. 病史

可以有精神刺激、过度疲劳、饮酒或饮食不正常、服用肾上腺皮质激素或吲哚美辛等抗感染药史，也常与天气变化有关。

2. 症状

慢性上腹部疼痛，具有周期性发作、节律性疼痛特点，胃溃疡痛多在剑突下偏左，每于餐后 0.5～2 h 发作；十二指肠溃疡痛多在中上腹偏右，每于餐后 3～4 h 或于半夜痛醒，可为隐痛、烧灼痛、钝痛或剧痛，进食或服抗酸药可以缓解，可伴泛酸、嗳气、恶心、呕吐等症状。

3. 体征

发作期有胃脘部局限性压痛，缓解期无明显异常体征。

4. 检查

(1)内镜检查见有活动期溃疡，应做病理组织学检查排除恶性病变。

(2)X 线钡剂透视证实有壁龛影。

(二)治疗原则

1. 一般治疗

生活要有规律，情绪要乐观，减少精神应激。规范饮食习惯，宜选择易于消化的食物，避免刺激性食物及饮料，停用对胃有刺激的药物。

2. 药物治疗

(1)消化性溃疡活动期：胃黏膜保护药＋质子泵抑制药＋抗幽门螺杆菌药(2 种)，应用

14 d后改用胃黏膜保护药+质子泵阻滞药，维持4～6个月。胃痛甚者加用抗胆碱药，胆汁反流者加促胃肠动力药。

(2)消化性溃疡的维持治疗：常用 H_2 受体拮抗药(每晚睡前1次)或质子泵抑制药(2次/周)，疗程6～12个月。

(三)治疗方案

1.推荐方案

阿莫西林1 g、克林霉素0.5 mg、奥美拉唑20 mg，2次/天，连用14 d；枸橼酸铋钾120 mg，3次/天，连用14 d。

2.可选方案

奥美拉唑20 mg，1次/天，连用14 d。

临床经验：治疗消化性溃疡的关键是保护胃黏膜、抑制胃酸、根除幽门螺杆菌，其中保护胃、十二指肠黏膜屏障是治疗的最基本手段，根除幽门螺杆菌才能降低或预防溃疡复发。

二、中医

(一)病因病机

中医学认为本病的发生多因外邪犯胃、饮食伤胃、肝气犯胃、脾胃虚弱所致。

1.外邪犯胃

调摄不当，或贪凉、冒雨、涉水、坐卧湿地，感受寒、湿、热、暑之邪，邪犯于胃，胃气失和，气机阻滞，则致胃痛。

2.饮食伤胃

饮食不节，或过饥过饱，或偏啖生冷瓜果，过食肥甘、辛辣，或恣饮酒与饮料，致损伤脾胃，气机失和，故致胃痛。

3.肝气犯胃

忧思恼怒，情志不遂，气郁伤肝，肝气横逆犯胃，肝胃不和，影响胃之和降。

4.脾胃虚弱

素体脾虚，或劳倦过度，或久病伤脾，均致脾土受损，阴阳受损，胃络失养，终致发病。

(二)辨证论治

临证时，宜根据胃痛的时间、性质、程度、加重缓解因素，结合伴随症状、舌脉来辨别病位之在胃、在肝、在脾，病性之虚、实、寒、热。治疗以理脾和胃为主要原则。

1.寒邪犯胃证

(1)主症：胃中冷痛，因饮冷而诱发，喜温，纳呆，手足不温。舌质淡、苔白，脉弦紧。

(2)治法：温中散寒，理气和胃。

(3)处方：良附丸合桂枝汤加减。7剂，每日1剂，分2次煎服。组成：高良姜6 g，制香附10 g，桂枝6 g，酒白芍15 g，砂仁5 g，干姜6 g，延胡索10 g，炙甘草5 g。加减：嗳气、反酸甚者加乌贼骨10 g；恶心呕吐甚者加法半夏10 g；大便溏者加藿香10 g。

2.肝气犯胃证

(1)主症：胃脘胀痛，痛连两胁，遇烦恼则加重，嗳气则减轻，喜长叹息，大便不畅，舌苔薄白，脉弦。

(2)治法：疏肝解郁，理气和胃。

(3)处方:柴胡疏肝散加减。7剂,每日1剂,分2次煎服。组成:柴胡10 g,酒白芍15 g,枳壳10 g,丹参15 g,蒲公英15 g,川楝子15 g,延胡索10 g,甘草5 g。加减:泛酸吐酸者加海螵蛸10 g。

3.肝胃郁热证

(1)主症:胃脘灼热疼痛,嗳气泛酸,心烦口苦,大便干,舌质红、苔黄,脉弦数。

(2)治法:解郁清热,理气和胃。

(3)处方:化肝煎加减。7剂,每日1剂,分2次煎服。组成:青皮6 g,陈皮10 g,牡丹皮10 g,栀子10 g,白芍15 g,川楝子10 g,浙贝母10 g,乌贼骨10 g,甘草5 g。加减:嗳气甚者加旋覆花10 g;恶心呕吐者加姜半夏10 g,姜竹茹10 g,紫苏梗10 g;胃脘痞胀者加隔山消10 g,大腹皮15 g。

4.肝胃湿热证

(1)主症:胃脘灼热疼痛,脘闷口苦,纳呆恶心,泛吐酸水,小便色黄,大便不畅。舌红、苔黄腻,脉滑数。

(2)治法:清化湿热,理气和胃。

(3)处方:小陷胸汤加味。7剂,每日1剂,分2次煎服。组成:瓜蒌皮10 g,法半夏10 g,黄连5 g,川楝子10 g,藿香10 g,乌贼骨15 g,浙贝母10 g,甘草5 g。加减:胀满明显者加大腹皮15 g,茵陈蒿15 g。

5.寒热错杂证

(1)主症:胃痛急迫,灼热口干,喜温饮,泛吐酸水,纳少便溏。舌质红、苔黄,脉滑数。

(2)治法:清热温中,理气和胃。

(3)处方:半夏泻心汤加减。7剂,每日1剂,分2次煎服。组成:法半夏10 g,黄芩10 g,黄连5 g,干姜5 g,党参10 g,蒲公英15 g,浙贝母10 g,乌贼骨10 g,茵陈蒿15 g,甘草5 g。加减:胃痛甚者加桂枝6 g,三七3 g;胃中嘈杂者加栀子6 g,竹茹10 g,吴茱萸3 g;胃脘痞满、呃逆、嗳气者加代赭石30 g,莱菔子6 g;便溏者加藿香10 g,山药30 g;呕血、便血者加白及10 g,地榆炭15 g,三七3 g。

6.脾胃气虚证

(1)主症:胃脘隐痛,绵绵不已,疲乏无力,纳少脘胀,大便溏。舌质淡,脉细弱。

(2)治法:健脾益气,和胃止痛。

(3)处方:香砂六君子汤加味。7剂,每日1剂,分2次煎服。组成:党参10 g,白术10 g,茯苓15 g,法半夏10 g,陈皮10 g,川木香6 g,砂仁5 g,延胡索10 g,甘草5 g。加减:泛吐酸水者加乌贼骨10 g,浙贝母10 g。

7.胃阴亏虚证

(1)主症:胃脘隐隐灼痛,似饥而不欲食,口燥咽干,五心烦热,消瘦乏力,口渴思饮,大便干结,舌红少津,脉细数。

(2)治法:养阴益胃,和中止痛。

(3)处方:一贯煎加减。7剂,每日1剂,分2次煎服。组成:生地黄12 g,沙参10 g,麦冬10 g,白芍15 g,川楝子10 g,佛手10 g,甘草5 g。加减:胃脘灼痛者加蒲公英15 g;泛吐酸水者加乌贼骨10 g,浙贝母10 g;胃脘胀满者加厚朴花5 g,玫瑰花10 g;便溏者加太子参30 g,山药30 g;刺痛明显者加丹参15 g。

8.脾胃虚寒证

(1)主症:胃脘冷痛,脘腹畏冷,腹胀纳少,泛吐清水,大便溏。舌质淡暗,脉沉细。

(2)治法:温阳益气,和胃止痛。

(3)处方:丁蔻理中丸加减。7 剂,每日 1 剂,分 2 次煎服。组成:党参 10 g,白术 10 g,干姜 5 g,丁香 3 g,草豆蔻 5 g,桂枝 5 g,川椒 5 g,炙甘草 5 g。加减:泛吐酸水者加乌贼骨 10 g,浙贝母 10 g。

9.肝郁血瘀证

(1)主症:胃脘刺痛,痛有定处,按之痛甚,痛时持久,食后加剧,入夜尤甚,或见吐血黑便。舌质紫暗或有瘀斑,脉涩。

(2)治法:化瘀通络,理气和胃。

(3)处方:丹参饮加减。7 剂,每日 1 剂,分 2 次煎服。组成:丹参 15 g,降香 10 g,砂仁 6 g,蒲黄 15 g,五灵脂 15 g,甘草 5 g。加减:痛甚者加九香虫 10 g;泛吐酸水者加乌贼骨 10 g,浙贝母 10 g。

第四节　肠　炎

肠炎是细菌、病毒、真菌和寄生虫等引起的胃肠炎、小肠炎和结肠炎。临床表现有恶心、呕吐、腹痛、腹泻、稀水便或黏液脓血便。部分患者可有发热及里急后重感觉,故亦称感染性腹泻。肠炎按病程长短不同,分为急性和慢性两类。本病属于中医泄泻范畴。

一、病因病机和临床表现

(一)病因病机

1.中医病因病机

主要病因有感受外邪、饮食所伤、七情不和及脏腑虚弱等,其病位在肠,但关键病变部位在脾胃,若脾胃运化失司,功能失常则产生本病,同时脾胃运化又与肝肾关系密切,若肝郁犯脾,且肾阳不能温煦脾胃,也可导致本病。

2.西医病因

遗传,免疫力低下,滥用抗生素,饮食不注意,口服避孕药女性患者肠炎的危险性增加等。

(二)临床表现

1.临床表现

恶心、呕吐、腹泻是急性胃肠炎的主要症状。慢性肠炎泛指肠道的慢性炎症性疾病,其病因可为细菌、真菌、病毒、原虫等微生物感染,亦可为过敏、变态反应等原因所致。临床表现为长期慢性或反复发作的腹痛、腹泻及消化不良等症,重者可有黏液便或水样便。

2.鉴别诊断

因病原不同而异。一般应根据流行病学史和临床表现初步加以判断。进一步确诊需依赖实验室检查。细菌性肠炎可做呕吐物及大便培养,获得病原菌即可确诊。有些病原菌如沙门氏菌感染可做血培养。

病毒性胃肠炎可用电子显微镜、免疫电镜、免疫荧光及血清学检查如补体结合试验、酶联免疫吸附法及放射免疫法等检查病毒的抗原和抗体。也可用组织培养法分离病毒。寄生虫性肠炎可直接镜检,寻找病原体及其虫卵。真菌性肠炎可从大便中直接涂片,在显微镜下检查真菌或做大便真菌培养。

二、治疗

(一)中医治疗

1.辨证论治

(1)脾虚气滞型

主症:腹胀肠鸣,腹部窜痛,纳呆,神疲乏力,面色萎黄,大便溏薄。舌质淡红,苔薄腻,脉濡滑。

治法:健脾理气。

方药:香砂六君子汤加减。

(2)湿热蕴结型

主症:腹胀腹痛,里急后重,下迫灼热,大便黏滞恶臭或黏液血便,纳少,口渴。舌红,苔黄腻,脉滑数。

治法:清热利湿解毒。

方药:白头翁汤合槐角丸加减。

(3)瘀毒内阻型

主症:腹胀腹痛拒按,腹部扪及包块,里急后重,便下黏液脓血。舌质紫暗,有瘀斑,苔薄黄,脉弦或涩。

治法:行气活血,化瘀解毒。

方药:膈下逐瘀汤加减。

(4)脾肾阳虚型

主症:腹痛绵绵,喜温喜按,消瘦乏力,面色少华,畏寒肢冷,胃纳减少,大便溏薄,次数频多,或五更泄泻,舌淡,苔薄白,脉沉细。

治法:温补脾胃。

方药:理中丸合四神丸加减。

(5)肝肾阴虚型

主症:五心烦热,头晕目眩,低热盗汗,口苦咽干,腰酸腿软,便溏。舌质红,少苔或无苔,脉细弦或细数。

治法:滋养肝肾,清热解毒。

方药:知柏地黄丸加减。

(6)气血两虚型

主症:神疲乏力,面色苍白,头晕目眩,唇甲色淡,食欲缺乏,反复便血,脱肛,便溏。舌质淡,苔薄,脉细弱。

治法:补气养血。

方药:补中益气汤合四物汤加减。

2. 单方验方

(1)玉米棒的芯子，粉碎，炒成微焦，温开水送服，早晚各一勺。

(2)生姜片，用滚油炸成微焦，嚼食 2 片/次，2～3 次/天，当天治愈。不过，不管用哪种方法，治好后都要连用两次以巩固疗效。

(3)鲜马齿苋 30～60 g 煎水 1 饭碗，冲入捣烂的大蒜泥 10～15 g，过滤得汁，酌加糖，2 次/天。

(4)白木耳 5～20 g，浸泡数小时，以文火煮烂，酌加冰糖，2 次/天。

3. 中成药

(1)附子理中丸。9 克/次，3 次/天。

(2)结肠炎丸。2～3 丸/次，2 次/天。

(3)补脾益肠丸。6 g/次，3 次/天。

4. 中医外治

(1)艾灸。选穴中脘、神阙、天枢、足三里。脾肾阳虚者加肾俞、脾俞、关元、大肠俞，脾虚气滞者加脾俞、胃俞，气血两虚者加阴陵泉。用艾条温和灸，每穴各灸 20～30 min，1 次/天，10 次为 1 个疗程。用艾炷隔姜灸，每次取 3～5 穴，用黄豆大之艾炷各灸 5～7 壮，1 次/天，10 次为 1 个疗程。

(2)拔罐。选穴大椎、脾俞、胃俞、大肠俞穴或身柱、三焦俞、天枢穴。取上穴，采用真空罐法吸拔穴位，留罐 10 min，1 次/天；或采用刺络罐法，先用三棱针点刺放血，然后用真空罐吸拔在点刺穴位上，两组穴交替应用，每次 1 组，留罐 5～10 min，1 次/天。

(二)西医治疗

1. 病原治疗

病毒性肠炎一般不需病原治疗，可自愈。细菌性肠炎，最好根据细菌药物敏感试验结果选用抗菌药。患细菌性痢疾时，因痢疾杆菌对常用抗菌药广泛耐药，一般可选用复方磺胺甲基异恶唑(复方新诺明)、吡哌酸、庆大霉素、阿米卡星等。空肠弯曲菌肠炎可用红霉素、庆大霉素、氯霉素等治疗。小肠结肠炎耶尔森菌肠炎一般应用庆大霉素、卡那霉素、复方磺胺甲基异唑、四环素、氯霉素等。沙门菌肠炎轻型患者可不用抗菌药，重型患者可用氯霉素或复方磺胺甲基异恶唑。侵袭性大肠埃希菌性肠炎用新霉素、黏菌素和庆大霉素等治疗，可获良好效果。阿米巴痢疾、雅尔鞭毛虫和滴虫引起的肠炎，可用甲硝唑(灭滴灵)治疗。血吸虫病可用吡喹酮治疗。白色念珠菌肠炎以制霉菌素口服，疗效较好。伴有全身性真菌感染者，则需应用二性霉素 B 治疗。

2. 对症治疗

补充液体及纠正电解质和酸中毒。轻度脱水而且呕吐不重者，可口服补液，世界卫生组织(WHO)推荐的口服液配方为氯化钠、碳酸氢钠、氯化钾、葡萄糖或蔗糖加水。脱水或呕吐较重者，可静脉输入生理盐水、等渗碳酸氢钠和氯化钾溶液以及葡萄糖。

减少肠道蠕动和分泌性药物。可小量应用阿托品、颠茄、溴丙胺太林(普鲁本辛)以减轻肠道蠕动，可止痛及止泻。也可应用氯丙嗪，有镇静作用，并可抑制肠毒素引起的肠黏膜过度分泌，使大便次数及便量减少。

第五节　胆囊炎

胆囊炎是较常见的疾病，发病率较高。根据其临床表现和临床经过，又可分为急性的和慢性的两种类型，常与胆石症合并存在。右上腹剧痛或绞痛，多为结石或寄生虫嵌顿梗阻胆囊颈部所致的急性胆囊炎，疼痛常突然发作，十分剧烈，或呈现绞痛样。胆囊管非梗阻性急性胆囊炎时，右上腹疼痛一般不剧烈，多为持续性胀痛，随着胆囊炎症的进展，疼痛亦可加重，疼痛呈现放射性，最常见的放射部位是右肩部和右肩胛骨下角等处。本病属于中医胆胀、胁痛范畴。

一、病因病机和临床表现

(一)病因病机

1.中医病因病机

其病因多为饮食偏嗜、忧思暴怒、外邪侵袭等，其病位在胆腑，与肝胃关系密切，病机为肝疏泄不及，肝郁气滞，脾土壅滞，湿自内生；或气郁日久，气滞及血，瘀血停积；或肝肾亏损，血不荣络等，导致本病发生。

2.西医病因

(1)急性胆囊炎。发病与胆汁瘀滞和细菌感染密切相关。主要致病菌为大肠埃希菌(占60%～70%)、克雷白菌、厌氧杆菌等革兰阴性菌，多由肠道经胆总管逆行进入胆囊，少数经门静脉系统至肝，再随胆汁流入胆囊。

(2)慢性胆囊炎。一部分为急性胆囊炎迁延而成，但多数既往并无急性发作史。约70%的患者伴有结石。

(二)临床表现

1.临床表现

(1)发病急骤，右上腹疼痛，恶心，呕吐，可有高热或寒战。

(2)急性病容，可见黄疸，右上腹明显压痛，腹肌紧张，Murphy征阳性，或可触及肿大的胆囊。

(3)血白细胞数和中性粒细胞比例增高，核左移或见中毒颗粒。

(4)B超是诊断的主要依据，可显示胆囊肿大程度、积液、积脓、胆囊周围渗出性改变。

2.鉴别诊断

(1)胃炎。各种慢性胃炎的症状与慢性胆囊炎有相似之处，纤维胃镜检查是诊断慢性胃炎的重要方法，诊断明确后行药物治疗，如症状好转，则可与慢性胆囊炎相鉴别。

(2)食管裂孔疝。本病常见的症状是上腹或两季肋部不适，典型者表现为胸骨后疼痛，多在饱餐后0.5～1 h发生，饭后平卧加重，站立或半卧位时减轻，可有嗳气反胃；而慢性胆囊炎腹痛多在右季肋部，饭后加重而与体位无关。因食管裂孔疝约20%的患者合并慢性胆囊炎，故二者临床症状常同时并存。钡餐检查可以鉴别。

(3)原发性肝癌。在无B超的时代，临床上有些原发性肝癌被诊为慢性胆囊炎。因为原发性肝癌早期，即小肝癌及亚临床肝癌多无自觉症状，一旦出现右上腹不适或隐痛，多已是晚期，B超及CT检查可以鉴别。

(4)胆囊癌。本病早期症状颇似慢性胆囊炎，如此时行B超检查可与慢性胆囊炎鉴别，并可有较好的治疗效果。如病情发展，出现黄疸及右上腹肿块，多为晚期。

(5)肾结石。发热少见，患者多伴有腰背痛，放射至会阴部，肾区有叩击痛，有肉眼血尿或显微镜下血尿。腹部X线片可显示阳性结石。B超可见肾结石或伴肾盂扩张。

(6)肠梗阻。肠梗阻的绞痛多位于下腹部，常伴有肠鸣音亢进、“金属音”或气过水声，腹痛无放射性，腹肌亦不紧张。X线检查可见腹部有液平面。

(7)消化性溃疡及穿孔。多数患者有溃疡病史。其腹痛程度较剧烈，呈连续的刀割样痛，有时可致患者于休克状态。腹壁强直显著，常呈“板状”，压痛、反跳痛明显；肠鸣音消失；腹部X线检查可发现膈下有游离气体。唯少数病例无典型溃疡病史，穿孔较小或慢性穿孔者病状不典型，可造成诊断上的困难。

二、治疗

(一)中医治疗

1.辨证论治

(1)肝气郁结型

主症：胁肋胀痛，走窜不定，甚则引及肩背，随情志变化加重或减轻，胸闷，善太息，嗳气频作，伴有纳呆，脘腹胀满。舌苔薄白，脉弦。

治法：疏肝理气。

方药：柴胡疏肝散加减。

(2)肝血瘀阻型

主症：胁肋刺痛，痛处不移，入夜尤甚，或见面色黧黑，手掌赤痕，赤缕红痣，胁下积块。舌质紫暗或有瘀点瘀斑，脉沉弦涩。

治法：活血化瘀，通络止痛。

方药：膈下逐瘀汤加减。

(3)肝胆湿热型

主症：胁肋胀痛、灼痛，或剧痛，口干口苦，胸闷纳差，脘痞腹胀，或目黄身黄，小便黄赤。舌苔黄腻，脉弦滑数。

治法：清利肝胆湿热。

方药：龙胆泻肝汤加减。

(4)肝阴不足型

主症：胁肋隐痛，其痛悠悠，绵绵不休，遇劳则重，口干咽燥，眩晕目涩，五心烦热。舌红少苔，脉弦细数。

治法：滋阴柔肝，养血通络。

方药：一贯煎加减。

2.单方验方

(1)广木香、郁金各6 g。研细末，服1～2克/次，白开水送下。适用于肝气郁结型胁痛。

(2)青皮、玄胡等份为末，3～6克/次，2次/天，白开水送下。适用于肝气郁结型胁痛。

(3)四川大叶金钱草60 g。煎服，1剂/天。适用于肝胆湿热型胁痛。

(4)郁金12 g，生姜黄12 g，茵陈24 g。水煎服，1剂/天。适用于肝胆湿热型胁痛。

(5)当归15 g，白芍30 g，枸杞15 g，生地15 g，青皮10 g，枳壳10 g。水煎服。适用于肝阴不足型胁痛。

(6)全瓜蒌1枚,没药3 g,红花3 g,甘草6 g。水煎服。适应于肝血瘀阻型胁痛。

(7)龙胆草15 g,金钱草30 g。水煎服,每日1剂。适应于肝胆湿热型胁痛。

3. 中成药

(1)消炎利胆片。5～6片/次,3次/天。

(2)胆宁片。2～3片/次,3次/天。

(3)复方胆通片。2片/次,3次/天。

4. 中医外治

(1)体针。取胆囊穴、阳陵泉、胆俞、太冲、内关、中脘、足三里。每次2～3穴,用毫针行中强刺激,每穴运针3～5 min,留针10～20 min,隔5 min行针1次,每日针刺1次。用电针亦可。

(2)头针。取头部胃区(以瞳孔直上的发际处为起点,向上作平行于正中线长2 cm直线)。用毫针中度刺激,每次运针5 min,留针20～30 min,隔5 min行针1次,快速捻转,每日针刺1次。

(3)耳针。取肝、交感、神门等穴。每次2～3穴。强刺激,留针20～30 min,1～2次/天。

(4)拔罐。取天枢、气海、中极、关元等穴位。主治上腹部疼痛。呕吐者,可先在鸠尾、巨阙行针刺拔罐治疗,也可配用中药贴敷穴位。中药为:白术10 g,厚朴10 g,木香10 g,乌药10 g,郁金10 g,白芍10 g,玄胡10 g,上药研末调膏敷用。

(5)贴脐:取川朴、大黄、黄芩各6 g,山楂、麦芽、神曲各10 g,柴胡、番泻叶各3 g。共为细末,用凡士林膏调和,团成莲子大团粒,放于4.5 cm×4.5 cm的橡胶布上,贴至脐中,周围固定;8～10 h取下,1次/天,洗净局部即可。主治胆囊炎引起的腹胀、少食纳呆等症。

取葱白、豆豉各5 g,风化硝、车前草各10 g,砂仁1.5 g,田螺1个,冰片0.2 g。先将冰片放于脐中,余药共捣如泥,摊贴在纱布上覆盖脐部,并用纱布固定,每次敷贴30～60 min。一般用药15～20 min,可出现肠鸣屎气,腹胀随之而解,必要时可留置肛管内以利排气。

(二)西医治疗

1. 卧床休息

给易消化的流质饮食,忌油腻食物,严重者禁食、胃肠减压,静脉补充营养、水及电解质。

2. 解痉、镇痛药物治疗

阿托品注射液0.5 mg或654—2注射液5 mg肌内注射;硝酸甘油0.3～0.6 mg,舌下含化;维生素K注射液8～16 mg,肌内注射;哌替啶或美沙酮等镇痛,不宜用吗啡。

3. 抗菌治疗

氨苄西林、环丙沙星、甲硝唑;还可选用氨基糖苷类或头孢菌素类抗生素,最好根据细菌培养及药敏试验结果选择抗生素。

4. 外科治疗

发生坏死、化脓、穿孔、嵌顿结石者,应及时外科手术治疗,行胆囊切除或胆囊造瘘。

第六节 功能性消化不良

功能性消化不良(functional dyspepsia，FD)是指过去6个月中至少3个月有餐后饱胀不适、早饱感、上腹痛、上腹烧灼感等其中一项或一项以上症状，而无器质性、代谢性、全身性疾病可解释的胃十二指肠功能性疾病。目前将FD分为两类：餐后不适综合征(postprandial distresssyndrome,PDS)和上腹痛综合征(epigastric pain syndrome,EPS)。患者可同时存在PDS和EPS。

一、病因和发病机制

FD的发病机制尚未完全阐明，其病理生理学基础主要包括以下几方面。

1.上胃肠道运动功能障碍

研究发现，30%～80%的FD患者存在上消化道运动障碍，包括近端胃容受性障碍、胃节律紊乱、胃排空延迟、移行性复合运动(migrating motor complexes，MMC)Ⅲ期次数减少、Ⅱ期动力减弱及胃窦—幽门—十二指肠协调运动异常等，引起餐后饱胀、早饱等。

2.内脏高敏感性

主要是指FD患者对生理刺激出现的不适感，对伤害性刺激呈现强烈的反应。FD患者对胃扩张刺激产生不适感的严重程度明显高于健康对照者，FD患者对酸的感觉阈值降低，表明FD患者存在内脏高敏感性。内脏高敏感可解释患者餐后出现的上腹饱胀或疼痛、早饱等症状。

3.胃酸分泌

虽然FD患者基础胃酸分泌在正常范围，但刺激引起的酸分泌增加，临床上患者的酸相关症状，如空腹时上腹部不适或疼痛、进食后减轻以及抑酸治疗有效均提示其症状与胃酸的关系。

4.胃肠激素紊乱

胃肠激素分泌失调是FD的发病机制之一。胃动素、胃泌素、胆囊收缩素、血管活性肠肽、生长抑素、降钙素基因相关肽及P物质(substance P,SP)分泌异常可能与FD患者胃肠道动力障碍及胃肠高敏感有关。

5.幽门螺杆菌(Hp)感染

Hp与FD的关系一直颇有争议，国内学者的共识意见为Hp感染是慢性活动性胃炎的主要病因。有消化不良症状的Hp感染者，可归属FD的范畴。鉴于根除Hp后确有部分患者近期症状改善，更重要的是可能获得临床症状的长期缓解，目前大部分学者肯定Hp感染在FD发病中的作用。Hp感染所致的胃黏膜炎症可导致胃感觉和运动异常。

6.精神心理因素

FD是一种公认的心身疾病，精神、心理因素的研究进展表明其可能是FD的重要病因。约半数以上FD患者存在精神心理障碍，其人际关系敏感、抑郁、焦虑等因子积分均高于健康人。FD症状的严重程度与抑郁、焦虑及恐惧等有关。

二、流行病学

美国社区居民的消化不良患病率为25%，我国广东城镇居民的问卷调查显示患病率为

18.9%，天津城镇居民FD的患病率约为23.29%；女性患病率高于男性，患病率随年龄增长而升高。有关消化不良发病率的流行病学资料相对较少，推测年发病率约为1%。流行病学调查的患病率是指未经检查的消化不良症状，经检查后发现因器质性疾病所致者仅占消化不良患者的少数，多数患者为FD。

三、临床表现

FD常见的临床症状有以下几种。

(1)餐后饱胀，指食物长时间存留于胃内引起的不适感。

(2)早饱感，指进食少许食物即感胃部饱满，不能进常规量的饮食。

(3)上腹痛，位于胸骨剑突下与脐水平以上、两侧锁骨中线之间区域的疼痛，有时患者无腹痛主诉而表现为特别不适感觉。

(4)上腹烧灼感，指不适的上述区域的局部灼热感。

四、诊断

1. FD诊断标准(罗马Ⅲ标准)

病程至少6个月，近3个月满足以下诊断标准且至少具备下列1个症状：①餐后饱胀；②早饱感；③上腹痛；④上腹烧灼感，同时无器质性、代谢性、全身性疾病原因可查(包括上消化道内镜检查结果)。

2. 报警症状

报警症状包括：消瘦、贫血、上腹包块、频繁呕吐、呕血或黑便、年龄40岁以上的初发病者、有肿瘤家族史等。对有报警症状的、经验性治疗或常规治疗无效的、有精神心理障碍者及怀疑胃肠外疾病引起的消化不良患者，应及时行相关检查明确有无器质性疾病。

3. 消化不良的相关检查

胃镜检查在我国已很普及，建议将胃镜检查作为消化不良诊断的主要手段。需要时，可进行Hp检查。其他辅助检查包括肝肾功能及血糖等生化检查、腹部超声及消化系统肿瘤标志物检查，必要时行腹部CT扫描。

五、治疗

消化不良的治疗目的在于迅速缓解症状，去除诱因，预防复发。

(一)一般处理

由于FD具有极显著的安慰剂效应(20%～60%)，向患者详细地告知病情和耐心解释非常重要。推荐戒烟、酒、咖啡，停止服用非甾体消炎药，但尚无有关其确切疗效的报道。每日少食多餐、低脂饮食值得推荐。

(二)药物治疗

1. 抗酸剂

抗酸剂如氢氧化铝、铝碳酸镁等可减轻症状，但疗效不及抑酸剂。铝碳酸镁除抗酸以外，还能吸附胆汁，伴有胆汁反流的患者可选用。

2. 抑酸剂

抑酸剂适用于以上腹痛、烧灼感为主要症状者。常用抑酸剂包括H_2受体拮抗剂(H_2RA)和质子泵抑制剂(PPI)两大类。常用H_2RA有西咪替丁、雷尼替丁及法莫替丁等。常用的

PPI 制剂有奥美拉唑、兰索拉唑、泮托拉唑、雷贝拉唑和埃索美拉唑等，治疗 FD 常用小剂量 PPI。

3. 促动力剂

促动力剂可明显改善上腹饱胀、早饱等。常用的促动力剂包括：①多巴胺受体拮抗剂：甲氧氯普胺具有较强的中枢镇吐作用，增强胃动力，因可导致锥体外系反应，不宜长期、大剂量使用。多潘立酮为选择性外周多巴胺 D_2 受体拮抗剂，不透过血脑屏障，因此无锥体外系不良反应。该药能增加胃窦和十二指肠动力，促进胃排空，明显改善消化不良患者上腹不适、早饱、腹胀等症状。个别患者长期服用可出现乳房胀痛或溢乳现象。伊托必利通过拮抗多巴胺 D_2 受体和抑制乙酸胆碱酯酶活性起作用，增强并协调胃肠运动，改善患者的临床症状。②5-HT_4 受体激动剂：莫沙必利在我国和亚洲的使用资料表明其可显著改善 FD 患者早饱、腹胀、嗳气等症状。目前未见心脏严重不良反应报道，但对 5-HT_4 受体激动剂的心血管不良反应仍应引起重视。

4. 助消化药

消化酶和微生态制剂可作为治疗消化不良的辅助用药。复方消化酶、益生菌制剂可改善与进餐相关的腹胀、食欲缺乏等症状。

5. 根除 Hp 治疗

根除 Hp 可使部分 FD 患者的症状得到长期改善，对合并 Hp 感染的 FD 患者，如应用抑酸、促动力剂治疗无效，建议向患者充分解释根除治疗的利弊、征得患者同意后给予根除 Hp 治疗。

6. 精神心理治疗

荟萃分析表明，合并焦虑者对抗焦虑、抗抑郁药有一定疗效，单纯抑酸药或促动力药无效。伴有明显精神心理障碍的患者，可选择三环类抗抑郁药或 5-HT 再摄取抑制剂。除药物治疗外，行为治疗、认知疗法及心理干预等可能对这类患者也有益。精神心理治疗不但可以缓解症状，还可提高患者的生活质量。

（三）经验性治疗

对 40 岁以下、无报警征象、无明显精神心理障碍的患者可考虑经验性治疗。与进餐相关的消化不良（即 PDS）可首选促动力剂或合用抑酸剂；与进餐非相关的消化不良/酸相关性消化不良（即 EPS）可选用抑酸剂或合用促动力剂。经验治疗时间一般为 2～4 周。无效者应行进一步检查，明确诊断后有针对性地进行治疗。

第七节 急性胰腺炎

急性胰腺炎是多种病因引起的胰腺急性炎症性过程，主要表现为中上腹部剧烈的疼痛，伴或不伴有其他器官功能的改变，通常有血淀粉酶和脂肪酶升高达正常值 3 倍或以上。尽管确切的发病机制尚未明确，但大多数病例的起病与饮酒或胆结石有关。大多数情况下本病表现为良性病程；20％～30％的患者病情凶险；总体病死率为 5％～10％。

一、病因及发病机制

1.胆道结石及其他原因所致壶腹部机械性梗阻

壶腹部的机械性梗阻可由胆道结石等多种病因诱发。研究显示，胆道结石行经壶腹部所致梗阻仍是诱发急性胰腺炎最常见的病因，胆囊切除术和胆总管取石术后可预防本病复发证实了它们之间的因果关系。其机制可能是：①胆石经过时，短暂的壶腹部梗阻致胆汁反流进入胰管；②胆石或胆石经过时引起组织水肿致壶腹部梗阻。尽管35%的胰腺炎急性发作由胆石引起，但仅3%～7%的胆结石病例罹患急性胰腺炎。有报道显示性别和结石的大小可能是胆结石致胰腺炎的危险因素：男性胆结石患者更易发生急性胰腺炎；微小结石（直径小于5 mm）行经胆囊管时更易引致壶腹部梗阻。

胆汁淤积时胆囊内胆汁黏稠胶滞并混有微小结石。胆汁淤积多见于长期禁食、远端胆管梗阻或全静脉营养的患者，大多数无症状。在无明显诱因的急性胰腺炎病例中常可发现胆汁淤积，但两者的确切关系还有待证实。

其他致壶腹部梗阻的病因包括胆道蛔虫病、壶腹周围憩室、胰腺及胰周的肿瘤。胰腺管内乳头状黏蛋白赘生物正引起人们的关注，该病偶可以急性胰腺炎发病，特别是老年、男性、非酒精性胰腺炎的患者。

2.饮酒

近10%的慢性酒精中毒者可发作急性胰腺炎。酒精可促进胰腺腺泡细胞合成大量消化酶和溶酶体酶或过度刺激腺泡合成促胰酶素从而引发急性胰腺炎。既往有研究认为酒精可引起慢性胰腺炎，嗜酒者在慢性胰腺炎基础上发病。然而对急性酒精性胰腺炎患者的长程随访研究发现，并不是所有的患者都进展为慢性胰腺炎，即使是持续酗酒者，提示部分患者的病程可能是非进展性的。另外遗传和环境因素亦影响酒精性胰腺炎的发病，但确切机制仍未知。

3.高三酰甘油血症

尽管发病机制未明，但血清三酰甘油含量超过11 mmol/L即可诱发急性胰腺炎，占急性胰腺炎的病因的1.3%～3. 8%。在遗传性脂蛋白代谢障碍患有严重高脂血症患儿胰腺炎的发病率为：Ⅰ型35%，Ⅱ型15%，Ⅴ型30%～40%。这些患儿发病年龄小，降低血清三酰甘油含量至2. 2 mmol/L可预防急性胰腺炎的发作。

正常人群中血清三酰甘油高于11 mmol/L的发生率低于1/5 000，血清呈乳白色，由极低密度脂蛋白升高所致；更高浓度时血清呈牛乳状，由高乳糜微粒血症引起。大多数成人高三酰甘油血症的病例本身已是轻型Ⅰ型或Ⅴ型遗传性高脂血症的患者，在多种可促发血脂升高的因素共同作用下形成高脂血症：如嗜酒、肥胖、糖尿病、甲状腺功能减退、妊娠、雌激素或他莫昔芬治疗、过度使用糖皮质激素、肾病综合征及使用β-受体拮抗剂。

4.高钙血症

尽管并不多见，但任何原因所致高钙血症均可导致钙在胰管内沉积并激活胰蛋白酶原，诱发急性胰腺炎。有报道甲状旁腺功能亢进可引起急性胰腺炎，但发病率较低，仅为0.23～0.4%。

5.遗传因素

急性胰腺炎遗传背景的研究近年来取得巨大成就。研究发现某些基因变异的外显率相当高，如22及122号密码子编码的阳离子胰蛋白酶原基因，而其他外显率较低的基因或在普通人群中频率较高的基因突变(丝氨酸蛋白酶抑制剂 Kazal 1 型,SPINK1)可能是疾病的调控因子。另外,囊性纤维化基因的某些突变也可能与急性胰腺炎有关。因此有人推测胰腺炎可能是常染色体显性遗传、或常染色体隐性遗传亦或多基因异常的疾病,以急性胰腺炎起病却逐渐进展为慢性胰腺炎。但临床工作中,除非有明确的家族史或起病年龄小于 35 岁,并无必要对患者进行遗传学的监测。

6.药物

药物性胰腺炎较少见,国外报道仅为 0.3%～1.4%。判断药物性胰腺炎的标准包括:①在药物治疗期间发作急性胰腺炎;②排除其他病因;③停药后胰腺炎缓解;④再次用药胰腺炎再发。以下药物证实可引起急性胰腺炎:①艾滋病治疗药物:地达诺新、喷他脒;②抗生素:甲硝唑、葡萄糖酸锑盐、磺胺类药物、四环素;③利尿剂:呋塞米、噻嗪类利尿剂;④炎症性肠病治疗药物:柳氮磺胺吡啶、5-ASA;⑤免疫抑制剂:门冬酰胺酶、硫唑嘌呤;⑥神经精神类药物:丙戊酸;⑦抗感染药:舒林酸、水杨酸制剂;⑧其他:钙剂、雌激素、他莫昔芬等。药物性胰腺炎的发生与个体的特异性反应(如 6-巯嘌呤、磺胺类药物、氨基水杨酸等)或药物的直接毒性作用有关(如利尿剂、磺胺类药物)。药物性胰腺炎无特异的临床表现,详细询问病史有助诊断,但有些药物(如丙戊酸、地达诺新、喷他脒)可能累积数月后才致病发,因此再次用药时应密切监测用药和疾病发生的关系。

7.感染

研究证实以下众多病原微生物的感染可致急性胰腺炎:①病毒:如麻疹病毒、柯萨奇病毒、乙型肝炎病毒、巨细胞病毒、水痘带状疱疹病毒、单纯疱疹病毒;②细菌:支原体、军团杆菌、钩端螺旋体、沙门氏菌属;③真菌:曲菌;④寄生虫:弓形体、隐孢子虫病、蛔虫。不推荐临床常规检查上述传染性病因。

8.HIV 感染

研究发现急性胰腺炎可能与 HIV 感染有关,并可能是初发型 HIV 的临床表现的一部分,但多数情况下是由抗 HIV 或治疗机会感染的药物引起。

9.创伤钝击伤或穿透伤

均可损伤胰腺。损伤可致胰腺导管破裂并形成胰源性腹腔积液;胰管损伤的愈合可致主胰管瘢痕形成及缩窄,最终导致梗阻性胰腺炎。

10.血管病变

胰腺缺血性损伤是罕见的病因,可见于下述情况:血管炎(SLE 和结节性多动脉炎)、动脉粥样硬化栓塞、术中低血压、出血性休克。此型病例大多病情轻微。

11.妊娠

妊娠期急性胰腺炎罕见,有报道与胆结石、高脂血症有关,或为特发性胰腺炎。

12.ERCP 后胰腺炎

ERCP 术后 35%～70%的患者可出现无症状的高淀粉酶血症,如患者出现持续剧烈的上腹痛、恶心、呕吐即应诊断为胰腺炎。发生率因 ERCP 目的不同而异:诊断性 ERCP 后为 3%,治疗性 ERCP 后为 5%,Oddi 括约肌测压后高达 25%。

13.其他

其他罕见的病因包括十二指肠炎、乳头硬化等。仍有 15%～25%的急性胰腺炎病因不明,称为“特发性胰腺炎”。

二、诊断步骤

(一)病史采集要点

1.起病情况

多为急性起病,常在饱食、脂餐或饮酒后发生,部分患者可无明显诱因。临床表现和病情轻重取决于病因、病例类型及诊治是否及时。

2.主要临床表现

(1)腹痛。几乎所有病例起病时均有急起的上腹部疼痛,常位于中上腹或右上腹,程度轻重不一,可持续数小时至数天。疼痛可为钝痛、刀割样痛、钻痛或绞痛,持续性,可阵发性加剧,可向腰背部呈腰带状放射。仰卧位时疼痛加剧,前倾位、弯腰屈膝位可部分缓解疼痛。疼痛常于进食后加剧。5%～10%患者可以是无痛性的,可见于:术后的患者(特别是肾移植术)、接受腹膜透析者、军团杆菌感染的患者。

(2)恶心、呕吐。近90%的病例伴有恶心、呕吐,持续数小时之久,呕吐物为食物和胆汁,呕吐后腹痛不能减轻或缓解。

(3)发热。多数患者有发热,持续3～5 d。发热超过一周,或热度渐高、伴有中性粒细胞升高时应注意继发感染,如胰腺脓肿。

(4)出血。罕见,部分患者可出现Grey-Turner征(胰腺坏死致腹膜后出血)。出血亦可流入假性囊肿的囊内或胰管内。

(5)局部并发症。重症胰腺炎起病2～3周后,因胰腺及胰周组织坏死并继发感染形成脓肿,患者可再发高热、腹痛和中毒症状,上腹部可扪及痛性包块。假性囊肿常在起病后3～4周形成,是由漏出的胰液和液化坏死的组织被胰腺或其周围组织包裹所致。

(6)全身并发症。重症患者可出现心动过速、低血压或休克;肺不张、胸腔积液和呼吸衰竭,有研究指出胸腔积液的出现与急性胰腺炎的严重程度有关,常提示预后不良;少尿和急性肾衰竭;耳鸣、复视、谵妄、语言障碍及肢体僵硬、昏迷等,可发生于疾病早期或恢复期。

3.既往病史

发现致病原因和诱因对指导治疗、预防复发、判断预后有重要的意义。如既往的类似发作史、胆结石病史、长期嗜酒、高脂血症、高钙血症、家族史、用药史、传染病接触史、外伤手术史等。

(二)体格检查要点

轻症患者可仅有上腹部轻压痛,且常与主诉的疼痛程度不相符。重症患者可出现腹膜刺激征,腹肌紧张、全腹压痛和反跳痛。可出现腹腔积液,且多为血性,腹腔积液中淀粉酶显著升高。少数患者可出现Grey-Turner征或Cullen征。有的患者可因脾静脉栓塞出现门静脉高压,脾脏肿大。罕见横结肠坏死。胰周脓肿或假性囊肿时上腹部可触及肿块。其他可有相应并发症的体征。

(三)进一步检查项目

1.白细胞计数

多有白细胞计数增高及中性粒细胞核左移。

2.血清酶学测定

血清淀粉酶起病6～12 h后开始升高,48 h开始下降,持续3～5 d,血清淀粉酶活性>正常值上限3倍可确诊急性胰腺炎。血清脂肪酶常在起病后24～72 h开始升高，持续7～10 d，升高超过1.5 U，有助于起病后较晚就诊的急性胰腺炎患者的诊断，且特异性较高。

需强调血清淀粉酶的临床意义，尿淀粉酶的测定仅作为参考。血清淀粉酶持续升高应注意病情反复、并发假性囊肿或脓肿、疑有结石或肿瘤、肾功能不全、巨淀粉酶血症等。应注意鉴别其他急腹症引起的血清淀粉酶升高。血清淀粉酶的活性与病情的严重程度不相关，患者是否开放饮食或病情严重程度的判断不能只依赖血清淀粉酶是否降至正常，应综合判断。血清脂肪酶的活性亦与疾病严重程度无关。

3.血清标志物

推荐使用C反应蛋白(CRP)，发病72 h后大于150 mg/L，常提示胰腺组织广泛坏死。动态测定血清白介素-6水平，如增高则提示预后不良。

4.生化检查

暂时性血糖升高常见，持久的空腹血糖高于10 mmol/L提示预后不良。部分患者胆红素、AST、LDH可升高。血清清蛋白降低亦提示预后不良。急性胰腺炎的患者常伴暂时性低钙血症，血钙持续低于1.75 mmol/L以下提示重症。PaO_2＜8 KPa时需注意合并急性呼吸窘迫综合征。

5.影像学检查

发病初期24～48 h行B超检查，可初步判断胰腺组织形态学变化及有无胆道疾病，缺点是易受胃肠道积气的影响，不利于准确判断急性胰腺炎。

推荐CT平扫作为诊断急性胰腺炎的标准影像学方法，必要时行增强CT或动态增强CT检查。根据炎症的严重程度分为A～E级。利用CT严重指数(CTSI)可以从形态学上准确划分急性胰腺炎的严重程度。如果CT严重指数＞3分，临床上可考虑为重症急性胰腺炎。

6.其他

病毒测定，自身免疫标志物测定，肿瘤标记物测定(癌胚抗原、CA19-9)；ERCP/磁共振胰胆管造影，超声内镜检查，壶腹乳头括约肌测压(必要时)，胰腺外分泌功能检测等。

三、诊断对策

(一)诊断要点

根据持续中上腹痛等典型的临床表现、血清淀粉酶增高、影像学改变，排除其他疾病，可以做出诊断。临床上应注意一部分胰腺炎患者从轻症转化为重症的可能，因此必须加强监护，对病情进行动态观察。

临床上用于评估病情严重程度的指标，除Ranson指标、APACHE-Ⅱ指标外，其他有价值的判别指标有：体重指数超过28 kg/m^2；胸膜渗出，特别是双侧胸腔积液；72 h后CRP＞150 mg/L并持续升高。

Ranson指标共11条，主要针对入院时及入院后48 h的情况进行评估：入院时年龄＞55岁，血白细胞计数＞16×10^9/L，血糖＞11 mmol/L，血清LDH＞350 U/L，血清AST＞250 U/L；入院后48 h内血球比积下降＞10%，BUN上升＞1.8 mmol/L，血钙＜2.0 mmol/L，PaO_2＜8 KPa，碱缺失＞4 mmol/L，液体丢失＞6 L。判定标准：阳性指标少于3个为轻症；阳性指标≥3个为重症；阳性指标≥5个提示预后不良。

APACHE Ⅱ诊断标准＞8分者提示预后不良。

(二)鉴别诊断要点

注意与以下可引发急腹症的疾病的鉴别。

1. 急性消化性溃疡穿孔

常有典型的溃疡病史,腹痛突然加剧,腹肌呈板样硬,肝浊音界消失,X 线透视见膈下游离气体。

2. 急性胆囊炎和胆石症

疼痛多位于右上腹,程度剧烈而持久,有阵发性加剧,常放射至右肩,约半数患者可伴有黄疸,Murphy 征阳性,B 超及 X 线可发现肿大的胆囊和结石征。

3. 急性肠梗阻

特别是高位绞窄性肠梗阻,可有剧烈的腹痛、呕吐、休克,但腹痛多为阵发性绞痛,早期伴有肠鸣音高亢、气过水声、肛门停止排气排便。腹部 X 线平片可见液气平面。

4. 急性心肌梗死

有冠心病史,突然发病,疼痛有时可局限于右上腹并伴恶心、呕吐,但血清淀粉酶不高,血清心肌酶学升高及异常的心电图改变有助于诊断。

5. 其他

需注意与肠系膜血管栓塞、脾破裂、异位妊娠破裂等疾病鉴别。

(三)临床类型

1. 急性胰腺炎(AP)

临床上表现为急性、持续性腹痛(偶无腹痛),血清淀粉酶活性增高,正常值上限 3 倍,影像学提示胰腺有或无形态改变,排除其他疾病者。可有或无其他器官功能障碍。少数病例血清淀粉酶活性正常或轻度增高。

2. 轻症急性胰腺炎(MAP)

具备 AP 的临床表现和生化改变,而无器官功能障碍或局部并发症,对液体补充治疗反应良好。Ranson 评分<3,或 APACHE Ⅱ 评分<8,或 CT 分级为 A、B、C。

3. 重症急性胰腺炎(SAP)

具备 AP 的临床表现和生化改变,且具下列之一者:局部并发症(胰腺坏死、假性囊肿、胰腺脓肿);器官衰竭;Ranson 评分<3; APACHE Ⅱ 评分>8; CT 分级为 D、E。

四、治疗对策

大多数急性轻症胰腺炎患者经 3~5 d 的积极治疗可治愈。急性重症胰腺炎患者必须密切观察,采取综合治疗措施。2003 年中华医学会消化病学分会胰腺疾病学组颁布了“中国急性胰腺炎诊治指南”,详细阐述了急性胰腺炎治疗计划及治疗方案的选择。

1. 发病初期的处理和监护

目的是纠正水、电解质紊乱,支持治疗,防止局部及全身并发症。内容包括:血、尿常规测定,粪便隐血、肾功能、肝脏功能测定;血糖测定;心电监护;血压监测;血气分析;血清电解质测定;胸片;中心静脉压测定。动态观察腹部体征和肠鸣音改变。记录 24 h 尿量和出入量变化。上述指标可根据患者具体病情作相应选择。常规禁食,对有严重腹胀,麻痹性肠梗阻者应进行胃肠减压。在患者腹痛减轻或消失、腹胀减轻或消失、肠道动力恢复或部分恢复时可以考虑开放饮食,开始以碳水化合物为主,逐步过渡至低脂饮食,不以血清淀粉酶活性高低作为开放饮食的必要条件。

2. 补液

补液量包括基础需要量和流入组织间隙的液体量。应注意输注胶体物质和补充微量元素、维生素。

3. 镇痛

疼痛剧烈时考虑镇痛治疗。在严密观察病情下,可注射盐酸哌替啶(杜冷丁)。不推荐应用吗啡或胆碱能受体拮抗剂,如阿托品,654-2 等,因前者会收缩壶腹乳头括约肌,后者则会诱发或加重肠麻痹。

4. 抑制胰腺外分泌和胰酶抑制剂应用

生长抑素及其类似物(奥曲肽)可以通过直接抑制胰腺外分泌而发挥作用,主张在 SAP 治疗中应用。H_2 受体拮抗剂和质子泵抑制剂可通过抑制胃酸分泌而间接抑制胰腺分泌,除此之外,还可以预防应激性溃疡的发生,主张在 SAP 时使用。蛋白酶抑制剂主张早期、足量应用,可选用加贝酯等制剂。

5. 血管活性物质的应用

由于微循环障碍在 AP、尤其 SAP 发病中起重要作用,推荐应用改善胰腺和其他器官微循环的药物,如前列腺素 E1 制剂、血小板活化因子拮抗剂、丹参制剂等。

6. 抗生素应用

对于非胆源性 MAP 不推荐常规使用抗生素。对于胆源性 MAP 或 SAP 应常规使用抗生素。胰腺感染的致病菌主要为革兰阴性菌和厌氧菌等肠道常驻菌。抗生素的应用应遵循:抗菌谱为革兰阴性菌和厌氧菌为主、脂溶性强、有效通过血胰屏障等三大原则。推荐甲硝唑联合喹诺酮类药物为一线用药,疗效不佳时改用其他广谱抗生素,疗程为 7～14 d,特殊情况下可延长使用时间。要注意真菌感染的诊断,临床上出现无法用细菌感染来解释发热等表现时,应考虑到真菌感染的可能,可经验性应用抗真菌药,同时进行血液或体液真菌培养。

7. 营养支持

MAP 患者,只需短期禁食,故不需肠道或肠外营养。SAP 患者常先施行肠外营养,待病情趋向缓解,则考虑实施肠内营养。肠内营养的实施系指将鼻饲管放置 Treitz 韧带远端,输注能量密度为 4.187 J/mL 的要素营养物质,如能量不足,可辅以肠外营养,并观察患者的反应,如能耐受,则逐渐加大剂量。应注意补充谷氨酰胺制剂。对于高脂血症患者,应减少脂肪类物质的补充。进行肠内营养时,应注意患者的腹痛、肠麻痹、腹部压痛等胰腺炎症状和体征是否加重,并定期复查电解质、血脂、血糖、总胆红素、血清清蛋白水平、血常规及肾功能等,以评价机体代谢状况,调整肠内营养的剂量。

8. 免疫增强剂应用

对于重症病例,可选择性应用免疫增强制剂。

9. 预防和治疗肠道衰竭

对于 SAP 患者,应密切观察腹部体征及排便情况,监测肠鸣音的变化。及早给予促肠道动力药物,包括生大黄、硫酸镁、乳果糖等;给予微生态制剂调节肠道细菌菌群;应用谷氨酰胺制剂保护肠道黏膜屏障。

同时可应用中药,如皮硝外敷。病情允许下,尽早恢复饮食或实施肠内营养对预防肠道衰竭具有重要意义。

10. 中医中药

单味中药，如生大黄，复方制剂，如清胰汤、柴芍承气汤等被临床实践证明有效。中药制剂通过降低血管通透性、抑制巨噬细胞和中性粒细胞活化、清除内毒素达到治疗功效。

11. AP（胆源型）的内镜治疗

推荐在有条件的单位，对于怀疑或已经证实的AP（胆源型），如果符合重症指标，和（或）有胆管炎、黄疸、胆总管扩张，或最初判断是MAP、但在治疗中病情恶化者，应行鼻胆管引流或内镜下括约肌切开术（EST）。

12. 并发症的处理

急性呼吸窘迫综合征是AP的严重并发症，处理包括机械通气和大剂量、短程糖皮质激素的应用，如甲基泼尼松龙，必要时行气管镜下肺泡灌洗术。急性肾功能衰竭主要是支持治疗，稳定血流动力学参数，必要时透析。低血压与高动力循环相关，处理包括密切的血流动力学监测，静脉补液，必要时使用血管活性药物。弥散性血管内凝血时应使用肝素。AP有胰液积聚者，部分会发展为假性囊肿。对于胰腺假性囊肿应密切观察，部分会自行吸收，若假性囊肿直径＞6 cm，且有压迫现象和临床表现，可行穿刺引流或外科手术引流。胰腺脓肿是外科手术干预的绝对指征。若合并上消化道出血，可应用制酸剂，如H_2受体拮抗剂、质子泵抑制剂。

13. 手术治疗

坏死胰腺组织继发感染者在严密观察下考虑外科手术。对于重症病例，主张在重症监护和强化保守治疗的基础上，经过72 h，若患者的病情仍未稳定或进一步恶化，是进行手术治疗、或腹腔冲洗的指征。

第三章　神经内科疾病

第一节　短暂性脑缺血发作

短暂性脑缺血发作(transient ischemic attack,TIA)是由颅内血管病变引起的一过性或短暂性、局灶性脑或视网膜功能障碍,一般持续 10～15 min,多在 1 h 内,不超过 24 h,不遗留神经功能缺损症状和体征。

一、临床诊断

(一)临床特点

(1)好发于 50～70 岁,男性多于女性。

(2)发作突然,历时短暂,一次发作持续数分钟至数小时,一般为 5～20 min。

(3)症状在 24 h 内完全恢复,一般不遗留神经功能缺损。

(4)常反复发作,发作次数多则一天数次,少则数周、数个月,甚至数年才发作 1 次。

(5)每次发做出现的局灶性症状常按一定血管供应区反复刻板地出现。

(二)临床表现

短暂性脑缺血发作分为颈内动脉系统和椎—基底动脉系统两类。

1.颈内动脉系统

以偏侧肢体或单肢的发作性轻瘫最为常见。优势半球受累常出现失语,感觉障碍多为对侧偏身感觉减退或偏盲。如出现病灶侧一过性失明(黑矇)或视觉障碍、而病灶对侧有偏瘫者,临床上可诊断为失明侧颈内动脉系统短暂性脑缺血发作。

2.椎—基底动脉系统

最常见的症状为发作性眩晕,常伴有恶心、呕吐,很少出现耳鸣,若有脑干、小脑受累则可出现复视、眼震颤、共济失调、平衡障碍、吞咽困难、构音障碍及交叉性或双侧肢体瘫痪或感觉障碍。大脑后动脉供血不足可出现一侧或两侧皮质性盲和视野缺损。少数患者可有猝倒发作,常在迅速转头时突然出现双下肢无力而倒地,意识清楚,常可立即自行站起,此种发作可能是脑干网状结构缺血使机体肌张力突然降低所致。

另外,临床上还可见到一种少见的短暂性全面遗忘症(transient global amnesia,TGA),患者突然出现短暂性近记忆障碍,患者对此有自知力,谈话、书写及计算力保持良好,无神经系统其他异常,发作持续 1～24 h,一般认为是大脑后动脉的颞支或椎—基底动脉缺血累及边缘系统,即海马、海马两侧穹隆和乳头体等与近记忆或短时记忆有关的组织。

二、辅助检查

1.血生化

血生化可发现血脂、血黏度、血小板聚集率增高,或血糖增高。

2. 头颅 CT、MRI

大多为阴性，排除小出血灶或血管畸形、肿瘤等其他病灶。发作时间稍长者在颈动脉系统和大脑后动脉供血区可显示梗死灶，显示椎—基底动脉系统病灶 MRI 优于 CT。

3. 脑血管造影

脑血管造影包括数字减影血管造影(DSA)、三维—CT 血管造影(3D-CTA)或磁共振血管成像(MRA)，这些对显示颈动脉、椎动脉及分支的狭窄或闭塞很有价值。

4. 颈动脉多普勒超声

颈动脉多普勒超声可显示颈动脉粥样硬化斑块或狭窄。

5. 经颅多普勒(TCD)

脑血流可测定颈内动脉和椎—基底动脉系统颅内外各段血管的血流情况，可提示有无血管狭窄或闭塞的存在，以及是否存在一些侧支循环形成的征象。

6. 心电图或心脏超声检查

心电图或心脏超声检查发现心脏疾病如心律失常、心脏附壁血栓等。

7. 颈椎 X 线正、侧、斜位片

颈椎 X 线正、侧、斜位片发现颈椎退行性改变。

8. 单光子发射计算机化断层显像(SPECT)和正电子发射断层扫描(PET)

单光子发射计算机化断层显像(SPECT)和正电子发射断层扫描(PET)可显示脑内血流低灌流区，可以判定通过狭窄或通过狭窄闭塞周围侧支循环供血的脑组织是否存在脑血流的不足。

三、治疗策略

主要是结合病因进行治疗，其中重要的是关于预防心血管疾病形成附壁血栓的一些疗法。

(一)药物治疗

1. 抗血小板聚集疗法

已知正常情况下血小板激活可产生血栓素(TXA_2)，血栓素能使动脉的平滑肌收缩，是一种血管收缩因子和血小板激活剂，具有强烈的促血小板聚集诱发血栓形成的作用。另外由血管内膜能产生一种前列环素(PGI_2)，这是一种血小板激活抑制剂，具有抗血小板聚集的作用和强烈的血管扩张作用。正常情况下由血小板所产生的血栓烷和由内膜产生的前列环素处于动态平衡状态来维持正常血液循环，当两者的关系失衡，通常多是 TXA_2 增多和 PGI_2 减少，可导致血栓形成及组织的供血不足。临床上常用抗血小板药物来抑制或减低 TXA_2 的产生从而防止形成小的附壁血栓和血栓形成。目前常用的抗血小板药物主要有阿司匹林、双嘧达莫、氯吡格雷、噻氯吡啶、血小板膜糖蛋白Ⅱb/Ⅲa 受体拮抗药，近年来有众多临床试验针对抗血小板药物的有效性、安全性、不同抗血小板药物间的疗效比较，以及联合应用抗血小板药物进行研究，试图为心脑血管疾病高危患者找出最佳的抗血小板治疗方案。

脑血栓形成系指在脑动脉的颅内、外段内膜病变基础上形成血栓，致使血管管腔狭窄或闭塞，血流受阻，引起脑梗死的一种急性脑血管病。脑血栓形成最常见的病因是脑动脉粥样硬化，其次是各种脑动脉炎(如钩端螺旋体、风湿、梅毒、结核、疟疾等)。由于动脉内膜粗糙、管腔狭窄和血小板、红细胞及纤维蛋白易附着于病灶处。若有血黏度增高、血压降低和心动过缓、心功能不全等因素均可促进血栓形成。血栓形成后，脑血流受阻，受累动脉供应区的脑组织缺血、软化和坏死；局部因缺血、缺氧，二氧化碳、乳酸蓄积，血管扩张，血管渗透性增强，病灶周围出现脑水肿。本病多在安静或睡眠时发病，一般无意识障碍，局灶症状因发生血栓的血管不同而异。颈动脉系统血栓表现为病灶对侧中枢性偏瘫，对侧感觉障碍，主侧半球血管闭塞，尚可有失语；椎—基底动脉系统血栓，出现脑干及小脑受累的症状，交叉性瘫痪，交叉性感觉障碍，脑神经麻痹和共济失调等；脑脊液检查压力及细胞数正常，CT 扫描检查可具有血管闭塞区低密度灶，单发或多发。部分患者，血栓形成前有短暂性脑缺血发作史。

(1)阿司匹林：阿司匹林是目前最廉价、研究最多、应用最广泛的抗血小板聚集药物，它通过乙酰化的不可逆反应来抑制环加氧酶，从而抑制血小板血栓素 A_2(TXA_2)的合成，以及内皮细胞合成前列环素(PGI_2)，TXA_2 与 PGI_2 的作用相反，TXA_2 促进血小板聚集，有收缩血管的作用，PGI_2 抑制血小板聚集，有扩张血管的作用。阿司匹林对 TXA_2 合成的抑制作用是不可逆的，因为血小板没有细胞核，不能重新产生环加氧酶；而对内皮细胞合成 PGI_2 的抑制作用却是短暂的，因为内皮细胞可以很快重新产生环加氧酶。研究表明小剂量的阿司匹林可有效抑制 TXA_2 的合成而不明显抑制 PGI_2 的生成，这就是现今应用小剂量(每日 50 mg)或较小剂量(每日 325 mg)阿司匹林来抗血小板聚集、防脑血栓形成及血管、心内的附壁血栓形成的理由。但由于人群中不同群体对阿司匹林的反应不同，所以有时须经临床治疗中的血小板聚集性测定来确定个体较佳的阿司匹林服用量。阿司匹林有时可引起胃肠不良反应或胃肠出血，须加注意。我们发现服用小剂量阿司匹林的人群中有少数在 1～2 周后出现眼球结膜下出血，停用阿司匹林后出血又被吸收，这是阿司匹林的变态反应，在出现后要及时停用。

(2)双嘧达莫：能抑制血小板内磷酸二酯酶的活性，阻止 cAMP 转化为 AMP，这样可提高血小板内的 cAMP 含量，后者可抑制和阻止血小板内 TXA_2 的形成。此外，它还能增加 PGI_2 的活性，增强 PGI_2 的释放，从而减少血小板的聚集。与阿司匹林相比双嘧达莫阻止血小板聚集的作用弱得多，故临床上常将双嘧达莫与阿司匹林(剂量 150～200 mg)合用。本药也可有头痛、头晕及恶心的不良反应，心肌梗死时不宜用。

(3)氯吡格雷：这是新一代抗血小板药，能与血小板二磷酸腺苷(ADP)p2y12 受体不可逆地结合，作用时间较长，起效速度与剂量相关。1996 年发表的缺血事件高危患者氯吡格雷与阿司匹林比较试验研究第一次证明氯吡格雷的效果优于阿司匹林。这一研究将 19 185 例近期有缺血性卒中(n＝6 431)、心肌梗死(n＝6 302)或有症状周围动脉疾病(n＝6 452)的患者随机分到阿司匹林每日 325 mg 组或氯吡格雷每日 75 mg 组，平均随访约 2 年。随后每年缺血性卒中、心肌梗死或出血性死亡的风险阿司匹林组为 5.8%，氯吡格雷组为 5.3%，相对危险度下降 8.7%，两种药物不良反应发生率都很低，与阿司匹林相比氯吡格雷发生胃肠道出血和不适的风险降低，但发生腹泻和皮疹的风险略有增加。

(4)噻氯吡啶(抵克力得)：这是一种新型的抗血小板聚集药，疗效优于阿司匹林且无阿司匹林的不良反应，作用较持久，每次 250 mg。已经证明噻氯吡啶能有效降低卒中发生的危险，但是应用过程中出现较多不良反应。噻氯吡啶比阿司匹林更易出现中性粒细胞减少和血栓性血小板减少性紫癜，因此应用噻氯吡啶时应严格监测血常规的变化。2003 年的《加拿大安大略心脏和卒中临床指南》中指出："噻氯吡啶作为一种抗血小板聚集性药物，有明显的不良反应，包括中性粒细胞减少和血栓性血小板减少性紫癜。"该《指南》不推荐患者一开始就应用该药物。因为这些不良反应多发生在治疗的早期，所以那些已经应用了该药物但没有出现不良反应的患者继续应用该药是安全的。

本药虽较阿司匹林作用好，但由于其有严重骨髓抑制作用且药价高出阿司匹林许多倍，所以现今很少选用，只有阿司匹林和氯吡格雷无效时，才选用本药。

(5)糖蛋白Ⅱb/Ⅲa受体拮抗药：所有促血小板聚集因子最终都要依赖血小板表面的糖蛋白Ⅱb/Ⅲa受体才能完成促血小板聚集功能，这被称为血小板聚集的"最终共同通路"，糖蛋白Ⅱb/Ⅲa受体拮抗药就是通过与糖蛋白Ⅱb/Ⅲa受体结合阻断了纤维蛋白原与该受体的结合，从而达到抗血小板聚集作用。

2002年发表的抗栓临床试验协作组的荟萃分析在这方面收集了1997年以前15项临床研究，结果显示，与阿司匹林相比短期内静脉应用糖蛋白Ⅱb/Ⅲa受体拮抗药可以使严重的血管事件的发生率明显降低，但同时出血事件的风险增加。

(6)氯贝丁酯(安妥明)：既往主要用于降血脂，主要是三酰甘油，现知该药能降低血小板的黏附性，降低血小板对ADP和肾上腺素诱导的聚集的敏感性，可延长血小板的寿命，降低血纤维蛋白原的含量，从而防止动脉附壁血栓和血栓形成。剂量0.5 g，每日4次。不良反应为胃肠道反应，包括恶心、腹泻与腹胀等，多不需停药。

(7)中药川芎嗪：有明显抗血小板作用，还有一些复方也有同样作用。其他多不饱和脂肪酸、咪唑、花生四烯酸(AA)等都是通过抑制前列腺素的产生而具有抗血小板聚集的作用。

2.抗凝治疗

对已有微栓子引起的短暂性脑缺血发作或经B超检查发现心及血管内有附壁小血栓时，有学者认为进行抗凝治疗的效果优于抗血小板聚集疗法。常用抗凝血药有静脉滴注肝素和口服抗凝血药两类，何时适用静脉滴注肝素呢？临床上出现较频繁的短暂性脑缺血发作而用抗血小板药无效时，或心脏及大血管内已发现有附壁血栓，或已有过短暂性脑缺血发作时多适用肝素的静脉滴注，静脉给药时多用小剂量肝素6 000～12 500 U加入5%葡萄糖或生理盐水500～1 000 mL内，以每分钟20滴速度持续24 h，5～7次为1个疗程，主要的不良反应是自发性出血，偶有变态反应症状，如荨麻疹、发热、鼻炎、结膜炎、哮喘及心前区压迫感等，重时可发生过敏性休克，因而有过敏体质者必须慎用或不用。在使用肝素之前必须掌握好适应证，必须有严密的实验室检查和监控以防严重出血，此外现今国内已普遍使用低分子量肝素，使用小剂量做皮下注射，据报道可使大出血的危险显著减少，但仍不能完全防止出血的不良反应，用时还要有实验室的监控。偶尔肝素使用过量时可用鱼精蛋白1 mg/kg静脉注射来拮抗。

要保持长时的抗凝作用，常在肝素停注后改用口服华法林，后者是双香豆素的衍生物之一，现今临床上多取代双香豆素而只用华法林，这是因为本药作用慢而持久。口服后2～8 h血浆浓度达峰值，要经8～12 h后才发生抗凝作用，在24～48 h抗凝作用达到高峰。初次剂量每日4～6 mg，后用维持量每日2～4 mg。

本药的不良反应是出血、尿血及消化道出血，因此在用药时须严密监测凝血酶原时间，当延长至正常的2.5倍以上或已有少量出血时，应减量或停用。因此本药只有在住院或有家庭医师的严密监控下才能用。有严重出血时应立即停药，必要时可静脉注射维生素K。另外有出血倾向或高血压者禁用。

除华法林外现今已有新的作用更强的口服抗凝血药醋硝香豆素，作用时间较华法林短，半衰期为5～10 h，平均8 h，首次剂量16 mg，分2或3次服用，其注意事项与华法林相似。

3.血黏稠度增高及血容积异常的治疗

对于血压高伴有血管舒缩障碍者除进行适当降压治疗外可适当应用血管扩张药，现多用尼莫地平静脉滴注，或用从中药三七的块根中提取的血栓通及由川芎提取的川芎嗪，都有良好的血管扩张作用。常用的脑血管扩张药有尼莫地平、尼卡地平、培他司汀、桂利嗪及氟桂利嗪等，有学者认为氟桂利嗪及桂利嗪更适用于椎—基底动脉系统的病例。

当血细胞比容和全血黏度升高时以血液稀释疗法效果较好，治疗时以使血细胞比容降低到33%左右为宜，常用每日静脉滴注右旋糖酐—40 500～1 000 mL，连续7～14 d，其他扩容药如羟乙基淀粉或清蛋白等也可用，临床上这种扩容稀释的效果持续时间短，有时无明显效果，应用时一边放血同时从另侧肢体静脉滴注与所放血液等量的右旋糖酐-40或羟乙基淀粉或高于所放血液量的上述液体。通常每天放血250～400 mL，直到血细胞比容达到要求的百分值。这种治疗法有时只经一次治疗就会产生显著的疗效。

在血高凝和高黏状态中有时纤维蛋白原增高，此时适用蛇毒去纤酶等蛇毒制剂。

20世纪90年代，国内外文献报道低能量氦氖激光血管内照射对短暂性脑缺血发作的治疗有较好的效果。据报道，该疗法能增高红细胞变形能力，抑制血小板聚集及加速纤维蛋白原的降解，这样可促使微栓子溶解和改善微循环。另外，可促使毛细血管内氧张力增高，促进组织的氧利用，加速氧自由基的清除，抑制脂质过氧化物对生物膜的损害，增加红细胞上ATP酶和$Na^{+}-K^{+}$-ATP酶活性，因而对短暂性脑缺血发作有较好的防治作用。目前，对该疗法异议颇多，大多数临床医师持否定态度。

(二)非药物治疗

1. 外科治疗

当有颈椎增生产生骨刺压迫椎动脉，或有颈肋压迫椎动脉时，适用手术切除骨刺和颈肋，当颈动脉有局限性粥样斑块引起严重狭窄或闭塞时，现在多先采用介入疗法，用导管将气囊送到狭窄闭塞处，充气后可将狭窄处撑开，然后用金属支架将狭窄处固定扩张开，这样可使病变血管血流再通。当介入疗法失败后就考虑做病变内膜切除术，颈内动脉内膜剥脱术自1950年开展后主要是用于预防脑卒中，目前，全世界已有超过200万人接受过该手术。在这些人群当中，有多达1/3的患者把它作为有效的、安全的、具有持久预防作用的治疗方法来预防脑血管病。

术后用阿司匹林加双嘧达莫或阿司匹林加氯吡格雷来防止附壁血栓的形成，以后者为多。

2. 关于动脉粥样硬化的基因治疗

据尸检病理报告并非每个人年老时都要有动脉粥样硬化，文献报道在80岁以上老人中约10%的人(男性9%，女性11%)脑血管没有动脉硬化，这提示遗传因素在脑动脉硬化的发生发展中起重要作用。

现今实验室已完成将抑制发生动脉粥样硬化的基因，经载体(如反转录病毒)送到已发生动脉粥样硬化的病变处，从而阻止粥样病变的扩大，抑制血管平滑肌的增生。但何时能应用于临床有待进一步研究。

第二节 脑血栓形成

脑血栓形成是缺血性脑血管病中常见的类型，系指在颅内外供应脑部的动脉壁粥样硬化等病变的基础上，由于血压下降、血流缓慢、血黏度增高等因素促发形成血栓，导致局部脑组织急性血流中断，缺血缺氧，供血范围内的脑组织发生梗死性坏死，而产生相应的神经系统症状和体征。临床上常表现为突然发生的偏瘫、失语等。

一、临床诊断

(一)一般特征

多见于50～60岁以上患有动脉硬化的老年人，多伴有高血压、冠心病或糖尿病，约25%患者病前有短暂性脑缺血发作史，可有某些未加注意的前驱症状，如头晕、头痛、肢体麻木或无力、言语不清、记忆力减退等。常于睡眠或安静休息状态下发病。多数病例症状经数小时甚至1～3 d后达到高峰，通常意识清楚，生命体征稳定，但大脑大面积梗死或基底动脉闭塞者病情较严重，意识可不清，甚至出现脑疝，引起死亡。

(二)临床表现

1. 颈内动脉在眼动脉分出前闭塞

主要表现为病变对侧偏瘫、偏身感觉障碍，优势半球常伴不同程度的失语。如颈内动脉颅内段闭塞影响眼动脉，除偏瘫、偏身感觉障碍外，尚可出现特征性的病变，即有同侧一过性视力障碍和霍纳(Horner)征。

2. 大脑前动脉闭塞

可引起对侧下肢或以对侧下肢为重的偏瘫和感觉障碍；因旁中央小叶受累可伴有排尿不易控制。深穿支闭塞时，内囊前肢和尾状核缺血出现对侧中枢性面瘫、舌瘫及上肢轻瘫；双侧大脑前动脉闭塞时，可出现神情淡漠、欣快等精神症状及双侧肢体瘫痪。

3. 大脑中动脉闭塞

由于闭塞出现病灶对侧“三偏”(偏瘫、偏身感觉障碍、同向偏盲)，优势半球受累可出现失语。因梗死面积大而症状严重，可引起颅内压增高、昏迷，甚至死亡。如瘫痪和感觉障碍限于面部和上肢，则以大脑中动脉皮质支闭塞可能性大。大脑中动脉深穿支闭塞出现对侧偏瘫，优势半球受累有失语，一般无感觉障碍及偏盲。

4. 大脑后动脉闭塞

大脑后动脉供应大脑半球后部、丘脑及上部脑干。梗死时可出现顶枕综合征，即对侧同向偏盲和一过性视力障碍，优势半球受累可有失读、失认、失写等症状，非优势半球受累可有体像障碍；如深穿支闭塞可有丘脑综合征，即病变对侧偏身深浅感觉障碍、丘脑性疼痛、锥体外系症状，如舞蹈症、偏侧投掷症、手足徐动症、震颤等，还可出现动眼神经麻痹、小脑性共济失调等。

5. 椎—基底动脉闭塞

临床表现变异较大，常出现眩晕、眼震、复视、构音障碍、吞咽困难、共济失调、交叉性瘫痪等症状。基底动脉主干闭塞时可出现四肢瘫痪、延髓麻痹、意识障碍，常迅速死亡。脑桥基底部梗死可出现闭锁综合征(locked-in syndrome)，患者意识清楚、四肢瘫痪、双侧面瘫、延髓麻痹、不能言语、不能进食、不能做各种动作，只能以眼球上、下运动来表达自己的意愿。

6.小脑后下动脉闭塞

表现为延髓背外侧综合征(或称 Walenberg 综合征),即出现眩晕、恶心、呕吐、眼震,病变侧第Ⅸ对和第Ⅹ对脑神经麻痹、霍纳征、小脑性共济失调,同侧面部及对侧半身痛温觉障碍。

二、辅助检查

1.血液生化

血液生化可发现血脂、血糖增高,血黏度异常,血小板聚集率增高等。

2.脑脊液

如无 CT 时,为明确诊断,只要患者无明显颅内高压时,可行腰穿检查,脑脊液多正常,仅少数出血性梗死脑脊液可见红细胞,一般在发病 24 h 后出现。大面积梗死时,颅内压增高,细胞数和蛋白质在发病数天后稍高于正常。

3.凝血功能

对病因不明的患者可能需要进行凝血病方面的补充筛查,其适应证为:①没有卒中的明显原因,年龄在 50 岁以下;②多发的难以解释的卒中;③以前有静脉血栓形成;④有血栓形成家族史;⑤常规凝血试验筛查有异常。患者的选择性凝血病实验室筛查试验包括:①检测蛋白C、蛋白S、抗凝血酶Ⅲ;②游离蛋白S抗原;③抗心磷脂抗体;④血红蛋白电泳;⑤高半胱氨酸;⑥脂蛋白(a);⑦FVLeiden 或活化蛋白C抵抗(APCR);⑧凝血酶时间。

4.头颅 CT

CT 检查在发病 6 h 内大多正常,24～48 h 后梗死区可出现低密度病灶,偶尔在发病后 3 h 即可显示阳性结果。发病后第 5 或第 6 d 注射造影剂通常不改变梗死区的密度值或改变很轻微。

大多数的病例在第 1 周后梗死区明显强化,尤其在发病后第 2 周和第 3 周明显,而且强化可持续 1 个月或更长,此后强化消失。强化可表现为小斑点状分散灶或脑回状,以及密度值明显升高的大面积致密区,多分布在灰质或皮质和基底节区。出血性梗死表现为皮质或深部灰质的低密度和高密度信号混杂,有些表现为斑片状融合灶,强化可以很轻或呈片状强化或环形强化。

5.头颅 MRI

较 CT 更灵敏,如 CT 对脑干及小脑显示欠佳时,有条件可做 MRI 检查。起病后 3 h 半数患者显示 T_1WI 低信号、T_2WI 高信号的缺血性改变。FLAIR 序列可能有助于区分亚急性和慢性病灶,急性或亚急性病灶呈高信号,小囊性或大囊性病灶为低或等信号。

6.脑血管造影或 MRA

可显示颈动脉或椎动脉血栓形成的部位及闭塞程度及侧支循环情况。脑血管造影还能区分栓塞与大动脉血栓形成。

7.脑电图

病变侧半球有异常改变。

8.SPECT、PET SPECT

可显示脑血流灌注降低区,对 CT 未见改变者有时也能显示异常。PET 对检测局部梗死的功能代谢有很好价值,可以显示梗死的远隔效应即一些广泛播散的区域和被解释为突触抑制或神经功能联系离断的区域。

9. 经颅多普勒(TCD)

可测定颈内动脉和椎—基底动脉系统颅内外各段血管的血流情况，可提示有无血管狭窄及闭塞。

10. 颈动脉超声

可发现颈内动脉颅外段尤其颈内、外动脉分叉处动脉粥样硬化斑块及溃疡，及不同程度的血管狭窄。

11. 心脏超声

经食管超声心动图扫描用于鉴别心源性或主动脉弓的栓子时比经胸超声心动扫描优越，发现主动脉弓粥样斑块为更常见的脑梗死原因。

三、治疗策略

治疗时机：最有效、最主要的治疗时机是急性期(6～24 h)。急性期的正确处理可明显减少患者的病死率，提高生存率，减轻病后伤残程度。对其治疗包括一般性治疗和针对病因的治疗。一般性治疗包括控制并发症，保持良好的营养状态，以及正确的护理。已有许多被认为有效的治疗方法应用于临床，并不断有新的疗法问世。

(一)急性期治疗

入院前应争分夺秒，将脑梗死患者在最短时间内送至相应的医疗机构，以做恰当处理。治疗原则是维持患者生命需要，调整血压，防止血栓进展，增加侧支循环，减少梗死范围，挽救缺血半影区，减轻脑水肿，防治并发症。由于脑血栓患者致病原因各异，病情轻重及就诊时间不同，治疗时应遵循个体化原则。

1. 一般处理

急性期应静卧休息，头放平，以改善脑部循环。对于脑水肿明显、伴意识障碍者，可立即予以吸氧及降颅内压治疗，如静脉滴注地塞米松、甘露醇等。对血压偏高者，降压不宜过快、过低，应使血压逐渐降至发病前水平或20/12 kPa(150/90 mmHg)左右。血压偏低者头应放平或偏低，可输胶体物质或应用升压药维持上述水平。吞咽困难者给予鼻饲。预防压疮，保持口腔卫生。

2. 控制血压

除非血压过高，一般在急性期不使用降压药，以免血压过低而导致脑血流灌注量的锐减，使梗死发展及恶化。维持血压比患者病前平日血压或患者年龄应有的血压稍高水平。

3. 控制脑水肿

对于脑水肿明显，伴有意识障碍者可立即予以吸氧及降颅内压治疗。20%甘露醇250 mL，加压静脉滴注，每日1或2次；地塞米松每日10～15 mg加入甘露醇中或加于10%葡萄糖500 mL中静脉滴注，连用3～5 d；10%甘油250～500 mL(1.0～1.2 g/kg)，每日1～4次静脉滴注，连用3～5 d。

4. 溶栓治疗

早期使用可能有效，血栓老化后则有害无益。

(1)溶栓适应证：①急性缺血性卒中，无昏迷；②发病3 h内，在MRI指导下可延长至6 h；③年龄≥18岁；④CT未显示低密度病灶，已排除颅内出血；⑤患者本人或家属同意。

(2)绝对禁忌证：①短暂性脑缺血发作单次发作或迅速好转的卒中，以及症状轻微者；②病史和体检符合蛛网膜下隙出血；③两次降压治疗后血压仍高于 24.7/14.7 kPa（185/110 mmHg）；④CT 检查发现脑出血、脑水肿、占位效应、肿瘤和动静脉畸形；⑤患者 14 d 内做过大手术或有创伤，7 d 内做过动脉穿刺，有活动性内出血等；⑥正在应用抗凝血药或卒中前 48 h 曾用肝素治疗；⑦患者有血液疾病史，出血体质、凝血障碍或有使用抗凝药物史（PT＞15 s，APTT＞40 s，INR＞1.4，血小板计数＜100×10^9/L）。

(3)常用的制剂

1)组织型纤溶酶原激活剂(t-PA)：常用剂量为 0.85～0.9 mg/kg，10％剂量静脉注射，其余 90％加入葡萄糖液中，于 60 min 内滴完。

2)尿激酶：剂量为 150 万 U，其中 10％立即静脉注射，其余部分加入生理盐水中于 60 min 内静脉滴注。

3)链激酶：在多中心临床试验中未证实安全有效。溶栓治疗必须严格控制溶栓时间窗，发病 6 h 以上者不是溶栓治疗的指征。溶栓治疗有 5％～10％患者并发脑内出血，应当特别注意。基层医院不提倡溶栓治疗。

5.抗血小板治疗

血小板是参与组成血栓的重要成分，血小板的激活在血栓形成过程中起着重要的作用。

(1)阿司匹林(ASA)：是最常用的抗血小板药物，其通过抑制环加氧酶产生不可逆的抗血小板活性。100 多年的临床应用、14 万人的临床观察证实阿司匹林对多种血栓形成均有较好的预防作用，可降低卒中再发的危险性。但是对其应用剂量一直存在争议，大规模随机双盲临床试验结果推荐剂量为每日 160～300 mg，在脑梗死发病 48 h 内开始使用。过敏、出血性疾病、肝功能受损、低凝血酶原血症、维生素 K 缺乏、哮喘者禁忌应用。溶栓治疗后至少在 24 h 之后方可应用。因为与抗凝血药合用时可使出血时间延长，应慎用。

(2)噻氯匹啶(抵克力得，TIC)：为腺苷受体拮抗药，主要抑制二磷酸腺苷(ADP)诱导的血小板聚集，在增高 PGI_2 水平的同时可降低 TXA 的水平，比阿司匹林的抗血小板作用更强。噻氯匹啶可抑制血小板膜受体，是能够同时抑制多种血小板激活途径的唯一制剂，因此与阿司匹林相比，噻氯匹啶的作用更广泛。用法为 250 mg，每日 2 次，口服。不良反应主要有胃肠道反应、粒细胞减少、血胆固醇增加、皮疹、脑内出血、鼻出血等。与阿司匹林比较，美国倾向首选阿司匹林，对于阿司匹林不能耐受者选用噻氯匹啶。

(3)氯吡格雷：与噻氯匹啶化学结构类似，能抑制 ADP 诱导的血小板聚集。CAPRIE 研究结果显示，氯吡格雷在降低缺血性卒中、心肌梗死等缺血性血管病变方面，略优于阿司匹林，使发生缺血性血管病变的相对危险度降低 8.7％，不良反应比阿司匹林更少，可用于应用阿司匹林无效或不能耐受的患者。

(4)奥扎格雷钠：为 TXA_2 合成酶抑制药，因为其抑制作用为竞争性抑制，服用阿司匹林的患者，TXA_2 合成抑制效果差。常用量是 80 mg，每日 2 次，稀释后静脉滴注。

6.抗凝治疗

抗凝治疗适用于非出血性梗死，尤其进展型脑卒中，亦可预防血栓再次形成。在治疗开始前及治疗中需多次监测凝血时间及凝血酶原时间。

(1)肝素：成人首次剂量以 4 000～6 000 U 为宜。以后一般以肝素 12 500～25 000 U 溶于 10％葡萄糖液 500～1 000 mL，静脉滴注，每日 1 次，使用 1～2 d。以后根据病情及实验室检查结果调整药量。出血性疾病、活动性溃疡、严重肝肾疾病、感染性血栓及高龄患者忌用。

(2)双香豆素:可与肝素同时口服,第 1 天 200～300 mg,以后维持量每日 50～100 mg,治疗天数依病情而定。治疗中应使凝血酶原指数为 20%～30%,或凝血时间(试管法)维持在 15～30 min。应经常检查有无血尿及其他出血倾向,如有出血立即停药,并用鱼精蛋白静脉滴注以对抗。

(3)华法林:第 1 天给药 4～6 mg,以后每日 2～4 mg 维持。

(4)藻酸双酯钠:研究表明该药具有抗凝、降低血黏度、降血脂和改善微循环作用。常用剂量为每日 1～3 mg/kg,静脉滴注,10 d 为 1 个疗程。目前认为,该药疗效确切、显著,无明显不良反应及出血倾向,是治疗脑血栓形成比较理想的药物。

7. 改善脑的血液供应

(1)血液稀释疗法:是通过改变血细胞比容和全血黏度、降低血管阻力、增加脑血流量达到治疗目的。此法疗效肯定,治疗时一般将血细胞比容降低到 30%～33%为宜。血液稀释分为等容量、高容量和低容量三种,选择何种方法要因人而异。临床上以前两种应用较多。

1)高容量稀释(扩容稀释),方法为每日静脉滴注 500～1 000 mL 右旋糖酐-40,连续应用 7～14 d。其他扩容剂如羟乙基淀粉、清蛋白等亦可选用。颅内压增高及心功能不全者禁用。同时要注意变态反应。

2)等容量稀释,其方法为每日静脉滴注 500～1 000 mL 右旋糖酐-40,连续应用 7～14 d,同时行静脉放血,每日 250～400 mL,直到血细胞比容达 30%～33%。

(2)血管扩张药:疗效尚不肯定。用药原则是症状轻微者发病后可立即使用或 3 周以后血管调节恢复正常时使用。颅内压增高者或低血压者禁用。

8. 介入治疗

现有经皮血管成形术、超选择血管内溶栓术已用于临床。经皮内膜斑块切除术和超声血管内成形术尚处于试验阶段。

9. 抗自由基治疗

缺血可导致自由基大量产生,自由基连锁反应是脑缺血的核心病理环节,再灌流后使这一连锁反应激化,引起神经组织膜损伤,通透性增加,代谢障碍,脑水肿,细胞坏死。①自由基生成抑制药能抑制体内自由基生成,主要有钙通道阻滞药,如尼莫地平 30 mg,每日 3 次,口服;桂利嗪 25 mg,每日 3 次,口服。②自由基清除药如甘露醇、维生素类(常用的为维生素 E 和维生素 A)、肾上腺皮质激素、莨菪碱等。

(二)恢复期、后遗症期的治疗

治疗原则是促进肢体、语言、智力恢复,预防再梗死。

1. 胞磷胆碱(CDPC)

实验证明胞磷胆碱能促进脑神经细胞的恢复,阻止继发病变的发生。常用剂量为每日 0.5～0.75 g静脉滴注,10～14 d 为 1 个疗程。有学者治疗 18 例,总有效率为 89%。急性或亚急性期疗效优于恢复期,无明显不良反应。

2. 都可喜(Duxil)

都可喜(Duxil)作用于颈动脉窦化学感受器,兴奋呼吸,加强肺泡毛细血管间的气体交换,提高动脉血氧分压,尤其增加大脑组织氧供应,促进大脑组织葡萄糖有氧代谢。有抗缺氧及改善脑代谢和微循环的作用。能改善皮质电活动及精神运动表现和行为,增强改善脑细胞功能。提高智力、记忆力、注意力、集中力和逻辑推理能力。用法:口服,每日 1～2 片。不良反应罕见，偶有恶心及昏睡感。过量服用可有心动过速、低血压、气促、呼吸性碱中毒等不良反应。国内试用本品对脑缺血性头晕、老年性痴呆有一定疗效。治疗脑梗死能增强上、下肢肌力及步行力，治疗后氧分压增加。治疗经 CT 证实的脑梗死患者，对智能、行为有明显的改善作用，能促进肢体运动功能恢复，总有效率为 80%。

3. 弟哥静

麦角碱类血管扩张药含乙烷磺酸双氢麦角碱，能促进神经细胞对葡萄糖的利用，用于急性脑梗死及其后遗症。每次 1 mg，每日 3 次，饭后口服。较重患者可增至每次 1.5～2 mg。个别有腹泻等消化道反应。

4. 双氢化麦角碱(海得琴、喜德镇)

为 α 受体拮抗药，可降低外周血管阻力，增加脑血流，且可直接兴奋多巴胺及 5-羟色胺受体，从而提高脑递质水平，改善脑细胞功能。每次 2 mg，每日服 3 次。主要用于恢复期。可连服 3～6 个月。低血压禁用，须预防直立性低血压。目前国内已合资生产，但价格较贵。

5. 脑活素

参与激活神经细胞恢复功能，促进大脑成熟。可提高大脑抗缺氧能力，保护中枢神经系统免受有毒物质的侵害。能较好地改善脑代谢与脑功能。可用于恢复期的治疗。用法：成人常用 10～30 mL 稀释于 250 mL 5%葡萄糖或生理盐水缓慢静脉滴注，60～120 min 滴完。每疗程 10～20 次，依病情而定。若每日给药，则每疗程 8～10 次。

6. 高压氧

用 2 个大气压的高压氧舱治疗 1.5～2 h，每日 1 次，10 次为 1 个疗程。目前有学者主张用含有二氧化碳的高压混合氧疗效更佳。

7. 椎管内注射神经生长因子

神经生长因子是神经系统最重要的生物活性蛋白质之一。它主要作用于神经系统，参与调节神经元的发育和分化，维持其正常功能，促进其损伤后的修复，对脑血管病的治疗有一定的效果。

8. 体外反搏治疗

体外反搏是一种非创伤性改善心脑血液循环的有效疗法。可使脑血流增加，体外反搏时四肢充气加压，可使静脉血回心量明显增加，左心室排血量增加。还可使血液黏度降低，增加脏器灌注与血流速度。

9. 紫外线照射充氧自体血回输疗法

采患者静脉血 150～200 mL，经血液辐射治疗仪，接通氧气，并经紫外线照射后将其回输给患者，隔日 1 次，连续 5 次为 1 个疗程，1 周后可重复 1 个疗程。可降低血黏度，改善微循环，增加组织血流量。

10. 外科手术治疗

外科手术治疗使阻断的血液循环再建，已开展的手术有动脉内膜剥离修补术及血管重建术两类。

11. 其他药物治疗

右旋糖酐-40、曲克芦丁、羟乙基淀粉、复方丹参注射液、川参注射液(川芎及丹参注射液)、丹红注射液(丹参、红花)、脉络宁(含玄参、牛膝等)复方注射液、藻酸双酯钠等均可应用。在恢复期和后遗症期可长期口服抗血小板凝聚药、氟桂利嗪、尼莫地平、藻酸双酯钠、复方丹参片、曲克芦丁、精制蝮蛇抗拴酶 Svate-3 号冲剂及中药，如消栓再造丸、消栓口服液、脉络通冲剂、脑得生片、华佗再造丸、人参再造丸等。

12. 康复治疗

康复治疗是在一般和特殊疗法的基础上，对患者进行功能和技能训练，以降低致残率，增进神经功能恢复，提高生活质量。应尽早进行，并遵循下列原则：①早期急性脑梗死发病后只要生命体征基本稳定，应尽早开始。②长期连续性患者分阶段治疗。③个体化、家庭化或社区化：制订康复计划及选择康复方法，应当考虑患者的个体状况，家庭及社区条件，以保证康复治疗能安全、有效地实施。④联合治疗。

建立多学科交叉的康复队伍，应包括医护人员、运动疗法师、作业康复师、语言康复师、心理康复师、针灸师等专业技术人员，并加强对患者家属或看护者的训练。

应根据患者功能缺损的综合评价结果、个体状况和可能性选择康复方法和联合方式。

第三节　脑栓塞

脑栓塞系指心源性或身体其他部位来源的各种栓子，随血流进入脑动脉造成血流阻断引起相应供血脑组织缺血坏死，而产生脑功能障碍。脑栓塞约占脑卒中发病率的 15％或更多。

一、临床诊断

（一）一般特征

起病年龄不一，风湿性心脏病引起者以中青年为多，冠心病及大动脉病变引起者以中老年为多。起病极急骤，大多数无任何前驱症状，常在数秒钟或数分钟之内症状发展到高峰，多属完全型卒中，个别患者因反复栓塞可在数天内呈阶梯性或进行性恶化，或因逆行性血栓形成病情有新的进展。约半数患者起病时有短暂的、程度不等的意识障碍，部分患者有头痛或抽搐。

（二）临床表现

神经系统局灶症状突然发生，并限于一个动脉支的分布区，出现偏瘫、偏身感觉障碍、偏盲及失语等颈内动脉系统病变的表现，或者出现眩晕、复视、共济失调、交叉性瘫痪等椎—基底动脉系统病变的表现。同时往往伴有昏迷。除神经系统症状和体征外，尚有原发病的表现，如心脏病、心律失常尤其是心房颤动、大动脉病变、败血症、骨折、肿瘤、寄生虫感染、气胸等造成栓子来源的疾病。

二、辅助检查

除对原发病的检查外，同脑血栓形成相似。

1. 血、尿常规及血生化常规检查

疑有亚急性细菌性心内膜炎时，应注意查血沉和血培养。

2. 脑脊液

脑脊液可正常亦可压力增高，有出血性梗死时可见红细胞，感染性栓塞时白细胞可增多，脂肪栓塞时脑脊液、尿、痰中可见脂肪球。

3. CT 检查

CT 检查不仅可确定梗死部位的范围，而且可以明确是单发还是多发。一般于 24～48 h 后可见低密度梗死灶，如低密度中有高密度影提示为出血性梗死。

4. 应常规检查心电图

疑有心脏疾病和主动脉弓、大血管或颈部血管病变时可做心电图、心脏和颈动脉超声检查及血管造影，必要时可做胸部 X 线检查以了解心肺情况。

三、治疗策略

应包括脑栓塞的治疗和原发病的治疗。一般栓塞的治疗与脑血栓相同，主要是改善脑循环、减轻脑水肿、减少梗死范围。

（一）脑栓塞的治疗

（1）由于容易合并出血性梗死或大片缺血性脑水肿，急性期不宜应用较强的溶栓药物。

（2）对心源性脑栓塞患者，静脉滴注药物要注意心脏的承受力。如伴有心功能不全，脱水药应减量并与呋塞米交替使用；为了防止心内形成新的血栓和消除栓子来源，以及防止被栓塞的血管发生逆行性栓塞，可行抗凝及抗血小板聚集治疗。如 CT 显示出血性梗死或脑脊液含红细胞，或由亚急性细菌性心内膜炎并发的脑栓塞致大片脑梗死时应禁用抗凝治疗。

（3）其他原因引起的脑栓塞，应采取相应的治疗。如空气栓塞者可应用高压氧舱治疗，脂肪栓塞者可缓慢静脉注射 20%去氧胆酸钠 5～10 mL，每日 2 次，或缓慢静脉滴注 5%乙醇葡萄糖 250～500 mL，每日 1 次，均有助于脂肪颗粒的溶解。

（二）原发病的治疗

原发病的治疗有助于脑栓塞的恢复和防止复发。如先天性心脏病或风湿性心脏病有手术适应证者应积极进行手术治疗；心源性栓塞患者须卧床休息数周，纠正心律失常、控制心率、防治心力衰竭；有亚急性心内膜炎者应积极彻底行强有力的抗生素治疗；骨折患者应减少活动，固定骨折部位。急性期过后，可长期使用小剂量阿司匹林、双香豆素类药。

第四节　脑出血

脑出血（cerebral hemorrhage）又称脑溢血，是指非外伤性脑实质内的自发性出血，病因多样，绝大多数是高血压小动脉硬化的血管破裂引起，故有学者也称高血压性脑出血。

一、临床诊断

（一）一般特征

本病以 50 岁以上的高血压患者为最多，多数在白天情绪激动、过度兴奋、使劲排便和过度用力等体力或脑力紧张活动时发病，少数在休息和睡眠中发病。起病前多无先兆，仅少数患者发病前可有头晕、头痛、动作不便、口齿不清等症状。发病常突然，常在数分钟至数小时病情发展达到高峰。

（二）一般症状和体征

主要为突然头痛、头晕及恶心、呕吐等颅内高压症状、脑膜刺激征，严重者有不同程度意识障碍、大小便失禁、消化道出血、血压升高而脉搏缓慢有力，甚至呼吸不规则、深沉带有鼾声等。患者深昏迷时四肢呈松弛性瘫痪状态，局灶神经体征不易确定，此时须与其他原因引起的昏迷相鉴别。如昏迷程度不深，根据出血部位不同，局灶症状表现亦各异。

（三）局灶症状和体征

1. 基底节区出血

由于损及内囊，故又称内囊出血，为脑出血中最常见部位。除脑出血具有的一般表现外可有双眼向病灶侧凝视及“三偏”症状，即出血灶对侧偏瘫、偏身感觉障碍和同向偏盲，优势半球可有失语。

如果出血量大可有双侧瞳孔不等大，一般为出血侧散大，提示有小脑幕疝形成。昏迷者检查时可发现患侧下肢呈外旋位，呼吸时瘫痪侧面颊鼓起较高和口角漏气，压眶或疼痛刺激可见健侧肢体有自发动作，而瘫痪侧肢体无动作。部分病例瘫痪肢体肌张力降低，腱反射引不出，甚至病理反射也引不出，但一般在数天或数周后瘫痪肢体由弛缓性逐渐转为痉挛性，即肌张力增高、腱反射亢进及病理反射阳性。如出血量少且在外囊则意识障碍轻，可无呕吐，一般症状及局灶症状较轻。

2. 脑叶出血或称皮质下白质出血

脑叶出血或称皮质下白质出血发病年龄多在11～80岁。年轻人多由血管畸形、脑底异常血管网病等引起；老年人常见于高血压动脉硬化，其次为类淀粉样血管病等。表现以头痛、呕吐等颅内压增高症状及脑膜刺激征为主，也可出现各脑叶的局灶症状和体征，如部分性癫痫、单瘫、偏瘫、失语等。脑叶出血多数预后良好。

3. 脑桥出血

脑桥出血常突然起病，出现剧烈头痛、眩晕、复视、呕吐、呐吃、共济失调、吞咽困难和一侧面部麻木等。出血量少时患者意识可清楚，表现为交叉性瘫痪即出血侧面瘫和对侧上、下肢弛缓性瘫痪，头眼向非出血侧凝视。出血量大时（＞5 mL）病情严重，昏迷出现早而重，四肢弛缓性瘫痪，少数出现去脑强直。双侧瞳孔呈针尖样缩小，为脑桥出血的特征性体征。由于脑桥出血常阻断丘脑下部对体温的正常调节而出现中枢性高热，同时呼吸不规则，多于24～48 h死亡。

4. 小脑出血

小脑出血多发生在一侧小脑半球，起病急骤，后枕部剧烈疼痛，严重眩晕，频繁呕吐，可有脑神经麻痹、眼震、病侧肢体共济失调、颈项强直等。少数病情异常凶险者可立即神志深度昏迷，极易发生枕大孔疝，短时间内呼吸骤停而死亡。

由于小脑出血临床表现并不具有明确特征，诊断存在一定困难，如出现上述表现而无明显瘫痪者必须警惕小脑出血的可能。

5. 脑室出血

大多为脑实质出血破入脑室内的继发性脑室出血，少数为原发性，是由脉络丛血管出血或室管膜下1.5 cm以内出血破入脑室引起者，表现为突然昏迷加深、呕吐、脑膜刺激征、四肢弛缓性瘫痪、瞳孔极度缩小，可见阵发性强直性痉挛或去脑强直状态，呼吸深沉带有鼾声，体温升高，生命体征不稳定，预后极差。

二、辅助检查

1. 脑脊液

若无CT，且病情不十分严重，亦无明显颅内压增高者，难以与缺血性卒中鉴别时，可慎重进行腰穿。脑出血者脑脊液压力增高，多呈血性。有明显颅内压增高者，有脑疝征象或小脑出血者应禁止行腰穿检查。

2. 血、尿检查

重症脑出血者急性期可出现一过性的周围血白细胞增高、血糖和尿素氮增高、轻度蛋白尿和糖尿。

3. 头颅CT

CT检查应作为首选，因脑出血发生后立即出现高密度出血灶影，可与脑梗死鉴别，同时CT可显示血肿的部位、大小，是否有脑移位，有无破入脑室，以便确定治疗方案和判断预后。通常表现为均匀、边界清楚的高密度区，密度值在80 Hu左右。自发性脑出血血肿为圆形或卵圆形，有时呈不规则形。脑出血通常不必增强扫描，然而当CT平扫显示急性早期血肿周围有白质水肿或血肿周围密度异常时需要做增强扫描，以排除肿瘤出血或脑动静脉畸形。

4. 头颅MRI

为排除脑肿瘤和脑脓肿可进一步做MRI检查，尤其年轻人无高血压，可早期做MRI扫描发现CT无法显示的血管畸形。

5. 心电图

心电图可发现异常，如ST段延长、移位，T波改变，心律失常等。

6. 脑血管造影

为寻找出血原因如脑血管畸形、脑动脉瘤、脑底异常血管病等可予以检查。

三、治疗策略

脑出血主要的治疗原则是在一般治疗的基础上进行脱水治疗，积极防治并发症。

1. 一般治疗

(1)卧床休息：一般应卧床休息2～4周，避免情绪激动及便秘、咳嗽等能引起血压升高的因素。严密注意患者的意识、瞳孔大小、血压、呼吸等改变，有条件时应对昏迷患者进行监护。

(2)保持呼吸道通畅：昏迷患者应将头歪向一侧，以利于口腔分泌物及呕吐物流出，并可防止舌根后坠阻塞呼吸道，随时吸出口腔内的分泌物和呕吐物，必要时行气管切开。

(3)吸氧：有意识障碍、血氧饱和度下降或有缺氧现象的患者应给予吸氧。

(4)鼻饲：昏迷或有吞咽困难者在发病第2 d、3 d即应鼻饲。

(5)对症治疗：过度烦躁不安的患者可适量用镇静药；便秘者可选用缓泻药。

2. 血压控制

脑出血患者不要急于降血压，因为脑出血后的血压升高是对颅内压升高的一种反射性自我调节，应先降颅内压后，再根据血压情况决定是否进行降血压治疗。脑出血患者血压的控制并无一定的标准，应视患者的年龄、既往有无高血压、有无颅内压增高、出血原因、发病时间等情况而定。一般可遵循下列原则：血压≥200/110 mmHg[①]时，在降颅内压的同时可慎重平稳降血压治疗，可使用尼群地平、卡托普利、美托洛尔，使血压维持在略高于发病前水平或180/105 mmHg左右；收缩压在170～200 mmHg或舒张压100～110 mmHg，暂时尚可不必使用降压药，先脱水降颅内压，并严密观察血压情况，必要时再用降压药。血压降低幅度不宜过大，否则可能造成脑低灌注。收缩压＜165 mmHg或舒张压＜95 mmHg，不需降血压治疗。血压过低者应升压治疗，以保持脑灌注压。

3. 控制脑水肿，降低颅内压

脑出血后脑水肿在48～72 h达到高峰，维持3～5 d后逐渐消退。

(1)20％甘露醇注射液：250 mL，静脉滴注(由出血量、颅内压情况确定次数)；因甘露醇从肾排泄可带走大量水分，在肾功能异常时应避免应用甘露醇。

(2)利尿药：呋塞米40 mg静脉滴注，每日1或2次；利尿药与甘露醇同时应用可增强脱水效果。

(3)人血清蛋白：5～10 g，每日1次，可提高胶体渗透压，作用时间长，不良反应小，但价格昂贵。

(4)地塞米松：可降低毛细血管通透性，维持血—脑屏障功能，因易引起血糖升高，诱发上消化道应急性溃疡、并发感染等不良反应，不作常规使用。

4. 并发症的预防

(1)预防感染：加强口腔护理，及时吸痰，保持呼吸道通畅；留置导尿时应做膀胱冲洗，昏迷患者可酌情用抗生素预防感染。

(2)应激性溃疡：可导致消化道出血。可给予H_2受体拮抗药，如西咪替丁0.6 g，静脉滴注；奥美拉唑40 mg，静脉滴注。同时给予云南白药口服，或凝血酶局部用药。

(3)痫性发作：可有全身性发作，可给予镇静治疗。地西泮(安定)10 mg肌内注射或静脉注射。

5. 外科治疗

当患者确诊为脑出血后，应根据出血部位、出血量、病因及患者年龄、意识状态等情况，有外科适应证者，积极与脑外科联系，早期手术。

第五节　蛛网膜下隙出血

蛛网膜下隙出血(subarachnoid hemorrhage，SAH)是指脑或脊髓表面血管破裂后血液流入蛛网膜下隙。常见病因为颅内动脉瘤，其次为脑血管畸形，还有高血压性动脉硬化，也可见于动脉炎、脑底异常血管网、结缔组织病、血液病、抗凝治疗并发症等。

①临床上仍习惯用毫米汞柱，1 kPa＝7.5 mmHg。全书同。

一、临床诊断

（一）一般特征

各个年龄段均可发病，但以30～70岁为多，青少年发病以血管畸形为多见，中青年发病以先天性动脉瘤为多见，老年发病以高血压动脉硬化为多见。

常突然急性发病，可有用力、情绪激动、排便、咳嗽等诱因，少数可有轻度头痛、脑神经麻痹等前驱症状。

（二）临床表现

1.症状

最常见的症状为突然劈裂样剧烈头痛，常伴恶心、呕吐、面色苍白、全身出冷汗。半数以上患者出现一过性不同程度的意识障碍，重者昏迷。少数可有精神症状，如烦躁不安、定向力障碍等，以及眩晕、项背或下肢疼痛等。部分患者(20%)可有全身性或局限性癫痫发作。60岁以上老年患者临床症状常不典型，头痛、呕吐、脑膜刺激征都可不明显而表现精神症状或意识障碍，发病后2～3 d可有低热，可能为出血后吸收热。少数深昏迷者可出现去脑强直，甚至脑疝死亡。

2.体征

脑膜刺激征是最主要的体征，常在1～2 d即出现，表现为颈项强直，克氏征和布氏征阳性。脑神经体征以一侧动眼神经麻痹为常见，提示该侧后交通动脉瘤可能。少数患者可有短暂或持久的局限性神经系统体征，如偏瘫、感觉障碍、失语等，早期出现多因出血引起脑水肿或出血进入脑实质形成血肿压迫脑组织所致，迟发出现可能与脑血管痉挛导致脑缺血等有关。蛛网膜下隙出血容易发生脑血管痉挛，早期血管痉挛常发生于起病不久，出现一过性意识障碍和轻度神经功能缺失，历时数十分钟或数小时即缓解。迟发血管痉挛多发生在病后5～15 d，主要表现为意识障碍、局灶性神经系统体征、精神异常等。眼底检查可见玻璃体下片状出血，这一征象在发病1 h内即可出现，常具有特征性意义，是诊断蛛网膜下隙出血相当有力的依据。少数可有视盘水肿。

二、辅助检查

1.脑脊液

脑脊液对无CT设备或虽CT阴性而临床不能排除蛛网膜下隙出血，可行腰穿检查。常显示压力增高，外观呈均匀血性脑脊液是诊断蛛网膜下隙出血较可靠的依据，镜检可见大量红细胞，如出血时间已久多数红细胞皱缩，其上清液黄变呈黄色或褐色。如无继续出血，1～2周后红细胞消失，3～4周后黄变也消除，恢复正常，但可见较多的含铁血黄素巨噬细胞，常持续数周甚至数个月。脑脊液蛋白质常增高，糖和氯化物正常。

2.头颅CT

头颅CT对诊断和鉴别很有帮助，发病4～5 d多数(约90%)可见脑沟、脑池或外侧裂有高密度出血灶影，8～10 d后高密度很快降低，如有动脉痉挛可在相应供血区见低密度梗死灶。通过增强扫描可显示脑血管畸形，可对有无脑内血肿、血管痉挛和阻塞性脑积水做出评价。CT不能完全取代腰穿，部分少量出血者CT可阴性，因此早期CT阴性者不能完全排除蛛网膜下隙出血的可能。

3. 头颅 MRI

头颅 MRI 可能显示大的动脉瘤、动静脉畸形和海绵状血管瘤。

4. MRA 或 CTA

MRA 或 CTA 能显示动脉瘤和血管畸形的部位、大小及其侧支供应情况。

5. DSA

DSA 是显示动脉瘤和血管痉挛的首选方法，目前多主张采用股动脉插管做全脑连续血管造影，可显示动脉瘤的部位、大小、数目，脑血管畸形及其供应动脉和引流静脉的情况，了解侧支循环情况和继发性血管痉挛情况，对诊断和决定手术方案均有重要价值。但选择怎样的时机造影仍有争议，有学者主张一旦蛛网膜下隙出血的诊断确定后应立即造影；另外有学者主张待出血停止、病情稳定后再做。前者主要缺点是造影可加重脑血管的痉挛状态，使急性期症状加重，其优点是可以早期做出诊断，以利于及时采取手术治疗。后者的主要缺点是许多患者在未能等到造影时就可能再出血或病情恶化，失去了手术治疗的机会。目前可采取灵活的态度，对急性出血的病例仅有头痛和颈项强直而无意识障碍，以及除脑神经瘫痪外无其他神经功能障碍者，可在 3 d 内做血管造影，如有颅内血肿时也应早期做血管造影，至于有严重意识障碍和脑血管痉挛表现者可待病情稳定后再做。

三、治疗策略

蛛网膜下隙出血的治疗原则是控制出血，预防血管痉挛、去除病因和防止复发。

1. 一般治疗

一般治疗用适当镇痛药减轻头痛，较为重要，特别是当疼痛使患者不安和血压增高时。过高的血压应严格控制。正常情况下患者应卧床至头痛缓解。一般卧床应严格在 1 个月的时间，避免用力、情绪激动和保持大便通畅，保持血压稳定在正常或起病前水平。降低颅内压，临床主要用脱水药，常用的有甘露醇与甘油果糖、呋塞米。

2. 预防血管痉挛

常规应给予尼莫地平，以减少血管痉挛和脑梗死的危险性，口服或鼻饲，60 mg，每 6 h 1 次，如血压降得不是过低，可持续用到 21 d 左右。其不良反应有面红、头痛和恶心。

3. 抗纤溶治疗

使用抗纤维蛋白溶解剂，抑制纤溶酶原的形成。常用的药物如下。

(1)氨基己酸(EACA)，初次剂量 4～6 g，溶于生理盐水或 5%葡萄糖溶液 100 mL 中静脉滴注，15～30 min 滴完。此后静脉滴注 1 g/h，维持 12～24 h。7～10 d 后渐减量至每日 8 g，共 2～3 周或到手术前。肾功能障碍患者慎用。

(2)氨甲苯酸(止血芳酸，PAMBA)，0.2～0.4 g，每日 2 次，缓慢静脉注射。

(3)氨甲苯酸的衍生物氨甲环酸(止血环酸)，250～500 mg 加入 5%葡萄糖溶液 100 mL 中，静脉滴注，每日 1 或 2 次。其抗血纤溶酶的效价比氨基己酸强 8～10 倍，比氨甲苯酸略强。

(4)其他，如巴曲酶(立止血)、酚磺乙胺、卡络柳钠、凝血酶、维生素 K_3 等。

4. 外科治疗

外科治疗是夹闭动脉瘤还是切除畸形血管由神经外科的医生来决定。不能手术的血管畸形(通常因为畸形太大或处于非常敏感的脑区内)有时可用栓塞或用放射治疗。

第六节　腔隙性脑梗死

腔隙性脑梗死(lacunar infarction)是常见的脑血管疾病之一。是持续性高血压、小动脉硬化引起的一种特殊类型的脑血管病。是以病理诊断而命名的，系新鲜或陈旧性脑深部小梗死的总称。腔隙直径多为2～15 mm，一般认为15～20 mm是腔隙的最大限度。过去，临床上很难做出腔隙性脑梗死的诊断，只有在病理检查时，才能明确腔隙性脑梗死的病变。本病常见于中老年人，男性较多，多患高血压病。临床特点是症状较轻、体征单一、预后较好；无头痛、颅内压增高和意识障碍等。识别腔隙性卒中综合征很重要，因其可完全或近于完全恢复。

一、临床表现

(1)本病常见于中老年人，男性较多，多患高血压病。通常在白天活动中急性发病，孤立性神经功能缺损常使临床表现明显，也可在数小时至数天内渐进发病，约20%的病例表现短暂性脑缺血发作样起病。临床表现多样，有20种以上临床综合征，临床特点是症状较轻、体征单一、预后较好、无头痛、颅内压增高和意识障碍等。识别腔隙性卒中综合征很重要，因其可完全或近于完全恢复。临床主要有以下4种经典的腔隙综合征。

1)纯运动性轻偏瘫(pure motor hemiparesis，PMH)：常见，通常为对侧内囊后肢或脑桥病变。表现面部及上下肢大体相同程度轻偏瘫，不伴感觉、视觉及皮质功能缺失如失语，脑干病变不出现眩晕、耳鸣、眼震、复视及小脑性共济失调等，多在2周内开始恢复。纯运动性轻偏瘫亦可由颈内动脉或大脑中动脉闭塞、硬膜下血肿或脑内占位性病变引起。纯运动性轻偏瘫有7种少见变异型。①合并运动性失语：豆纹动脉闭塞所致，为内囊膝部、后肢及邻近放射冠白质病灶，不经CT证实，临床易误诊为动脉粥样硬化性脑梗死。②纯运动性轻偏瘫不伴面瘫：椎动脉或深穿支闭塞导致一侧延髓锥体微梗死，病初可有轻度眩晕、舌麻、舌肌无力等指示定位。③合并水平凝视麻痹：病理证实为脑桥下部旁中线动脉闭塞，累及脑桥旁正中网状结构导致短暂一个半综合征。④合并动眼神经交叉瘫：大脑脚中部病灶累及动眼神经传出纤维。⑤合并展神经交叉瘫：脑桥下部旁中线区病灶累及展神经传出纤维。⑥伴精神错乱急性发作，注意力、记忆力障碍，病理证实为内囊前肢及后肢前部病灶，破坏丘脑至额叶联系纤维。⑦闭锁综合征：四肢瘫、不能讲话，眼球垂直运动保留，是双侧内囊或脑桥病变使皮质脊髓束受损导致双侧纯运动性轻偏瘫。

2)纯感觉性卒中(pure sensory stroke，PSS)：较常见，特点是偏身感觉缺失，可伴感觉异常，如麻木、烧灼或沉重感、刺痛、僵硬感等，是对侧丘脑腹后核、内囊后肢、放射冠后部及延髓背外侧病灶所致。大脑后动脉闭塞及丘脑或中脑小量出血可出现类似表现。

3)共济失调性轻偏瘫(ataxic hemiparesis，AH)：病变对侧纯运动性轻偏瘫伴小脑性共济失调，偏瘫以下肢重(足踝部明显)，上肢轻，面部最轻；指鼻试验、跟膝胫试验阳性。通常由对侧脑桥基底部上1/3与下2/3交界处、内囊后肢及偏上处(影响颞、枕桥束及锥体束)和放射冠及半卵圆中心(影响皮质脑桥束和部分锥体束)病变所致。

4)构音障碍—手笨拙综合征(dysarthric-clumsy hand syndrome，DCHS)：起病突然，症状迅速达高峰，表现构音障碍、吞咽困难、病变对侧中枢性面舌瘫、面瘫侧手无力和精细动作笨拙，书写易发现，指鼻试验不准，轻度平衡障碍。病变在脑桥基底部上1/3与下2/3交界处，为基底动脉旁中线支闭塞;亦见于内囊膝部病变,可视为 AH 变异型。

5)其他综合征:如感觉运动性卒中(sensorimotor stroke,SMS),以偏身感觉障碍起病,再出现轻偏瘫,病灶在丘脑腹后核及邻近内囊后肢,是丘脑膝状体动脉分支或脉络丛后动脉丘脑支闭塞。腔隙状态是多发性腔隙性梗死出现严重精神障碍、痴呆、假性延髓性麻痹、双侧锥体束征、类帕金森综合征和尿便失禁等。

(2)根据腔隙性脑梗死有无神经系统体征可以概括成以下 3 类。

1)有局灶神经系统定位体征:能够明确分类的腔隙性脑梗死,其出现率约占腔隙性脑梗死的 75%。

2)有神经系统的症状,但无局灶体征:不能分型分类的腔隙性脑梗死,约占腔隙性脑梗死的 9%。

3)无神经系统症状和体征:约占腔隙性脑梗死的 16%。

二、诊断

以下几点可作为临床诊断腔隙性脑梗死的参考。

(1)中年以后发病,有高血压或短暂性脑缺血发作病史,慢性、亚急性或急性起病,症状轻。

(2)临床症状符合上述腔隙征的一种临床表现,多无意识障碍。

(3)脑 CT 扫描及 MRI 检查,证实与临床相一致的腔隙病灶,符合腔隙性脑梗死的影像学特点。

(4)预后良好,短期内有完全恢复可能。

三、辅助检查

1. 脑脊液检查

目前一般不做脑脊液检查,同时脑脊液检查也不作为缺血性脑血管病的常规检查。多数脑梗死患者脑脊液正常,如梗死面积大、脑水肿明显者压力可增高,少数出血性梗死者可出现红细胞增多,后期可有白细胞及细胞吞噬现象。

2. 血尿便常规及生化检查

主要与脑血管病危险因素,如高血压、糖尿病、高血脂、心脏病、动脉粥样硬化等相关,有助于病因诊断。

3. 脑 CT 扫描

腔隙性脑梗死早期尤其是在 24 h 内,脑 CT 扫描不能诊断,只能排除诊断。脑 CT 扫描诊断腔隙的最佳时期是在发病后的 1~2 周内。脑 CT 扫描显示:腔隙灶多为低密度,边界清晰,形态为圆形、椭圆形或楔形,周围没有水肿带及占位效应。直径一般为 3~13 mm。腔隙性脑梗死的体积由于较小,所以 CT 对本病的诊断率不高,如果病灶小于 0.5 cm 检出率几乎为零。

4. 脑 MRI 检查

MRI 显示腔隙性脑梗死灶比 CT 优越,因为 MRI 的空间分辨力高,组织对比较好,能检出更小的病灶,而且在 MRI 上因无骨质伪影,故脑干小脑的腔隙性梗死灶显示清楚。MRI 和 CT 诊断脑梗死主要是以缺血区脑组织水肿为基础。缺血 6 h 后血脑屏障开始破坏,水与蛋白质从血管内漏入梗死区,引起细胞外血管性水肿。CT 由于对水的敏感性稍差,往往在缺血发生后 24 h 方能显示病灶,MRI 则缺血发生后不到 2 h 即显示细胞性脑水肿。在诊断早期腔隙性脑梗死病变中,MRI 较 CT 有以下优点。

(1)MRI 较 CT 对水的敏感性高,可发现较早期的病灶。

(2)脑 CT 显示病灶取决于病灶的密度变化,有些病灶虽然范围较大,如组织密度变化不大,不能被 CT 检出,但病变区含水量已增加到足以被 MRI 所检出。

(3)MRI 较 CT 对软组织的分辨力高,可发现较小的病灶,MRI 可检查出 1～5 mm 的病灶,CT 对直径<5 mm 的病灶难以检出。

(4)颅后窝、脑干、顶部的病灶,CT 检查由于易受骨性伪影的干扰,使病变与周围组织不易区分,同时可以出现假阳性,而 MRI 检查则完全没有骨性伪影的干扰,亦可以任意方向成像,因而使病变得以充分显示。

(5)MRI 在显示腔隙性脑梗死病灶的形态、大小、数量、部位等方面明显优于 CT,是腔隙性脑梗死的首选检查方法。

早期病灶:MRI 可分辨出长 T_1 与长 T_2 的腔隙灶,T_2 加权像尤为敏感。根据病理和 MRI 检查,腔隙性脑梗死的病变面积大小不一,直径为 0.5～20 mm。Fisher 曾将直径在 10 mm 以上的腔隙称为巨腔隙,后来又把腔隙灶直径的上限定为 20 mm。多数学者认为腔隙灶直径应在 15 mm 以内。有报道认为梗死血管的直径可以在 40～50 μm,所形成的腔隙灶直径可以小到 0.5 mm。对于直径<0.5 mm 的病灶应与 Durand Fardel 提出的"筛孔"区别。"筛孔"是在大脑切面上可见髓质内有些孔洞,每个孔洞中都有一支血管。这些孔洞是血管周围间隙的扩大,因为孔洞都很小,脑实质无明显破坏,而是脑实质的退缩所致。在影像学特别是 MRI 检查时,须与腔隙性脑梗死区别。

5. 脑血管检查

在腔隙性脑梗死患者中颈动脉与颅底动脉病变发生率较高。应进行经颅多普勒(TCD)、颈动脉 B 超、脑磁共振血管成像(MRA)、脑血管数字减影血管造影(DSA)检查,以明确病因。必要时可进行神经介入治疗。

6. 脑电地形图(BEAM)

脑电地形图能以类似二维的图像形式显示直观的脑电活动分布,为腔隙性脑梗死的早期诊断提供有益的帮助。对脑缺血脑血管病中,在形态学上尚无明显改变而脑功能已有异常时,脑电地形图能与 CT 取长补短,具有一定的临床价值。

7. 其他检查

颈椎 X 线片、心电图、心功能、脑血流图等检查有助于病因诊断。

四、治疗策略

目前尚无有效的治疗方法。与脑梗死相似,在综合治疗及个体化治疗的基础上,强调加强病因治疗,预防再次发病。①有效控制高血压和各种类型脑动脉硬化可减少腔隙性卒中可能性,是预防本病的关键;②没有证据表明抗凝治疗会带来任何益处,阿司匹林效果也不确定,但由于这些治疗发生严重并发症风险较低,故也经常应用;③其他可适当应用血管扩张药如尼可占替诺(脉栓通)等增加脑组织血液供应,促进神经功能恢复;应用钙通道阻滞药如尼莫地平、氟桂利嗪等减少血管痉挛,改善脑血液循环,降低腔隙性梗死复发率;④活血化瘀类中药对神经功能恢复可有所裨益;⑤控制吸烟、糖尿病和高脂血症等可干预危险因素。

1. 病因治疗

有了腔隙性脑梗死说明脑小血管不健全,重点在于预防再发脑梗死,积极控制高血压、高脂血症、糖尿病、冠心病等。

尤其高血压是本病的直接原因，虽然降压治疗并不能逆转高血压已造成的血管病变，但使血压逐渐降到正常水平，对本病的预防有重要意义，因持续的高血压将加重血管病变，促进动脉硬化和血管闭塞。

(1)对于血压的调控：①降压应缓慢进行。由于高血压病老年患者多见，脑血管自动调节功能差，对于血压的急骤变化难以适应，需缓慢使其血压降至合理水平。一般第一个 24 h 使一般血压降低 10%～20%为宜。急速大幅度的降压必然产生脑缺血损害的后果。②降压要个体化。一般可将患者血压逐渐调控至患者平时的基础水平或临界高血压水平。由于每个高血压病患者的基础血压水平不同，他们的并发症亦有不同，需依据具体情况选用药物和控制降压程度。应注意参考患者平时血压水平及原有药物反应情况选择药物。③维持降压效果的平稳。尽量避免血压波动，最好使血压在 24 h 内维持稳定，对于缓解脑梗死症状及防止脑梗死复发均有意义。目前抗高血压治疗已逐渐淘汰短效药物而以长效药物取而代之。④注意靶器官的保护。在降压治疗中，靶器官的保护性治疗尤其重要，重点是心、脑、肾等器官。它们的功能好坏直接影响患者的预后。

(2)颈内动脉狭窄：颈内动脉狭窄是腔隙性脑梗死的主要发病原因之一，可能是血栓、斑块脱落造成的。对于颈内动脉狭窄可用介入治疗，目前采用颈内动脉扩张加支架的疗法，以其创伤小、疗效好而逐步替代传统疗法。关于颈内动脉狭窄的支架放置的适应证比较广，有时完全依术者的习惯而定。

禁忌证：脉管炎的急性期。其治疗方法是：首先用气囊导管将狭窄段的血管进行扩张，然后将支架支撑于狭窄段。患者在清醒的情况下进行治疗，使狭窄血管通畅。

(3)其他病因治疗：①有糖尿病患者应控制血糖水平，注意保护重要脏器。②冠心病患者应及时治疗，改善心脏血液供应。③颈椎病患者可根据病情选择牵引、手术等。

2. 血管扩张药

血管扩张药能改善局部缺血，防止梗死的发展，应注意血压。常用药物有：吸入体积分数为 5%的二氧化碳和氧的混合气体；烟酸 200～300 mg 或盐酸罂粟碱 30～90 mg 加入葡萄糖或右旋糖酐-40 中静脉滴注，每日 1 次，约 1 周为 1 个疗程。其他尚有曲克芦丁、乙酮可可碱、倍他司汀(培他定)等。

3. 钙通道阻滞药

钙通道阻滞药能减轻钙超载状态，防止细胞死亡，减轻脑血管平滑肌的痉挛，改善脑微循环，增加脑血流供应。常用的药物有：尼莫地平，20～40 mg，每日 3 次；尼莫地平(尼莫通)，30 mg，每日 3 次；桂利嗪(脑益嗪)，25 mg，每日 3 次。可选用静脉滴注。但是应注意血压变化。低血压、颅内压增高者慎用。

4. 脑代谢赋活剂

脑代谢赋活剂广泛应用于急性脑血管病患者。常用的有胞磷胆碱(胞二磷胆碱)、三磷腺苷(三磷酸腺苷)、辅酶 A、细胞色素 C(细胞色素丙)、吡拉西坦(脑复康)等。

5. 抗血小板聚集药

如有血液黏度增加或血小板聚集性增加，可给予适当处理。如抗血小板聚集药肠溶阿司匹林 50～75 mg，每日 1 次；噻氯吡啶，0.25 g，每日 1 次。其他药物尚有华法林、醋硝香豆素等。

6. 抗凝治疗

抗凝治疗可选用肝素(低分子肝素),皮下注射。抗凝血药对早期的脑梗死具有一定的治疗作用,应用时应排除脑出血,并注意对患者血凝状态进行监测。但是有学者认为抗凝疗法对于本病不宜使用,有产生出血性并发症的危险,因腔隙性脑梗死和高血压性脑出血均产生一种小动脉病变。Giroud 等为了阐明能影响治疗方案的缺血性脑血管病的血液凝固方面的情况,做了皮质动脉血栓形成和腔隙性脑梗死发病 24 h 内止血参数的前期研究,结果表明:皮质梗死组较腔隙性脑梗死组有显著的纤维蛋白原升高和 von Willebrand 因子升高,说明了两组间的血液凝固方面的不同和腔隙性脑梗死不宜抗凝治疗。

7. 高压氧治疗

高压氧作用下,血氧含量增加,血氧分压增高,血氧的弥散力增强。脑组织氧分压比常压下吸空气时能增高 7 倍之多。能迅速有效地改善脑组织的缺氧状态,促进神经细胞功能恢复。对面积小的脑梗死有较好的治疗效果。尤其对梗死组织周边的缺血性半暗带,有常压下氧无法达到的治疗作用,使严重缺氧的脑细胞重新恢复功能。在排除了出血的可能后可以应用。

8. 血液稀释疗法

血液稀释治疗能迅速增加局部脑血流量,促进缺血区功能恢复,改善血液流变性,降低外周血管阻力,血液稀释可减少血小板聚集,减少纤维蛋白原及激活的凝血因子,同时减少红细胞聚集,减少血栓形成,同时能改善微循环。临床上血液稀释可以分为高容积(用扩容药)及等容积(放血及补液)。过去常用的右旋糖酐-40(低分子右旋糖酐)静脉滴注属高容稀释,可增加脑血流量,缺点是可增加颅内压及心排血量,有颅内压增高者及心功能不全禁用,有条件的医院可用颅内压及肺动脉压监护输液的速度和量。可选用等容稀释疗法,即用右旋糖酐-40(低分子右旋酐)(分子量 2 万～4 万)以普通速度每日静脉滴注 1 000 mL 及其他液体 1 000 mL,持续 7～14 d,同时静脉每天放血 300 mL 直到红细胞比容达 30%～32%。

9. 对症治疗

由于腔隙性脑梗死的部位不同,症状复杂,对于有些症状,尤其是精神症状应及时治疗,使患者心情舒畅,有利于患者康复。有癫痫发作的患者及时应用镇静药。烦躁患者也可给予合适的镇静药。昏迷患者注意呼吸道、口腔、泌尿道的护理等。

10. 康复护理

康复护理很重要,宜早期开始,病情稳定后,积极进行康复知识和一般训练方法的教育,鼓励患者树立恢复生活自理的信心,配合医疗和康复工作,争取早日恢复,同时辅以针灸、按摩、理疗等,以减轻病残率提高生存质量。康复训练时,不仅要进行肢体等功能的正规训练,而且也要进行日常生活训练,如进食、洗脸、梳头、穿衣和刷牙等。

第七节　癫　痫

癫痫是多种原因引起的脑细胞异常高频放电,并向周围扩散而出现大脑功能短暂异常的综合征。主要特征为慢性、突发性、反复性和短暂性的运动、感觉、意识和精神紊乱。

目前，癫痫主要是依靠药物治疗，不能根治，仅能控制症状。癫痫的治疗是长期的，甚至终生的，且大多数药物还有一些明显的不良反应。

一、临床类型

1.部分性发作

部分性发作是由于脑皮质某一区域的病灶造成，通常由于损害的区域不同而引起不同的表现类型。如一侧或两侧颞叶损害可造成精神运动性发作，嗅幻觉的发作可能病损在沟回前部，所以临床表现有一定的定位意义。发作时程较短，一般1 min至数分钟。根据发作期间是否伴意识障碍，以及是否继发全身发作，又分为简单部分性发作、复杂部分性发作和部分发作继发全身发作三种类型。

(1)简单部分性发作：痫性放电仅限于一侧大脑半球相对局限的区域，发作时无意识障碍，对发作经过能充分回忆，具体表现决定于痫性放电的部位。

1)运动性发作：指局部肢体抽搐。多见于一侧口角、眼睑、手指或足趾，也可涉及一侧面部或一个肢体。若发作自一处开始，按大脑皮质运动区的分布顺序缓慢移动，如自一侧拇指沿腕部、肘部、肩部扩展，称为杰克逊运动发作，病灶在对侧运动区；表现为头、眼、躯干向一侧偏转的发作，偶尔造成全身旋转，称为旋转性发作；一侧上肢外展、肘部半屈，伴有向该侧手部注视的发作，称为姿势性发作。较严重的部分运动性发作后，发作部位可遗留暂时性的瘫痪，成为Todd瘫痪。局部抽搐偶尔可持续数小时、数天，甚至数周，则形成持续性局限型癫痫，称为癫痫持续状态。

2)感觉性发作：可分为体感性发作和特殊感觉性发作。

A.体感性发作：多为针刺感、麻木感、触电感等。大多发生在口角、舌部、手指或足趾，病灶在中央后回躯体感觉区。也有按皮质感觉代表区的分布扩散，犹如杰克逊发作。

B.特殊感觉性发作：视觉性，简单视幻觉如闪光，病灶在枕叶；听觉性，简单幻听，如嗡嗡声，病灶在颞叶外侧或岛回；嗅觉性，闻到焦臭味，病灶多在额叶眶部杏仁核或岛回；眩晕性，眩晕感、漂浮感、下沉感，病灶在岛回或顶叶。特殊感觉性发作均可作为复杂部分性发作或全身强直阵挛发作的先兆。

3)自主神经发作：如烦渴、欲排尿感、出汗、面部及全身皮肤发红、呕吐、腹痛等，胃肠道症状很少单独出现。病灶在杏仁核、岛回或扣带回。

4)精神性发作：表现为遗忘症，如似曾相识、似不相识、快速回顾往事、强迫思维等，病灶多在海马部；情感异常，如无名恐惧、愤怒、抑郁和欣快等，病灶在扣带回；错觉，如视物变大或变小、听声变强或变弱，以及感觉本人肢体变化等，病灶在海马后部或者颞枕部。精神症状虽可单独发作，但它常为复杂部分发作的先兆，有时为继发的全身强直阵挛发作的先兆。

(2)复杂部分性发作：多数自简单部分性发作开始，随后出现意识障碍、自动症和遗忘症，也有发作开始即有意识障碍。复杂部分性发作也称精神运动性发作；因其病灶在颞叶，故又称颞叶癫痫；也可见于额叶、嗅皮质等部位；以嗅觉先兆起始的复杂部分性发作又称为钩回发作。复杂部分发作在先兆之后，患者呈部分性或完全性对环境接触不良，做出一些无意义或似有目的的动作，即自动症，表现为患者突然瞪目不动，然后机械性地重复原来的动作，或出现反复吸吮、咀嚼、清喉、搓手、解扣、摸索等，甚至游走、奔跑、乘车上船，也可自动言语或叫喊、唱歌等。

(3)继发全身发作：任何类型的部分发作都有可能发展成全身强直阵挛发作、强直发作或阵挛发作,患者意识丧失、惊厥。

2.全身发作

痫性放电从一开始即同时涉及两侧大脑半球,常以意识丧失为首发症状,没有从脑局部起始的任何临床或脑电图表现。根据发作时的运动表现可分为以下7种亚型。

(1)全身强直阵挛发作:以意识丧失和对称性抽搐为特征。发作可分为三期。①强直期:患者突然意识丧失、跌倒、全身骨骼肌同时持续性抽搐、上睑抬起、眼球上翻、喉部痉挛、躯干和四肢紧张性伸直,持续20 s左右。②阵挛期:全身间歇性阵挛,频率由快变慢,松弛期逐渐延长,最后一次强烈阵挛后抽搐突然停止,本期持续约1 min。此期因患者伴有阵挛性呼吸,唾液和支气管分泌物增多,同时可能会造成舌咬伤,因此口中有白沫或血沫,还可能发生尿失禁。在以上两期中可见心率加快、血压升高、支气管分泌物增多、瞳孔散大和对光反射消失、呼吸暂时中断、皮肤发绀,病理反射征阳性。③惊厥后期:呼吸首先恢复,继而心率、血压、瞳孔等恢复正常,意识逐渐清醒。自发作开始至清醒历时5~10 min。清醒后常感头晕、头痛、全身酸痛和乏力,对抽搐全无记忆。个别患者在完全清醒前有一短暂的自动症或情感异常。

(2)失神发作:典型失神发作时脑电图通常为规则而对称的3 Hz棘—慢复合波及多棘—慢复合波,亦常为双侧性。发作间期脑电图往往正常,但可有阵发性活动(如棘波或棘—慢复合波),这种活动一般规则而对称。失神发作的特点是突然起病,中断正在进行的活动,茫然呆视,可能有双眼短暂上翻,如果患者正在说话,则可变慢且中断;如正在走路,可突然站立不动;如正在进食,则食物在送往口腔的途中突然停止。此时与之说话往往无反应。当和有些患者说话时,可使其发作中止。发作持续数秒至半分钟,然后和开始一样迅速消失。可有以下几种类型。①仅有意识障碍的失神:发作表现如上所述,发作时无其他活动。②有轻微阵挛成分的失神:发作失神与上述单纯失神一样,但可出现眼睑、口角或其他肌群的阵挛性动作,其程度可由不易觉察的动作到全身肌阵挛性跳动;手中所持物品可以跌落。③有失张力成分的失神:发作时可有维持姿势和维持四肢的肌张力减低,导致头下垂,偶有躯干前倾、双臂下垂、紧握则可放松。偶尔张力减低到使患者跌倒。④有肌强直成分的失神:发作时肌肉可有强直性收缩,引起伸肌或屈肌张力对称性或非对称性增高。如患者正站立时,头可向后仰,躯干后弓,导致突然后退。头可强直性伸向一侧。⑤有自动症的失神:自动症表现如前述。在失神发作时,还可见似有目的的动作,如舔唇、吞咽、抚弄衣服或无目的的行走等。如与之说话,则可咕哝作声或头转向说话声音处,当触碰或弄痒患者,则可以来抚摸。自动症可十分复杂,也可很简短,致使随便观察不易发现。常出现混合性失神。⑥有自主神经成分的失神。以上②~⑥条可单独或共同出现。

(3)非典型失神发作:发作时脑电图较杂乱,可包括不规则棘—慢复合波,快活动或其他阵发性活动。异常为两侧性,但常不规则和不对称。发作间期脑电图的背景往往不正常,发作性电活动常不规则和不对称。可有:①有肌张力改变,更明显。②起病和(或)停止均非常突然。

(4)肌阵挛发作:呈突然、短暂的快速肌肉或肌群收缩,可能遍及全身,也可能局限于面部、躯干或肢体。可单独出现,亦可有规律地重复,晨醒和刚入睡时最易发生。脑电图示多棘—慢波。

(5)强直发作:表现为全身肌肉强烈的强直性痉挛,肢体伸直、头和眼偏向一侧、颜面青紫、呼吸暂停和瞳孔散大。躯干的强直发作造成角弓反张。脑电图示低电位的10 Hz波,振幅逐渐升高。

(6)阵挛发作：表现为全身肌肉反复阵挛性抽搐，恢复较强直阵挛发作为快。脑电图示快活动、慢波及不规则棘，慢波。

(7)失张力发作：表现为肌张力的突然丧失，造成垂颈、张口、肢体下垂或全身跌倒，持续1～3 s，可有或无意识障碍。脑电图示多棘—慢波或低电位快活动。

3.癫痫综合征

根据癫痫发作的起病年龄、发作类型、有无脑损害、脑电图改变、家族史等因素确定癫痫综合征的类型。现将较常见的癫痫综合征分述如下。

(1)儿童良性中央回、颞区棘波灶癫痫：又称良性中央回癫痫。占儿童期癫痫的15%～25%。于3～13岁起病，表现为一侧面、舌抽动，常伴舌部僵滞感、言语困难、吞咽困难、唾液增多，可涉及同侧肢体，偶尔扩展成全身强直阵挛发作。常在睡眠时发作。频率较稀疏，一般数月或更长时间发作一次。脑电图可见一侧或两侧交替出现的中央回、颞区高波幅棘波。预后良好，易于药物控制，大多在青春期前完全缓解。

(2)儿童枕叶放电灶癫痫：发病年龄自15个月至17岁(平均为7岁)。常为发作性的视觉症状，如黑矇、视幻觉(移动的光点)或错觉(视物变小等)，随后可有偏侧阵挛性抽搐，偶可有大发作。发作后有头痛。闭眼时脑电图示枕叶有高波幅棘波或尖波，睁眼时消失，此为与其他癫痫的鉴别点。它是良性癫痫，预后良好。

(3)婴儿痉挛症：出生后1年内发病，表现为快速点头样痉挛，常呈突然的屈颈、弯腰动作，也可涉及四肢。每次痉挛1～15 s，常连续数次至数十次，以睡前和睡后最频繁，常伴有精神运动发育迟滞。脑电图呈特征性的弥散高电位不规则慢活动，杂有棘波和尖波，称为高峰节律紊乱。预后不良，有半数以上转为Lennox-Gastaut综合征。

(4) Lennox-Gastaut综合征：起病于学龄前。患者多伴有智能发育障碍，可有多种发作形式，以强直发作最常见，其次有失张力发作、肌阵挛发作、全身强直阵挛发作等，每天发作达数次。脑电图背景活动异常，伴有1.5～2.5 Hz棘—慢波或尖慢波。抗癫痫药较难控制发作，预后不佳。

4.癫痫持续状态

癫痫持续状态系指一次癫痫发作持续30 min以上，或连续多次发作，而发作间期意识未恢复至清醒的一种状态。任何类型的癫痫发作均可出现癫痫持续状态，以全身强直阵挛发作的持续状态为多见。停药不当或不规范的抗癫痫药治疗是最常见的原因。诱发因素包括感染、过度疲劳、孕产和饮酒等。在成人的症状性癫痫中，部分以癫痫持续状态为首发表现。癫痫持续状态是一种危重状态，惊厥性全身性抽搐一次接连一次，意识始终不清，如不及时控制，可引起高热、感染、电解质紊乱、酸中毒，心、肺、肝和肾等多脏器衰竭，肌红蛋白尿等，并可导致死亡。非惊厥性失神性发作持续状态，也可导致数小时的意识障碍、精神错乱等。癫痫持续状态可分为以下6类。

(1)全身惊厥性癫痫持续状态：包括全身强直阵挛发作癫痫持续状态、强直性癫痫持续状态、肌阵挛性癫痫持续状态等。最常见的是全身强直阵挛发作癫痫持续状态。临床表现为反复的全身强直阵挛发作，或两次发作间意识不清，或一次发作持续30 min以上。开始时一般呈大发作相，以后症状加重，发作时强直期持续时间延长，而阵挛期持续时间减少，两次发作之间间隔时间缩短，昏迷不断加深，出现严重的自主神经症状，如发热、心动过速或心律失常，呼吸加快或呼吸不稳，血压在开始时升高，后期血压下降，腺体分泌增加，唾液增多，气管、支气管分泌物阻塞，以致呼吸道梗阻，发生青紫缺氧症状。此外，常有瞳孔散大，对光反射、角膜反射消失，并出现病理反射。多数患者一开始就是全身性发作，约45%的患者可能由局限性发作发展而来，后者常提示病灶所在，说明为继发性癫痫。发作可持续数小时至数日，发作可以突然停止或逐渐延长时间，发作减轻，然后缓解。

(2)简单部分性发作持续状态：主要有简单部分性运动性发作持续状态，又称 Kojewnikow 癫痫。表现为身体的某一部分持续不停地抽搐达数小时或数天，但无意识障碍，可扩展为继发性全身性癫痫，是第二种常见的癫痫持续状态形式，可以出现在有阵挛性发作的患者或作为急性神经系统损害的症状。局灶性运动性癫痫持续状态易累及面、眼或上肢，在面部倾向于阵挛性发作，在肢体则倾向于强直阵挛发作，有时可累及对侧肢体，偏身痉挛性发作间隙常有神经系统体征，抽搐的一侧肢体常有短暂的轻偏瘫，称为 Todd 麻痹，有时出现巴氏征阳性等锥体束损害的体征，患者可以伴有某种程度的意识障碍及自主神经症状。常规脑电图显示额叶、中央区、前颞，常可发现发作性棘波、慢波及 8～15 Hz 节律活动，少数患者脑电图也可无异常改变。

(3)复杂部分性发作持续状态：又称精神运动性发作持续状态，此种发作临床上罕见。常表现为两种形式：一是患者长时间处于朦胧状态，并有反应迟钝，部分性语言及似有目的的自动症。二是患者有一连串的发作性部分性发作，并伴有凝视、无反应、语言障碍、固定不变的自动症，两次发作期间意识呈朦胧状态。脑电图上常显示持续的慢波，以意识朦胧状态时尤为明显，或者在弥散性慢波的背景上出现额叶的棘—慢波放电。

(4)全身性非惊厥性癫痫持续状态：主要有失神状态或小发作状态，表现为发作时意识混浊，精神错乱，轻度意识障碍时，只有思维及反应变慢，不易被发现，当有严重意识混浊时，则缄默不语或语言单调、少动、定向力丧失，也可发展为木僵昏睡状态，所有的精神活动都丧失，患者仅对较强烈的刺激有反应，部分患者发作时有面、脸及手的自动症，发作可持续 3 min 至 12 h 或更长。失神性癫痫状态以儿童为多见，但有相当一部分出现在成人。脑电图在鉴别诊断中有决定意义，其表现为持续的或间断的棘—慢波放电，可以是规则的 3 Hz 的棘—慢波，但更多见的是 2～3 Hz 的不规则的棘—慢波或多棘—慢波放电。

(5)偏侧性癫痫持续状态：多见于婴幼儿，表现为半侧阵挛性抽搐，常伴有同侧偏瘫，称为半身-偏瘫综合征(HH 综合征)。

(6)新生儿期癫痫持续状态：表现多样而不典型，多为轻微抽动，肢体奇异的强直动作，常由一肢体转移至另一肢体，或为半身抽搐发作。发作时呼吸暂停，意识不清，具有特征性脑电图异常，1～3 Hz 慢波夹杂棘波，或 2～6 Hz 节律性棘—慢波综合，阵挛性发作有棘、尖波放电。

二、诊断

癫痫的诊断首先应明确是否癫痫，根据发作性神志丧失、抽搐、遗尿、咬破舌、一过性精神异常等特点，癫痫的诊断即可成立。肯定诊断后，就要找其病因。在诊断方面应注意以下几点。

(一)详细询问病史

1.询问初发时日及诱因

问其初次发病的年龄，有无产伤、外伤、脑部感染、中毒、脑血管意外等，曾否吃过半熟猪肉及是否排过绦虫虫节，有否血吸虫、肺吸虫等感染，是否发现过皮下结节等。妇女患者要询问发作与经期的关系。儿童患者要询问发作与惊吓的关系及发病时是否发高热等。此外，应查明发作是否为药物引起，如应用促肾上腺皮质激素、肾上腺皮质激素、普鲁卡因、异烟肼和水杨酸盐等。

2.发作情况的描述及观察

发作前有否先兆，发作期的证候，有否损伤，有无咬破舌或遗尿现象，发作历时多久，发作后有否头痛、嗜睡、瘫痪或精神障碍，有无智能和性格的改变。如有自动症，还要询问其家属或在场的人所见患者之发作形式。局限性癫痫，要问其发作起始部位与扩散顺序，以便取得定位资料。

3.系统地了解患者的病程

询问其第一次发作后何时第二次发作；发作间隔时间是相对固定，还是发作频度逐渐增加、间隔时间逐渐缩短；每次发作是否定时，是夜间还是白天；曾否有过癫痫持续状态，有无一时性的躁狂状态。

4.系统了解以往的治疗经过和疗效。

（二）全面体格检查与神经系统检查

发作时有无瞳孔散大、对光反应消失或病理性反射等；在间歇期应注意患者发育与年龄是否对称，有否智能减退，有无痴呆表情或愚蠢，头部和躯体有否瘢痕，有无皮下结节、头部畸形及其他先天异常，有无高血压及动脉硬化征象。注意心律是否有传导阻滞；检查瞳孔是否对称，对光反应如何，有无视盘水肿或其他脑神经损害；腱反射有无改变，有无病理性反射和脑膜刺激征象等。虽然这些检查有时是徒劳的，但却是必要的。若有神经系统定位体征阳性，如瞳孔不等大、偏瘫等，结合病史应考虑继发性癫痫的可能。

（三）诊断标准

(1)病史可靠。患者发作形式均由目击者或发作者陈述。有病因可查者，均追寻其与发病有直接关系的原发疾病。

(2)各种类型的癫痫大发作（全身强直阵挛发作）、小发作、精神运动性发作（复杂部分性发作），都具有其发作的典型临床表现和重复性、刻板性的特点。

(3)对就诊患者均进行全面体格检查、神经系统检查及脑电图检查，根据症状和体征做必要的实验室检查、颅脑平片或颅脑 CT 检查、MRI 检查等，结合临床做出诊断。

(4)除外类似癫痫样发作的其他疾病，如癔症性抽搐发作、昏厥、自主神经功能紊乱、一过性脑缺血发作、椎—基底动脉疾病的跌倒发作、精神病、发作性睡病、神经官能症及紧张状态、高热惊厥、低血糖、低血钙、诈病等。

（四）语言对定性、定位诊断的价值

这里的言语是指说话，不含定位、定性意义。

1.运动性语言中枢（说话中枢，额下回后部）

此处损害为运动性失语。

2.感觉性语言中枢（听话中枢，颞上回后部）

此处损害为感觉性失语（失听症）。

3.视觉性语言中枢（阅读中枢，角回）

此处损害为出现失读症。

4. 书写语言中枢(写字中枢,额中回后部)

此处损害为失写症。

(五)实验室检查

根据病史和体格检查所见,对患者进行血、尿常规检验,对部分患者可选择性地进行血糖、血钙、血氨、血磷、血铜、血铁、血锌、血镁及免疫功能的测定,以及酶标试验、康华试验等。如疑有脑寄生虫病,应行嗜酸性细胞计数,查大便虫卵、皮肤试验、补体结合试验等,必要时行脑脊液常规化验和脑脊液含量测定,以及肝、肾功能试验等。

(六)脑电图检查

癫痫患者均进行脑电图一般描记、功能试验或诱发试验。脑电图对癫痫的诊断虽有一定价值,但正常脑电图并不能排除癫痫。反之,也不应根据脑电图轻微异常改变就确定诊断,必须结合临床加以确认,以免误诊。大发作及局限性发作可见每秒 20～30 次高波幅痫波发放,失神发作多呈两侧同步化每秒 3 次棘慢波综合;变异性小发作中脑电波出现每秒 2～2.5 次棘慢波综合;肌阵挛性发作时,脑电波出现每秒 3～5 次的棘波,随之为慢波,系阵发性、多发性棘波、慢波;精神运动性发作中可出现每秒 4～6 个高波幅平顶波,常有一定节律的快波和慢波反复交替出现,呈圆形或方形,并且在慢波之上每秒有 10～20 个齿形波。发作的间歇期也可出现短时的异常脑波,可见脑电图检查对癫痫诊断是十分重要的。

(七)脑电地形图检查

脑电地形图是在脑电图的基础上,通过信号采集、结果的处理、显示与评价,形成彩色图形,将病灶直接显示出来的一种神经电生理的检查方法。它的优点是能测到脑活动的功能图像,是一种无损伤的、可重复的、价格低廉的测检方法。脑电地形图的定量化,可用于病理、生理与药理方面的定量检测,完全客观地表现出脑电波的地形分布,可显示标准脑电图难以发现的现象,也可显示疾病发展的早期阶段。可将脑电信号记录在软磁盘上长期储存,进行重显相互比较。具有癫痫灶者,在大多数情况下,脑电地形图可以定出癫痫灶的位置,因此它对癫痫的诊断具有一定的临床意义。

三、治疗策略

(一)癫痫全面性发作治疗

1. 药物治疗原则

任何疾病的药物治疗均应遵循一定的原则,才能提高疗效,在癫痫的治疗中尤为重要。目前有效的抗癫痫药可使约 80%的癫痫患者癫痫发作得到控制。临床应用抗癫痫药应掌握以下原则。

(1)根据发作类型用药:抗癫痫药均为对某一发作类型疗效最佳,对其他类型的发作疗效差或无效,甚至有相反的作用。如乙琥胺对失神发作疗效最佳,对其他类型发作无效;苯妥英(苯妥英钠)对强直阵挛发作有效,有报道可以诱发失神发作。临床上可根据癫痫发作类型选用抗癫痫药。

(2)用药时机的选择:明确癫痫诊断是用药的前提,如 1 年内有 2 次或 2 次以上的癫痫发作应予用药。第 1 次发作后的再发率为 27%～82%。较高的复发率见于进行性或器质性脑病,脑电图有明确的阵发性棘慢波或频发的局灶性棘波的患者;亦见于部分性发作,有神经科体征、精神发育迟缓或精神障碍者。如首次发作时无上述情况,其复发的危险性较小,可推迟用药，进行临床观察。患者如存在明确的促发因素，如药物、酒精、疲劳、紧张、光敏等，应先去除这些因素，经过观察依据情况再行用药治疗。

(3)长期用药：一旦找到可以完全控制发作的药物和剂量，就应不间断地应用，一般应于发作完全控制后，如无不良反应，再继续服用3～5年方可考虑停药。还应根据病因发作类型及发作频率的不同作不同的处理，如有脑炎史产伤史的症状性癫痫用药时间应长，复杂部分性发作停药应慎重，发作频繁而脑电图异常者亦应长期用药，停药时应逐渐减量，从开始减量到停用应不少于半年。

(4)规则用药：在长期用药的同时应规则按时服用，这样才能保持稳态有效血浓度，以达到抗癫痫的目的。

(5)单一药物治疗：由于两种或两种以上抗癫痫药物联合使用，易致慢性中毒，中毒后易使发作加频，所以目前多主张用一种药物。如排除选药有误、剂量不足、服药不规则等因素，而确认单药治疗失败后，方可加用第2种药物。如失神发作或肌阵挛发作无法用单药控制者，可合用乙琥胺和丙戊酸钠或其一加用苯二氮卓类可有效，但化学结构相同的药物，如苯巴比妥和扑米酮(扑痫酮)、氯硝西泮和地西泮等不宜联合使用，两种以上药物联合使用更属禁忌。

Mattson(1990)的多中心研究结果显示：单药治疗无效的患者用两种药物治疗有40%有效，单药治疗宜从小量开始逐渐增加剂量，直至达到有效地控制发作，而不产生不良反应的剂量，亦即达到稳态有效血浓度。在血浓度监测下维持此剂量，不可任意增减剂量；多种药物联合治疗因有药物间相互作用，不但不能提高疗效、减少中毒反应，有时反而降低疗效，这已为血浓度的研究证实。对混合型癫痫可以根据发作类型联合用药，但以不超过3种药物为宜。如一种药物观察2～3个月确实无效或出现不良反应，可逐渐换用另一种药物，切忌突然停用。

(6)调整用药剂量原则：一般宜从小剂量开始然后逐渐增量，以既能控制发作又不产生毒性反应的最小有效剂量为宜。由于存在个体差异用药需采取个体化原则，儿童需按体重计算药量，婴幼儿由于机体对药物代谢较快用药剂量比年长儿童相对较大；苯巴比妥和苯妥英(苯妥英钠)的半衰期较长，药物浓度稳定后可改为每日1次；发作频繁又难以控制者不应强求完全控制发作而过分增加药量，以致产生不良反应，应考虑患者的生活质量，用药后患者发作明显减少，程度减轻，对日常生活及学习或工作无不良影响者较为理想。

(7)换药原则：换药宜采取加用新药及递减旧药的原则至少有3～7 d的过渡期，不宜加用新药后骤然停用原来的旧药，这样会引起癫痫发作加重或诱发癫痫持续状态。

(8)减药及停药原则：目前多主张癫痫完全不发作后，再根据发作类型、发作频率、药物毒性反应的大小再继续服药3～5年，然后逐渐停药。撤除抗癫痫药的原则是：①全身强直阵挛发作的停药过程不少于1年，失神发作不少于6个月，原来用药量较大者停药所需的时间也应较长。②切忌突然停药常可招致癫痫持续状态。③明确的器质性脑病、神经系统有阳性体征、精神障碍持续存在的、脑电图阵发性异常、部分性或混合性发作均影响停药时间。④有些器质性脑病的癫痫患者可能需要终身服药。⑤有学者主张发病年龄大于30岁者需谨慎停药，因其停药后复发率在50%以上，需长期服药或终身服药。据统计约70%的癫痫患者在经过一定的缓解期，停药后并不复发。停药后以部分性发作复发率最高，全身强直阵挛发作和失神小发作复发率最低。

2.常用抗癫痫药的选用

卡马西平、苯妥英钠、氯硝西泮、劳拉西泮、乙酰唑胺、氯硝西泮、乙琥胺、丙戊酸钠、苯巴比妥、丙戊酸钠等。

(二)癫痫部分性发作治疗

1.药物治疗

(1)传统抗癫痫药治疗：卡马西平(CBZ)是1974年用于临床的广谱抗癫痫药，为单纯部分发作和复杂部分发作的首选药物。作用机制目前尚不十分明确。常用剂量为7～15 mg/(kg·d)，分2或3次口服，血浆半衰期为18～30 h，服用后3～4 d可达稳态血药浓度，有效治疗浓度为4～10 pg/mL。主要不良反应有头晕、嗜睡、视物模糊和共济失调，少数患者出现皮疹和粒细胞减少。

(2)抗癫痫新药治疗

1)拉莫三嗪：为20世纪80年代用于临床的新型广谱抗癫痫药，作用机制通过调节Na^+通道，起到膜稳定作用，抑制癫痫放电的扩散，主要用于各种类型的难治性癫痫，使这部分患者的发作频率减少25%～50%。口服剂量为每日25～50 mg，每日2或3次，血浆半衰期为24 h。与其他抗癫痫药联合用药时，药效和不良反应均有叠加。

2)加巴喷丁：20世纪70年代用于临床，化学结构与γ-氨基丁酸相似，本品不被代谢，不与血浆蛋白结合，无肝酶诱导作用，用于治疗部分性发作，作用机制与影响受体的兴奋和抑制状态有关，可使1/4的难治性癫痫患者发作频率减少50%。口服剂量为300 mg，每日3或4次，半衰期5～9 h。不良反应同传统抗癫痫药，主要有嗜睡、头晕和共济失调，无药物相互作用。

3)卤加比：为γ-氨基丁酸受体激动药，可直接增加脑内γ-氨基丁酸及其代谢产物的浓度，适用于部分性发作。推荐成人剂量为35～45 μg/(kg·d)，分3次口服，半衰期10～12 h。本品抗痉挛作用优于巴氯芬(Baclofen)。

4)氨基烯酸：为γ-氨基丁酸转移酶(GABA-T)抑制剂，通过增加脑内γ-氨基丁酸浓度增强抑制过程。口服剂量为500 mg，每日2或3次，半衰期5～7 h。本药可用于对传统抗癫痫药不能满意控制发作的部分性和全身性发作，不良反应同苯妥英钠。

5)非尔氨酯：可用于治疗难治性癫痫和一些癫痫综合征，作用机制不十分明确。推荐成人剂量为每日600～1 200 mg，分1或2次口服，半衰期20 h。与其他抗癫痫药联合用药时，可明显增加不良反应。

6)托吡酯：为氨基磺酸盐转换的单糖，20世纪80年代用于临床，具有阻断Na^+通道，增强γ-氨基丁酸受体活动，抑制兴奋性氨基酸受体红藻酸和AMPA受体的作用，同时还可阻断Ca^{2+}通道。国外双盲对照试验证明，以25 mg每晚1次口服开始，每周增加25～50 mg，达到每日200～400 mg时，可使各种类型的癫痫发作频率减少50%～75%，特别是儿童和成人的难治性癫痫。该药的血浆蛋白结合率较低，无活性代谢产物，半衰期为20～30 h，用药后4 d可达稳态血药浓度，不良反应同传统的抗癫痫药，主要有嗜睡、精神运动迟缓、头晕、厌食和体重下降。由于本品有弱的碳酸酐酶抑制作用，1.5%使用者中可出现肾结石。

2.手术治疗

国内目前已开展的外科手术有癫痫病灶切除术、颞叶切除术、杏仁核损毁术、胼胝体部分切除术，以及近年来开展的硬膜下横切术等。可根据患者的发作类型、全身状况、病灶是否位于功能区等酌情采用。据国外大量临床病例总结报告，外科手术治疗患者的发作频率明显减少，发作严重程度有一定减轻，但与内科药物治疗的患者比较，精神症状和神经系统定位损害的体征更明显。

第八节　重症肌无力

重症肌无力(myasthenia gravis,MG)是主要由乙酰胆碱受体抗体(AChR-Ab)介导、细胞免疫依赖的和补体参与的神经—肌肉接头(NMJ)传递障碍的自身免疫性疾病。

一、临床表现

(一)病史

详细询问病史,本病任何年龄均可发病,女性多于男性。总体上本病有两个发病高峰年龄,第一个高峰为20～30岁,以女性为多。第二个高峰为40～50岁,以男性为多,多并发胸腺瘤。本病的诱发因素有感染、过度疲劳、精神刺激、月经、妊娠、分娩、药物等,这些因素常使病情加剧或诱发危象。

(二)症状和体征

患者起病隐袭,偶有急性发病者。初期常表现单侧或双侧睑下垂、复视,晨轻晚重,经休息后可暂时恢复。病变累及表情肌时,闭目、露齿均无力。咬肌、咽肌受累时,则咀嚼吞咽困难,语言不清,声音嘶哑。颈项肌和四肢肌肉受累时,抬头困难,肢体无力。呼吸肌受累时,可出现呼吸困难,咳嗽无力。根据受累部位,可将患者分为以下类型。

1.全身型

吞咽困难,抬头困难,四肢无力等,但呼吸障碍较少见。

2.延髓型

吞咽、咀嚼无力,发音不清等。

3.眼肌型

睑下垂、复视等,多见于儿童。

4.肌萎缩型

病后肌萎缩明显,称为“肌无力性肌病”。

5.先天性肌无力型

少数婴儿出生时即存眼外肌无力,有家族性倾向,胸腺与血清学无异常。

6.新生儿肌无力型

重症肌无力妇女所生的子女中,10%～15%呈肌无力表现,多呈一过性。一般在1～12周内可自行缓解,可能与致病因子由母体传递胎儿所致。

重症患者可出现呼吸肌麻痹,以致呼吸肌无力不能维持换气功能而出现肌无力危象,大多由感染、过度疲劳、妊娠、分娩、创伤或停药后发生。表现为呼吸困难、端坐呼吸、大汗淋漓、有窒息感,静脉注射依酚氯铵5～10 mg,20～30 min后症状明显减轻。

肌无力危象可分为3种。①肌无力危象为疾病发展所致。多见于暴发型或晚期全身型。静脉注射依酚氯铵2～10 mg,可见暂时好转。②反拗性危象主要见于全身型。在服用抗胆碱酯酶药中,由于全身情况改变如上呼吸道感染、手术后、分娩后等而突然对药物不起疗效反应。依酚氯铵试验无改变。③胆碱能危象为使用抗胆碱酯酶药过量所致。常伴有药物不良反应,如瞳孔缩小、出汗、唾液增多等。依酚氯铵试验症状加重。

二、辅助检查

（一）肌疲劳试验

反复用力活动受累肌群后，则肌力逐渐减弱，如反复睁闭眼，两上肢平举或握拳。

（二）抗胆碱酯酶药物试验

取新斯的明 0.5～1.0 mg，肌内注射 0.5 h 后，受累肌群的肌力明显恢复。或依酚氯铵 10 mg，缓慢静脉注射 30 s 后，可见受累肌群的肌力显著好转。为了防止其不良反应，可同时肌内注射阿托品 0.5 mg。

（三）电生理检查

低频重复电刺激（小于 5 Hz）刺激面神经或尺神经，持续时间为 3 s，用记录到的 5 波诱发电位与 1 波相比，其衰减程度在 10%以上为阳性；高频重复电刺激（30～50 Hz）时衰减程度不超过 50%有诊断意义。单纤维肌电图是目前诊断重症肌无力最为敏感的诊断手段之一，据报道，准确率在 90%以上。这种方法是用特殊的单纤维针电极通过测定“颤抖”的时限来进行判断。“颤抖”的正常值为 15～20 μs，若超过 55 μs 为颤抖增宽。重症肌无力患者“颤抖”明显增宽。

（四）肌肉活检

肌肉活检的取材常规部位通常是三角肌、肱二头肌、股四头肌和腓肠肌。取材大小一般为 0.5 cm×0.5 cm×0.5 cm，采下的标本立即放入经液氮作用后的异戊烷中冷冻，然后使用低温冷冻机进行切片、制片。染色应采用组织化学染色法。

（五）胸部 CT

扫描重症肌无力患者多有胸腺增生或伴发有胸腺瘤。同时也可伴发甲状腺功能亢进、类风湿关节炎、红斑狼疮、多发性肌炎、多发性硬化等自身免疫性疾病，因此胸部 CT 扫描和免疫系统的检查能为确立诊断提供依据。

三、治疗对策

（一）治疗原则

1. 提高神经—肌肉接头的传导

主要用胆碱酯酶抑制药增加乙酰胆碱释放及增强肌肉反应性；另外，忌用神经—肌肉传递阻滞药，如氨基糖苷类抗生素、奎宁、奎尼丁、普鲁卡因胺、普萘洛尔、氯丙嗪和肌松剂等。

2. 免疫治疗，降低血清乙酰胆碱受体抗体水平

包括胸腺摘除、胸腺放射治疗、抗胸腺淋巴细胞血清、免疫抑制药皮质激素或细胞毒药物等，血浆交换、大剂量免疫球蛋白、胸导管淋巴引流、淋巴（细胞）置换等。这些疗法应根据患者情况合理选择。

（二）治疗计划

1. 抗胆碱酯酶药

此药为可逆地抑制胆碱酯酶，使神经—肌肉接头处乙酰胆碱浓度增加，从而与突触后膜乙酰胆碱受体结合增多，使肌力改善。重症肌无力患者起始治疗时常首选，可改善肌无力症状，小剂量开始，逐渐调整剂量至肌力改善明显而不良反应最小。适用于无胸腺瘤轻症全身型病例和单纯眼肌型患者。溴吡斯的明和溴新斯的明可单独治疗轻型重症肌无力，或辅佐皮质类

固醇治疗中至重型重症肌无力。

胆碱酯酶抑制药只能对症治疗，不能改变免疫病理过程。有些患者开始用小量，以后逐渐增加，以至大剂量无效，提示此类药物不宜单独长期使用，应配合其他免疫抑制药治疗。有些首次起病眼肌型年幼患者可先单独使用胆碱酯酶抑制药，2 年内约 1/4 的病例自发缓解，3～6 个月无效可加用皮质激素治疗。胸腺摘除后一段短时期内，个别患者对抗胆碱酯酶药处于超敏状态，术后与术前用量相同或较大也可发生胆碱能危象，故术后药量应从小剂量开始，一般为平时的 1/3～1/2，后缓慢加量。该类药物呈剂量依赖性，治疗用量要个体化，须权衡较大剂量所获症状改善与过量导致风险孰轻孰重。一般宜饭前 30 min 给药，根据药物反应调整剂量及间隔时间，同时注意肌力波动和病情变化时作必要调整。若吞咽困难可饭前 30 min 服药，晨起行走困难者可于起床前服药，只有夜间或清晨发生肌无力患者可采取睡前给予适当剂量，以免次日晨起时肌无力加重。另外，若患者发生感染、月经前和应激状态常需增加剂量，这一点在女性患者尤其重要。抗胆碱酯酶药对危重患者常不起作用，此时可用呼吸机辅助呼吸，暂时减少药量或停药可恢复对该药敏感性和减少气道分泌物。可同时加用其他治疗方法，待患者呼吸功能好转后再重新用药，注意药量也要比平时小。

常见不良反应包括：①毒蕈碱样作用，如腹泻、流涎、腹部痉挛、流泪、瞳孔缩小、恶心、呕吐、支气管分泌物增多和出汗等；②烟碱样作用，如肌肉痉挛、自发性收缩和无力。给予阿托品 0.4 mg 可缓解毒蕈碱症状，但不应常规使用。这些不良反应可提示用药过量，如被掩盖易导致胆碱能危象，也有患者利用抗胆碱酯酶不良反应来寻找最适剂量。此药机械性肠梗阻及尿路梗阻患者禁用，支气管哮喘患者慎用。新斯的明和溴吡斯的明疗效肯定。

(1)溴新斯的明：口服 30～60 min 作用达高峰，可持续 3～6 h，量和次数因人而异，成人开始每日 45～100 mg，根据需要分次口服。病情恶化不能口服时可肌内或皮下注射，成人 0.5 mg，随后根据病情调节剂量。

(2)溴吡斯的明：是 1-甲基-3-甲基吡啶溴化物的二甲基氨基甲酸酯，起效温和，作用时间较长(2～8 h)并逐渐减效，是临床最常用的药物。成人起始量 60 mg 口服，每 4～6 h 1 次，以后逐渐增至 60～180 mg，每日 3 或 4 次；儿童剂量 7 mg/(kg・d)；重症病例可酌情加量至每日 600～1 000 mg，最大适用剂量不超过 120 mg/3 h。由于药物吸收、代谢和排泄的个体差异，药物剂量可有很大变化，常凭经验掌握用药剂量和时机。认真记录药量及反应有助于调整剂量，合理用药。该药不良反应缓和，一般无须加用阿托品。

2. 皮质激素

为免疫抑制药，可抑制乙酰胆碱受体抗体合成，减少神经—肌肉接头突触后膜乙酰胆碱受体自身免疫攻击，使终板再生及增加突触后膜乙酰胆碱受体。适用于中、重度全身型重症肌无力患者及胸腺摘除术后患者，特别是老年患者。对于儿童患者，因眼肌型多见，且自发缓解机会较大，而皮质激素可影响儿童的生长发育，故一般可推迟应用。其他轻症患者，在抗胆碱酯酶药治疗效果不满意时也应使用。长期应用皮质激素是针对重症肌无力发病机制的最根本治疗。用药过程中增加本药的剂量或增量较快时约 48%的重症肌无力患者病情恶化，机制可能由于血清乙酰胆碱受体一过性增高，直接抑制神经—肌肉接头传递：低频重复电刺激波幅递减明显，随意收缩力降低。其中 86%的患者需辅助呼吸。治疗应在 ICU 病房或有辅助呼吸器条件下进行，仔细观察病情。约 2/3 患者用皮质激素后会出现不良反应，锻炼、调节饮食、补钙和维生素 D 是重要的预防措施。

临床常用:①小剂量递增法。对于较重的患者,建议选用,因为此方法引起肌无力加重的机会不大。通常泼尼松成人每日 10～15 mg 开始,每日早上 1 次顿服,后根据病情变化缓慢加量,一般每周增加 5 mg,至成人 0.5～1.0 mg/(kg·d),儿童 1～2 mg/(kg·d)。为了减少对自身 ACTH 的抑制作用,建议隔天把 2 d 的剂量一起顿服。②大剂量递减法。对轻症患者和已上呼吸机的重症患者可采用此方法。可选用甲泼尼龙成人每日 0.5～1.0 g,儿童 30 mg/(kg·d),静脉冲击治疗,连用 3～5 d,之后改为泼尼松每日 60 mg 口服或地塞米松每日10～15 mg静脉滴注。根据症状逐渐减量。

应注意长期应用皮质激素减量停药后的不良反应和防治。①反跳现象:皮质激素减量乃至停药过程中出现原有疾病加重;防止或减轻"反跳现象"的方法:"下台阶"阶梯减量的方法逐渐撤减皮质激素。②虚弱征群:长期、连续服用皮质激素而停用后会出现乏力、食欲缺乏、情绪消沉,甚至发热、呕吐、关节肌肉酸痛等。患者对皮质激素产生依赖性,对停用有恐惧感。主观感觉周身不适和疾病复发。此时须鉴别确实是"疾病复发"还是"虚弱征群"。防止方法:在疾病处于稳定期后或在停用前隔日服用皮质激素,以减少对垂体的抑制。③应激危象:长期用皮质类固醇后 HPA 轴功能被抑制,停用后该轴功能需要 9～12 个月或更长时间恢复。因此,各种应激状态时均应加大皮质激素用量,已停用者可再次应用。

3.其他免疫抑制药

(1)硫唑嘌呤:商品名依木兰,是辅助皮质激素治疗重症肌无力的药物,又称为激素的增效剂,临床用于不能耐受皮质激素或皮质激素疗效不佳的患者。它的活性产物 6－巯基嘌呤(6－MP),能抑制嘌呤生物合成而抑制 DNA、RNA 及蛋白质合成。对细胞和体液免疫均有明显的抑制作用,但并不干扰细胞吞噬和干扰素的产生,为一种非特异性的细胞毒药物。首剂量为每日12.5～50 mg,每隔 1～2 周增加至 25～50 mg 达到最大耐受量后维持该剂量。如果有不良反应发生,退回到之前没有不良反应发生的剂量。所以,有效剂量因人而异。此药改善症状起效较慢,数月至 1 年才明显好转。开始用药注意骨髓抑制,定期复查肝肾功能。其不良反应有发热,腹痛,恶心呕吐,厌食,白细胞减少症,肝毒性,皮疹等。如果出现肝毒性和白细胞减少症,剂量应减少到每日 50～100 mg。一旦恢复正常,剂量可增加 25～50 mg。如果白细胞计数低于 3×10^9/L,应停用硫唑嘌呤,等计数恢复到 4×10^9/L,再开始小剂量治疗。不能耐受此药不良反应的患者不要选用,因为此类患者用之也无效。出现特异性流感样症状或皮疹并药物热者也终身不能用。

(2)环孢素(Cicloporin):是具有免疫抑制活性的真菌多肽,疗效与硫唑嘌呤相似,起效较快。用于不能耐受泼尼松和硫唑嘌呤的患者。可有高血压、肾毒性等严重不良反应,价格昂贵,临床很少作为一线药物使用,对泼尼松不良反应高风险患者或疗效不佳者可首选,通常要 1 个月左右方能起效。血药浓度达 100～150 μg/L 临床可有改善。常见不良反应有高血压和肾毒性,临床经验提示该药物的耐受性较硫唑嘌呤差。1/4 以上的患者服用环孢素后,血肌酐水平上升 30%～70%。患者停药的主要原因是肾毒性、头痛或精神症状、胃肠症状和感染。50 岁以上有高血压或肾功能障碍的患者是肾毒性的高危人群,首次剂量和血药浓度越高,肾毒性的可能性越大。目前推荐的剂量低于以前推荐的剂量(每日 5～6 mg/kg)。多数患者的维持剂量是每日 1.5～2 mg/kg 或更小。

需要指出的是,不同品牌的环孢素生物活性不同,因此,不能将不同品牌的环孢素制剂混用。同时避免合用其他肾毒性药物。环孢素与很多药物相互作用,包括氨基糖苷类、万古霉素、两性霉素B、酮康唑、复方磺胺甲恶唑、H_2受体阻滞药、秋水仙碱和非甾体消炎药，临床应用时应注意。

(3)环磷酰胺：因高血压、糖尿病、溃疡病等不能用或不能耐受皮质激素者可应用。可分为大剂量、中剂量及小剂量疗法。有报道使用大剂量环磷酰胺冲击疗法(50 mg/kg，连用4 d)治疗可取得良好临床疗效，但此疗法因短期内导致严重骨髓抑制而限制其应用。小剂量环磷酰胺口服疗法(每日100 mg，总量10 g)，往往尚未积累到治疗剂量(4～8 g)，患者就会出现恶心、呕吐、骨髓抑制及脱发等并发症而不能耐受。目前多采用中小剂量环磷酰胺间隙疗法：每周200～400 mg静脉滴注，每疗程4～6 g，好转后改每2周200～400 mg。白细胞$<4\times10^9/L$或血小板$<100\times10^9/L$时应减量，白细胞$<3\times10^9/L$或血小板$<6\times10^9/L$时应停用。本药治疗重症肌无力可取得较好疗效。环磷酰胺的毒性反应多且严重，包括脱发(75%)、白细胞减少、恶心、呕吐。长期服用环磷酰胺应警惕膀胱癌和淋巴网状恶变的危险。另外，可引起出血性膀胱炎、性腺抑制、骨髓抑制、感染加重、恶心呕吐等，应用过程应予碱化尿液等处理。在中剂量环磷酰胺治疗中使用维生素B_6，可减少恶心、呕吐等胃肠道反应，同时足量补水以减少环磷酰胺的毒性代谢产物对膀胱的刺激作用。

(4)甲氨蝶呤(MTX)：适用于不能耐受环磷酰胺的患者。10～20 mg静脉注射，每周1次，连用8～12周。不良反应是严重骨髓抑制、口腔炎、口腔溃疡、腹泻和脱发等。

(5)其他新型的免疫抑制药：近几年，很多新型的免疫抑制药被应用于重症肌无力的治疗，并且取得了良好的效果。常用的有以下两种。

1)他克莫司(FK506)：是一种新型的免疫抑制药。20世纪60～70年代在日本首先被发现。它从链霉菌属中分离出，属于大环内酯类，对辅助性T细胞选择性抑制，具有明确的免疫抑制治疗效用。1997年，日本的Yoshikawa等，首次以人体乙酰胆碱受体残基制造的小鼠实验性变态反应性重症肌无力(EAMG)模型为研究对象，观察了针对此残基的抗体和相关辅助性T细胞的变化，发现两者均较对照组明显下降，证实他克莫司有效地抑制了T细胞介导的自身免疫和相关抗体的产生，并有助于预防小鼠发展成为EAMG。此后，日本、西班牙等多位学者均对他克莫司用于治疗重症肌无力的想法发生了巨大兴趣，并相继开展了相应的临床研究。2000年，FDA批准应用于重症肌无力的治疗。Tacrolimus在重症肌无力治疗中所需要的剂量很少，2～5 mg，每日2次，可表现为剂量依赖性的不良反应。所以在治疗重症肌无力中血药浓度一般维持在6～10 ng/mL。大量的资料表明，在此血药浓度下，不良反应少见。他克莫司常见的不良反应包括高血压、高胆固醇血症、泌尿系统疾病、胆红素尿、消化道出血、多毛症、牙龈增生等，较少见的是肾毒性及脑血管疾病，其他少见的不良反应包括心肌病、贫血、淋巴细胞减少症、机会感染、慢性腹泻和糖尿病、白细胞减少。

2)麦考酚酸莫酯(MM)：是高效、选择性、非竞争性、可逆性的次黄嘌呤单核苷酸脱氢酶(IMPDH)和鸟苷酸合成酶的抑制药，其中IMPDH是鸟嘌呤经典合成途径的重要限速酶。麦考酚酸莫酯通过阻断嘌呤合成来选择性抑制T、B细胞增生，常规用于异体移植患者。重症肌无力患者的耐受性好，2/3的患者有效，提示服用麦考酚酸莫酯后功能改善或能辅助减少类固醇量的剂量。

通常用量是1～2 g，每日2次。主要不良反应是腹泻、呕吐和易感染，白细胞减少较少见。长期使用麦考酚酸莫酯的安全性仍需探讨。由于其起效快、不良反应少，许多重症肌无力中心逐渐用麦考酚酸莫酯取代硫唑嘌呤，作为首选辅助类固醇减量的药物。

4.降低血乙酰胆碱受体抗体水平

可用血浆置换,适于重症肌无力危象和胆碱酯酶抑制药、皮质激素及胸腺摘除术无效的严重病例,起效迅速,但疗效不持久。

(1)血浆置换(PE):血浆置换是血液净化技术的一部分,是将患者的血液引出体外,经过特殊的装置分离血浆与血液细胞,然后将血液细胞和补充的置换液一起回输体内,以便清除患者体内的致病物质,达到治病目的。本方法适用于肌无力危象重症肌无力患者,可同时应用辅助呼吸。也可用于胸腺摘除术前准备及术后应用免疫抑制药起始阶段辅助治疗,可减轻应用大剂量皮质类固醇诱发肌无力,对严重重症肌无力患者,抗胆碱酯酶药、皮质激素及胸腺摘除术均难改善病情时也可选用。同时注意血浆置换后数小时患者对药物敏感性增强,应相应调整药物剂量,用量应比平时少。有一部分患者,对血浆置换反应极佳,此时可数月做 2 或 3 次血浆置换。

血浆置换起效迅速,但不持久,疗效维持时间取决于乙酰胆碱受体抗体半衰期,维持 2～8 周。通常置换 4～6 次,每次大约要置换掉 50 mL/kg 血浆,置换的次数和总量取决于患者的状况,包括临床疗效和对患者及血液动力改变的耐受性。4/5 用正常人血浆,1/5 用清蛋白或血浆代用品。做一次 2 L 血浆置换估计可清除约 80%的循环乙酰胆碱受体抗体,但循环抗体滴度下降与临床症状改善仅有粗略相关性。患者通常在第一次或第二次置换后 48 h 病情改善,在急性期可每天或隔几天进行一次治疗,理论上难治性患者可每 1～2 个月 1 次作为长期治疗的一部分,由于费用昂贵很难坚持,我们并无此经验。

其主要并发症为枸橼酸盐抗凝所引起低钙血症导致肢端麻木和肌肉痉挛,变态反应包括皮肤瘙痒、荨麻疹、寒战、高热甚至过敏性休克;心血管反应如心悸、胸闷、低血压、血容量不足、心力衰竭、感染等。降低并发症的措施是:防止出血和凝血。术前常规查凝血酶原时间、凝血时间、活化部分凝血酶原时间和纤维蛋白原含量,根据患者情况个体化给予肝素抗凝。置换过程中保持血流量平稳,减少循环系统并发症。血流量过低易导致血液凝固;引血速度过快,血液进入分离器不均匀,跨膜压增加易引起破膜、溶血。对无出血倾向患者,置换液不应用新鲜血浆,应用清蛋白和羟乙基淀粉,术中常规给予地塞米松 5 mg 以防止变态反应;治疗室空气严格执行消毒制度,操作过程严格无菌操作,避免发热及感染,术中专人护理和观察,随时处理病情变化。

血浆置换包括单重血浆置换术、双重血浆置换术(doubleflтration plasma pheresis,DFPP)及免疫吸附等。由于传统的血浆置换需要回输大量清蛋白和各种血浆制品,其来源有限,价格昂贵,并发症较多。DFPP 是使血浆分离器分离出的血浆再通过膜孔更小的血浆成分分离器将分子质量大的蛋白质除去,留下清蛋白等分子质量小的蛋白,加上补充的置换液回输人体。该方法的优点在于可利用不同的孔径的血浆成分分离器选择性地去除大分子的免疫球蛋白,回收小分子的清蛋白,不需补充大量的置换液,减少感染等并发症的发生。DFPP 具有症状改善快、患者痛苦少等优点,而且具有不良反应少而轻,并发肌无力加重的概率明显减少的特点。

(2)大剂量免疫球蛋白(Ig)静脉疗法(IVIG):适应证同血浆置换,特别是体内 IgG 水平较低的重症患者。此方法可短期内控制肌无力症状,多数患者用药后 10～15 d 病情好转,乙酰胆碱受体抗体水平降低,第 25 天达到病前水平,作用持续 30～60 d。IVIG 的并发症发生率比血浆交换低。对不易建立静脉通道,血流动力学不稳定或有其他血浆置换禁忌证的患者,是替代血浆置换的最佳方法。标准化的 IVIG 治疗方案是每日 0.4 g/kg,连用 3～5 d,以后每 4 周用1次,0.4 g/kg,其不良反应有头痛、无菌性胸膜炎、缺血性疾病、过敏等。国外有应用的剂量为1 g/kg,连用2 d的纪录。该疗法较血浆交换简单易行,病情加重时两种疗法都可选用,部分患者IVIG疗效不佳时选用血浆置换有效。可以肯定的是,对病情迅速恶化及重症肌无力危象患者可稳定病情,但因仅有短期疗效,不能作为大多数患者常规疗法。

5. 胸腺摘除术

胸腺在疾病发生发展的全过程中起重要作用。19世纪末,Blalock对1例伴发重症肌无力的年轻妇女进行了纵隔肿瘤切除术,术后重症肌无力症状好转。之后不断有手术改善症状的报道,使得许多学者对重症肌无力患者胸腺组织进行了大量尸体解剖和胸腺切除标本的观察研究,发现80%～90%重症肌无力患者胸腺有病理学异常,65%～75%的重症肌无力患者有胸腺淋巴滤泡增生,10%有隐匿性胸腺瘤。重症肌无力胸腺组织中能检测出乙酰胆碱受体蛋白所有组成成分。胸腺切除术后60%～70%的重症肌无力临床症状明显缓解,大部分患者外周血乙酰胆碱受体抗体滴度及离体活化淋巴细胞产生乙酰胆碱受体抗体明显下降。因此,胸腺切除术可去除重症肌无力患者产生自身免疫的始动抗原,去除免疫活性T细胞的生成地,除去乙酰胆碱受体抗体的合成场所,清除了参与自身免疫的胸腺激素,无论在理论上还是临床疗效都得到了认可。在1995年汉城亚太地区神经病大会上讨论认为:胸腺摘除为重症肌无力的首选治疗。手术方式历经改进至今,胸骨正中切口视野较大,有利于胸腺及脂肪的清除,所以应用较为广泛。我们的研究表明:病程越短,手术效果就越好。胸腺扩大切除术后重症肌无力的完全缓解率和有效率分别为42.9%和82.2%,与文献报道的28%～52%和72%～95%一致。近年来由于微创手术的日渐成熟,用胸腔镜切除胸腺逐渐应用于临床。微创手术展示出其损伤小、恢复快,术后危象发生率低的独特魅力而受到好评。

因此,切除胸腺应该是根治重症肌无力的方法之一。尽管在儿童手术的年龄上有不同意见,我们的资料与随访的结果认为,胸腺切除术对于激素等内科治疗3个月以上无明显改善者是有效的治疗措施。由于眼睑下垂、复视等影响患儿的学习效果,外观的改变使得患儿在学校不合群、自卑,尤其被人讥笑影响自信心,心理发育不健康等原因,推动了手术的开展。术后的改善虽然程度不等,但患儿对药物的敏感性明显增加。合并胸腺瘤是胸腺切除术的绝对指征。无论胸腺瘤还是胸腺增生即使是胸腺萎缩,文献报道重症肌无力患者胸腺切除术的完全缓解率在28%～52%,有效率可达72%～95%。我们的资料有相似的结果,我们对行胸腺扩大切除术的546例患者术后随访6～190个月,一般(28.7±18.4)月。410例患者中有效率为82.3%,缓解率为42.9%。逻辑斯谛回归显示:术前病程小于1年是影响术后疗效的保护性因素(危险度=0.310,P=0.006)。术后缓解率及有效率随术后时间延长逐渐上升,患者性别、年龄、临床分型、胸腺病理类型与疗效无关,术前病程越短,术后疗效越好。

老年人因容易合并多种疾病,而手术本身可诱发肌无力危象,因此60岁以上老年患者不主张做胸腺切除术。

由于手术可诱发肌无力危象,故需严格掌握手术适应证和时机,以降低术后危象的发生。哪些因素影响术后危象的发生呢?这是临床医生非常关注的问题,我们针对这个问题对行胸腺扩大切除术的546例患者中176例全身型重症肌无力患者术后危象的影响因素,采用病例对照研究的方法进行了探讨。发现术前吞咽肌受累、术前感染史、术前危象史、术前吡斯的明用量越大是术后发生危象的独立影响因素。术后危象的标准尚不统一,我们确定术后24 h仍不能拔去气管插管,或者术后24 h内拔管但再次出现呼吸肌无力需要再次插管为术后危象。

多因素分析胸腺瘤并不是影响术后危象的危险因素。Loach 等报道，胸腺瘤是发生术后危象的一个因素，可能与没有做多因素分析，排除混杂因素有关。多篇文献报道，胸腺病理并不是影响术后危象的因素。时间长、出血量多是术后危象发生的影响因素。这可能与手术本身对重症肌无力患者是一个创伤，创伤越大，诱发危象的可能性就越高有关。但在多因素分析时，并不是独立的危险因素。部分学者认为，手术前后应用类固醇激素治疗能降低术后危象的发生。我们发现，术前使用与不使用激素术后危象的发生率无统计学意义，我们将其纳入多因素分析时，并未显示出为术后危象的独立影响因素。Leventhal 等报道，术前 48 h 吡斯的明用量大于每日 750 mg，术后危象的发生率高，我们的资料显示术前吡斯的明用量影响术后危象发生，但剂量并不像其他文献报道那样高。分析原因可能为术前吡斯的明用量偏大，导致气道分泌物过多，再加上患者术后 24 h 内的吞咽、咳嗽等力相对较弱，增加感染的机会，导致危象发生率升高。因此尽可能术前做好准备，将吡斯的明的用量调整至能控制症状的最小剂量范围。术前感染、术前危象也是影响术后危象的独立因素，术前做好准备，尽可能将感染、危象控制，待病情稳定再行手术治疗。

胸腺摘除疗效在术后 3 d 达到顶峰，如果没有正规的内科治疗可维持 1 周至数月，之后症状逐渐复现，或保持在术前水平或比术前加重，甚至由眼肌型变为全身型，并可以出现呼吸困难。我们对这种现象称为术后复发。虽然手术切除胸腺但重症肌无力患者淋巴结等二级淋巴管中有合成乙酰胆碱受体抗体的 B 细胞及其相应的辅助性 T 细胞，这些 T 细胞尚能存活数年。单纯服用吡斯的明等药物仅仅是起到短期改善症状的作用，大剂量长期应用会加重神经—肌肉接头处不可逆性病理损害，不宜长期单独应用。术后复发可以导致前功尽弃，也是长期以来制约胸腺手术开展的主要原因。所以，胸腺手术只能说是重症肌无力治疗的第一步，术后正规的治疗一般要 2～4 年，胸腺瘤至少要 5 年以上。5 年后约 90%的患者疗效明显，少儿多数可以停药。对于胸腺瘤患者若出现腺瘤局部浸润，手术不能彻底摘除则应进行放射治疗，局部肿瘤扩散及淋巴结浸润可予顺铂联合化学治疗。

部分患者症状改善不明显或无效，这可能与存在异位胸腺组织或胸腺以外的免疫因素有关。异位胸腺组织多位于纵隔脂肪组织内，因此纵隔脂肪组织能否彻底清扫是影响疗效的重要因素。

6.对症治疗

胆碱酯酶抑制药过量引起腹痛、腹泻是 M 胆碱系功能亢进所致，一般用阿托品类治疗，个别患者无效，试用中药四神丸可能有效。

第九节 脊髓空洞症

脊髓空洞症是主要累及脊髓的慢性进行性变性病，脊髓中央管室管膜内外有液体积聚，且呈筒样串联，临床上称为脊髓空洞症。本病临床罕见（发生率仅为 7/10 万），通常发生在颈段，有时可向下延伸至胸髓或向上延伸到脑干（延髓空洞症），多在青中年发病，其病程通常进展相当缓慢，偶可出现突然的病情恶化，一般长时期处于临床稳定状态。在先天性枕大孔区畸形和后脑畸形者中，多有脊髓空洞发现，故也常称为阿诺德·基亚里畸形。

一、临床表现

一般发病年龄20～30岁，儿童和老年人少见。男多于女，曾有家族史报告。进展缓慢，持续多年。症状与病变节段和所在神经轴内位置有关。颈下段上胸段病变多见。

（一）感觉症状

痛温觉因脊髓丘脑纤维中断而丧失，而由于后柱早期不受累，轻触觉、震颤觉和位置觉相对保留，属本病特征，称节段性分离性感觉障碍。可有深部痛，累及肩臂。累及后索时，则出现相应深感觉障碍。

（二）运动症状

病变扩展到前角细胞引起运动神经元破坏，相应肌萎缩，肌张力减低，肌束颤动和腱反射消失。手内在肌受累一般最早，上行到前臂、上臂及肩带。手部肌肉受累严重可出现爪形手畸形。病变累及侧索，下肢可有对称或非对称性痉挛性轻瘫，反射亢进，跖反向伸性。晚期可出现霍纳综合征，是伤及中央外侧细胞柱内交感神经元所致。

（三）营养障碍

由于关节软骨和骨的营养障碍，以及深浅感觉障碍产生的反馈机制失调，形成Charcot关节。表现为关节肿胀、积液，超限活动，活动弹响而无痛感。X线显示关节骨端骨软骨破坏或破碎，可有半脱位。皮肤可有多汗、无汗、颜色改变、角化过度、指甲粗糙、变脆。有时出现无痛性溃疡。常有胸脊柱的侧弯或后突。膀胱及直肠括约肌功能障碍多见于晚期。病变波及延髓引起吞咽困难，舌肌萎缩瘫痪，眼球震颤，此型易危及生命。

二、辅助检查

1. 脑脊液检查

脑脊液常规及动力学检查无特征性改变，空洞较大可引起椎管轻度梗阻和脑脊液蛋白增高。

2. MRI检查

空洞显示为低信号，矢状位出现于脊髓纵轴，横切面可清楚显示所在平面空洞的大小及形态。MRI对本病诊断价值较高。

3. X线片检查

可发现脊柱侧弯或后突畸形、隐性脊柱裂、颈枕区畸形和Charcot关节等。

4. 延迟脊髓CT扫描

应用延迟脊髓CT扫描（DMCT），将水溶性造影剂注入蛛网膜下隙，在注射后6 h、12 h、18 h和24 h行脊髓CT检查，可显示高密度空洞影像。

三、治疗策略

本病进展缓慢，有时可迁延数十年之久，如空洞较小，临床症状较轻，可行非手术治疗，一般采用支持疗法，如给予镇痛药、B族维生素、ATP、辅酶A、肌苷等药物治疗。防止外伤、烫伤及冻伤，防止关节挛缩及肌肉萎缩。早期可采用深部X线治疗及放射性同位素碘疗法，但疗效不肯定。如空洞较大，发生椎管梗阻，可行椎板切除减压，张力性空洞可行空洞—蛛网膜下隙分流术、空洞—腹膜腔分流术。如合并有颈枕区畸形者做颅后窝减压术。

第四章　心内科疾病

第一节　慢性心力衰竭

心力衰竭是各种心脏疾病导致心功能不全的一种综合征，是心肌收缩力下降使心排出量不能满足机体代谢的需要，器官、组织血流灌注不足，同时出现肺循环和（或）体循环淤血的表现。泵衰竭是指由于心肌病损导致心肌本身泵功能的衰竭。心力衰竭通常的分类方法：①按发病的缓急分为慢性和急性心力衰竭，前者常称为充血性心力衰竭；②按主要受累心腔部位的不同分为左心衰竭、右心衰竭和全心衰竭；③按心力衰竭时收缩和舒张功能的改变分为收缩性和舒张性心力衰竭。

一、问诊要点

（1）有无呼吸困难，呼吸困难是左心衰竭时较早出现和最常见的症状，一般按程度不同分为劳力性呼吸困难、端坐呼吸、夜间阵发性呼吸困难和急性肺水肿。

（2）有无咳嗽、咳痰，咳嗽、咳痰开始常于夜间发生，坐位或立位时咳嗽可减轻，咳白色浆液性泡沫状痰为其特点。

（3）有无疲倦、乏力、心慌、少尿等心排出量不足的临床表现。

（4）有无腹胀、食欲缺乏、恶心呕吐等消化道的症状，这些是右心衰竭最常见的症状。

二、体检要点

（1）肺部湿啰音可从局限于肺底部直至全肺。

（2）水肿首先出现于身体最低垂的部位，常为对称性可压陷性，部分患者有肝大。

（3）颈静脉征充盈怒张是右心衰竭的主要体征，肝颈静脉反流征阳性则更具特征性。

（4）除基础心脏病的相应体征之外，一般均有心脏扩大及舒张期奔马律。

三、辅助检查

（1）X 线检查可显示心脏外形及大小，肺门血管影增加，右下肺动脉增宽，Kerley B 线，肺水肿时肺门呈蝴蝶状，肺野可见大片融合阴影。

（2）超声心动图比 X 线更准确地提供各心腔大小、室壁厚度及心瓣膜结构和功能情况，估计心脏收缩功能及舒张功能。

四、诊断要点

（1）有明确的器质性心脏疾病史，如高血压病、冠心病、心瓣膜疾病等。

（2）有呼吸困难、湿性啰音等肺循环淤血的症状。

（3）有颈静脉怒张、肝大、水肿等体循环淤血的症状和体征。

（4）排除以下疾病。

1)呼吸困难者需与支气管哮喘鉴别,后者多见于青少年,常有过敏史,咳白色黏液痰后呼吸困难常可缓解,肺部听诊以哮鸣音为主。

2)体循环淤血者需与心包积液、缩窄性心包炎鉴别,根据病史、心脏及周围血管体征、超声心动图检查可以确诊。

五、病历记录要点

(1)呼吸困难、咳嗽、咳痰史及下肢水肿的发生发展过程及有无诱发因素。

(2)以往有无高血压病、冠心病、心肌病及心瓣膜病等病史。

(3)体检的结果。

(4)超声心动图及X线检查结果。

六、门急诊处理

1.门急诊药物治疗

(1)培哚普利4 mg×7片,用法:2 mg,一天1次,口服,逐渐增加至4 mg,一天1次,口服。

(2)美托洛尔(倍他乐克缓释片)47.5 mg× 7片,用法:11.875 mg,一天1次,口服。

逐渐加至目标剂量或最大耐受量,即清晨静息心率55~60次/分,不低于55次/分。

(3)螺内酯20 mg×100片,用法:20 mg,一天1次,口服。适用于重度心力衰竭患者,需注意监测血钾。

(4)地高辛0.25 mg×20片,用法:0.125 mg,一天1次,口服。不主张早期使用。

2.慢性心力衰竭急性发作时

(1)硝酸甘油0.5 mg×100片,用法:0.5 mg,舌下含化,立即。必要时可重复。

(2)毛花苷丙(西地兰)0.4 mg×1支,用法:0.4 mg,稀释后静脉注射,缓慢。

3.有体液潴留者(肺部存在湿性啰音、下肢水肿)

呋塞米20 mg×20片,用法:20 mg,一周1~2次,口服。

或,呋塞米20 mg×1支,用法:20 mg,静脉注射,立即。

4.经上述治疗症状不能缓解者

应收入住院进一步诊治。

第二节 心律失常

心律失常在临床上很常见,可发生于心脏病患者,也可发生于正常人。部分心律失常并不影响健康,不需治疗;但有些心律失常可严重影响血流动力学,甚至危及生命,需迅速、积极地治疗。

心律失常的诊断可依据病史及体格检查,明确心律失常的性质则需心电图检查,包括常规12导心电图及派生心电图,如运动心电图、动态心电图(Holter)、心电监护、食管心电图、计算机信号平均技术等,必要时可做药物激发、食管心房调搏、腔内电生理检查。

出现心律失常者,应尽可能寻找原因进行治疗,其治疗包括心理、药物、电学(如起搏、电复律、射频消融等)以及外科治疗等。

一、期前收缩

期前收缩是常见的一种心律失常。根据异常激动起源不同,可分为房性早搏、交界性早搏、室性早搏。

(一)问诊要点

(1)有无心悸、胸闷、乏力、头昏等症状。

(2)重点应询问症状产生的时间。

(3)有无诱发因素,如疲劳、精神紧张等。

(4)既往有无基础心脏病史。

(5)以往有无用药(抗心律失常药)情况及疗效如何等。

(二)体检要点

(1)脉搏触诊及心脏听诊可发现有提早搏动。

(2)心脏听诊心律不齐,可闻及提早搏动及长间歇,第一心音常增强,第二心音减弱或消失。

(三)辅助检查

1.心电图检查

(1)房性早搏的心电图特征:①P、QRS-T 波群提前出现、QRS 波群为室上性;②P 波形态与窦性不一致;③代偿间歇不完全。

(2)室性早搏的心电图特征:①QRS-T 波群提前出现、QRS 波增宽;②T 波与 QRS 波群主波方向相反;③窦性 P 波与宽 QRS-T 无关;④代偿间歇完全。

(3)交界性早搏的心电图特征:①P、QRS-T 波群提前出现;②P 波为逆行 P 波,逆行 P 波可位于 QRS 波群之前,P-R<0.12 s;③逆行 P 波可位于 QRS 波群之后,R-P<0.20 s;④逆行 P 波可位于 QRS 波群之间,看不到 P 波;⑤代偿间歇完全,也可不完全;⑥QRS 波为室上性,除非伴室内差异传导。

2.动态心电图(Holter)

对常规心电图未能记录到早搏心电图,或评估早搏的频度及危险性,可应用动态心电图检查。

3.超声心动图检查

一般为正常超声心动图,可发现早搏及基础心脏病的征象。

(四)诊断要点

(1)有心跳停搏感,常称为心悸。

(2)心电图检查(包括 24 h 动态心电图)见提前搏动。

(3)本病应与其他类似症状和体征的心律失常相鉴别,如心动过速、房颤、传导阻滞等,心电图可明确诊断。

(五)病历记录要点

(1)早搏的发作时间。

(2)发病有无诱因,如服用药物以及饮用烟、酒、茶、咖啡等。

(3)发作时的伴随症状、体征。

(4)以往诊断及治疗的相关情况。

(5)既往基础疾病史,如各种心脏病、内分泌疾病等。

(6)心电图及相关的检查结果。

(六)门急诊处理

早搏的治疗既简单又复杂,在掌握适应证的基础上要强调个体化。无症状、无器质性心脏疾病基础或偶发的早搏,一般无须治疗。对于早搏频发、症状明显者,可适当给予药物治疗,并尽可能结合病因治疗。与电解质紊乱有关的室性早搏,应以纠正电解质为主。应尽力去除诱因,如避免刺激性饮食、吸烟、情绪激动、过劳、失眠等。

1.房性早搏和交界性早搏门急诊药物治疗

美托洛尔(倍他乐克)缓释片47.5 mg×7片,用法:47.5 mg,一天1次,口服。

或,普罗帕酮(心律平)50 mg×100片,用法:100～150 mg,一天3次,口服。

或,乙胺碘呋酮(可达龙)0.2 g×30片,用法:0.2 g,一天3次,口服,一周后减为0.2 g,一天2次,再过一周减为0.2 mg,一天1次,口服,维持。

2.室性早搏

(1)慢性、反复发作者。

美西律(慢心律)0.05 g×100片,用法:0.1 g,一天3次,口服。

或,普罗帕酮(心律平)0.05 g× 100片,用法:0.15 g,一天3次,口服。

或,美托洛尔(倍他乐克)25 mg×40片,用法:25 mg,一天2次,口服。

如上述药物无效,也可选用莫雷西嗪、胺碘酮、双异丙吡胺、奎尼丁等。

(2)洋地黄过量引起的室性早搏,首先停用洋地黄,同时应用以下处方。

10%葡萄糖注射液500 mL+10%氯化钾15 mL+25%硫酸镁5～10 mL,用法:静脉滴注,立即。

或,5%葡萄糖500 mL+利多卡因500 mg,用法:静脉滴注,立即。

或,苯妥英钠0.25 g+0.9%氯化钠注射液20 mL,用法:静脉注射,立即。

(3)与心力衰竭有关的室性早搏,可用以下处方:

地高辛0.25 mg×20片,用法:0.125～0.25 mg,一天1次,口服。

(4)对早搏频发,有明显症状者,应收入住院进一步治疗。有条件时,难治性单形性、频发的早搏(主要为室性早搏)患者,可收住入院行射频导管消融术。

二、阵发性室上性心动过速

阵发性室上性心动过速简称室上速,是较常见的一组心律失常。主要包括房室结折返性心动过速、房室折返性心动过速,常见于无器质性心脏病基础者,两者的临床表现与治疗基本相同,本节主要指此类室上性心动过速。其他类型如房内折返性心动过速、窦房折返性心动过速、自主性房性心动过速、多源性房性心动过速等,常发生于器质性心脏病或因电解质紊乱、洋地黄中毒及某些抗心律失常药所致。

(一)问诊要点

(1)发作时有无心悸、胸闷、乏力、多尿、头昏等症状。

(2)心动过速是否为突发突止并且反复发作。

(3)注意询问心动过速发作的时间,一般为持续数秒至数小时或数天不等。

(4)有无情绪激动、突然用力、改变体位、疲劳、饱餐等诱发因素。

(5)有无基础心脏疾病史,本病患者大多不伴有基础心脏病,故一般不影响血流动力学。少数伴有基础心脏病者,其原发病加重和(或)心率过快,可诱发心源性休克、急性左心衰竭。

(二)体检要点

(1)心律齐,心率150~220次/分。

(2)压迫眼球、压迫颈动脉窦或其他刺激迷走神经的方法,可终止心动过速。

(三)辅助检查

1.心电图检查

①一系列快而规则的QRS波群,频率为150~220次/分,偶可高达260次/分。②QRS波群形态多呈室上性,少数伴室内差异传导、室内阻滞或旁道前传而致QRS波形增宽畸形。③少数患者在窦性心律时,可表现为预激综合征。

2.经食管心房起搏

可诱发、终止心动过速,且可了解室上性心动过速的机制。

3.心腔内电生理检查

可进一步明确室上性心动过速的机制,并可进行导管消融根治,该项检查须住院进行。

(四)诊断要点

(1)一般无器质性心脏疾病史。

(2)心动过速突发突止,反复发作。

(3)发作时心电图可确诊。

(4)如无发作时的心电图,可做Holter或经食管心房起搏诱发心动过速,从而明确诊断。

(5)应与其他有类似症状的心动过速相鉴别,如窦性心动过速、房扑(2:1传导)、快速房颤、室性心动过速等,心电图检查可资鉴别。

(五)病历记录要点

(1)心动过速发作的特点(持续时间、频率、诱发因素等)。

(2)有无发作时的伴随症状,如胸闷、胸痛、乏力、恶心、呕吐、多尿、头晕、昏厥等。

(3)对一些刺激的反应,如压迫眼球、压迫颈动脉窦或其他刺激迷走神经的方法。

(4)心电图及相关的检查结果。

(六)门急诊处理

多数室上速患者并不引起严重的循环障碍,有时发作可自行停止,因此,门急诊治疗应先使用简单而安全的疗法,必要时采用药物或其他措施。发作时可即刻采用兴奋迷走神经的方法终止心律紊乱:①压迫颈动脉窦。患者取卧位,颈后垫一枕头,头稍向左侧,用手指压于患者的右颈动脉窦处(相当于甲状软骨上缘水平的颈动脉搏动处),每次压迫时间不超过15 s;压迫时,注意观察心率(律)的变化,发现心率突然减慢,应立即停止压迫,如无效,可在左侧试之,但不能两侧同时压迫。注意:加压前需听诊颈动脉区,如有血管杂音或颈动脉病变、颈动脉窦过敏史者,不应做本手法治疗。老年人不宜用此方法。②压迫眼球。嘱患者眼球向下看(往下肢方向),操作者用拇指压迫一侧眼球上部,时间10~15 s,如无效可试另一侧,可连续压迫数次,发现心率突然减慢,立即停止压迫。注意,本法偶可引起视网膜剥离,青光眼、高度近视患者禁用,老年人也不宜用此方法。③发作较频繁但每次持续时间较短者,可教会患者使用Valsalva

动作——嘱患者深吸气后屏气，直至无法耐受时再做深呼气动作；Muler 动作——嘱患者深呼气后屏气，直至无法忍受时再深吸气。也可用冷（冰）水浸面使发作终止。④刺激咽部做呕吐反射，部分患者可行经食管心房起搏终止心动过速。发作终止后，偶有发作者，无须应用药物长期预防。

（1）门急诊药物治疗，处方如下。

维拉帕米（异搏停）5 mg＋5％葡萄糖注射液 20 mL，用法：缓慢静脉注射。

或，普鲁帕酮（心律平）70 mg＋5％葡萄糖液 20 mL，用法：缓慢静脉注射。

或，乙胺碘呋酮 150 mg＋5％葡萄糖液 20 mL，用法：缓慢静脉注射。

注意：用药过程应留院观察行连续心电图及血压监测。

（2）发作频繁者，发作控制后，可择期收住入院采用射频消融术根治其发作。

（3）若患者不同意手术，可用下列药物预防发作，处方如下。

美托洛尔（倍他乐克）25 mg×40 片，用法：25 mg，一天 2 次，口服。

或，普罗帕酮（心律平）50 mg×100 片，用法：100～150 mg，一天 3 次，口服。

或，维拉帕米（异搏定）40 mg×100 片，用法：40 mg，一天 3 次，口服。

或，乙胺碘呋酮（可达龙）0.2 g×30 片，用法：0.2 g，一天 3 次，口服。

注意：以上是常规的剂量和用法，具体患者应根据个体差异摸索出最小的有效剂量，长期维持。

（4）发作时如心率过快＞260 次/分；或伴 QRS 波形增宽畸形，基础心脏病加重，伴有严重血流动力学障碍，如休克、心力衰竭、心绞痛、昏厥；或经过上述治疗无效者，均应住院予同步电击复律，50～100 J，对有休克者于电击前先行升压治疗。

一般极少应用外科手术，除非伴有器质性心脏病，需外科手术治疗者可考虑同时做室上性心动过速的治疗。

三、阵发性室性心动过速

连续 3 次或 3 次以上的室性异位搏动，起始和终止突然，频率 150～250 次/分，规则，即可称为阵发性室性心动过速。发作时间＜30 s 或连续心室搏动频率大于 100 次/分、可自行终止的，为非持续性室速；发作时间＞30 s，必须以药物或电击方法终止的，称为持续性室速。

阵发性室性心动过速简称室速，为恶性心律失常之一，须在短时间内予以控制，否则可导致休克、心力衰竭，甚至可导致室颤而猝死。因此，在紧急处理后应尽早收住入院进一步治疗。

（一）问诊要点

（1）重点询问心动过速发作的时间、特点及诱发因素。

（2）心动过速发作时有无胸闷、胸痛、乏力、恶心、呕吐、心悸、头晕、昏厥、心前区疼痛、心源性休克、急性左心衰竭等前驱症状和发作时的伴随症状。

（3）有无基础心脏疾病史。

（4）有无类似疾病的家族史。

（二）体检要点

（1）心动过速时心律齐。

（2）心率 120～180 次/分。

（3）第一心音强弱不等及颈静脉不规则搏动（房室脱节），部分患者可闻及大炮音。

(4)血压下降、脉搏细速、冷汗、面色苍白、外周循环不良,见于器质性心脏病、多形性室速、心室率过快者。

(三)辅助检查

1.心电图检查

连续出现3次或3次以上的宽大QRS波群(QRS时间>0.12 s),心室率>100次/分,如见有P波与QRS波群分离或心室夺获,则室性心动过速可确诊。

2.食管心电图

在室性心动过速发作时可明确记录到P波,有利于发现房室脱节,对鉴别诊断有一定的价值。

3.动态心电图检查、运动心电图、药物激发试验

适用于常规心电图未记录到发作时心电图者,通过长时间运动或药物激发记录到室性心动过速的心电图。

4.心腔内电生理检查

病因不明者可收住入院行电生理检查进一步明确室性心动过速的机制,部分患者可进行导管消融得以根治。

5.超声心动图检查

超声心动图检查可发现基础心脏病的征象,以及心房与心室运动分离的征象。

(四)诊断要点

(1)心动过速发作时出现心悸、出冷汗、面色苍白、血压下降、心力衰竭加重及昏厥,甚至反复发作阿—斯综合征的患者,应考虑为室性心动过速。

(2)依据心电图、动态心电图等记录一般可以确诊。

(3)排除以下疾病

1)有类似症状的心动过速,如窦性心动过速、室上性心动过速、快速房颤等,心电图可资鉴别。

2)有类似心电图、动态心电图表现的室上性心动过速伴室内差异传导、室内阻滞、旁道前传及预激合并房颤。应仔细分析心电图的特征,大多可以鉴别。部分患者需行食管调搏或腔内电生理检查来鉴别。

(五)病历记录要点

(1)心动过速发作的前驱症状,有无诱发因素。

(2)发作时的临床表现,有无心悸、胸闷,诱发心绞痛,心源性休克、急性左心衰竭等,严重者甚至昏厥、阿—斯综合征。

(3)有无其他全身性疾病,如感染、电解质紊乱等。

(4)有无基础心脏疾病史,如有,应记录其诊治经过及效果如何等。

(5)有无类似疾病的家族史。

(6)心电图及有关检查结果。

(六)门急诊处理

①应注意治疗基础心脏病,纠正诱发因素,如心功能不全、心肌缺血、电解质紊乱、低氧血症等。②对血流动力学严重障碍或药物治疗反应较差者,可在药物治疗的基础上及时行同步

直流电复律，能量一般选用25～100 J；复律后仍需药物治疗维持。③洋地黄中毒、低血钾所致的室性心动过速，或伴有上述情况的室性心动过速患者不宜电击。

1.门急诊药物治疗

利多卡因 100 mg×1 支，用法：50～100 mg，静脉注射，立即。

5～10 min 无效可重复注射，累积剂量<300 mg，有效后以 1～4 mg/min 静脉滴注。

或，乙胺碘呋酮(可达龙)150～300 mg+5%葡萄糖注射液 20 mL，用法：缓慢静脉注射。

有效后可 300 mg+5%葡萄糖液 500 mL，静脉滴注维持，24 h 剂量不超过 1 200 mg。

或，普罗帕酮(心律平)70～140 mg+5%葡萄糖注射液 20 mL，用法：缓慢静脉注射。

20 min 后可重复给药，剂量不超过 350 mg，有效后可以 0.3 mg/min 静脉滴注维持。

2.室性心动过速属危重的心律失常

门急诊紧急处理后，即将患者收入住院进一步治疗，可根据所在医院条件选用以下治疗：①射频导管消融：部分患者经心腔内电生理检查，明确室性心动过速的机制，可行射频导管消融以根治室性心动过速；②植入性心脏复律器(ICD)：对反复发作，且发作时伴有严重血流动力学障碍，药物治疗无效者，可植入 ICD；③起搏治疗：通过起搏以提高心室率，可控制尖端扭转性室速的发作。起搏治疗也适用于发生在心动过缓基础上的室速，如房室传导阻滞、病态窦房结综合征等。

四、心室扑动与颤动

心室扑动、心室颤动为心源性猝死的主要原因之一。病因主要有各种器质性心脏病、严重电解质紊乱、抗心律失常药的致心律失常作用、严重药物过敏、触电、溺水、QT 延长综合征等。临床上将发作前全身情况较好、无低血压、心力衰竭、呼吸衰竭者称为原发性室颤，反之为继发性或临终前心室颤动。

(一)问诊要点

心室扑动(室扑)和心室颤动(室颤)属心血管急症，危及生命，应尽快进行抢救治疗，问诊应简捷明快，不必面面俱到。

(1)重点询问症状发生的时间，有无胸闷、胸痛、乏力、恶心、呕吐、多尿、头晕、昏厥等伴随症状。

(2)有无器质性心脏病、心律失常史，特别是恶性心律失常(尖端扭转性室速、室扑、室颤或心脏停顿)史。

(3)既往有无黑矇、昏厥等类似发病史。

(4)有无心源性猝死家族史。

(二)体检要点

(1)意识丧失，颈、股动脉搏动消失，皮肤苍白或发绀，听诊心音消失。

(2)呼吸断续或停止。

(三)辅助检查

心电图表现为室扑、室颤。

(四)诊断要点

(1)有突然意识丧失、抽搐、血压测不出，随即呼吸、心跳停止等临床表现。

(2)心电图见有心室扑动或心室颤动。

(五)病历记录要点

本病系急症,门急诊以现场急救为主,病历可在病情稳定后书写。

(1)发病时间,有无诱发因素。

(2)生命体征(意识、动脉搏动、心音、呼吸)。

(3)心电图表现。

(4)既往史中有无器质性心脏疾病史。

(5)有无类似家族史。

(六)门急诊处理

本病患者病情危重,经紧急处理后,应立即收住 ICU 或住院治疗。治疗时应注意治疗基础心脏病,去除或逆转诱发因素。呼吸、心跳停止者,应紧急施以心肺复苏。确诊为室扑、室颤者,及时行非同步直流电除颤,能量 200～300 J。除颤后一般需经 30 s 心脏才能恢复正常节律,因此电击后应立即行胸外心脏按压,维持循环,改善通气。

1.门急诊药物治疗

肾上腺素 1 mg×1 支,用法:0.5～1.0 mg,静脉注射,每隔 5 min 可重复 1 次,直至心搏恢复。

2.有室性心动过速者

利多卡因 100 mg×1 支,用法:50～100 mg,静脉注射,5～10 min 无效可重复注射,累积剂量<300 mg,有效后以 1～4 mg/min 静脉滴注。

3.对药物治疗无效或不能耐受药物治疗者

即收入住院,植入 ICD。

五、心房颤动

心房颤动简称房颤,是临床最常见的心律失常之一,主要见于器质性心脏病患者,如风湿性心瓣膜病(尤以二尖瓣狭窄为多见)、冠心病、高血压病、甲状腺功能亢进。亦有不到 1/3 的患者无明确心脏病依据,称为特发性(孤立性、良性)房颤。极少数患者系急性感染、洋地黄中毒所引起。根据房颤的发病时间,可分为阵发性和持续性。

(一)问诊要点

(1)重点询问发作的时间,有无胸闷、胸痛、乏力、恶心、呕吐、多尿、头晕、昏厥等伴随症状。

(2)有无发作的诱发因素,如情绪激动、手术后、运动、饮酒等。

(3)有无相关的用药情况,特别是洋地黄的应用情况。

(4)有无基础心脏疾病史。

(5)以往如曾诊治过,应询问既往的心电图、超声心动图、甲状腺功能的检查结果。

(二)体检要点

(1)心率 60～180 次/分,心律绝对不齐,第一心音强弱不等。

(2)脉搏不规则,脉搏短绌。

(3)原有心脏疾病的体征。

(三)辅助检查

1.心电图

①P 波消失,代之以形态、间距、振幅不等的心房颤动波(f 波),频率 350～600 次/分;

②QRS 波群为室上性、振幅不等、R-R 间距绝对不齐；③部分 QRS 波群可因伴室内差异传导而显增宽、畸形，应与室性早搏相鉴别；④当连续出现时应与室性心动过速及预激综合征相鉴别。

2. 超声心动图检查

超声心动图检查可发现心房颤动及基础心脏病的征象。必要时行食管超声心动图检查，可更清楚地观察心脏结构、附壁血栓等。

3. 甲状腺功能检查

甲状腺疾病引起者，甲状腺功能可升高或降低。

(四)诊断要点

(1)有发作时的症状和体征，结合发作时的心电图特征，可以做出诊断。

(2)应与其他有类似症状的心动过速相鉴别，如窦性心动过速、房扑(2：1 传导)、室上性心动过速、室性心动过速等，仔细的体格检查、心电图可资鉴别。

(五)病历记录要点

(1)房颤发生的次数或病程、持续时间，有无诱发因素、伴随症状。

(2)有无基础心脏疾病及诊治情况。

(3)有无用药史，如有，应记录相关的用药名称、剂量、时间等。

(4)有无四肢血管、脑栓塞史。

(5)心电图、超声心动图等相关的检查结果。

(六)门急诊处理

(1)初发房颤，病程短于 6 个月至 1 年，左房内径<45 mm，无心房附壁血栓，基本病因能有效纠正者可考虑药物复律，处方如下。

普罗帕酮(心律平)50 mg×100 片，用法：100～150 mg，一天 3 次，口服。

或，乙胺碘呋酮(可达龙)0.2 g×60 片，用法：0.2 g，每 8 小时 1 次，口服。

或，乙胺碘呋酮(可达龙)150 mg×1 支，用法：乙胺碘呋酮(可达龙)150 mg+5%葡萄糖注射液 250 mL，稀释后缓慢静脉推注，然后以乙胺碘呋酮(可达龙)1.2～1.8 g/d，持续静脉滴注。

以上服药 5～7 d 仍不转复者可考虑换药或电复律。

(2)心室率很快，严重影响血流动力学者，可行紧急电复律；持续性房颤药物复律未能转复窦律时，可行电复律。方法：地西泮(安定)10～20 mg 静脉浅麻醉或丙泊酚(异丙酚)静脉麻醉后，100～200 J 直流电同步电复律。

(3)转复窦律后维持窦律，可选用以下处方。

乙胺碘呋酮(可达龙)0.2 g×60 片，用法：0.2 g，每 8 小时 1 次，口服，一周后减量 1 次，直至 0.2 g，一天 1 次，口服维持。

或，普罗帕铜(心律平)50 mg×100 片，用法：150 mg，一天 3 次，口服。

(4)如需药物控制心室率，可选用以下处方。

美托洛尔(倍他乐克缓释片)47.5 mg×7 片，用法：47.5 mg，一天 1 次，口服。

或，地高辛 0.25 mg×20 片，用法：0.25 mg，一天 1 次，口服地高辛连服 2～3 日，继以 0.125～0.25 mg/d维持，老年人及肾功能不全者可直接给维持量。

或，维拉帕米(异搏定)40 mg×100 片，用法：40～60 mg，一天 3 次，口服。

或,乙胺碘呋酮(可达龙)200 mg×60 片,用法:200 mg,一天 3 次,口服。

(5)为预防血栓栓塞,可加用以下处方。

华法令 2.5 mg×100 片,用法:2.5 mg,一天 1 次,口服。根据凝血功能调整剂量,使国际正常化比率(INR)保持在 2.0～2.5(不超过 3.0),或凝血酶原时间延长至正常的 1.3～1.5 倍。对曾有栓塞史、二尖瓣狭窄、应用机械瓣史者应预防使用,非频发阵发性房颤者可不做常规抗凝治疗。对房颤持续 2 d 以上并有血栓形成危险因素者,应抗凝治疗 3 周后再复律,复律后抗凝治疗仍需维持 3～4 周。对不宜用华法令者,可用阿司匹林。

(6)顽固性房颤或以上治疗无效者,应收入住院尝试射频消融治疗。

六、心房扑动

心房扑动简称房扑,为房内相对较大而固定的折返或房内异位起搏点自律性异常增高所致,频率 250～350 次/分。

房扑较房颤发生率低,且多见于有器质性心脏病者,如冠心病、高血压心脏病、风湿性心脏病、先天性心脏病、心肌病、缩窄性心包炎及甲状腺功能亢进等。

(一)问诊要点

(1)发作的时间,有无诱发因素,有无胸闷、胸痛、乏力、恶心、呕吐、多尿、头晕、昏厥等伴随症状。

(2)有无基础心脏疾病情况。

(3)有无用药情况,特别是洋地黄的应用情况。

(4)如既往曾诊疗过,应询问既往的心电图、超声心动图、甲状腺功能等检查结果。

(二)体检要点

(1)心律不齐,类似房颤。

(2)房扑 2∶1 房室传导最常见,心率 150～170 次/分,规则。

(3)原有心脏疾病的体征。

(三)辅助检查

1.心电图

P 波消失代之以形态、间距、振幅相同的锯齿样扑动波(F),期间无等电位线,频率为 250～350 次/分,房室传导多为 2∶1 或 4 ∶1,此时心律规则,当不同比例传导时,心室率不规则,偶见有 1∶1 传导。

2.超声心动图

超声心动图可发现心房扑动及基础心脏病的征象。必要时行食管超声心动图检查,可更清楚地观察心脏结构、附壁血栓等。

3.甲状腺功能检查

甲状腺疾病引起者,甲状腺功能可升高或降低。

(四)诊断要点

(1)有发作时的症状和体征,结合发作时的心电图特征,可以做出诊断。

(2)患者症状取决于心室率,心室率快者可有心悸、胸闷、气短、头昏,并可诱发心绞痛、心力衰竭、休克、昏厥;心室率在正常范围内则可无明显症状。

(3)应与其他有类似症状的心动过速相鉴别,如窦性心动过速、室上性心动过速、室性心动过速等。不同比例房室传导时应与房颤相鉴别。一般仔细的体格检查、心电图检查可资鉴别。

(五)病历记录要点

(1)房扑发生的次数、持续的时间,有无诱发因素,有无伴随症状。

(2)有无基础心脏疾病的情况。

(3)既往的用药情况,特别是洋地黄和抗心律失常药物应用的剂量和疗效。

(4)心电图、超声心动图等相关的检查结果。

(六)门急诊处理

注意,如下述药物复律无效,可应用同步直流电复律:在静脉浅麻醉后,一般予 20～100 J 同步直流电击,复律后继续以普罗帕酮、β 受体阻滞剂或胺碘酮口服预防复发,复律前应了解是否用过洋地黄、血电解质情况等,避免室性心律失常;亦可经食管心房起搏终止房扑:采用快频率 400～600 次/分刺激,可将房扑转为房颤,部分患者可在短时间内恢复窦律,或可再用洋地黄、β 受体阻滞剂等控制心室率。

1.恢复正常窦性心律

普罗帕酮(心律平)50 mg×100 片,用法:100～150 mg,一天 3 次,口服。

或,乙胺碘呋酮(可达龙)0.2 g×60 片,用法:0.2 g,每 8 小时 1 次,口服。

以上服药 5～7 d 仍不转复可考虑换药或电复律。

2.如需控制心室率

美托洛尔(倍他乐克缓释片)47.5 mg×7 片,用法:47.5 mg,一天 1 次,口服。

或,地高辛 0.25 mg×20 片,用法:0.25 mg,一天 1 次,口服地高辛连服 2～3 日,继以 0.125～0.25 mg/d,维持,老年人及肾功能不全者可直接给维持量。

或,维拉帕米(异搏定)40 mg×100 片,用法:40～60 mg,一天 3 次,口服。

或,乙胺碘呋酮(可达龙)200 mg×60 片,用法:200 mg,一天 3 次,口服。

3.对于典型房扑

可将患者收入住院采用射频导管消融,阻断其折返环,达到预防发作目的。

七、预激综合征

预激综合征是窦(室上)性的激动经房室附加途径(旁道)传导,提前激动心室的一种综合征,又称 W-P-W 综合征。临床上患者因其合并室上性心动过速及房颤等就医,少数为健康体检而发现。预激综合征者有 40%～80%可发生快速心律失常,如阵发性室上速、房颤、房扑等。因此,预激综合征患者平时无特殊主诉,而发生阵发性室上速、房颤、房扑等,可有相应的临床表现。预激合并房颤可导致心室快速反应、室颤乃至猝死,是潜在的致命性心律失常。

(一)问诊要点

(1)心律失常发作的症状、时间,有无情绪激动、过度劳累、饮酒等发作诱因。

(2)有无突发突止的心悸、胸闷等症状。

(3)发作时及发作间歇期的心电图表现。

(4)有无基础心脏疾病的情况。

(5)既往有无用药史,如有,应询问为何种用药,其剂量及用药时间等。

(二)体检要点

(1)预激综合征患者不伴快速心律失常时,无特殊体征。

(2)快速心律失常发作时,可有相应的临床体征。

(三)辅助检查

1. 心电图特征

P-R 短(<120 ms)、QRS 宽>0.12 s、有预激(δ)波、继发性 ST-T 改变。

2. 心脏电生理检查

心脏电生理检查进行旁道的准确定位和旁道电生理特征研究,可发现部分预激综合征者,旁道无前传而仅有逆传功能,称隐匿性预激综合征,虽其心电图无预激综合征的特征,但仍可引起室上性心动过速。

3. 动态心电图检查

动态心电图检查可发现部分预激综合征,时而具有预激综合征的心电图特征,时而又无其特征,称为间歇性预激综合征。

4. 超声心动图检查

一般均为正常超声心动图,少数 B 型预激综合征可合并三尖瓣下移(Ebstein)畸形。

(四)诊断要点

(1)有阵发性快速心律失常发作史。

(2)心电图有预激波。

(3)心脏电生理检查可诱发心动过速。

(4)应与非预激综合征引起的快速心律失常相鉴别,且与室内传导阻滞、心肌梗死、室性心动过速等鉴别,一般心电图可资鉴别。

(五)病历记录要点

(1)心动过速发作时的临床表现,有无诱发因素,有无伴随症状。

(2)有无基础心脏疾病史,如有,应记录相关的诊治经过及效果如何等。

(3)有无相应的体征。

(4)心电图、心电生理检查、动态心动图、超声心动图等检查的结果。

(六)门急诊处理

预激综合征如不伴其他快速室上性心律失常则无须特殊处理;如伴发阵发性室上速、房颤、房扑等,有胸闷、心悸、血压下降等症状时,可根据并发症的不同做相应处理。药物疗效不佳或发作频繁者可收入住院行射频导管消融术。

八、病态窦房结综合征

病态窦房结综合征简称病窦综合征,是因窦房结及其周围组织的器质性病变,导致窦房结自律性和(或)传导功能低下,以心动过缓为特征性临床表现的疾病。病程一般较长,且常反复发作。部分患者伴有快速室上性心律失常。多数老年患者与传导系统(包括窦房结)退行性病变有关,部分系心肌炎或缺血性病变所致。多见于心肌炎、心肌病、冠心病、高血压性心脏病、感染性心内膜炎、心包病变等,少数患者因心脏手术损伤、结缔组织疾病或家族性疾病引起。另外,迷走张力增高、药物、急性缺血、感染等引起的窦房结功能不全亦可引起病态窦房结综合征。

(一)问诊要点

(1)有无记忆力减退、头痛、失眠、心悸、心绞痛等脑、心、肾等脏器供血不足的症状,严重者可有黑矇甚至昏厥、阿—斯综合征。

(2)有无基础心脏疾病的情况，如冠心病、高血压性心脏病等。

(3)既往用药情况，特别是有无洋地黄和抗心律失常药的应用情况。

(4)以往有无诊疗过，如有，应询问其心电图、24 h 心电图、超声心动图等的检查结果。

(二)体检要点

(1)心脏听诊有长间歇停搏。

(2)脉搏较慢。

(3)有基础心脏疾病的有关症状与体征。

(三)辅助检查

1.心电图检查

①严重而持久的窦性心动过缓，心率常低于 45 次/分；②频发窦性停搏和窦房阻滞；③在此基础上，伴有快速室上性心律失常，当心动过速终止时窦性心律不能及时出现，产生较长时间的停搏，称为心动过缓—心动过速综合征(慢—快综合征)；④当合并房室交界区病变时，逸搏间期常大于 2 s，交界性逸搏心(率)律常在 35 次/分以下，称为双结病变。

2.其他派生心电图检查

(1)窦房结恢复时间(SNRT)测定：通常应＜1 500 ms，校正窦房结恢复时间(CSNRT)应＜600 ms；窦房传导时间(SACT)应＜120 ms。

(2)药物及运动试验：①异丙基肾上腺(异丙肾)试验：静脉滴注异丙肾，速度为 1.5～2.0 μg/min，持续 30 min；②阿托品试验：静脉注射阿托品 1.0～1.5 mg，连续观察 1～30 min心率；③运动试验：根据体重按标准运动量做三倍二级梯运动(4.5 min)。判断标准：心率＜90 次/分为阳性；此 3 项试验后如出现窦房阻滞、窦性停搏≥2 s、房室交界性心律、房颤或Ⅱ度、Ⅲ度 AVB 等改变有临床意义。

(3)动态心电图：能较长时间观察心率、心律的变化，可发现严重而频发的窦缓、窦静止、窦房阻滞，快速室上性心律失常终止时出现长间歇停搏等。

3.超声心动图检查

可发现部分基础心脏病的征象。

(四)诊断要点

(1)有典型的病史，即心率过慢或长间歇停搏使心排出量减少，导致不同程度的脑、心、肾等脏器供血不足的临床表现。

(2)心电图及派生心电图确诊。

(3)排除迷走神经张力增高、药物、电解质紊乱等因素的影响。

(五)病历记录要点

1.临床症状，如脑、心、肾等脏器供血不足的临床表现。

2.有无基础心脏疾病史，如有，应记录相关的诊治过程及用药效果等。

3.相关的临床体征。

4.心电图、派生心电图等的检查结果。

(六)门急诊处理

本病治疗时，应注意纠正病因，禁用 β 受体阻滞剂，钙拮抗剂，Ⅰa、Ⅰc、Ⅲ类药物，洋地黄等影响窦房结自律性和(或)传导功能的药物。

1.对需药物提高心率、改善症状者

阿托品 0.5 mg×40 片,用法:0.5 mg,一天 3 次,口服

或,舒喘灵 2.4 mg×40 片,用法:2.4 mg,一天 3 次,口服

2.有黑矇甚至昏厥、阿—斯综合征发作的紧急情况时

5%葡萄糖注射液 500 mL+异丙肾上腺素 0.3~0.5 mg,用法:静脉滴注,立即。

该类药物均可引起快速心律失常及室性心律失常,应注意观察。

3.经上述处理后,症状无改善者

即应收入住院植入永久起搏器。以窦房结功能不良为主者首选心房按需型起搏器(AAI),双结病变者应选用房室顺序型起搏器(DDD)。合理选择起搏模式将有助于维护患者的良好的血流动力学。对于心室按需型起搏器(VVI),因价格相对低廉而仍被广泛选用。

九、房室传导阻滞

房室传导阻滞是指心脏激动自心房下传心室的过程中异常受阻而出现传导延迟、部分或完全中断。根据其阻滞程度,可分为Ⅰ度、Ⅱ度、Ⅲ度;根据其阻滞部位可分为心房-房室结、房室结、房室结-希氏束及束支水平。房室传导阻滞患者可以无基础疾(心脏)病,称特发性传导系统退行性病变,也可继发于冠心病、心肌病、心肌炎、主动脉瓣病变、先天性心脏病、高血钾、手术外伤等。

(一)问诊要点

(1)有无心悸、头昏、黑矇甚至昏厥、阿—斯综合征等临床表现。

(2)原有基础心脏疾病的诊疗情况。

(3)既往有无用药史,特别是有无洋地黄和抗心律失常等影响房室传导的药物应用情况。

(4)既往有无诊疗过,如有,应询问其心电图、超声心动图等检查的结果。

(二)体检要点

(1)有基础心脏疾病的有关症状与体征。

(2)Ⅰ度房室传导阻滞者可无明显体征或第一心音低钝;Ⅱ度房室传导阻滞者,听诊可发现心搏脱漏;Ⅲ度房室传导阻滞者,心室率较为缓慢(35~60 次/分),听诊可发现第一心音强弱不等、心房音及“大炮音”。另外,因心室率慢,心脏每搏量增加,主动脉瓣区可闻及收缩期杂音,收缩期血压也常代偿性升高。

(三)辅助检查

1.心电图检查

(1)Ⅰ度房室传导阻滞正常窦性心律时,P-R 间期>0.20 s 成人(14 岁以下小儿≥0.18s)。

(2)Ⅱ度Ⅰ型房室传导阻滞(MobitzⅠ型,又称文氏现象)正常窦性心律时,P-R 间期逐渐延长直至 QRS 波脱漏;P-R 的净增量逐渐缩短,因此 R-R 逐渐缩短;包括受阻 P 波的长 R-R 间期短于两个窦性周期。

(3)Ⅱ度Ⅱ型房室传导阻滞(MobkzⅡ型)正常窦性心律时,P-R 间期固定,可正常或延长;QRS 波周期性脱漏,包含受阻 P 波的长 R-R 间期是窦性周期的倍数。如连续两个或两个以上 P 波受阻,称为高度房室传导阻滞。

(4)Ⅲ度房室传导阻滞心房可由窦性或其他室上性心律控制，而心室则由交界区或心室逸搏点控制。窦性心律时，P 波与 QRS 波无固定关系，P 波的频率大于 QRS 波群的频率。如发生房颤，心室率慢而规则。

2. 心脏电生理检查

可对房室传导阻滞定位，A-H 阻滞为心房-房室结或房室结阻滞；H 波增宽或 HH'为希氏束阻滞，H-V 阻滞为房室结-希氏束及束支水平阻滞。阻滞点位希氏束上部，QRS 波形态多为正常；阻滞部位低，则 QRS 波形态畸形增宽，HR 仅 35 次/分左右，且不稳定，常可出现长间歇。

3. 动态心电图

能较长时间观察房室传导的变化，可发现在不同时间不同的房室传导阻滞，故对间歇房室传导阻滞者有诊断意义。

4. 超声心动图检查

可发现基础心脏病的征象。

(四)诊断要点

(1)有典型的病史，即由于心室率过慢或长间歇停搏使心排出量减少导致不同程度的脑、心、肾等脏器供血不足的临床表现。

(2)心电图及派生心电图检查确诊。

(3)排除迷走张力增高、药物、电解质紊乱等因素的影响。

(4)房室传导阻滞应与病窦综合征相鉴别，一般心电图可资鉴别。

(五)病历记录要点

(1)有无脑、心、肾等脏器供血不足的临床表现。

(2)有无基础疾(心脏)病史，如心肌炎、心肌病、冠心病等。

(3)心电图、派生心电图、超声心动图等检查结果。

(六)门急诊处理

对急性心肌梗死及急性心肌炎(风湿性或病毒性)所致的房室传导阻滞，可给予激素治疗。禁用 β 受体阻滞剂、钙拮抗剂、洋地黄等影响房室结自律性和(或)传导功能的药物，亦禁用Ⅰa、Ⅰc、Ⅲ类药物，以免进一步减慢心室率。

1. 对需药物提高心率、改善症状者

阿托品 0.5 mg×40 片，用法：0.5 mg，一天 3 次，口服。

或，舒喘灵 2.4 mg×40 片，用法：2.4 mg，一天 3 次，口服。

2. 有黑矇甚至昏厥、阿—斯综合征发作的紧急情况时

5%葡萄糖注射液 500 mL ＋异丙肾上腺素 0.3～0.5 mg，用法：静脉滴注，立即。

该类药物均可引起快速心律失常及室性心律失常，应注意观察。

3. 对于急性病变者

如急性心肌梗死、急性心肌炎等，如果对药物治疗反应差，可立即安装临时起搏器；对慢性病变或预计难以恢复者，应将患者收入住院安装永久起搏器。

第三节 心绞痛

心绞痛是冠状动脉供血不足，心肌急剧的、暂时的缺血与缺氧所引起的临床综合征。其特点为发作性的前胸压榨性疼痛，可向心前区或左上肢放射。多见于40岁以上的男性，常发生于劳动或情绪激动时，持续数分钟，休息或硝酸甘油治疗有效。本病除见于冠状动脉粥样硬化和痉挛外，还可由主动脉狭窄或关闭不全、梅毒性主动脉炎、肥厚性心肌病、先天性冠状动脉畸形、风湿性冠状动脉炎等引起。

一、问诊要点

(1)疼痛是否位于胸骨体上中段，有无放射至左肩、左臂内侧、无名指和小指，或放射至颈、咽及下颌部。有无牙痛或腹痛。

(2)疼痛是否为压迫、发闷或紧缩性。偶伴濒死的恐惧感。

(3)有无体力劳动、情绪激动、饱食、寒冷、吸烟等疼痛发作的诱因。

(4)注意询问其持续时间，一般持续数分钟至十几分钟，停止原来诱发症状的活动后即可缓解。

(5)发作时有无服用硝酸甘油，可否缓解疼痛。目前认为，硝酸甘油舌下含化最快在1 min之内可缓解疼痛，一般在几分钟内缓解。

二、体检要点

(1)心绞痛发作时可有心率增快、血压升高或降低。

(2)有时出现第三或第四心音奔马律。可有短暂性心尖部收缩期杂音。

(3)表情焦虑、皮肤出冷汗。

三、辅助检查

1.心脏X线检查

除基础心脏疾病的表现外，无特殊异常表现。

2.心电图检查

(1)静息心电图：可正常或有ST段压低、T波或U波倒置等心肌缺血表现。

(2)心绞痛发作时心电图：表现为动态的ST段压低、T波或U波倒置，心绞痛缓解后可恢复正常。

3.心电图负荷试验

通过运动或应用药物使心肌耗氧量增加，诱发心绞痛及相应的心电图缺血表现。常用的有平板运动试验、异丙肾上腺素试验、多巴酚丁胺试验等。

4.心电图动态监测

让患者佩带慢速转动的心电记录装置，连续记录患者24 h的心电图，从中可发现与患者症状相关的心肌缺血或心律失常等证据。

5.放射性核素检查

利用放射性核素可被正常心肌与缺血心肌摄取核素量的不同的原理，可显示缺血或坏死心肌。常用的核素为^{201}TI和^{99m}Tc-MIBI。

6.冠状动脉造影

冠状动脉造影是目前诊断冠心病心绞痛的“金指标”，一般认为管腔狭窄 50%以上有临床意义。怀疑冠脉痉挛者可谨慎地进行麦角新碱试验。

7.超声心动图

心脏超声心动图可显示因心肌缺血或坏死而形成的室壁运动障碍。

四、诊断要点

(1)有典型的临床发作表现。

(2)年龄>60 岁和有冠心病易患因素，如肥胖、饮酒、吸烟等。

(3)有发作时心电图动态缺血变化。

(4)运动负荷试验、动态心电图或放射性核素检查证实心肌缺血。

(5)必要时做冠状动脉造影，可发现有冠状动脉的粥样斑块而确诊本病。

(6)排除以下疾病。

1)心脏神经官能症：一般疼痛性质常为刺痛或隐痛，持续数秒或几小时，深呼吸或运动后反可减轻。硝酸甘油无效或 10 多分钟才显效。

2)急性心肌梗死：疼痛部位相同，但程度更剧烈，持续时间可达数小时，硝酸甘油无效。常伴有休克、心律失常和心力衰竭。心电图检查 ST 段抬高、病理性 Q 波。实验室检查示白细胞计数、心肌酶谱、肌钙蛋白、肌红蛋白等升高。

3)其他疾病引起的心绞痛：包括严重的主动脉瓣狭窄和关闭不全、风湿性冠状动脉炎、梅毒性主动脉炎引起冠状动脉口狭窄或闭塞均可引起心绞痛。主要根据其临床表现和实验室检查来鉴别。

4)肋间神经痛：常为刺痛或灼痛，为持续性而非阵发性，咳嗽、用力呼吸、身体转动可加重疼痛。局部有压痛。

5)不典型疼痛：食管病变、膈疝、消化性溃疡、肠道疾病、颈椎病也可引起相似的疼痛，一般有消化道相应的症状和体征，相关的检查如 X 线钡餐透视、内镜以及 X 线颈椎摄片等有助于鉴别。

五、病历记录要点

(1)疼痛的部位、性质、时间、诱因及用硝酸酯类药物治疗的效果。

(2)有无高血压病、糖尿病、血脂代谢异常、吸烟史。

(3)心脏、肺等体检的检查结果。

(4)心电图、心电图负荷试验、心电图动态监测等检查结果。

六、门急诊处理

1.发作时的药物治疗

硝酸甘油 0.5 mg×40 片，用法：0.5 mg，舌下含化，立即。

2.缓解期治疗首先应去除诱因，药物治疗

(1)硝酸异山梨醇(消心痛)10 mg×100 片，用法：10 mg，一天 3 次，口服。

(2)美托洛尔(倍他乐克)缓释片 47.5 mg ×7 片，用法：47.5 mg，一天 1 次，口服。

(3)氯吡格雷(波立维)75 mg ×7 片，用法：75 mg，一天 1 次，口服。

(4)拜阿司匹林100 mg×30片,用法:100 mg,一天1次,口服。

(5)阿托伐他汀(立普妥)20 mg×7片,用法:20 mg,一天1次,口服。

3.急性发作经药物治疗疼痛不能缓解者

应收入住院。发作频繁时,应将患者收入住院择期行冠状动脉造影术,根据造影结果选择经皮冠状动脉成形术(PTCA)或冠状动脉架桥术治疗。

第四节　高血压病

原发性高血压是指原因不明而临床上以体循环动脉压升高为主要表现的临床综合征,长期高血压可导致心、脑、肾等重要器官的损害,是脑卒中和冠心病的主要危险因素。1999年《WHO/ISH高血压指南》将高血压定义为:未服抗高血压药物情况下,收缩压≥140 mmHg和(或)舒张压≥90 mmHg。

一、问诊要点

(1)有无头痛、头胀、头晕、眼花、耳鸣、失眠、乏力等症状。

(2)有无相应的靶器官损害的表现,如伴有胸闷、气急、夜间阵发性呼吸困难、不能平卧等,常提示心功能不全;伴有多尿或少尿、食欲缺乏、水肿、贫血、鼻出血等,常提示肾功能不全;如有头痛、头晕、恶心、呕吐、四肢活动障碍,提示脑血管意外。

(3)有无心绞痛、心肌梗死、主动脉夹层动脉瘤等其他相关疾病的症状。

(4)既往有无高血压病史,如有则相关的服药情况以及疗效如何。注意询问患者生活方式、饮食习惯、有无烟酒嗜好等。

(5)有无心血管疾病家族史。

二、体检要点

1.血压升高

血压升高是最主要的体征。心界可向左下扩大;可闻及主动脉瓣第二音亢进,年龄大者可呈金属音。可有第四心音或主动脉收缩早期喷射音。

若患者伴有靶器官受损,可有相关体征。

2.其他检查

高血压时检查眼底可见有视网膜动脉变细、反光增强、狭窄,眼底出血、渗出等。检查颈、腹部有无血管杂音,以及颈动脉、上下肢及腹部动脉搏动情况,注意腹部有无肿块、肾脏是否增大等,这些检查有助于鉴别继发性高血压。

三、辅助检查

1.动态血压

有助于诊断“白大衣高血压”;了解血压昼夜节律变化及其变异性;指导降压治疗和评价药物疗效;诊断发作性高血压或低血压。

2.实验室检查

高血压初期,血尿常规、生化全套可无异常;后期若伴有肾损害,可有贫血、蛋白尿增多、血肌酐、尿素氮水平升高;部分患者血糖、血脂和尿酸水平升高,是高血压病的危险因素。

3.心脏X检查

可正常或主动脉弓迂曲延长、左室增大。

4.心电图检查

可正常,也可表现为左室肥大伴或不伴劳损。

5.超声心动图

高血压初期可正常,长期高血压者可导致左室肥厚,主要表现为室间隔、左室壁厚度的增加,左室舒张和收缩功能的减退,一般前者常先于后者发生。

四、诊断要点

(1)在非药物状态下,3次或3次以上非同日多次重复测量血压均超过140/90 mmHg即可诊断。动态血压监测可进一步明确诊断。

(2)既往有高血压史,即使服药后血压降至正常水平,仍可诊断高血压病。

(3)排除以下疾病

1)原发性醛固酮增多症:长期高血压伴顽固的低血钾为特征,可有肌无力、周期性麻痹、烦渴、多尿等。实验室检查示低血钾、高血钠、代谢性碱中毒、血浆肾素活性降低、尿醛固酮排泄增多等;肾上腺CT、B超、同位素扫描可作为定位诊断。

2)嗜铬细胞瘤:阵发性血压增高伴心动过速、头痛、出汗、面色苍白,对一般降压无效,或高血压伴血糖升高、代谢亢进等表现者均疑及本病。测定高血压期血或尿中儿茶酚胺或其代谢产物香草基杏仁酸(VMA)、动态血压监测、肾上腺CT、同位素扫描、B超检查可明确诊断。

3)肾性高血压:可见于肾实质病变和肾动脉狭窄,前者包括急(慢)性肾小球肾炎、糖尿病肾病,主要根据病史、临床表现和实验室检查等相鉴别;后者可为单侧或双侧,凡进展迅速或高血压突然加重,呈恶性高血压表现,药物治疗无效,应怀疑本病,体检时可在上腹部或背部肋脊角处闻及血管杂音,肾血管造影有助于鉴别。

4)库欣综合征:除高血压外,有向心性肥胖、满月脸、水牛背、皮肤紫纹、毛发增多、血糖、血皮质醇增高等特征。

5)主动脉缩窄:常表现为上肢血压高于下肢血压,主动脉造影可确定诊断。

五、病历记录要点

(1)血压变化。

(2)既往有无高血压史,以及平时服药情况(名称、剂量、时间)和血压控制水平。

(3)有无靶器官损害和相关疾病的症状。

(4)有无高血压的家族史。

(5)有无冠心病、糖尿病和血脂代谢异常等。

(6)心、肺等体检的检查结果。

(7)动态血压、心电图、X线片、心超等检查结果。

六、门急诊处理

1.高血压急诊的药物治疗

(1)硝苯地平(心痛定)10 mg×100片,用法:10 mg,舌下含化,立即。

(2)5%葡萄糖注射液500 mL+酚妥拉明(立其丁)10~20 mg+10%氯化钾10 mL,用法:静脉滴注,立即。适用于儿茶酚胺引起的高血压危象,如嗜铬细胞瘤。

或,5%葡萄糖注射液500 mL+硝酸甘油10~20 mg+10%氯化钾10 mL,用法:静脉滴注,立即。

或,5%葡萄糖注射液500 mL+硝普钠25~50 mg+10%氯化钾10 mL,用法:静脉滴注,立即。

或,呋塞米20 mg×2支,用法:20~40 mg,静脉注射,立即。

2.高血压缓解期的药物治疗

氢氯噻嗪(双氢克尿噻)25 mg×40片,用法:12.5 mg, 一天2次,口服。

或,吲达帕胺(钠催离)2.5 mg×30片,用法:2.5 mg,一天1次,口服。

或,美托洛尔(倍他乐克)缓释片47.5 mg×7片,用法:47.5 mg,一天1次,口服。

或,非洛地平(波依定)5 mg×28片,用法:5~10 mg,一天1次,口服。

或,氨氯地平(络活喜)5 mg×30片,用法:5~10 mg,一天1次,口服。

或,洛丁新(贝那普利)10 mg × 14片,用法:10 mg,一天1次,口服。

或,培哚普利(雅施达)4 mg×30片,用法:4 mg,一天1次,口服。

或,氯沙坦(科索亚)50 mg×28片,用法:50 mg,一天1次,口服。

或,缬沙坦(代文)80 mg×28片,用法:80 mg,一天1次,口服。

注意:一般根据患者用药后的血压情况选用以上一种药物,血压不能控制者可联合用药(注意配伍禁忌)。

3.高血压急诊药物治疗效果不佳时

即将患者收入住院治疗。

第五节 心脏瓣膜病

心脏瓣膜病是指心瓣膜、瓣环及其瓣下结构由于风湿性或非风湿性炎症、变性、粘连,先天性发育异常,老年退行性变和钙化,以及冠状动脉硬化引起乳头肌、腱索缺血坏死、断裂等原因,使单个或多个瓣膜发生急性或慢性狭窄或(和)关闭不全,导致血流机械障碍和(或)反流。其中以风湿性瓣膜病最为常见,本节重点介绍该病的诊治。

一、二尖瓣狭窄和二尖瓣关闭不全

(一)问诊要点

(1)有无四肢大关节游走性酸痛史,有无风湿热发作史。

(2)注意询问发病年龄,患者年轻时发病者较常见。

(3)有无心悸、呼吸困难、咳嗽、咯血、下肢水肿等心功能不全的症状。

(4)既往有无诊疗过,如有,应询问相关的诊治及用药情况。

(二)体检要点

(1)有呼吸困难、肺部湿啰音、颈静脉怒张、肝大、下肢水肿等心功能不全的体征。

(2)二尖瓣狭窄的体征有:二尖瓣面容,心尖区舒张期隆隆样杂音,心尖区第一心音(S_1)亢进,可闻及二尖瓣开瓣音。肺动脉瓣区 S_2 亢进和分裂。胸骨左缘二、三肋间可听到舒张早期吹风样杂音(即 Graham-Steell 杂音)。

(3)二尖瓣关闭不全的体征有:心尖区收缩期吹风样杂音,心尖区第三心音(S_3)亢进,肺动脉瓣区第二心音 P_2 分裂。

(4)右心衰竭时,三尖瓣区可听到舒张期奔马律及体循环淤血体征,如颈静脉怒张及搏动、肝肿大、肝颈静脉回流征阳性、腹腔积液及下肢水肿等。

(三)辅助检查

1.超声心动图

超声心动图是明确和量化二尖瓣狭窄的可靠方法,M 型示 EF 斜率降低,A 峰消失,后叶前向移动和瓣叶增厚;二维超声心动图可显示狭窄瓣膜的形态和活动度,并测绘二尖瓣口面积;彩色多普勒血流显像可实时观察二尖瓣狭窄的射流。脉冲多普勒超声和彩色多普勒血流显像可于二尖瓣心房侧和左心房内探及收缩期高速射流,其诊断二尖瓣关闭不全的敏感性为 100%。

2.心电图

重度二尖瓣狭窄可有“二尖瓣型 P 波”,P 波宽度>0.12 s,伴切迹,PV_1 终末负性向量增大,QRS 波群示电轴右偏和右心室肥厚。二尖瓣关闭不全时窦性心动过速常见,重度二尖瓣关闭不全主要为左心房增大,部分有左心室肥厚和非特异性 ST-T 改变。

3.X 线检查

二尖瓣狭窄时有左心房增大,后前位见左心缘变直,右心缘有双心房影,右前斜位见增大的左房压迫食管下段后移,其他征象有右心室增大、主动脉结缩小、肺淤血、间质性肺水肿(Kerley B 线)等。二尖瓣关闭不全时见左心房轻度增大伴有明显肺淤血,慢性重度反流常见于左心房、左心室增大。

(四)诊断要点

(1)有四肢大关节游走性酸痛史,或有风湿热发作史。

(2)青年期发病。

(3)有相应的心功能不全症状或体征。

(4)有心瓣膜病的特有体征。

(5)心脏听诊有典型的心脏杂音,有右心衰竭的体征。

(6)心脏多普勒超声的结果。

(五)病历记录要点

(1)有无四肢大关节游走性酸痛史,或风湿热发作史。

(2)发病年龄。

(3)有无心功能不全相应的症状或体征。

(4)有无二尖瓣面容。

(5)心脏听诊有无杂音和心脏杂音的特点。

(6)有无右心衰竭的体征,如颈静脉怒张及搏动、肝肿大、肝颈静脉回流征阳性、腹腔积液及下肢水肿等。

(7)超声心动图、心电图、胸部X线片等相关检查的结果。

(六)门急诊处理

二尖瓣狭窄及二尖瓣关闭不全患者,心功能如处于代偿期,治疗原则主要是防治风湿活动,治疗咽喉部链球菌感染,限制体育运动及体力劳动,注意劳逸结合、营养及低盐饮食,使心功能在较长时间内保持在代偿期,以延缓病情进展。如为心功能失代偿期,则可根据症状,予以相应的治疗。

1.有咳嗽、肺部湿啰音等慢性肺淤血者

硝酸甘油 10～20 mg＋10％氯化钾 10 mL＋普通胰岛素 8 U＋10％葡萄糖注射液 500 mL,用法:一天1次,静脉滴注。

一般根据病情用3～5 d,病情好转后换用:

硝酸异山梨酯(消心痛)10 mg×100 片,用法:10 mg,一天3次,口服。

2.有尿少或下肢水肿者

限制水钠摄入,氢氯噻嗪(双氢克尿噻)25 mg×20 片,25～50 mg,一天1次,口服。

3.有心房颤动者

乙胺碘呋酮(可达龙)0.2 g×60 片,用法:0.2 g,一天3次,口服5～7 d后逐渐减量至0.2 g,每天1次,口服。

4.有持续性房颤伴快速型房颤(心室率超过150次/分)

毛花苷丙(西地兰)0.4 mg＋5％葡萄糖液 20 mL,用法:静脉注射,缓慢。

心率减慢后,用地高辛 0.25 mg×20 片,用法:0.125～0.25 mg,一天1次,口服,长期服药维持。

5.超声心动图证实有左心房附壁血栓者

华法令 2.5 mg×100 片,用法:2.5 mg,一天1次,口服。国际标准化比值(INR)维持为2～3。

6.二尖瓣狭窄患者符合以下情况者

可收入住院行经皮球囊二尖瓣成形术(PBMV):①单纯的二尖瓣狭窄隔膜型或隔膜增厚型或仅合并有轻度的二尖瓣关闭不全,反流量＜25％;②经食管超声确诊无左心房新鲜附壁血栓,近3个月内无动脉栓塞征。

对二尖瓣狭窄并中度以上二尖瓣关闭不全、瓣膜及瓣下结构病变较重不能实施球囊扩张者或球囊扩张术失败者,可将患者收入住院行外科治疗。

二、主动脉瓣狭窄和主动脉瓣关闭不全

(一)问诊要点

(1)有无四肢大关节游走性酸痛史,有无风湿热发作史。

(2)注意询问发病年龄,患者多在年轻时发病。

(3)有无心悸、呼吸困难、咳嗽、咯血、下肢水肿等心功能不全的症状。

(4)既往有无诊疗过,如有,应询问相关的诊治及用药情况。

(二)体检要点

(1)主动脉瓣狭窄的体征有主动脉瓣区收缩期喷射性杂音、第二心音减弱。

(2)主动脉瓣关闭不全的体征有主动脉瓣区舒张期叹气样杂音,脉压差增大,周围血管征。

(3)有心功能不全的体征,如肺部湿啰音、颈静脉怒张、肝肿大、下肢水肿等。

(三)辅助检查

1. 超声心动图

超声心动图是明确狭窄和判定狭窄程度的重要方法,M 型不敏感,二维超声心动图探测主动脉狭窄异常十分敏感,有助于显示瓣叶数目、大小、增厚、钙化等,有助于确定狭窄的原因,连续多普勒可计算出平均和峰跨膜压差以及瓣口面积,估计狭窄程度。而主动脉关闭不全时,M 型显示舒张期二尖瓣前叶或室间隔纤细扑动,为其可靠的诊断征象,但敏感性较低,脉冲多普勒超声和彩色多普勒血流显像为最敏感的确定主动脉瓣反流方法,并可通过计算反流血量与搏出血量的比例,判断其严重程度。

2. 心电图

重度主动脉瓣狭窄者有左心室肥厚伴 ST-T 继发性改变和左心房大,可有房室传导阻滞、室内传导阻滞、心房颤动等,主动脉瓣关闭不全者,急性者常见窦性心动过速和非特异性ST-T改变,慢性者常见左心室肥厚劳损。

3. X 线检查

主动脉瓣狭窄者一般心影正常或左心室轻度增大,升主动脉根部常见狭窄后扩张,在侧位透视下可见主动脉瓣钙化,主动脉瓣关闭不全者急性时心脏大小正常,慢性者有左心室增大,可有左心房增大,左心衰竭时有肺淤血征。

4. 心导管检查

当超声心动图不能确定狭窄程度或反流程度时,可住院行此检查。

(四)诊断要点

(1)有无四肢大关节游走性酸痛史,或有无风湿热发作史。

(2)是否为青年期发病。

(3)有无心悸、呼吸困难、咳嗽、咯血、肺部湿啰音、颈静脉怒张、肝肿大、下肢水肿等心功能不全的症状或体征。

(4)有主动脉瓣膜病变典型的心脏杂音和体征。

(5)心脏多普勒超声的结果。

(五)病历记录要点

(1)有无四肢大关节游走性酸痛史,或风湿热发作史。

(2)发病年龄。

(3)有无心悸、呼吸困难、咳嗽、咯血、肺部湿啰音、颈静脉怒张、肝肿大、下肢水肿等心功能不全的症状或体征。

(4)心脏有无杂音和杂音的性质。

(5)超声心动图、心电图、X 线心脏摄片等检查的结果。

(六)门急诊处理

主动脉瓣狭窄及主动脉瓣关闭不全患者，心功能如处于代偿期，治疗原则主要是防治风湿活动，治疗咽喉部链球菌感染，限制体育运动及体力劳动，注意劳逸结合、营养及低盐饮食，使心功能在较长时间内保持在代偿期，以延缓病情进展。如为心功能失代偿期，则可根据症状予以相应的治疗。

1.有咳嗽、肺部湿啰音等慢性肺淤血者

硝酸甘油 10～20 mg＋10％氯化钾 10 mL ＋普通胰岛素 8 U＋10％葡萄糖注射液 500 mL，用法：静脉滴注，一天 1 次。

一般根据病情用 3～5 d，病情好转后换用：硝酸异山梨酯（消心痛）10 mg×100 片，用法：10 mg，一天 3 次，口服。

2.有尿少或下肢水肿者

限制水钠摄入，氢氯噻嗪（双氢克尿噻）25 mg×20 片，25～50 mg，一天 1 次，口服。

3.有急性肺水肿者

按急性左心衰竭处理。

4.重度主动脉瓣狭窄和主动脉瓣关闭不全者

主动脉与左室流出道间压差＞50 mmHg 的重度主动脉瓣狭窄和主动脉瓣关闭不全者应将患者收入住院行外科手术治疗。

第六节　心肌病

心肌疾病是指以心肌病变为主要表现的心脏疾病。心肌疾病一般分为两大类：一类为病因不明的原发性心肌病，或称特发性心肌病；另一类为病因明确的，或与全身疾病有关的继发性心肌病，又称特异性心肌病。原发性心肌病分为三型：扩张型、肥厚型、限制型。

致心律失常性右室心肌病、围产期心肌病及克山病的病理生理及临床表现均类似于扩张型心肌病，以往曾划归原发性扩张型心肌病，因其有独特的发病特点而从原发性心肌病中划分出来。心肌炎属特异性心肌疾病。

一、肥厚型心肌病

肥厚型心肌病是一组以原因不明的心肌肥厚为特征的心肌病。多见于儿童、青少年及成年人，男性多于女性。依据临床、形态学及血流动力学特征可分为两型：一类为有左室流出道梗阻的，称为肥厚梗阻型心肌病，另一类为非梗阻性肥厚型心肌病。原因未明，通常为常染色体显性遗传。

(一)问诊要点

(1)有无呼吸困难，是否在劳累后出现。

(2)有无类似心绞痛的心前区疼痛，一般不典型，多于劳累后出现。

(3)有无头晕、昏厥,是否为站立、活动或情绪激动时发生,严重者可猝死。

(4)有无心悸等表现。

(二)体检要点

(1)心功能Ⅰ级、无流出道梗阻者常无明显体征,或有心尖搏动增强呈抬举性,第一心音增强。或有心尖双搏动。

(2)心功能Ⅱ级以上、有流出道梗阻者,心浊音界向左扩大,心尖部可触及收缩期细震颤,并可闻及明显的收缩中晚期喷射性杂音;胸骨左下缘可有收缩中期喷射性杂音;凡增强心肌收缩力,减低回心血量(均可使心室腔缩小)及减轻外周阻力的方法及药物可使该杂音增强,反之则减弱。部分患者可闻及第二及第四心音。

(三)辅助检查

1.心脏X线检查

50%患者心影增大,典型者呈球形,但增大的程度与症状有时并不平行。还可有肺淤血,二尖瓣环钙化表现。

2.心电图检查

(1)ST-T改变见于80%以上患者,表现为Ⅰ、aVL、V_5、V_6导联S-T段压低及深而对称的倒置T波("冠状T波")。

(2)60%的患者有左室肥厚征象,与心肌肥大的程度和部位有关。

(3)异常Q波见于下壁及胸前导联,提示存在非对称室间隔肥厚。

(4)少数患者合并预激综合征;也较常见有心房纤颤、室性心律失常如室性前收缩,持续性、非持续性室性心动过速等。

3.超声心动图

超声心动图是肥厚型心肌病的主要诊断手段,基本特征是:①非对称性室间隔肥厚,室间隔厚>15 mm,室间隔与左室后壁比值>1.3,但测量左室增厚的程度更为有用;②左室心腔缩小,流出道狭窄;③二尖瓣前叶收缩期前向运动;④测定左室流出道压力、压力阶差及流出道横截面积(CSA),可确定流出道梗阻程度,并据此分为三种类型:非梗阻型、潜在梗阻型和梗阻型;⑤左室舒张功能减退。

4.其他辅助检查有助于诊断

①核素血池及心肌显像可提供心脏形态、心功能状态的资料。②磁共振心脏显像,可直观肥厚心肌的形态特征。③心导管检查时左心压力测定结合药物试验,可明确流出道梗阻的程度。④心室造影可显示心腔缩小、流出道梗阻、室壁运动情况及心功能状态。

(四)诊断要点

(1)有胸骨下段左缘收缩期杂音、低血压、心绞痛、心力衰竭等心室流出道梗阻的特征性表现。

(2)超声心动图检查,室间隔厚度>15 mm,并有二尖瓣收缩期前移。

(3)心导管检查显示左心室流出道压力差>20 mmHg。

(4)排除以下疾病

1)有心绞痛者需与冠心病鉴别:①梗阻型心肌病在胸骨左下缘或心尖内侧可闻及喷射性杂音,乏氏动作、屏气、下蹲时杂音减弱,因而不同于冠心病;②冠心病心绞痛含硝酸甘油3~5 min缓解,梗阻型心肌病心绞痛则无效,或加重;③梗阻型心肌病室间隔呈不对称肥厚,主动脉内径不宽或缩小，冠心病呈节段性室壁运动异常，主动脉内径多增宽；④鉴别困难可借助于冠状动脉造影，肥厚型心肌病无壁外冠状动脉明显狭窄。

2)收缩期杂音须与主动脉瓣狭窄、主动脉口狭窄、室间隔缺损相鉴别，依据各自杂音及杂音改变的特点和超声心动图检查发现，亦不难鉴别。

(五)病历记录要点

(1)有无呼吸困难、昏厥等临床症状，有无劳累、情绪激动等诱发因素。

(2)有无家族性心脏病史。

(3)详细记录有无心浊音界向左扩大，心尖部可否触及收缩期细震颤，可否闻及明显的收缩中晚期喷射性杂音；胸骨左下缘是否有收缩中期喷射性杂音。

(4)超声心动图、心电图、X线心脏摄片等检查的结果。

(六)门急诊处理

一般治疗为限制或避免可诱发加重流出道梗阻的活动，如长跑运动、剧烈竞技运动，即使无症状亦应避免。避免服用可能诱发、加重流出道梗阻的药物如硝酸甘油、洋地黄等。药物治疗主要目的在于弛缓肥厚的心肌，防止心动过速及维持正常窦性心律，减轻左心室流出道狭窄和抗心律失常，防止猝死。

1.门急诊药物治疗

美托洛尔(倍他乐克缓释片)47.5 mg×7片，用法：47.5 mg，一天1次，口服。

或，维拉帕米(异搏定)40 mg×100片，用法：40 mg，一天3次，口服。

逐渐增加剂量，可达240～480 mg/d。

或，硫氮卓酮(恬尔心)30 mg×100片，用法：30 mg，一天3次，口服。

2.超声心动图确定有心室流出道梗阻者

可建议患者入院手术治疗。

二、扩张型心肌病

扩张型心肌病简称扩心病。以不明原因的心脏扩大、心力衰竭、心律失常为主要表现，是最常见的心肌病。病因不明，可能与病毒感染、自身免疫、遗传因素、高血压病、营养不良性门脉性肝硬化等因素有关。扩心病可能是在上述某些病因作用下导致心肌损伤、纤维化、弥散性心肌丧失，使残存心肌扩张、变薄及代偿性肥大，间质纤维化，心室扩大，导致心室收缩功能明显下降，舒张功能的减退发生于后期。

(一)问诊要点

(1)有无进行性呼吸困难，一般早期多有乏力、疲劳、劳力性呼吸困难、心悸，进而出现端坐呼吸、夜间阵发性呼吸困难。

(2)有无全身水肿、腹胀、下肢肿胀等表现。

(3)有无心悸。

(4)既往是否诊治过，如有，应询问既往的诊疗经过及效果如何等。

(二)体检要点

(1)早期仅有心率增快、心界轻度扩大、异常的第四心音、偶发的期前收缩。

(2)出现心力衰竭时心界向下或向两侧扩大，心尖部可闻及舒张期奔马律，肺动脉第二心音可增强，心尖部可闻及收缩期吹风样杂音，少数患者可闻及短促的舒张期隆隆样杂音。以上杂音随心力衰竭缓解、循环状态改善而减弱或消失。可有颈静脉怒张、颈内静脉搏动增强。周围动脉压早期轻度升高，中后期下降，脉压差减小。

(3)疾病后期还常见胸、腹腔积液、明显肝大、皮肤巩膜黄染等。

(三)辅助检查

1. 实验室检查

①病程长者可有贫血及蛋白尿；②中、晚期患者有肝损害、皮肤巩膜黄染；③免疫学检查显示部分患者血清循环免疫复合物增高，血清抗心肌抗体、抗 β-受体抗体、抗线粒体抗体阳性，T淋巴细胞亚群异常。

2. X 线检查

早期心影轻度扩大，多为左室大，心胸比＞0.5。后期显示“大而静”的心影；肺血增多和肺动脉段膨出均不明显；有时与大量心包积液甚难鉴别。

3. 心电图检查

左、右心室肥大，ST-T 改变，少数病例下壁及前壁导联出现异常 Q 波。多种心律失常并存是扩心病心律紊乱的特点，且为心力衰竭、昏厥、猝死的主要因素，房室传导阻滞及非持续性室性心动过速亦是重要的危险因素。

4. 超声心动图

超声心动图是最有价值的诊断手段。心腔大，室壁薄，二尖瓣开口小，运动幅度广泛减弱。部分患者可发现室壁附壁血栓。整体左室收缩功能降低，二尖瓣及三尖瓣反流。

5. 放射性核素检查

核素心血池显像结合负荷试验可发现早期心功能异常及心室扩张；^{201}TI 心肌显像呈广泛而不可逆的核素分布稀疏或灶性充盈缺失。

(四)诊断要点

(1)中青年人出现心力衰竭、心律失常或心脏扩大者应考虑有心肌病可能。

(2)需排除风湿性、高血压性、先天性、冠状动脉性、肺源性等心脏疾病或心包疾病。

(3)超声心动图可检查确诊本病。

(4)排除以下疾病

1)有心力衰竭者须排除冠心病：可根据年龄、病史、超声心动图、冠状动脉造影等予以鉴别，冠心病多发生在 50 岁以上，扩张型心肌病以中年人好发；冠心病多有反复心绞痛或心肌梗死病史而后发生充血性心力衰竭，扩张型心肌病一开始即有心力衰竭表现；超声心动图示冠心病多见节段性室壁运动异常，以左室大为主，而扩张型心肌病则多为室壁运动普遍减弱，全心扩大；冠状动脉造影时冠心病多有壁外冠状动脉明显狭窄，扩张型心肌病则无。

2)心包炎：心包炎心包积液有奇脉，心尖搏动点在心浊音界内侧，卧位时心底部浊音界增宽，心包积液超声波探查心包腔内有液性暗区而心腔大小、室壁厚度多正常，据此可资鉴别。

(五)病历记录要点

(1)乏力、呼吸困难等临床表现的程度、时间、性质、发展过程。

(2)既往有无病毒性心肌炎病史、高血压病、肝硬化及家族性心脏病史。

(3)心脏检查结果和体、肺循环淤血的征象。

(4)超声心动图、心电图、X 线心脏摄片、放射性核素检查等检查结果。

(六)门急诊处理

应嘱患者戒酒,停用对心肌有害药物,改善营养状况,避免过度疲劳。有心力衰竭症状者适当卧床休息。

有气促时吸氧,限制钠盐摄入,注意防治感染。

1.有心力衰竭者,可用以下药物治疗

(1)地高辛 0.25 mg×20 片,用法:0.125~0.25 mg,一天 1 次,口服。

或,5%葡萄糖注射液 20 mL 十毛花苷丙(西地兰)0.2~0.4 mg,用法:一天 1 次,静脉注射,缓慢。

注意毛花苷丙每日最大量不超过 1.2 mg。

(2)美托洛尔(倍他乐克缓释片)47.5 mg×7 片,用法:47.5 mg,一天 1 次,口服。

每 5~7 d 增量 1 次,逐渐加量至最大耐受剂量。

(3)氢氯噻嗪(双氢克尿噻)25 mg×100 片,用法:50 mg,必要时,口服。

(4)培哚普利(雅施达)4 mg×30 片,用法:4 mg,一天 1 次,口服。

注意!培哚普利应用时首次剂量减半。

2.伴有持续性或非持续性室速及以右心室病变为主者

利多卡因 100 mg×1 支,用法:50 mg,静脉注射,立即。

继后,以利多卡因 500 mg+5%葡萄糖注射液 500 mL,静脉滴注,1 mg/min 维持,心律失常消失后可尝试停用观察。

3.合并有Ⅲ度或高度房室传导阻滞及有症状的病窦综合征患者

可收入住院行临时或永久人工心脏起搏治疗。对于反复发生心室颤动者可植入埋藏式除颤器,以防猝死。

三、限制型心肌病

限制型心肌病是原发性的心肌浸润或非浸润性病变,或心肌内膜纤维化。以心室腔进行性闭塞和舒张功能减退为特征。包括多发生在热带地区的心内膜纤维化及大多发生在温带的嗜酸细胞心肌病(Loffler's Cardiomyopathy)。本病在我国罕见。可能病因包括病毒或寄生虫感染、自身免疫、营养不良、嗜酸性细胞增多变性等。

(一)问诊要点

(1)有无起病缓慢的劳力性呼吸困难和周围水肿,有无伴有咳嗽、咳痰等。

(2)有无心悸、气短、咳嗽、咯泡沫样痰、端坐呼吸等左心衰竭的症状。

(3)有无相关的疾病史,如有,应询问其诊疗经过及效果如何等。

(4)有无类似发病的家族史。

(二)体检要点

(1)颈静脉怒张、静脉压增高;血压低,脉压小,脉细弱可有奇脉。

(2)心尖搏动弱、心浊音界扩大和心尖部第一心音减弱、心率快,心尖部及其内侧可闻及舒张期奔马律。可有肺动脉瓣区第二音亢进。

(3)腹膨隆,有移动性浊音,往往腹腔积液量大,而下肢肿胀轻。

(4)以左室病变为主者,可有肺水肿体征。

(5)可有四肢血管或脑栓塞,以及心律失常体征。

(三)辅助检查

1.外周血常规

部分患者嗜酸性粒细胞计数明显增高。

2.X线检查

心影扩大、可见心内膜钙化影。

3.心电图

低电压,心房、心室肥大,心房纤颤,房室传导阻滞及束支传导阻滞。亦可有ST-T异常改变及V_1、V_2导联见异常Q波。

4.超声心动图

心内膜增厚,可见钙化,心室腔缩小或于心尖部闭塞,舒张功能减退。

5.心导管检查

心室的舒张末期压力逐渐上升,呈舒张早期下降,舒张晚期高原波,左室病变为主者肺动脉压可增高,右室病变为主者右房压高,右房压力曲线中显著的v波取代a波。心内膜心肌活检对明确诊断及鉴别诊断有较高价值。

(四)诊断要点

(1)有心力衰竭的临床表现。

(2)有颈静脉怒张、肝大、下肢水肿等心室舒张受限的表现。

(3)超声心动图示心内膜增厚、钙化,心室腔缩小,舒张功能减退。

(4)心室舒张受限应与缩窄性心包炎鉴别,后者心包钙化增厚。对确诊困难患者可做心室造影和心内膜心肌活检。

(五)病历记录要点

(1)水肿、呼吸困难的程度、时间、发生发展的过程。

(2)有无病毒感染史和免疫疾病史,有无肺心病史。

(3)心脏检查结果和体、肺循环淤血的征象。

(4)超声心动图、心电图、X线检查等的检查结果。

(六)门急诊处理

避免劳累、适当限制钠盐摄入,防治感染。治疗以控制心力衰竭症状为主。

1.门急诊药物治疗

(1)毛花苷丙(西地兰)0.2～0.4 mg+5%葡萄糖注射液20 mL,用法:静脉注射,缓慢。

(2)氢氯噻嗪(双氢克尿噻)25 mg×100片,用法:50 mg,一日1～2次,口服。

或,呋塞米20 mg×100片,用法:20 mg,一日1～2次,口服。

2.有四肢栓塞者

可行静脉溶栓,或血管内溶栓和抗凝治疗;对并发亚急性感染性心内膜炎者,应收入住院进一步治疗。

四、心肌炎

心肌炎指心肌组织的局限性或弥散性的急性、亚急性或慢性炎症,或变性坏死,是全身性疾病的一部分。由于心肌病变范围大小及病变程度的不同,轻者无临床症状,严重者可致猝死;诊断及时并经适当治疗者可完全治愈,迁延不愈者可形成慢性心肌炎或导致心肌病。按病因分为三类:①感染性疾病,病原可为细菌、真菌、寄生虫、病毒,以柯萨奇病毒常见,特别是柯萨奇B组病毒最为常见,占急性心肌炎的50%。②变态反应所致的心肌炎。③化学、物理或药物所致的心肌炎。由于病毒性心肌炎最为常见,以下主要论述急性病毒性心肌炎。

(一)问诊要点

(1)发病前2～3周有无发热、咽痛等病毒感染的症状。

(2)有无心悸、夜间心率增快,有无类似心绞痛的胸闷、胸痛。

(3)有无气短、劳力性及夜间呼吸困难,有无咳泡沫样痰。

(二)体检要点

(1)常见有与体温不相平行的窦性心动过速及睡眠时心动过速。

(2)心浊音界扩大,心尖部、胸骨左下缘闻及收缩期杂音、舒张期奔马律、第一心音减弱,重症心肌炎时见有肺淤血、水肿等体征。

(3)并发心包炎、胸膜炎者闻及心包摩擦音、胸膜摩擦音。

(三)辅助检查

1. 血常规

白细胞计数于病程早期可升高、正常或减低,血沉升高。

2. 血液生化

血清门冬氨酸氨基转移酶、肌酸激酶(CPK)及其同工酶、乳酸脱氢酶及其同工酶,均可正常或升高,多于发病4 d以内升高,4 d以后降低。

3. 血清病毒抗体检测

发病后3周间的两次血清抗体滴度呈4倍增高,血清中特异型IgM 1∶32以上阳性等均是一些可能但不能肯定的病因诊断指标。用PCR方法可能检出病毒RNA,但仅作为病毒感染依据而非肯定病毒心肌炎。

4. X线检查

心影多为轻中度增大,明显增大者多伴有心包积液。局限性心肌炎或病变轻者,心影可完全正常。明显心功能不全时可有肺血增多表现。

5. 心电图检查(ECG)

心电图检查是诊断的重要依据。①ST-T变化:ST段移位,T波低平或倒置。②心律失常:可有窦房结、房室结、心室内传导阻滞,尤其是Ⅰ度、Ⅱ度Ⅱ型和Ⅲ度房室传导阻滞,是急性心肌炎较有特征的心电图异常,多为暂时性的;异位节律以室性早搏最常见,且可是心肌炎的唯一表现,有些病例在急性心肌炎愈后,因心肌局灶性纤维化、坏死可长期遗留室性早搏。③心律异常:可有室上性、室性心动过速或心房纤颤。④其他ECG异常:有低电压,Q-T间期延长,异常Q波等。

6. 放射性核素检查

^{201}TI标志物行放射核素心肌显像,典型改变为心室肌呈“花斑样”或“星状”放射核素分布稀疏或缺损,且不随运动状态而改变。此项检查不能区分急性或慢性心肌损伤。

7. 超声心动图检查

无特异性,可检出心脏扩大,局限性或广泛的心脏搏动减弱,心功能减退及心包积液等。

8. 心内膜心肌活检术

可肯定心肌炎诊断,结合原位PCR技术可能在心肌内检出病毒RNA,可确立病原学诊断。但活检阴性结果不能排除心肌炎。

(四)诊断要点

(1)上呼吸道感染、腹泻等病毒感染后1～3周内发生心力衰竭或心律失常。

(2)心脏浊音界扩大,心尖区、胸骨左下缘闻及相应的杂音,可能有肺淤血、水肿的体征。

(3)相关的实验室检查结果,如心肌酶谱增高。

(4)病原学检查阳性。

(5)心肌活检明确本病诊断。

(6)有相应的心电图、胸部X线片等特点。

(7)诊断本病时,应除外甲状腺功能亢进、β受体功能亢进症,亦应排除影响心肌的其他疾患,如风湿性心肌炎、中毒性心肌炎、冠心病、结缔组织病及代谢性疾病等。一般根据相关的病史,甲状腺功能测定、心电图、超声心动图以及相关实验室检查结果等可资鉴别。

(五)病历记录要点

(1)有无上呼吸道感染病史,随后有无心律失常、心功能不全等症状。

(2)咽、喉等上呼吸道,心、肺部的检查结果。

(3)病毒学检查、心电图、X线和心超等检查结果。

(六)门急诊处理

患者应严格卧床休息,并依据病情确定卧床时间:①一般至少应休息至体温正常。②伴有心律失常、白细胞计数升高、血清肌酸磷酸激酶升高者,应严格卧床休息2～4周,或至检验指标正常。③伴有心脏扩大者应休息半年至1年,力求心脏缩小恢复正常为止。④并发心力衰竭者,应依据心功能状态,确定更长的休息时间及活动强度。

伴有心力衰竭、心律失常等治疗中应注意减小洋地黄类剂量,以防止洋地黄中毒、心肌损害加重。对无心力衰竭、恶性心律失常、心源性休克的患者,因可能加速病毒复制,发病初始前14 d内不宜使用糖皮质激素。对有症状的缓慢型心律失常在使用糖皮质激素的同时可行临时心脏起搏,对遗留有慢性、不可恢复的缓慢型心律失常、有症状的患者应安置埋藏式永久心脏起搏器。

1.门急诊药物治疗

(1)板蓝根2盒,用法:1包,一天3次,开水冲服。

(2)10%葡萄糖注射液500 mL+胰岛素8 U+10%氯化钾15 mL,用法:一天1次,静脉滴注。

2.有以下情况者可予以糖皮质激素治疗

①严重的进行性恶化的心肌炎,尤其小儿心肌炎;②严重的缓慢心律失常;③合并肌肉、神经系统炎症损害者;④心功能不全迁延不愈者,即所谓“难治性心力衰竭”;⑤并发急性肺水肿、心源性休克者。加用以下处方。

琥珀酸氢化可的松200 mg+5%葡萄糖注射液500 mL,用法:一天1次,静脉滴注。

或,泼尼松(强的松)5 mg×100片,用法:20 mg,一天3次,口服。

3.经以上治疗症状改善不佳者

或有心力衰竭、心源性休克、恶性心律失常等,即应将患者收入住院进一步治疗。

第七节　先天性心血管病

先天性心血管病是先天性心血管畸形，由于胎儿心脏在母体内发育有缺陷或部分停顿所造成。病孩出生后即可发现有心血管病变，但部分患儿可自然或经治疗存活到成年。常见的先天性心血管病有房间隔缺损、室间隔缺损、动脉导管未闭、法洛四联征、三尖瓣下移畸形、艾森曼格综合征等。

一、问诊要点

(1)出生后有无发现或诊断先心病，有无手术治疗史。

(2)有无心悸、气急、易患呼吸道感染、易疲劳、头昏等临床表现，一般轻型无分流和有左向右分流者，可无或仅有轻度症状，且症状出现较晚；重型者早年即可出现症状。有右至左分流者，尚常有下蹲动作等。

(3)应询问其母亲妊娠时有无服药，有无接触放射线等，是否为适龄妊娠。

二、体检要点

(1)多数患者有典型的心脏杂音。

(2)重型者常发育差，胸廓畸形。右至左分流者，有发绀和杵状指(趾)。

三、辅助检查

1.胸部X线片

胸部X线片有相应典型表现。如房间隔缺损、室间隔缺损时可见肺血流增多，肺门血管影粗大而搏动强烈，肺动脉段明显突出，主动脉影缩小或正常，房间隔缺损另见有右心室、右心房肥大，室间隔缺损则有左、右心室肥大等；动脉导管未闭时见肺血流增多，肺门血管影搏动明显，肺动脉段凸起，主动脉影不缩小或增大，左心室增大等；法洛四联征时见肺血流减少，肺动脉段凹陷，右心室、右心房增大，心尖翘起，心影呈靴状，上纵隔影可增宽等。

2.心电图

心电图可有不同的异常表现。如房间隔缺损常有不全性或完全性右束支传导阻滞，右心室肥厚，心房肥大，电轴右偏；室间隔缺损小者心电图可正常，缺损大者有不全性右束支传导阻滞、左心室肥厚、双测心室肥厚等变化；动脉导管未闭轻型者心电图可正常，较重者示左心室肥厚、双侧心室肥厚、左心房肥大等；法洛四联征则示右心室肥厚与劳损，右心房肥大，电轴右偏等。

3.超声心动图

大多数先心病可通过此项检查确诊。

4.心导管检查

复杂先心病可应用心导管做进一步检查证实。

5.磁共振显像

诊断先心病价值也较大。

四、诊断要点

(1)有胸闷、心悸等心功能不全的临床表现。

(2)体检闻及相应的心脏杂音。

(3)胸部X线心影异常。

(4)超声心动图检查一般可做出诊断。

(5)诊断时要注意和其他心脏病,特别是心脏瓣膜病相鉴别,可根据发病年龄、病史以及超声心动图等检查资以鉴别。

五、病历记录要点

(1)胸闷、心悸等症状的发生、发展病程。

(2)是否为出生后发现或诊断先心病。

(3)患者发育状况,有无发绀、胸廓畸形,特别是心脏听诊有无杂音,包括杂音的部位、时相、性质、传导方向,以及心音的性质等,有无伴有震颤。

(4)超声心动图、X线、心电图等检查结果。

六、门急诊处理

如明确诊断则应根据患者具体情况予以治疗,主要是外科手术纠正畸形,这类手术一般宜在学龄前儿童期施行。部分房间隔缺损、室间隔缺损、动脉导管未闭等可行导管封堵术。内科治疗主要在于防治心力衰竭、感染性心内膜炎、肺部感染等并发症。

第八节　心包疾病

一、急性心包炎

急性心包炎为心包脏层和壁层的急性炎症,可由细菌、病毒、自身免疫、物理、化学等因素引起。心包炎常是某种疾病表现的一部分或为其并发症。

(一)问诊要点

(1)有无心前区疼痛,此为纤维蛋白性心包炎的主要症状。疼痛多位于心前区,可尖锐,与呼吸运动有关,常因咳嗽、深呼吸或变换体位而加重,可放射到颈部、左肩、左臂及左肩胛骨,也可达上腹部。疼痛也可位于胸骨后,呈压榨样。

(2)有无呼吸困难,此为心包积液时最突出的症状。严重时患者呈端坐呼吸、身躯前倾、呼吸浅快、面色苍白,可有发绀。

(3)有无干咳、声音嘶哑及吞咽困难等伴随症状。

(4)非特异性心包炎及感染性心包炎发病急,疼痛明显;而结核性或肿瘤性心包炎发病缓慢,疼痛可不明显。

(5)有无畏寒、发热、多汗、食欲缺乏、倦怠、全身不适等全身症状。

(二)体检要点

(1)心包摩擦音是纤维蛋白性心包炎的典型体征。呈搔刮样粗糙音,为双相或三相性摩擦音,多位于心前区,坐位时身体前倾、深吸气或听诊器胸件加压更容易听到。心包摩擦音可持续数小时或数天、数周。

(2)心脏叩诊浊音界向两侧增大,心尖搏动弱,心音低而遥远。

(3)颈静脉怒张、动脉压下降、奇脉为心包压塞的三大征象。

(三)辅助检查

1. X线检查

心脏阴影向两侧增大,心脏搏动减弱或消失。

2. 心电图

除aVR导联外的所有常规导联中,ST段呈弓背向下抬高;一日至数日后,ST段回到基线,出现T波低平及倒置。心包积液时有QRS低电压,大量积液时可见电交替。常有窦性心动过速。

3. 超声心动图

M型或二维超声心动图中均可见液性暗区。

4. 心包穿刺

心包穿刺的主要指征是心包压塞和未明病因的渗出性心包炎。对抽取液做细菌学、生化、细胞分类的检查,此项检查宜在住院后进行。

5. 心包活检

有助于明确病因。此项检查亦宜在住院后进行。

(四)诊断要点

(1)有上述的临床症状和体征。

(2)X线、心电图及超声心动图检查可确诊本病。

(3)有心包积液,积液的病理及生化结果支持本病的诊断。

(4)主要病因类型的临床特点如下。

1)特发性(或病毒性)心包炎:病毒感染或感染后发生的过敏反应,可能是主要病因。起病多急骤,表现为心前区痛和心包摩擦音是最重要的体征。

心包渗液一般为少量或中等量,为浆液纤维蛋白性。如心包下心肌广泛受累,可称为急性心包心肌炎。

2)结核性心包炎:通常是由纵隔淋巴结结核、肺或胸膜结核直接蔓延而来。临床表现包括结核的全身反应和心包渗液征,而心前区痛和心包摩擦音较少见。心包渗液为中等或大量,呈浆液纤维蛋白性或血性。

3)肿瘤性心包炎:心包的原发性肿瘤主要为间皮瘤,少见。转移性肿瘤较多,主要来自支气管和乳房的癌肿,淋巴瘤和白血病也可侵犯心包。临床表现为心包摩擦音、心包渗液体征。渗液抽出后又迅速产生,呈血性引起心包压塞。

4)化脓性心包炎:主要致病菌为葡萄球菌和革兰阴性杆菌、肺炎球菌等。原发感染以肺炎、脓胸、纵隔炎、败血症为多见。心包渗液为浆液纤维蛋白性,然后转为脓性。临床征象有高热、毒血症,可有心脏压塞。心包穿刺是诊断本病的主要措施。

5)心脏损伤后综合征:可发生心脏直视或非直视手术后,急性心肌梗死后,可能为心脏损伤后引起自身免疫的过程。

(五)病历记录要点

(1)胸痛和(或)呼吸困难的性质、时间、发生发展过程。

(2)有无结核病、外伤、感染、心脏手术史等。

(3)心、肺体检的检查结果。

(4)X线、心电图、超声心动图、心包穿刺等检查结果。

(六)门急诊处理

凡诊断为本病者应卧床休息直至发热及胸痛消失。

1.有疼痛者

可用以下处方:

吲哚美辛(消炎痛)25 mg×20片,用法:25 mg,一天3次,口服。

或,布洛芬缓释胶囊(芬必得)0.3 g×20片,用法:0.3 g,一天3次,口服。

2.特发性心包炎如有严重胸痛或心包积液增多者

排除感染后可考虑短期使用糖皮质激素治疗。处方:

泼尼松(强的松)5 mg×100片,用法:15～20 mg,一日3次,口服。

一旦症状缓解,应开始减药至停药。

3.有心包积液与填塞症状者

即应收入住院进一步治疗。

二、缩窄性心包炎

缩窄性心包炎是指心脏被致密增厚的纤维化心包所包围,使之在心脏舒张时不能充分扩展,致使心室舒张期充盈受限而产生一系列循环障碍的病征。其病因以结核性最常见,其次为化脓性,少数与创伤性、非特异性心包炎等有关。

(一)问诊要点

(1)有无呼吸困难,呼吸困难是否为劳力性。

(2)有无上腹胀满、食欲缺乏、腹痛、疲乏等临床表现。

(3)是否原有急性心包炎病史,如有,应询问相关的诊疗过程。

(二)体检要点

(1)颈静脉怒张、肝大、腹腔积液、下肢水肿、Kussmaul征。本病患者腹腔积液较下肢水肿明显。

(2)心率增快,心尖搏动不明显,心浊音界不增大,心音较低,可闻及心包叩击音。

(3)脉搏细弱、动脉收缩压降低、脉压变小。

(三)辅助检查

1.胸部X线

心影大小正常,左右心缘变直,主动脉弓小,上腔静脉常扩张,有时可见心包钙化。

2.心电图

QRS波群低电压,T波低平或倒置,常有房颤。

3.超声心动图

心包增厚,室间隔矛盾运动,心房增大等。

4.右心导管检查

肺毛细血管压、肺动脉舒张压、右心室舒张末期压、右心房压均升高且都在同一高水平;右心房压力曲线呈M或W波形,右心室压呈舒张早期下陷及高原形曲线。

(四)诊断要点

(1)有上述典型的临床表现。

(2)超声心动图、X线检查、心电图等结果确诊本病。

(3)排除以下疾病

1)肝硬化:既往有肝脏疾病史,肝功能生化指标示转氨酶升高,有肝炎史,B超、CT等影像学检查可资鉴别。

2)充血性心力衰竭:既往有器质性心脏疾病史,有相应的体征(如心脏杂音等),以及心脏超声检查等可以鉴别。

3)限制性心肌病:其心脏舒张受限的临床表现和血流动力学改变与缩窄性心包炎很相似,常需通过心脏超声或心内膜心肌活检来鉴别。

(五)病历记录要点

(1)上腹胀满、食欲缺乏、呼吸困难的性质、时间、发生发展过程。

(2)有无急性心包炎病史。

(3)心、肺、上腹部等体检结果。

(4)胸部X线、心电图、超声心动图等检查结果。

(六)门急诊处理

1.门急诊药物治疗

呋塞米20 mg×20片,用法:20 mg,一天1次,口服。

2.住院治疗

应将患者收入住院治疗,争取行外科心包切除术。

第九节　肥厚型梗阻性心肌病

肥厚型梗阻性心肌病(hypertrophic obstructive cardiomyopathy,HOCM)指无导致心肌异常的负荷因素(高血压、瓣膜病)而发生的心室壁增厚或质量增加、以左心室和(或)右心室肥厚、顺应性下降为特征,常为不对称肥厚并累及室间隔。典型者左心室容量正常或下降,常有收缩期压力阶差。60%～70%的HOCM患者为家族性聚集,呈常染色体显性遗传,目前分子遗传学研究证实至少25个基因、超过1400个位点的突变与HOCM的发病有关。这些基因编码粗肌丝、细肌丝、Z盘或钙调节蛋白,其中绝大部分为编码肌小节结构蛋白的基因突变。

HOCM病理解剖学可见,肉眼观两侧心室壁显著肥大,心腔缩小呈新月形。主要累及左心室,室间隔与左心室后壁绝大多数为非对称性增厚,通常室间隔厚度为左心室后壁1.3倍以上。肥厚也可为局限性,可累及心基底部(主动脉瓣下)、室间隔中部或心尖区。在心力衰竭发生之前,左心室一般不扩张。组织学检查可见心肌细胞显著肥大,细胞排列紊乱,细胞内肌原纤维向各个方向、互相交错排列,常有间质纤维化灶形成,但以心内膜纤维化,尤其位于主动脉瓣下区的内膜纤维化为突出。

根据病变的部位以及血流动力学变化和临床表现不同,主要分为两种类型:肥厚型非梗阻性心肌病和肥厚型梗阻性心肌病。肥厚心肌将左心室腔分为心尖部高压区和主动脉瓣下低压区，二者形成压力阶差，同时二尖瓣收缩期前向运动导致原已狭小的左心室流出道进一步狭窄，当压力阶差超过 30 mmHg 即可诊断肥厚型梗阻性心肌病。

一、HOCM 临床特征

1. 临床表现

HOCM 临床表现多样，绝大多数患者无症状，或者症状轻微，部分患者因猝死或体检中发现。

(1)呼吸困难：最常见症状，主要是由于左心室舒张功能不全，左心室充盈受损，左心室舒张压升高所致。

(2)心绞痛：见于 3/4 有症状的患者，疲倦、昏厥前期也较常见。

(3)其他：心悸、夜间阵发性呼吸困难、恶性室性心律失常、心力衰竭、心房颤动伴栓塞。

(4)伴有流出道梗阻的患者起立或运动时出现眩晕，甚至神志丧失等。

(5)复发的昏厥、未成年猝死的家族史、动态心电图的非持续性室速和运动血压异常反应与猝死危险增高相关。

2. 体格检查

(1)可见心脏轻度增大，能听到第四心音。

(2)流出道梗阻者可在胸骨左缘第 3～4 肋间听到较粗糙的喷射性收缩期杂音。

(3)心尖部也常可听到收缩期杂音。

(4)流出道梗阻所致的胸骨左缘第 3～4 肋间杂音与主动脉瓣器质性狭窄所产生的杂音不同：梗阻型心肌病通过负荷状态或心肌收缩力改变可使心室内压力阶差发生改变，从而使杂音的响度发生变化，凡能影响心肌收缩力，改变左心室容量及射血速度的因素，均可使杂音发生变化，如使用 β 受体阻滞药或取下蹲位，使心肌收缩力下降或使左心室容量增加，可使杂音减轻，相反，如含服硝酸甘油片或做 Valsalva 动作，使左心室容量减少或心肌收缩力增加，可使杂音增加。而主动脉瓣狭窄时跨膜压力差增大是固定的(假设跨膜血流保持固定)，杂音无变化，可鉴别。

3. 辅助检查

(1)胸片：心影增大多不明显，如有心力衰竭则心影增大明显。

(2)心电图：最常见的表现为左心室肥大，ST-T 改变，常有以 V_3、V_4 为中心的巨大对称性倒置 T 波。病理性 Q 波在Ⅱ、Ⅲ、aVF、aVL 或 V_4、V_5 上出现为本病的一个特征，有时在 V_1 可见 R 波增高。动态心电图监测的心律失常发生率呈年龄依赖性。非持续性室速发生于 25％的成年人，大部分心率不快，无症状且发生于迷走张力增高时(如睡眠)。持续性室速少见，有时伴发于心尖部室壁瘤。阵发性室上性心动过速发生于 30％～50％的患者，持续性心房颤动的发生率为 5％～15％。

(3)超声心动图：具有快速、简捷及实时动态操作等优势，是临床诊断 HOCM 的首选影像学方法。在形态学(如室间隔肥厚的分布)、功能学(左心室收缩增强)以及血流动力学(流出道压力阶差的程度)等方面的定性、定量测量均有重要价值。

(4)磁共振：HOCM 包括形态结构、心肌灌注、血流动力学等方面。心肌灌注的延迟扫描，在约 70％的 HOCM 患者中能够发现心肌壁内延迟强化，一般多发生在心肌肥厚区域，形状多不规则,呈点片状。

二、诊断

诊断 HOCM 应包括:临床诊断、基因表型和基因筛选、猝死高危评估等方面。

1.临床诊断 HOCM 标准

(1)主要标准

1)超声心动图是目前诊断肥厚型心肌病最常用、最可靠、最经济的方法,可显示左心室的非对称性肥厚,左心室壁厚度达到 15 mm,舒张期室间隔的厚度与后壁厚度之比>1.3。

2)组织多普勒、磁共振发现心尖、近心尖室间隔部位肥厚,心肌致密或间质排列紊乱。

(2)次要标准

1)35 岁以下患者,12 导联心电图Ⅰ、aVL、$V_{4\text{-}6}$导联 ST 段下移,深对称性倒置 T 波。

2)二维超声心动图室间隔和左心室壁厚 11～14 mm。

3)基因筛查发现已知基因突变,或新的突变位点,与 HOCM 连锁。

(3)排除标准

1)系统疾病,高血压病,风湿性心脏病二尖瓣病,先天性心脏病及代谢性疾病伴发心肌肥厚。

2)运动员心脏肥厚。

(4)临床确诊标准:符合以下任何一项者。

1)1 项主要标准+排除标准。

2)1 项主要标准+次要标准 3。

3)1 项主要标准+排除标准 2。

4)次要标准 2、3。

5)次要标准 1、3。

有梗阻的病例可见室间隔流出道部分向左心室内突出,二尖瓣前叶在收缩期前向运动,主动脉瓣在收缩期呈半开放状态。

部分患者安静状态下左心室与流出道压力阶差是正常的,在运动或药物应激时可出现异常升高,甚至超过 30 mmHg。

2.家族性 HOCM 的诊断

除发病就诊的先证者外,三代直系亲属中有两个或以上成员诊断 HOCM 或存在相同 DNA 位点变异。

基因筛查是肥厚型心肌病诊断的金标准。已发现和报道 15 个突变基因、超过 400 个位点导致 HOCM。常见的突变基因有三种:心肌 β 肌球蛋白重链、肌球蛋白连接蛋白 C 和肌钙蛋白 T 基因。

3.HOCM 猝死高危因素评估

超声心动图检查 HOCM 患者时,必须测定左心室流出道与主动脉压力阶差,判断是否伴有梗阻。安静时压力阶差超过 30 mmHg 为梗阻性 HOCM。隐匿型梗阻负荷运动压差超过 30 mmHg,无梗阻性安静或负荷时压力阶差低于 30 mmHg。

判断高危患者的主要依据如下。

(1)主要危险因素:①心搏骤停存活者;②自发性持续性室性心动过速;③未成年猝死的家

族史；④昏厥史；⑤运动后血压反应异常，收缩压不升或反而降低；⑥运动前至最后运动量负荷点血压峰值差小于 20 mmHg；⑦左心室壁或室间隔厚度超过或等于 30 mm；⑧流出道压力阶差超过 50 mmHg。

(2)次要危险因素：①非持续性室性心动过速，心房颤动；②家族性 HOCM 恶性基因型。

三、治疗

(一)冠脉造影

术前准备同一般冠心病介入性治疗。冠状动脉造影可选择经股动脉途径或桡动脉途径，可常规经桡动脉行左、右冠状动脉造影，应用 Cordis 公司桡动脉鞘管(21 G 穿刺针、0.021 inch导丝、11 cm 6F 动脉鞘)常规选择右桡动脉，置入动脉鞘管后沿侧管注入硝酸甘油 200 μg 和异搏定 0.25 mg，静脉补充普通肝素 50 U/kg。造影导管选用 5 F TIG 造影导管(Terumo 公司)，对到位困难者根据情况改用 Judkins 或 Amplaz 导管(Cordis 公司)，左冠状动脉采用4～6 个常规投照体位，必要时加行右前斜 30°体位，清晰显示第一间隔支(S)，右冠状动脉采用 2～3 个常规体位。

(二)左心室造影及测定压力阶差

应用 6 F 猪尾导管经桡动脉完成左心室造影，常规采用右前斜 30°体位，有时需要左前斜 45°体位。左心室舒张末期形态可表现为铲形、犬舌样、香蕉样、鼠尾状以及其他形态。完成左心室造影后可应用猪尾导管测定左心室流出道压力阶差(leftventricular outflow tract pressure gradient，LVOTG)。可采用单导管在左心室与主动脉间连续测压，获得连续压力曲线，测量 LVOTG。目前多采用双导管测压，猪尾导管测定左心室心尖部压力，建立右侧股动脉通路，应用指引导管同时测定主动脉根部压力，两者压力差即为 LVOTG。

(三)靶血管确定

操作前经股静脉插入临时起搏导管到右心室心尖部，调试临时起搏器工作正常，备用。指引导管一般选择 6～7 F 的 JL4.0 或 EBU 等，导引钢丝常选择 BMW 或亲水涂层 PT_2LS、Pilot50等，球囊一般选择 Apex over the wire(OTW)球囊，建议先经指引导管向冠状动脉内注入硝酸甘油 100～200 μg，以扩张冠状动脉，根据间隔支粗细大小选择合适直径、长度的球囊，按经皮冠状动脉介入治疗(PCI)技术沿导引钢丝将合适直径的 OTW 球囊送入拟消融的间隔支内(通常为第 1、2、3 间隔支)，以 4～8 大气压扩张充盈，完全阻塞间隔支血流，经 OTW 球囊行远端血管造影，观察该血管供给心肌面积，并观察与其他血管有无交通支，确定无造影剂反流，满意后确认该血管为目标血管，10～15 min 后，心脏杂音明确减轻或 LVOTG 下降者，确定该血管为靶血管。

(四)进行无水乙醇消融

满意后确认该血管为目标血管，确定球囊无移位，封堵压力无衰减，临时起搏器工作正常(为减轻患者胸痛，消融前 10～15 min，静脉注射吗啡 5～10 mg)，退出导引导丝，持续膨胀球囊的同时沿球囊的中央腔注射 99%乙醇 1～3 mL(缓慢推注不少于 1 min)并严密观察心电监护及压力变化。如果首次注射后压力阶差下降不满意，继续注射乙醇，直至压力阶差下降到正常范围内或者因出现三度房室传导阻滞或交界区逸搏心律等严重心律失常而终止。

第五章　内分泌科疾病

第一节　糖尿病

糖尿病(diabetes mellitus,DM)是由于胰岛素缺乏和(或)胰岛素抵抗引起的一组以长期慢性高血糖为主要特征的代谢性疾病,导致糖类、脂肪、蛋白质、水、电解质等代谢障碍,并可并发眼、肾、神经、心血管等多脏器的慢性损害。

一、分型

目前国际上通用1999年WHO提出的分型标准。

1.胰岛素依赖型糖尿病

B细胞破坏严重,胰岛素绝对缺乏。又分为:①自身免疫性,包括急性型和缓发型;②特发型。

2.非胰岛素依赖型糖尿病

胰岛素抵抗和分泌不足同时存在。

3.其他特殊类型糖尿病

其他特殊类型糖尿病共有8类:①胰岛B细胞功能缺陷;②胰岛素作用的遗传缺陷;③胰岛外分泌疾病;④内分泌疾病;⑤药物或化学毒物诱导;⑥感染;⑦不常见的免疫介导的糖尿病;⑧可能与糖尿病有关的遗传综合征。

二、病因与发病机制

1.胰岛素依赖型糖尿病

大多是自身免疫性疾病,遗传因素和环境因素相互作用。①多基因遗传性疾病,IDDM1为主效基因,其他为次效基因;②病毒感染、化学毒物和食物引起;③体液免疫和细胞免疫均参与疾病的发生。

2.非胰岛素依赖型糖尿病

有明显的遗传异质性,受多种环境因素的影响。①多基因遗传:各基因种类、作用强度、作用环节均不同;②肥胖、老龄化、子宫内环境、应激、化学毒物等;③胰岛素抵抗:指胰岛素在周围组织摄取和清除葡萄糖的作用降低,可发生在胰岛素受体前、受体及受体后;④高糖毒性和脂毒性进一步加重胰岛素抵抗和胰岛B细胞功能的损伤。

三、临床表现

1.代谢紊乱综合征

典型表现为“三多一少”,即多尿、多饮、多食、体重减轻,不典型表现有乏力、皮肤瘙痒、视物模糊、外阴瘙痒等。

部分患者早期没有任何症状,甚至表现为餐前低血糖。

2.并发症表现

并发症表现包括急性和慢性并发症。

3.伴发疾病的表现

伴发疾病的表现如高血压、冠心病、肥胖、脂肪肝、血脂异常等。

四、病理生理

1.胰岛素分泌缺陷

①胰岛素依赖型糖尿病:胰岛素分泌严重不足或完全缺乏;②非胰岛素依赖型糖尿病:早期Ⅰ相分泌缺失,Ⅱ相分泌高峰不足,高峰后延,后期与胰岛素依赖型糖尿病相似。

2.胰岛素抵抗

主要是非胰岛素依赖型糖尿病,胰岛素受体数目减少,胰岛素与受体结合后信号转导异常。

3.糖类代谢

①糖的利用减少,能量供给不足;②糖异生、肝糖输出增多;③糖原合成减少,分解增多。

4.蛋白质代谢

分解增多,合成减少,呈负氮平衡。

5.脂肪代谢

分解增多,酮体生成增多;游离脂肪酸、三酰甘油、低密度脂蛋白增高,高密度脂蛋白降低。

五、辅助检查

1.尿糖测定

初筛指标,尿糖阴性不能除外糖尿病,此外肾病和妊娠时不能反映血糖水平。

2.血糖测定

血糖测定是诊断和病情控制的主要指标,代表瞬间血糖。①空腹血糖:禁食 8 h 以上的血糖;②随机血糖:1 d 当中任何时候的血糖,与进食无关;③餐后 2 h 血糖:从进食开始 2 h 后的血糖;④诊断用葡萄糖氧化酶法测定的静脉血浆血糖,病情监测多用毛细血管血糖;⑤血糖受饮食、情绪、测定时间等因素的影响,采血后应立即测定,否则血糖下降。

3.OGTT 实验

①是诊断糖尿病的金标准;②成年人用 75 g 葡萄糖粉,儿童按 1.75 g/kg 计算,总量不超过 75 g,孕妇初筛用 50 g,诊断可用 75 g 或 100 g;③实验方法:禁食 10 h 以上,先测空腹血糖,后将 75 g 葡萄糖粉完全溶于<300 mL 温水中,5 min 内喝完,服糖后 30 min、1 h、2 h、3 h 分别测静脉血糖;④整个实验过程中禁食,可饮水;⑤可仅测空腹和服糖后 2 h 血糖。

4.糖化血红蛋白(HbA1c)

糖化血红蛋白反映近 2~3 个月的平均血糖水平,是判定血糖长期控制是否达标的指标,且受饮食、情绪、测定时间影响小,目前已将其纳入糖尿病的诊断指标。

5.胰岛功能的测定

①方法同 OGTT 实验,测定各时间点的胰岛素和(或)C 肽。②正常空腹胰岛素浓度 35~145 pmol/L(5~20 mU/L),高峰在 30~60 min,峰值是空腹的 5~10 倍,3~4 h 恢复至基础水平;C 肽基础值高于 400 pmol/L,高峰时间与胰岛素相同,峰值是基础值的 5~6 倍。③胰岛素测定受外源性胰岛素的影响,C 肽不受影响。④胰岛素依赖型糖尿病胰岛素曲线低

平，基础值低，没有明显的峰值。⑤非胰岛素依赖型糖尿病早期基础值和峰值均不低，表现为高峰后延，3～4 h仍不能降到基础值，后期胰岛功能下降，曲线与胰岛素依赖型糖尿病相似。

6.急性代谢紊乱的检查

常用的有尿酮体、血pH、血电解质和乳酸，用于诊断和鉴别糖尿病急性代谢紊乱。

7.慢性并发症和伴发病的检查

眼底检查、24 h尿微量清蛋白排泄率(UAER)、颈部或下肢血管B超、心电图、肝功能、肾功能、血脂、尿酸等。

8.病因和发病机制的检查

谷氨酸脱羧酶(GAD)、胰岛素自身抗体(ICA)、胰岛素细胞抗体(IAA)及基因分析等。

六、诊断

①是否为糖尿病；②排除应激性血糖升高；③糖尿病的分型和分类；④并发症和伴发。

七、治疗

1.治疗目标

模拟生理性胰岛素分泌，纠正代谢紊乱，保证儿童的正常生长发育，防止或延缓并发症的发生，提高生活质量，延长寿命。

2.糖尿病知识教育

糖尿病最基础的治疗，通过教育达到下列目的：①认识自己所患糖尿病的类型及其并发症；②合理饮食治疗；③认识血糖控制的重要性；④学会自我监测，进行饮食和药物的简单调整；⑤识别低血糖并及时处理；⑥识别虚假广告。

3.饮食治疗

饮食治疗是药物治疗的基础，目的是维持标准体重，纠正已发生的代谢紊乱，减轻胰岛B细胞负担。根据标准体重及活动量计算每日所需总热量。①标准体重(kg)＝身高(cm)－105。②成年人每日每千克标准体重总热量：休息状态下105～125.5 kJ(25～30 kcal)，轻体力劳动125.5～146 kJ(30～35 kcal)、中度体力劳动146～167 kJ(35～40 kcal)，重体力劳动167 kJ(40 kcal)以上。③18岁以下每日每千克标准体重所需热量(kcal)＝90－3×年龄。孕妇、乳母、消瘦者酌加，肥胖者酌减，体重维持在标准体重±5%为宜。④总热量中糖类占50%～60%，蛋白质每日每千克体重0.8～1.2 g，儿童、孕妇、乳母、营养不良者1.5～2.0 g，肾病肾功能正常者0.8 g，肌酐升高者降至0.6 g，1/3来自动物蛋白；脂肪约占总热量的30%。⑤每日三餐分配为1/5、2/5、2/5或1/3、1/3、1/3；盐每日摄入6 g以下，戒烟，限制饮酒。

4.运动治疗

①运动量的计算：运动时脉率＝170－年龄；②运动适应证：非胰岛素依赖型糖尿病空腹血糖在16.7 mmol/L以下(尤其肥胖者)、胰岛素依赖型糖尿病病情稳定者(宜餐后进行)；③禁忌证：胰岛素依赖型糖尿病病情未稳定、合并严重肾病、严重高血压或缺血性心脏病、眼底病变、糖尿病足、合并各种急性并发症、骨质疏松、平衡障碍等。

5.糖尿病监测

学会自我管理，应用便携式血糖仪监测血糖，每2～3个月监测HbA1c，每6～12个月监测血脂、肝功能、肾功能、心电图、眼底，以期早期诊断糖尿病的慢性并发症，对糖尿病患者进行综合治疗并全面达标。

6.药物治疗

(1)磺脲类(SUs)。①作用机制:促进胰岛素的释放。②适应证:经饮食、运动治疗血糖不能达标的非胰岛素依赖型糖尿病患者。年龄>40 岁,病程<5 年,FPG<10 mmol/L 时效果好。③联合用药:可与双胍类、α 糖苷酶抑制药、胰岛素增敏药、胰岛素联合应用。④不良反应:主要是低血糖、体重增加、皮肤过敏、降低心脏缺血预适应。⑤禁忌证:胰岛素依赖型糖尿病、非胰岛素依赖型糖尿病胰岛功能差或合并急性代谢紊乱、严重肝肾功能障碍、孕妇及乳母、急性感染、大手术围术期、对磺脲类药物过敏或不能耐受。⑥主要药物品种:格列本脲、格列齐特、格列吡嗪、格列喹酮、格列美脲。格列本脲作用最强,作用时间长,不适宜老年人;格列喹酮有 95%从胆道排泄,适用于轻中度肾功能不全者。格列美脲具有胰腺外的胰岛素增敏作用。⑦磺脲类药物原发性失效:糖尿病患者过去从未用过磺脲类药物,应用足量的磺脲类药物 1 个月后未见明显的降糖效应。⑧磺脲类药物继发性失效:糖尿病患者服用磺脲类药物治疗初期能有效地控制血糖,但长期服用后疗效逐渐下降,即使增加到最大剂量血糖仍不能控制,甚至无效。⑨服药时间:餐前 30 min。

(2)非磺脲类胰岛素促泌药(格列奈类)。①作用机制、适应证、禁忌证与磺脲类药物相同,但作用位点与磺脲类不同。②特点为餐时服用、起效快、作用时间短、低血糖发生率低、能够改善胰岛素早相分泌。③主要用于控制餐后血糖。④可单独应用或者与双胍、α 糖苷酶抑制药、胰岛素增敏药、基础胰岛素联合应用。⑤代表药物有瑞格列奈、那格列奈、米格列奈。⑥服药时间:餐前即刻。

(3)双胍类药物。①作用机制:抑制肝糖输出、增加外周组织对糖的摄取和利用、改善外周组织对胰岛素的敏感性。②适应证:非胰岛素依赖型糖尿病的一线用药,也可用于胰岛素依赖型糖尿病;③禁忌证:糖尿病急性并发症、严重肝肾功能不全、低氧血症、严重感染、手术等应激情况、孕妇和乳母、酗酒者、药物不能耐受者。④不良反应:消化道反应(主要是上腹不适和腹泻)、皮肤过敏、乳酸性酸中毒。⑤联合用药:可以与其他作用机制的口服药物及胰岛素联合应用。⑥主要药物:苯乙双胍已经基本淘汰,目前广泛应用的是二甲双胍。⑦服药时间:不限制,但餐后服药胃肠道反应小。

(4)胰岛素增敏药(格列酮类 TZDs)。①作用机制:激活过氧化物酶体增生活化受体 γ(PPARγ),调控与胰岛素作用有关的多种基因的转录。②适应证:非胰岛素依赖型糖尿病,尤其是肥胖、胰岛素抵抗明显者。③禁忌证:胰岛素依赖型糖尿病、孕妇、乳母、儿童,肝功能异常、水肿及心功能不全患者慎用。④不良反应:肝酶升高、水肿、体重增加。⑤联合用药:可与其他类口服药物及胰岛素联合应用。⑥主要药物:罗格列酮和吡格列酮。⑦服药方法:每日 1~2 次,与进食关系不大。

(5)α 糖苷酶抑制药(AGI)。①作用机制:抑制小肠刷状缘近腔上皮细胞内的葡萄糖苷酶,延迟糖类的吸收、降低餐后血糖。②适应证:胰岛素依赖型糖尿病和非胰岛素依赖型糖尿病餐后血糖升高者。③禁忌证:胃肠功能紊乱者、孕妇、乳母、儿童。④不良反应:主要是胃肠胀气,肝、肾功能不全者慎用。⑤联合用药:可以和其他类口服药和胰岛素联合应用。⑥应用 AGI 出现低血糖时,应该直接给予口服或静脉注射葡萄糖,进食双糖或糖类无效。⑦主要药物:阿卡波糖和伏格列波糖。⑧服药方法:与第一口糖类嚼服,餐中无糖类无效。

(6)其他口服药物。胰高血糖素样肽-1(GLP-1)、二肽基肽酶Ⅳ(DPPⅣ)抑制药等。

(7)胰岛素。①适应证:胰岛素依赖型糖尿病、非胰岛素依赖型糖尿病口服药无效、妊娠期糖尿病、糖尿病并发急性代谢紊乱、糖尿病合并严重慢性并发症、肝肾功能不全、应激情况(大中型手术、外伤、严重感染等)、营养不良(显著消瘦、合并肺结核、肿瘤等消耗性疾病)、继发性糖尿病、胰源性(坏死性胰腺炎、胰腺切除术后等)糖尿病、肝源性糖尿病等。②不良反应:低血糖、体重增加、钠水潴留、过敏反应、皮下脂肪萎缩、屈光不正等。③临床上常用的胰岛素:有速效、短效、中效、长效、预混人胰岛素、预混人胰岛素类似物。④剂量选择和分配:剂量取决于血糖水平、胰岛功能、胰岛素抵抗程度、饮食和运动状况等,从小剂量开始,根据血糖调整。初始剂量的选择,胰岛素依赖型糖尿病 0.4～0.5 U/(kg·d),非胰岛素依赖型糖尿病 0.2～0.4 U/(kg·d),老年或虚弱的患者 0.2～0.3 U/(kg·d)。如果选用长效胰岛素类似物或应用胰岛素泵(CSII)治疗,基础量占每日用量的 1/2,另外 1/2 于三餐前;如每日 2 次给药,一般早餐前 2/3,晚餐前 1/3。⑤常用方案:多样化。方案选择应该个体化,在依从性好的情况下尽可能选择达标率高、血糖波动小、低血糖发生少的方案。方案有基础胰岛素(中效、长效)联合口服药物、每日 1～2 次中效胰岛素、每日 2～3 次预混胰岛素、每日 4 次及 CSII。⑥黎明现象:夜间血糖控制良好,也没有低血糖,只是于黎明出现短时间血糖升高,是因清晨皮质醇、生长激素等胰岛素拮抗激素分泌增多所致。⑦Somogyi 效应:夜间曾有低血糖但未觉察,体内拮抗胰岛素的激素分泌增多,引起低血糖后的高血糖。⑧胰岛素抵抗:在无酮症酸中毒或拮抗胰岛素因素存在的情况下,日胰岛素需要量超过 200 U,且持续时间超过 1 星期或日胰岛素需要量＞2 U/kg 应考虑为胰岛素抵抗,原因可能与体内产生胰岛素抗体有关。

7.胰腺移植和胰岛细胞移植

取得一定进展,但目前仍处于实验阶段,许多问题有待解决。

第二节　甲状腺肿

甲状腺肿(goiter)是指良性甲状腺上皮细胞增生形成的甲状腺肿大,其分类大体如下:①根据甲状腺肿的发生是否有区域聚集性,可分为地方性甲状腺肿和散发性甲状腺肿;②根据甲状腺肿是否存在多结节,可分为结节性甲状腺肿和弥散性甲状腺肿;③根据甲状腺肿是否伴有甲状腺功能亢进,可分为毒性甲状腺肿和非毒性甲状腺肿。本章节主要介绍单纯性甲状腺肿。

单纯性甲状腺肿(simple goiter),也称为非毒性甲状腺肿(nontoxic goiter),是指非炎症和非肿瘤原因的不伴有临床甲状腺功能异常的甲状腺肿。单纯性甲状腺肿患者约占人群的 5%,女性发病率是男性的 3～5 倍。如果一个地区儿童中单纯性甲状腺肿的患病率超过 10%时,称之为地方性甲状腺肿(endemic goiter)。

一、病因和发病机制

1.地方性甲状腺肿

碘缺乏病(iodine deficiency disorders,IDD)的主要表现之一,多见于山区和远离海洋的地区。碘是甲状腺合成甲状腺激素的重要原料之一，碘缺乏时合成甲状腺激素不足，反馈引起垂体分泌过量的TSH，刺激甲状腺增生肥大。甲状腺在长期TSH刺激下出现增生或萎缩的区域、出血、纤维化和钙化，也可出现自主性功能增高，长期的非毒性甲状腺肿可以发展为毒性甲状腺肿。

WHO推荐的成年人每日碘摄入量为150 μg，尿碘是监测碘营养水平的公认指标，尿碘中位数(MUI)100～200 μg/L是最适当的碘营养状态。一般用学龄儿童的尿碘值反映地区的碘营养状态：①轻度碘缺乏80 μg/L≤MUI≤100 μg/L；②中度碘缺乏，50 μg/L≤MUI≤80 μg/L；③重度碘缺乏，MUI＜50 μg/L。

甲状腺肿的患病率和甲状腺体积随着碘缺乏程度的加重而增加，补充碘剂后，甲状腺肿的患病率显著下降。部分轻度碘缺乏地区的人群在机体碘需要增加的情况下可出现甲状腺肿，如妊娠期、哺乳期、青春期等。碘与甲状腺肿的患病率呈现一条“U”字形曲线，即碘缺乏时甲状腺肿的患病率增加，称之为“低碘性甲状腺肿”，随着摄碘量的增加，甲状腺肿的患病率逐渐下降，达到5%以下(即“U”的底端)，如果碘摄入量再继续增加，甲状腺肿的患病率则回升，部分学者称这类甲状腺肿为“高碘性甲状腺肿”。

2. 散发性甲状腺肿

散发性甲状腺肿原因复杂。外源性因素包括食物中的致甲状腺肿物质、致甲状腺肿药物和碘过量等。一种新的观点认为甲状腺生长免疫球蛋白(thyroid growth immunoglobulins，TGI)仅能刺激甲状腺细胞生长，不能刺激甲状腺细胞的腺苷酸环化酶的活性，所以仅有甲状腺肿而无甲状腺功能亢进。内源性因素还包括儿童先天性甲状腺激素合成障碍，包括甲状腺内的碘转运障碍、过氧化物酶活性缺乏、碘化酪氨酸偶联障碍、异常甲状腺球蛋白形成、甲状腺球蛋白水解障碍、脱碘酶缺乏等，导致甲状腺激素合成减少，TSH分泌反馈性增加而引起甲状腺肿，严重者可以出现甲状腺功能减退症。

二、病理

甲状腺呈弥散性或结节性肿大，重量60～1 000 g，切面可见结节、纤维化、出血和钙化。病变初期，整个腺体滤泡增生，血管丰富；随着病变进展，滤泡的面积发生变化，一部分滤泡退化，另外一部分滤泡增大并且富含胶质，这些滤泡之间被纤维组织间隔。

三、临床表现

临床上一般无明显症状。甲状腺常呈现轻、中度肿大，表面平滑，质地较软。重度肿大的甲状腺可引起压迫症状，出现咳嗽、气促、吞咽困难或声音嘶哑等。胸骨后甲状腺肿可使头部、颈部和上肢静脉回流受阻。

四、辅助检查

1. 实验室检查

血清TT_4、TT_3正常，TT_4/TT_3的比值常增高；血清甲状腺球蛋白(Tg)水平增高，增高的程度与甲状腺肿的体积呈正相关；血清TSH水平一般正常。

2. 影像学检查

B超能明确甲状腺的形态、大小和结构，对鉴别病灶的良、恶性有一定价值。核素扫描能探明甲状腺组织是否有自主功能(“热”结节)，“热”结节的存在是排除甲状腺癌的强烈指标。

地方性甲状腺肿患者甲状腺摄^{131}I率升高，但一般无高峰前移。

五、诊断根据

临床表现和实验室检查及影像学检查可做出诊断。甲状腺肿大的程度可以分为：Ⅰ度，外观没有肿大，但是触诊能及者；Ⅱ度，既能看到，又能触及，但是肿大没有超过胸锁乳突肌外缘；Ⅲ度，肿大超过胸锁乳突肌外缘。

六、鉴别诊断

1. 不伴甲状腺结节

单纯性甲状腺肿的弥散性肿大阶段须与GD未处于活动的甲状腺毒性阶段鉴别，主要借助血清TSH受体抗体（TSHreceptor antibodies，TRAb）的检测。有时也需与桥本甲状腺炎区别，后者的甲状腺常更坚硬，更不规则，且血清存在高滴度的抗甲状腺抗体。

2. 伴甲状腺结节

单纯性甲状腺肿处于多结节肿阶段时，应注意与甲状腺癌区别。

七、防治

1. 地方性甲状腺肿的预防

1996年起，我国立法推行普遍食盐碘化（universal salt iodization，USI）防治碘缺乏病，2002年我国修改国家标准，将食盐加碘浓度从原来的不低于40 mg/kg修改为（35±15）mg/kg。食盐加碘应当根据地区的自然碘环境有区别地推行，并要定期监测居民的尿碘水平，碘充足和碘过量地区应当使用无碘食盐，具有甲状腺疾病遗传背景或潜在甲状腺疾病的个体不宜食用碘盐。2001年世界卫生组织（WHO）等国际权威组织提出碘摄入量应当使MUI控制在100～200 μg/L，甲状腺肿患病率控制在5%以下，同时也提出MUI>300 μg为碘过量，可以导致自身免疫性甲状腺炎和甲状腺功能亢进症的患病率增加。

2. 甲状腺肿的治疗

一般不需要治疗。对甲状腺肿大明显者可以试用左甲状腺素（$L\text{-}T_4$），但是治疗效果不显著。$L\text{-}T_4$治疗中必须监测血清TSH水平，血清TSH降低或者处于正常下限时不能应用；甲状腺核素扫描证实有自主功能区域存在者，也不能应用$L\text{-}T_4$治疗；给予$L\text{-}T_4$时应当从小剂量开始，以避免诱发和加重冠心病。对甲状腺肿明显、有压迫症状者应采取手术治疗。

第三节 亚急性甲状腺炎

亚急性甲状腺炎（subacute thyroiditis）又称亚急性肉芽肿性甲状腺炎、（假）巨细胞甲状腺炎、非感染型甲状腺炎、移行性甲状腺炎、De Quervain甲状腺炎等。本病是非常常见的甲状腺疼痛疾病，呈自限性。多由病毒感染引起，如柯萨奇病毒、腮腺炎病毒、流感病毒、腺病毒感染与本病有关，也可发生于非病毒感染（如Q热或疟疾等）之后，以短暂破坏性甲状腺组织损伤伴全身炎症为特征，持续甲状腺功能减退症发生率一般报道<10%。国外文献报道本病占

甲状腺疾病的0.5%～6.2%，年发病率为4.9/10万，男女发病比例为1：4.3，30～50岁女性为发病高峰。

遗传因素可能参与发病，有与HLA-B35相关的报道。各种抗甲状腺自身抗体在疾病活动期可以出现，可能继发于甲状腺滤泡破坏后的抗原释放。

一、临床表现

常在病毒感染后1～3周发病，有研究发现该病有季节发病趋势(夏、秋季节，与肠道病毒发病高峰一致)，不同地理区域有发病聚集倾向，起病形式及病情程度不一。

1.上呼吸道感染前驱症状

肌肉疼痛、疲劳、倦怠、咽痛等，体温不同程度升高，起病3～4 d达高峰。可伴有颈部淋巴结肿大。

2.甲状腺区特征性疼痛

逐渐或突然发生，程度不等，转颈、吞咽动作可加重，常放射至同侧耳、咽喉、下颌角、颏、枕、胸背部等处。少数患者声音嘶哑、吞咽困难。

3.甲状腺肿大

弥散或不对称轻、中度增大，多数伴结节，质地较硬，触痛明显，无震颤及杂音，甲状腺肿痛常先累及一叶后扩展到另一叶。

4.与甲状腺功能变化相关的临床表现

(1)甲状腺毒症阶段：发病初期50%～75%的患者体重减轻、怕热、心动过速等，历时3～8周。

(2)甲状腺功能减退阶段：约25%的患者在甲状腺激素合成功能尚未恢复之前进入功能减退阶段，出现水肿、怕冷、便秘等症状。

(3)甲状腺功能恢复阶段：多数患者短时间(数周至数月)恢复正常功能，仅少数成为永久性甲状腺功能减退症，整个病程6～12个月。有些病例反复加重，持续数月至2年不等，2%～4%的患者复发，极少数患者反复发作。

二、实验室检查

1.红细胞沉降率(ESR)

病程早期增快，>50 mm/h时对本病是有力的支持，ESR不增快也不能除外本病。

2.双向分离现象

甲状腺毒症期呈现血清T_4、T_3浓度升高，甲状腺^{131}I摄取率降低(常低于2%)的双向分离现象。血清T_3/T_4比值<20。随着甲状腺滤泡上皮细胞破坏加重，储存激素殆尽，出现一过性甲状腺功能减退症，T_4、T_3浓度降低，TSH水平升高，而当炎症消退，甲状腺滤泡上皮细胞恢复，甲状腺激素水平和甲状腺^{131}I摄取率恢复正常。

3.甲状腺细针穿刺(FNAC)和细胞学检查

早期典型细胞学涂片可见多核巨细胞，片状上皮样细胞，不同程度炎性细胞；晚期往往见不到典型表现。FNAC检查不作为诊断本病的常规检查。

4.甲状腺核素扫描

甲状腺核素扫描(^{99m}Tc或^{123}I)早期无摄取或摄取低下对诊断有帮助。

5. 其他

早期白细胞可增高；甲状腺过氧化物酶抗体、甲状腺球蛋白抗体阴性或水平很低；血清甲状腺球蛋白水平明显增高，与甲状腺破坏程度相一致，但均不作为本病的诊断指标。

三、诊断

根据急性起病、发热等全身症状及甲状腺疼痛、肿大且质硬，结合 ESR 显著增快，血清甲状腺激素浓度升高与甲状腺^{131}I 摄取率降低的双向分离现象可诊断本病。

四、鉴别诊断

1. 急性化脓性甲状腺炎

甲状腺局部或邻近组织红、肿、热、痛及全身显著炎症反应，有时可找到邻近或远处感染灶；白细胞明显增高，核左移；甲状腺功能及^{131}I 摄取率多数正常。

2. 结节性甲状腺肿出血

突然出血可伴甲状腺疼痛，出血部位伴波动感，但是无全身症状，ESR 不高；甲状腺超声检查对诊断有帮助。

3. 桥本甲状腺炎

少数病例可以有甲状腺疼痛、触痛，活动期 ESR 可轻度升高，并可出现短暂甲状腺毒症和^{131}I 摄取率降低，但是无全身症状，血清 TgAb、TPOAb 滴度增高。

4. 无痛性甲状腺炎

本病是桥本甲状腺炎的变异型，有甲状腺肿，临床表现经历甲状腺毒症、甲状腺功能减退症和甲状腺功能恢复几个阶段，与亚急性甲状腺炎相似，但本病无全身症状、无甲状腺疼痛，ESR 不增快，FNAC 检查可见局灶性淋巴细胞浸润。

5. 甲状腺功能亢进症

碘致甲状腺功能亢进症或者甲状腺功能亢进症时^{131}I 摄取率被外源性碘化物抑制，出现血清 T_4、T_3 升高，但是^{131}I 摄取率降低，需要与亚急性甲状腺炎鉴别。根据病程、全身症状、甲状腺疼痛，甲状腺功能亢进症时 T_3/T_4 比值及 ESR 等方面可以鉴别。

五、治疗

早期治疗以减轻炎症反应及缓解疼痛为目的，轻症可用阿司匹林（1～3 g/d，分次口服）、非甾体消炎药（如吲哚美辛 75～150 mg/d，分次口服）或环氧酶-2 抑制药。糖皮质激素试用于疼痛剧烈、体温持续显著身高、水杨酸或其他非甾体消炎药物治疗无效者，可迅速缓解疼痛，减轻甲状腺毒症症状。初始泼尼松 20～40 mg/d，持续 1～2 周，根据症状、体征及 ESR 的变化缓慢减少剂量，总疗程 6 周以上。过快减量、过早停药可使病情反复，应注意避免。停药或减量过程中出现反复者，仍可使用糖皮质激素，同样可获得较好效果。

甲状腺毒症明显者，可以使用 β 受体阻滞药。由于本病并无甲状腺激素过量生成，故不使用抗甲状腺药物治疗。甲状腺激素用于甲状腺功能减退症明显、持续时间久者；但由于 TSH 降低不利于甲状腺细胞恢复，故宜短期、小量使用；永久性甲状腺功能减退症需长期替代治疗。

第四节　甲状腺功能减退症

甲状腺功能减退症(hypothyroidism),是由于甲状腺激素合成和分泌减少或组织利用不足导致的全身代谢降低综合征,其病理特征是黏多糖在组织和皮肤堆积,表现为黏液性水肿。临床甲状腺功能减退症的患病率为1%,发病率为3.5‰,女性较男性多见,且随年龄增长患病率上升。

一、病因与发病机制

1.原发性甲状腺功能减退症

此类甲状腺功能减退症是由于甲状腺本身的疾病导致,目前原发性甲状腺功能减退症的原因中自身免疫、甲状腺手术和甲状腺功能亢进症^{131}I治疗三大原因占90%以上,而缺碘导致的甲状腺功能减退症现已少见。碘过量可引起具有潜在性甲状腺疾病者发生甲状腺功能减退症,也可诱发和加重自身免疫性甲状腺炎。含碘药物胺碘酮诱发甲状腺功能减退症的发生率是5%~22%。锂盐、硫脲类、咪唑类等抗甲状腺药物也可引起药物性甲状腺功能减退症。

2.继发性甲状腺功能减退症

继发性甲状腺功能减退症又称中枢性甲状腺功能减退症,是由于垂体或下丘脑疾病导致TRH、TSH产生和分泌减少所致,多见于垂体瘤、颅咽管瘤、手术、垂体外照射及产后大出血(席汉综合征)等,其中由于下丘脑病变引起的甲状腺功能减退症称为三发性甲状腺功能减退症。

3.TSH或TH不敏感综合征

TSH或TH不敏感综合征又称甲状腺激素抵抗综合征,是由于TH受体减少或受体后缺陷导致甲状腺激素在外周组织生物效应下降引起的综合征。

二、分类与分型

1.分类

根据病变发生的部位分为原发性甲状腺功能减退症、继发性甲状腺功能减退症及甲状腺激素抵抗综合征;根据病变的原因分为药物性甲状腺功能减退症、手术后甲状腺功能减退症、^{131}I治疗后甲状腺功能减退症、特发性甲状腺功能减退症、垂体或下丘脑肿瘤手术后甲状腺功能减退症等;根据甲状腺功能减退的程度分为临床甲状腺功能减退症(overt hypothyroidism)和亚临床甲状腺功能减退症(subclinical hypothyroidism)。

2.分型

甲状腺功能减退症可分为3型,即呆小症、幼年型甲状腺功能减退症、成年型甲状腺功能减退症。呆小症只见于原发性甲状腺功能减退症,幼年型甲状腺功能减退症和成年型甲状腺功能减退症既可原发也可继发;病情严重时都可发生黏液性水肿。

三、临床表现

主要与年龄有关,成年型甲状腺功能减退症主要影响代谢和器官功能,是可逆性的;婴幼儿甲状腺功能减退症导致矮小和智低,为不可逆的;亚临床甲状腺功能减退症可无症状,T_3、T_4正常,TSH轻度升高,多见于桥本病或甲状腺功能亢进症治疗后。

1.成年型甲状腺功能减退症

(1)一般表现:易疲劳、怕冷、少汗、表情淡漠、面色苍白、颜面水肿、唇厚舌大、毛发稀疏、动作缓慢、体温低、体重增加。

(2)皮肤黏膜:苍白、发凉、干燥、脱屑、眉毛外1/3脱落;由于高胡萝卜素血症,手脚皮肤呈姜黄色。

(3)肌肉和关节:肌肉乏力,暂时性肌强直、痉挛、疼痛,嚼肌、胸锁乳突肌、股四头肌和手部肌肉可有进行性肌萎缩。腱反射的弛缓期特征性延长,超过350 ms(正常为240～320 ms),跟腱反射的半弛缓时间明显延长对诊断有特殊价值。

(4)心血管系统:心肌黏液性水肿导致心肌收缩力损伤、窦性心动过缓、心音减弱、心排血量下降。ECG显示低电压。由于心肌间质水肿、非特异性心肌纤维肿胀、左心室扩张和心包积液导致心脏增大,冠心病可发生但无症状,补TH时应从小剂量开始,防止心绞痛发生。

(5)呼吸系统:可出现睡眠呼吸暂停。

(6)消化系统:食欲缺乏、腹胀、便秘,可能导致营养性贫血;严重者出现麻痹性肠梗阻或黏液水肿性巨结肠。

(7)神经系统:记忆力减退、智力低下、反应迟钝、嗜睡、抑郁。

(8)血液系统:由于甲状腺激素缺乏引起血红蛋白合成障碍以及肠道吸收铁和叶酸障碍引起铁、叶酸缺乏可导致贫血;自身免疫性甲状腺炎可伴发恶性贫血。

(9)内分泌系统:男性常有性欲降低、阳痿;女性常有月经过多或闭经。长期严重的病例可导致垂体增生、蝶鞍增大。部分患者血清催乳素水平增高,发生溢乳。

(10)黏液性水肿昏迷:见于病情严重的患者,多在冬季寒冷时发病。诱因为严重的全身性疾病、甲状腺激素替代治疗中断、寒冷、手术、麻醉和使用镇静药等。临床表现为嗜睡、低温(<35℃)、呼吸徐缓、心动过缓、血压下降、四肢肌肉松弛、反射减弱或消失;甚至昏迷、休克、肾功能不全危及生命。

2.呆小症

患儿表现为智力低下、表情迟钝、异常安静、不活泼、矮小、面部及手非凹陷性肿胀,常有聋哑症及锥体束征。

3.幼年型甲状腺功能减退症

介于成年型甲状腺功能减退症和呆小症的表现之间,倾向于哪一面取决于发病时的年龄。

四、辅助检查

1.甲状腺功能检查

血清TSH和TT_4和FT_4是甲状腺功能减退症的第一线指标。原发性甲状腺功能减退症血清TSH增高,TT_4和FT_4均降低,TSH增高与TT_4和FT_4降低的水平与病情程度相关。由于T_3活性比T_4强,甲状腺功能减退症时更多T_4在外周转换为T_3,所以T_4下降更早,血清TT_3、FT_3早期正常,晚期TT_3、FT_3才降低;rT_3明显减少;因为T_3主要来源于外周组织T_4的转换,所以不作为诊断原发性甲状腺功能减退症的必备指标。亚临床甲状腺功能减退症仅有TSH增高,TT_4和FT_4正常,此外甲状腺功能减退症患者摄碘率降低。

2.病变部位的确定

原发性甲状腺功能减退症TSH升高,继发性甲状腺功能减退症TSH降低;TRH兴奋试验中 TSH 不升高(垂体性甲状腺功能减退症)、延迟升高(下丘脑性甲状腺功能减退症)、TSH 本来就高刺激后更高(原发性甲状腺功能减退症);虽 T_3、T_4 低,TSH 正常或高,但无甲状腺功能减退症表现或甲状腺功能减退症经大量 TH 治疗后无效,考虑为 TH 不敏感综合征。

3.相关抗体检查

甲状腺过氧化物酶抗体(TPOAb)、甲状腺球蛋白抗体是确定原发性甲状腺功能减退症病因和诊断自身免疫甲状腺炎(包括桥本甲状腺炎、萎缩性甲状腺炎)的主要指标,一般认为 TPOAb 的意义较为肯定。日本学者经甲状腺细针穿刺细胞学检查证实,TPOAb 阳性者的甲状腺均有淋巴细胞浸润,如果 TPOAb 阳性伴血清 TSH 水平增高,说明甲状腺细胞已经发生损伤。我国学者经过对甲状腺抗体阳性而甲状腺功能正常的个体随访 5 年,发现当初随访时 TPOAb>50 U/mL 和 TgAb>40 U/mL,临床甲状腺功能减退症和亚临床甲状腺功能减退症的发生率显著增加。

4.其他检查

轻、中度贫血,血清总胆固醇、心肌酶谱升高,部分病例血清催乳素升高、蝶鞍增大,需要与垂体催乳素瘤鉴别。

五、诊断与鉴别诊断

1.诊断

具有甲状腺功能减退症的症状和体征,血清 TSH 增高,FT_4 降低,原发性甲状腺功能减退症即可以成立。进一步寻找甲状腺功能减退症的病因,如 TPOAb 阳性,可考虑自身免疫甲状腺炎;血清 TSH 降低或者正常,TT_4、FT_4 降低,考虑继发性甲状腺功能减退症,可做 TRH 刺激试验证实进一步寻找垂体和下丘脑的病变。

2.鉴别诊断

贫血应与其他原因所致的贫血鉴别;蝶鞍增大应与垂体瘤鉴别,原发性甲状腺功能减退症时 TRH 分泌增加可以导致高 PRL 血症、溢乳及蝶鞍增大,酷似垂体催乳素瘤,MRI 可鉴别;心包积液需与其他原因所致的心包积液鉴别;水肿主要与特发性水肿鉴别。

六、治疗

1.治疗目标

左甲状腺素($L-T_4$)是本病的主要替代治疗药物,一般需要终身替代,但是也有桥本甲状腺炎所致甲状腺功能减退症自发缓解的报道。治疗的目标是临床甲状腺功能减退症症状和体征消失,TSH、TT_4、FT_4 值维持在正常范围内,近年来一些学者提出应当将血清 TSH 的上限控制在<3.0 mU/L。继发于下丘脑和垂体的甲状腺功能减退症,不能把 TSH 作为治疗指标,而是把血清 TT_4、FT_4 达到正常范围作为治疗的目标。

2.剂量

治疗的剂量取决于患者的病情、年龄、体重和个体差异,成年患者 $L-T_4$ 替代剂量 50～200 μg/d,平均 125 μg/d,按照体重计算的剂量是 1.6～1.8 μg/(kg·d);儿童需要较高的剂量,约 2.0 μg/(kg·d);老年患者则需要较低的剂量,约 1.0 μg/(kg·d);妊娠时的替代剂量需要增加 30%～50%;甲状腺癌术后的患者需要大剂量替代,约 2.2 μg/(kg·d),控制 TSH 在防止肿瘤复发需要的水平。T_4 的半衰期是 7 d,所以可以每天早晨服药一次。甲状腺片是动物甲状腺的干制剂，因其甲状腺激素含量不稳定和 T_3 含量过高已很少使用。

3. 服药方法

起始的剂量和达到完全替代剂量的需要时间要根据患者的年龄、体重和心脏状态确定。<50 岁、既往无心脏病史的患者可以尽快达到完全替代剂量。>50 岁的患者服用 L－T_4 前要常规检查心脏状态。一般从 25～50 μg/d 开始，每 1～2 周增加 25 μg，直到达到治疗目标。患缺血性心脏病患者起始剂量宜小，调整剂量宜慢，防止诱发和加重心脏病。理想的 L-T_4 的服药方法是在饭前服用，与一些药物的服用间隔应当在 4 h 以上，因为有些药物和食物会影响到 L-T_4 的吸收和代谢，如肠道吸收不良、氢氧化铝、碳酸钙、考来烯胺、硫糖铝、硫酸亚铁、食物纤维添加剂等均可影响小肠对 L-T_4 的吸收；苯巴比妥、苯妥英钠、卡马西平、利福平、异烟肼、洛伐他汀、胺碘酮、舍曲林、氯喹等药物可以加速 L-T_4 的清除。甲状腺功能减退症患者同时服用这些药物时，需要增加 L-T_4 用量。

4. 监测指标

补充甲状腺激素，重新建立下丘脑—垂体—甲状腺轴的平衡一般需要 4～6 周的时间，所以治疗初期每间隔 4～6 周测定激素指标，然后根据检查结果调整 L-T_4 剂量，直到达到治疗的目标。治疗达标后需要每 6～12 个月复查一次激素指标。

七、预防

碘摄入量与甲状腺功能减退症的发生和发展显著相关，我国学者发现碘超足量（尿碘中位数（MUI）201～300 μg/L）和碘过量（MUI>300 μg/L）可以导致自身免疫甲状腺炎和甲状腺功能减退症的患病率和发病率显著增加，促进甲状腺自身抗体阳性人群发生甲状腺功能减退症；碘缺乏地区补碘至碘超足量可以促进亚临床甲状腺功能减退症发展为临床甲状腺功能减退症。所以，维持碘摄入量在 MUI 100～200 μg/L 安全范围是防治甲状腺功能减退症的基础措施，特别是对于具有遗传背景、甲状腺自身抗体阳性和亚临床甲状腺功能减退症等易感人群尤其重要。

八、甲状腺功能减退症的特殊问题

1. 亚临床甲状腺功能减退症

文献报道各国普通人群中的亚临床甲状腺功能减退症的患病率为4%～10%，美国为4%～8.5%，在我国为 0.91%～6.05%。患病率随年龄增长而增高，女性多见。超过 60 岁的妇女中患病率可以达到 20%左右。本病一般不具有特异的临床症状和体征。因为本病主要依赖实验室诊断，所以首先要排除其他原因引起的血清 TSH 增高，如：①TSH 测定干扰：被检者存在抗 TSH 自身抗体，可以引起血清 TSH 测定值假性增高；②低 T_3 综合征的恢复期，血清 TSH 可以增高至 5～20 mU/L，机制可能是机体对应激的一种调整；③中枢性甲状腺功能减退症的 25%病例表现为轻度 TSH 增高（5～10 mU/L）；④肾功能不全：10.5%的终末期肾病患者有 TSH 增高，可能与 TSH 清除减慢、过量碘摄入、结合于蛋白的甲状腺激素的丢失有关；⑤糖皮质激素缺乏可以导致轻度 TSH 增高；⑥生理适应：暴露于寒冷 9 个月，血清 TSH 升高 30%～50%。

本病的主要危害是：①血脂代谢异常及其导致的动脉粥样硬化。部分学者认为亚临床甲状腺功能减退症是缺血性心脏病发生的危险因素，本病可以引起脂类代谢紊乱和心脏功能异常。②发展为临床甲状腺功能减退症。单纯甲状腺自身抗体阳性、单纯亚临床甲状腺功能减退症、甲状腺自身抗体阳性合并亚临床甲状腺功能减退症每年发展为临床甲状腺功能减退症的发生率分别为2%、3%和5%；我国学者随访100例未接受甲状腺激素治疗的亚临床甲状腺功能减退症患者5年，29%的患者仍维持亚临床甲状腺功能减退症；5%发展为临床甲减；其余66%患者甲状腺功能恢复正常。③妊娠期亚临床甲状腺功能减退症对后代智力的影响。

对亚临床甲状腺功能减退症的治疗问题一直存在争论。目前共识为当TSH>10 mU/L，主张给予左甲状腺素替代治疗，治疗的目标和方法与临床甲状腺功能减退症一致。替代治疗中要定期监测血清TSH的浓度，因为左甲状腺素过量可以导致心房颤动和骨质疏松；当TSH处于4.0～10 mU/L，不主张给予左甲状腺素治疗，定期监测TSH的变化。对TSH 4～10 mU/L伴TPOAb阳性的患者，要密切观察TSH的变化，因为这些患者容易发展为临床甲状腺功能减退症。

2.妊娠与甲状腺功能减退症

临床甲状腺功能减退症患者生育能力降低，此外妊娠期母体甲状腺功能减退症与妊娠高血压综合征、胎盘剥离、自发性流产、胎儿窘迫、早产以及低出生体重儿的发生有关。近年来，妊娠早期母体亚临床甲状腺功能减退症对胎儿脑发育第一阶段的影响备受关注，在胎儿甲状腺功能完全建立之前(即妊娠20周以前)，胎儿脑发育所需的甲状腺激素全部来源于母体，母体的甲状腺激素缺乏可以导致后代的神经智力发育障碍。

妊娠期间由于受多种因素的影响，TSH和甲状腺激素的参考范围与普通人群不同。目前尚没有孕期特异性的TSH参考范围，一般认为在妊娠早期TSH参考范围应该低于非妊娠人群30%～50%。目前国际上部分学者提出2.5 mU/L作为妊娠早期TSH正常范围的上限，超过这个上限可以诊断为妊娠期亚临床甲状腺功能减退症。由于FT_4波动较大，国际上推荐应用TT_4评估孕妇的甲状腺功能。妊娠期间TT_4浓度增加，约为非妊娠时的1.5倍，如妊娠期间TSH正常(0.3～2.5 mU/L)，仅TT_4低于100 nmol/L，可以诊断为低T_4血症。胎儿的初期脑发育直接依赖于母体循环的T_4水平，而不依赖T_3水平。

妊娠前已经确诊的甲状腺功能减退症需要调整左甲状腺素剂量，使血清TSH达到正常值范围内，再考虑怀孕。妊娠期间，左甲状腺素替代剂量通常较非妊娠状态时增加30%～50%。既往无甲状腺功能减退症病史，妊娠期间诊断为甲状腺功能减退症，应立即进行$L\text{-}T_4$治疗，目的是使血清TSH尽快达到妊娠时特异性正常值范围即0.3～2.5 mU/L，达标的时间越早越好(最好在妊娠8周之内)，此后每2～4周测定一次TSH、FT_4、TT_4，根据监测结果调整左甲状腺素剂量。TSH达标以后，每6～8周监测一次TSH、FT_4和TT_4。对于低T_4血症和TPOAb阳性孕妇的干预目前尚无一致的治疗意见。

3.黏液性水肿昏迷

黏液性水肿昏迷是一种罕见的危及生命的重症，多见于老年患者，通常由并发症所诱发。临床表现为嗜睡、精神异常、木僵，甚至昏迷，皮肤苍白、体温过低、心动过缓、呼吸衰竭和心力衰竭等。本病预后差，病死率达到20%。治疗：①去除或治疗诱因，感染诱因占35%。②补充甲状腺激素，左甲状腺素300～400 μg立即静脉注射，继之左甲状腺素50～100 μg/d静脉注射，直到患者可以口服后换用片剂。如果没有左甲状腺素注射剂，可将左甲状腺素片剂磨碎后由胃管鼻饲。如果症状没有改善，可用碘塞罗宁静脉注射，每次10 μg，每4 h 1次；或者每次25 μg，每8 h 1次。本病的甲状腺素代谢的特点是T_4向T_3转换受到严重抑制；口服制剂肠道吸收差；补充过急、过快可以诱发和加重心力衰竭。③保温，避免使用电热毯，否则可以导致血管扩张，血容量不足。④伴发呼吸衰竭者使用呼吸机辅助呼吸。⑤低血压和贫血严重者输注全血。⑥静脉滴注氢化可的松 200～400 mg/d。⑦其他支持疗法。

4.中枢性甲状腺功能减退症

本病是由于垂体 TSH 或者下丘脑 TRH 合成和分泌不足而导致的甲状腺激素合成减少，典型病例表现为 TSH 降低，TT_4 降低，但是约 20%的病例基础血清 TSH 浓度也可以正常或者轻度升高(达 10 mU/L)。本病的患病率是 0.005%，高发年龄在儿童和 30～60 岁成年人。先天性原因多由于垂体、下丘脑发育不全等；儿童的病因多源于颅咽管瘤；成年人的病因大多是垂体的大腺瘤、垂体接受手术和照射、头部损伤、席汉综合征、淋巴细胞性垂体炎等。接受多巴胺治疗时，由于多巴胺抑制垂体产生 TSH，TSH 和 T_4 的产生量可以减少 60%和 56%；在长期左甲状腺素替代治疗的患者，撤除左甲状腺素后垂体 TSH 抑制的状态可以持续 6 周。

5.甲状腺激素抵抗综合征(resistance to thyroid hormones，RTH)

本征有 3 个亚型：①全身型甲状腺激素抵抗综合征(generalized resistance to thyroid hormones，GRTH)；②垂体选择型甲状腺激素抵抗综合征(selective pituitary resistance to thyroid hormones，PRTH)；③外周组织选择型甲状腺激素抵抗综合征(selective peripheral resistance to thyroid hormones，perRTH)。

GRTH 的临床表现有甲状腺肿、生长缓慢、发育延迟、注意力不集中、好动和静息时心动过速。本病缺乏甲状腺功能减退症的临床表现，主要是被增高的甲状腺激素所代偿。75%的患者具有家族史，遗传方式为常染色体显性遗传。实验室检查血清 TT_4、TT_3、FT_4 增高(从轻度增高到 2～3 倍的增高)，TSH 增高或者正常。

本病依据以下 4 点与垂体 TSH 肿瘤鉴别。①TRH 刺激试验：前者 TSH 增高，后者无反应；②T_3 抑制试验：前者血清 TSH 浓度下降，后者不被抑制；③前者血清 α 亚单位与 TSH 的摩尔浓度比例<1；④垂体 MRI 检查：前者无异常，后者存在垂体腺瘤。

PRTH 临床表现有轻度甲状腺功能减退症症状，这是因为本病的外周 T_3 受体是正常的，仅有垂体的 T_3 受体选择性缺陷而导致 T_3 浓度升高不能抑制垂体的 TSH 分泌，垂体不适当地分泌 TSH 引起甲状腺功能减退症和甲状腺肿。实验室检查血清 T_3、T_4 增高，TSH 增高或者正常。本病主要与垂体 TSH 肿瘤鉴别，依靠 TRH 刺激试验和垂体 MRI 鉴别。

perRTH 实验室检查结果取决于垂体和外周组织对甲状腺激素不敏感的程度和代偿的程度，GRTH 和 PRTH 的实验室结果都可以出现。有的患者基础 TSH 水平正常，但是相对于升高的循环 T_3、T_4 水平而言 TSH 水平是不适当的。TRH 刺激试验反应正常、T_3 抑制试验可以抑制，临床有甲状腺功能减退症的表现。

6.甲状腺功能正常的病态综合征(euthyroid sick syndrome，ESS)

本征也称为低 T_3 综合征、非甲状腺疾病综合征(nonthyroid illness syndrome)。本征非甲状腺本身病变，它是由于严重疾病、饥饿状态导致的血液循环中甲状腺激素水平的减降，是机体的一种保护性反应，包括营养不良、饥饿，精神性厌食症、糖尿病、肝病等全身疾病。某些药物也可以引起本征，例如胺碘酮、糖皮质激素、丙硫氧嘧啶、普萘洛尔、含碘造影剂等。本征 T_4 向 rT_3 转换增加，临床没有甲状腺功能减退症的表现。实验室检查的特征是血清 TT_3 降低，rT_3 增高，TT_4 正常或者轻度增高，FT_4 正常或者轻度增高，TSH 正常。疾病的严重程度一般与 TT_3 降低的程度相关。严重病例可以出现 TT_4 和 FT_4 降低，TSH 仍然正常，称为低 T_3-T_4 综合征。患者的基础疾病经治疗恢复以后，甲状腺激素水平可以逐渐恢复正常，但是在恢复期可以出现一过性 TSH 增高，也需要与原发性甲状腺功能减退症相鉴别。本征不需要给予甲状腺激素替代治疗。

7. 新生儿甲状腺功能减退症

本病的发生率是 0.025%，原因有甲状腺发育不良(75%)、甲状腺激素合成异常(10%)、下丘脑—垂体性 TSH 缺乏(5%)、一过性甲状腺功能减退症(10%)。一过性甲状腺功能减退症发生的原因是由于药物性、高碘和母体甲状腺刺激阻断性抗体通过胎盘，抑制胎儿的甲状腺的功能，大多数的病例是散发的。发达国家和我国都实行对新生儿甲状腺功能减退症的常规筛查制度，目前认为测定足跟血 TSH(试纸法)是最可靠的筛查方法，可疑病例的标准是 TSH 20～25 mU/L，进一步测定血清 TSH 和 T_4。本病的诊断标准是：新生儿(1～4 周)，TSH＞7 mU/L，TT_4＜84 nmol/L。采集标本时间应当在产后 3～5 d。采血过早，受到新生儿 TSH 脉冲分泌的影响，出现假阳性；筛查过晚则要延误启动治疗的时间，影响治疗效果。

治疗原则是早期诊断，足量治疗。甲状腺激素治疗启动得越早越好，必须在产后 4～6 周开始。随访研究发现，如果在 45 d 内启动治疗，患儿 5～7 岁时的智商(IQ)与正常儿童相同，延迟治疗将会影响患儿的神经智力发育。治疗药物选择左甲状腺素($L\text{-}T_4$)，起始剂量为 10～15 μg/(kg·d)。治疗目标是使血清 TT_4 水平尽快达到正常范围，并且维持在新生儿正常值的上 1/3 范围，即 10～16 μg/dL。为保证治疗的确切性，达到目标后要再测定 FT_4，使 FT_4 维持在正常值的上 1/3 范围，血清 TSH 值一般不作为治疗目标值，因为增高的 TSH 要持续很长时间，源于下丘脑—垂体—甲状腺轴的调整需要时间。一过性新生儿甲状腺功能减退症治疗一般要维持 2～3 年，根据甲状腺功能的情况停药，发育异常者则需要长期服药。

第五节　甲状旁腺功能减退症

甲状旁腺功能减退症(hypoparathyroidism，HPP)是因甲状旁腺素产生减少而引起的钙、磷代谢异常的一种临床综合征，其特征是手足搐搦、癫痫发作、低钙血症和高磷血症，长期口服钙剂和维生素 D 制剂可使病情得到控制。HPP 在临床上常见的主要有特发性甲状旁腺功能减退症、继发性甲状旁腺功能减退症、低血镁性甲状旁腺功能减退症和新生儿甲状旁腺功能减退症，其他少见的包括假性甲状旁腺功能减退症、假假性甲状旁腺功能减退症、假性特发性甲状旁腺功能减退症等。

一、病因

PTH 从合成、释放、与靶器官受体结合到最后发生生理效应的过程中，任何一个环节的障碍都可以引起甲状旁腺功能减退症。甲状旁腺功能减退症的病因大致包括 PTH 生成减少、PTH 分泌受抑制和 PTH 作用障碍 3 类。

1. PTH 生成减少

(1)特发性甲状旁腺功能减退症(idiopathic hypoparathyroidium，IHP)为少见的疾病，多呈散发性，多见于儿童。家族性者可能是免疫监视缺陷，称为“多发性内分泌缺陷、自身免疫及念珠菌病综合征”或“少年性家族性甲状旁腺功能减退症、Addison病及黏膜皮肤念珠菌病综合征”。患者的血液循环中常可测到抗甲状旁腺及抗肾上腺的特异性抗体，还可伴有其他自身免疫病，如原发性甲状腺功能减退症、恶性贫血、特发性肾上腺皮质萎缩所致的Addison病等。

(2)继发性甲状旁腺功能减退者原因较明确，最常见于甲状腺或颈前部手术后。

(3)胚胎发育障碍(Di George综合征)。

(4)放射性甲状旁腺损伤(如^{131}I照射后)。

(5)其他：甲状旁腺转移癌、淀粉样变、甲状旁腺瘤出血、结核病、结节病、血色病或含铁血黄素沉着症(hemosiderosis)等病变破坏都可损害甲状旁腺引起甲状旁腺功能减退症。

2. PTH分泌受抑制

①新生儿甲状旁腺功能减退症；②甲状旁腺术后；③镁缺乏症；④铁或铜累积病。

3. PTH作用障碍

①遗传性甲状旁腺功能减退症：可伴有生长迟缓、智力低下、糖尿病、甲状腺或卵巢的功能减退；②PTH无生物活性；③致PTH作用障碍的其他因素：慢性肾衰竭、维生素D缺乏、假性甲状旁腺功能减退症、甲状旁腺切除术后纤维性骨炎。

二、临床表现

甲状旁腺功能减退症的临床表现主要与低钙血症有关，低钙血症可导致神经肌肉的激惹性增高，轻度表现有手指、足趾及口周的感觉异常。较严重的病例可出现肌肉痉挛、腕足痉挛、喉哮鸣以至惊厥。症状的轻重不仅与低钙血症的程度有关，而且与血钙下降的速度也有关。

1. 手足搐搦

①发作前常有不适感，面、手感觉麻木、蚁行感及肌肉痛等先兆症状；②发作时手足麻木，典型表现是手、足肌肉呈强直性收缩，肌肉疼痛，拇指内收，其他手指并紧，指间关节伸直，掌指关节屈曲及腕关节屈曲(助产士手或呈握拳手)；③严重者自手向上发展，同时引起肘关节屈曲，上臂内收，紧靠胸前，两下肢伸直，足内翻，面部上唇收缩，不能咧嘴，全身肌肉僵直、疼痛，恐惧感；④其他：哮喘，腹痛、腹泻或胆绞痛，尿急感，偏头痛、心绞痛，肢端动脉痉挛(雷诺现象)，喉头痉挛致缺氧、窒息甚至死亡。上述发作持续几分钟、几小时，也可连续几天。缓解时症状消失的顺序是，最先出现的症状最后缓解。

2. 眼部表现

低血钙引起白内障最常见，占到50%，早期表现为晶状体前、后层浑浊，晚期扩散呈弥散性浑浊而不能与老年性白内障区别，即使治疗后低钙血症好转，白内障亦难消失。眼底检查可能有视盘水肿甚至假脑瘤的表现。

3. 精神神经系统表现

(1)癫痫样发作：发作前尖叫等酷似癫痫发作但无癫痫大发作所表现的意识丧失、发绀或尿失禁等，抗癫痫药物治疗无效。

(2)癔症样发作：口角抽动、四肢抽动、舞蹈样不随意动作等。

(3)神经衰弱症状群：头晕、头痛、睡眠浅、失眠、多梦、疲乏、记忆力减退，喜静，对各种事物缺乏兴趣、性欲减退、忧郁、烦躁等。

(4)末梢神经与肌肉症状：感觉减退或过敏，口周麻木，四肢酸胀、麻木、疼痛、肌痉挛等。

(5)自主神经症状：肠道痉挛、肠蠕动加快、腹痛、腹胀、腹泻、便秘，吞咽困难，心律失常。

(6)中枢神经系统:不自主运动、手足徐动、舞蹈症、扭转痉挛、震颤麻痹、小脑性共济失调、步态不稳。

(7)精神病样表现:易怒、激惹、抑郁症、幻想狂等。

4.其他症状与体征

(1)心脏:顽固的心力衰竭、心律失常等,典型心电图为 Q-T 间期延长,QRS 波群多无改变,T 波可有非特异性改变。

(2)大细胞性贫血:外胚层器官营养性损害。

(3)皮肤:皮肤粗糙、干燥、脱屑、色素沉着、湿疹、牛皮癣甚至剥脱性皮炎,眉毛稀少,头发粗、干、易脱落,偶见斑秃或全秃,指甲薄脆易裂、有横沟,指甲及口角可并发白色念珠菌感染,严重者扩散到口腔及肠道。

(4)齿:幼儿期发病者出牙晚,牙釉质发育障碍,出现横沟,釉质发育不全和恒牙不出,齿发育不良、齿根形成缺陷、齿釉质增生不良、牙釉质剥落、齿冠周围及冠面有带纹或洞穴,成年人提早脱牙,有龋齿。

(5)软组织钙化:关节僵直、疼痛。

(6)腹泻与脂肪吸收不良:可见于甲状旁腺功能减退症治疗后。

(7)其他症状与体征:无力、头痛,全身发紧,举步困难,张口困难、口吃或吐字不清,智力可减退,小儿智力发育差。

三、辅助检查

1.实验室检查

(1)血钙:血清钙<2 mmol/L,按血钙水平将临床甲状旁腺功能减退症分为 5 级,Ⅰ级和Ⅱ级患者的血钙分别为无低血钙及间歇出现低血钙,Ⅲ、Ⅳ、Ⅴ级患者的血钙水平分别为 2.13 mmol/L、1.88 mmol/L 和 1.63 mmol/L。有症状者,血总钙值一般≤1.88 mmol/L,血游离钙≤0.95 mmol/L。

(2)血清无机磷增加:血清无机磷>1.61 mmol/L 或儿童>1.94 mmol/L。

(3)血 ALP:血清 ALP 正常或稍低,没有骨质疏松者多数正常。

(4)24 h 尿钙减少:一般<1.25mmol/d(正常 2.5~7.49 mmol/d)。

(5)血清免疫反应性 PTH(iPTH):血清 iPTH 浓度多数低于正常。也可以在正常范围,因低钙血症强烈刺激甲状旁腺,当血清总钙值≤1.88 mmol/L(7.5 mg/dL)时,血 PTH 值应有 5~10 倍的增加,所以低钙血症时,如血 PTH 在正常范围,仍支持甲状旁腺功能减退症的诊断,因此测血 PTH 时,应同时取血测血钙,两者一并分析。

2.特殊检查

(1)PTH 兴奋试验:注射外源性 PTH 后,测定尿中 cAMP 和尿磷变化。正常人尿磷及尿 cAMP 增加显著,可达 10 倍以上。注射 PTH 后,假性甲状旁腺功能减退症Ⅰ型患者尿中 cAMP 不增高,提示肾对 PTH 作用不敏感。假性甲状旁腺功能减退症Ⅱ型患者尿中 cAMP 增高,但尿磷却不见增加,提示患者肾中 cAMP 不能引起尿磷排泄增加的效应,属于一种受体后的缺陷。

(2)钙负荷(Howard)试验:甲状旁腺功能减退症者阳性,即血磷不升高,尿磷不减少。静脉滴注钙(15 mg/kg),历时 4 h,正常人 PTH 分泌受抑制,使尿磷排出减少,血磷上升,而甲状旁腺功能减退症患者反应迟钝，尿磷无明显减少或反而上升。有心、肾疾病患者不宜做此试验。

四、诊断

1. 甲状旁腺功能减退症诊断标准

①手足抽搦或麻木感。②低钙血症（＜2 mmol/L，但血清清蛋白＞35 g/L）。③血清磷上升或正常上限，肾小管磷重吸收率增高（TRP＞95%），磷廓清率减退（＜6 mL/min）。④肾功能正常。⑤尿钙减少，＜1. 25mmol/d（50 mg/d）。⑥脑电图示异常慢波及棘波。⑦尿中 cAMP 减少，对外源性 PTH 有明显增加反应（＞1 μmol/h，10 倍以上）；尿中无机磷也增加，＞1. 13mmol/24h（35 mg/24 h）。

2. 特发性甲状旁腺功能减退症的诊断标准

①血钙低；②血磷高或正常；③慢性手足搐搦史；④X 线片无佝偻病或骨质软化症表现；⑤无肾功能不全、慢性腹泻、脂性腹泻或原因明显的碱中毒等引起低钙血症的原因；⑥血 ALP 正常；⑦无甲状腺、甲状旁腺或颈部手术史，无颈部放射线照射或浸润的情况；⑧24 h 尿钙排泄低于健康人；⑨用大剂量维生素 D（或其有生理作用的衍生物）和钙剂方可控制发作；⑩在有指征的情况下，做 Ellsworth-Howard 试验，结果阳性，对外源性 PTH 有反应。

五、鉴别诊断

1. 肾性骨病

肾衰竭患者虽可有低血钙和高血磷，但伴有氮质血症和酸中毒。肾小管性酸中毒患者也有血清钙低，但血清磷正常或降低，常伴有低血钾、酸中毒、酸化尿能力减退。肾性骨病患者血清总钙低，但因酸血症能维持钙离子接近正常水平，很少自发手足搐搦。

2. 维生素 D 缺乏引起的成年人骨质软化症

血清无机磷低或正常，一般不升高。X 线骨片有骨质软化特征表现。

3. 癫痫样发作

癫痫患者没有低血钙、高血磷及缺钙体征，如 Chvostek 征或 Trousseau 征阴性。

4. 低镁血症

大多数低镁血症是由于长期营养缺乏所致，在这种情况下低钙血症主要是由于 PTH 急性缺乏所致，但血磷酸盐下降（甲状旁腺功能减退者升高），在慢性肾衰竭中尽管有继发性甲状旁腺功能亢进症，仍常存在有低钙血症和高磷酸盐血症。

5. 假性特发性甲状旁腺功能减退症

①假性特发性甲状旁腺功能减退者血中存在的 PTH 虽无生物效应，但免疫学反应仍存在，故用放射免疫法测量时 PTH 水平是正常或升高的。②对外源性 PTH 的反应差。

六、治疗

早期诊断和及时治疗不仅可以消除低血钙所造成的精神神经症状，而且可以延缓各种病变的发展，尤其可预防低钙性白内障和基底节钙化的进展。治疗目标是控制病情，缓解症状，纠正低血钙，使尿钙排泄量＜8. 75 mmol/24 h（350 mg/24 h 或≤400 mg/d）。

1. 一般治疗

①暂时性甲状旁腺功能减退症可不必治疗。②可逆性的甲状旁腺功能减退症适当治疗

（如低镁血症者补充镁盐）。③永久性 PTH 缺乏性甲状旁腺功能减退症，将来可以选择 PTH 替代治疗。④手术后甲状旁腺功能减退症患者，甲状旁腺自体移植在部分患者是有效的。⑤不能进行移植的患者及假性甲状旁腺功能减退症患者需终生口服维生素 D 治疗。⑥给予维生素 D 并在每天的食物中供给 1～1.5 g 钙；麦角骨化醇即维生素 D_2，5 万 U/d；骨化三醇 $(1,25-(OH)_2D_3)$，0.25 μg/d；在青年人，维生素 D 1 000～2 000 U/d；有骨质软化的老年人 5 万 U/d即可。在饮食钙摄入不足时可加用钙盐（每天 1～2 g 元素钙，分次给予）。

2. 急性低钙血症的治疗

应缓慢静脉推注 10%葡萄糖酸钙或氯化钙 10～20 mL，必要时 1～2 h 后重复给药。可能时尽量改用口服 10%氯化钙溶液 10～15 mL，每 2～6 h 1 次。搐搦严重或难以缓解者，可采用持续静脉滴注 10%葡萄糖酸钙 100 mL（含元素钙 900 mg，稀释于生理盐水或葡萄糖溶液 500～1 000 mL 中，速度以不超过元素钙 4 mg/(kg・h)为宜)，定期监测血清钙水平，使之维持在>1.75 mmol/L(7 mg/dL)即可，避免发生高钙血症，以免出现致死性心律失常。口服双氢速甾醇，每日 0.5～1 mg，是最方便而有效的疗法。若低钙血症为 2 mmol/L，无手足搐搦或只有轻微的神经肌肉症状，可口服钙剂（元素钙 1～2 g/d，分次服），或者加口服维生素 D 或其衍生物即可。

3. 慢性低钙血症的治疗

治疗目的是：控制症状，减少甲状旁腺功能减退症并发症的发生；避免维生素 D 中毒。宜使血钙维持在 2.13～2.25 mmol/L，尽可能用较小剂量的维生素 D。

(1)钙剂：应长期口服，元素钙 1～1.5 g/d，分 3～4 次口服；加用活性维生素 D。

(2)维生素 D 及衍生物：单用钙剂无效者可加用维生素 D。维生素 D 1 万～5 万 U/d，有的病例需加大到 40 万～150 万 U/d；双氢速甾醇油溶剂 1～3 mg/d，血清钙正常时以 0.2～1 mg/d维持疗效；维生素 D_2（麦角骨化醇）注射液 40 万 U/d；维生素 D_3（胆骨化醇）注射液 30 万 U/d 或 60 万 U/d。双氢速甾醇作用强，起效及作用消失时间短，从 0.3 mg(9 滴)/d 开始服，根据血和尿钙值调整药量，血清总钙值达 2.0 mmol/L，肢体麻木和抽搐等症状消失时，可作为维持量；25 羟维生素 D_3，25～200 μg/d；骨化三醇 $(1,25-(OH)_2D_3)$0.25 μg/d；阿法骨化醇 $(1\alpha-(OH)D_3)$2.7 μg/d。

4. 甲状旁腺移植

对药物治疗无效或已发生各种并发症的甲状旁腺功能减退症患者可考虑同种异体甲状旁腺移植治疗。

第六节　原发性甲状旁腺功能亢进症

甲状旁腺功能亢进症(hyperparathyroidism)可分为原发性、继发性、三发性和假性 4 类。原发性甲状旁腺功能亢进症(primary hyperparathyroidism，PHPT)是由于甲状旁腺本身病变（肿瘤或增生）使甲状旁腺素(PTH)过度合成和分泌引起的钙、磷和骨代谢紊乱的一种全身性疾病，主要临床表现为骨吸收增加的骨骼病变、反复发作的肾结石、消化性溃疡、精神改变等高钙血症和低磷血症。目前我国报道的主要是症状型 PHPT，而无症状型 PHPT 并不多见，通常 PHPT 呈散发性，偶尔可呈家族性并成为多发性内分泌肿瘤（MEN）的一种表现。

一、病因及病理

1. 病因

（1）家族性甲状旁腺功能亢进症：①MEN 为常染色体显性遗传，有明显的家族发病倾向，分为 MEN 1 型和 MEN 2 型；②基因突变；③伴下腭肿瘤者 11p 杂合性遗失（LOH）；④不伴其他内分泌疾病。

（2）钙受体缺陷：①新生儿 PHPT；②家族性良性低尿钙性高钙血症。

（3）细胞外液离子钙升高：①迁移性钙化；②胃泌素和胃酸分泌增加；③胰蛋白酶原被激活；④PTH 升高血排磷素（FGF-23），导致磷利尿。

2. 病理

（1）甲状旁腺腺瘤：大多单个腺体受累，少数有 2 个或 2 个以上腺瘤。瘤体一般较小，病变腺体中会存在部分正常组织或第 2 枚腺体正常者，可诊断为腺瘤。腺瘤常呈椭圆形、球形或卵圆形。色泽特点似鲜牛肉色，切除时呈棕黄色。

（2）甲状旁腺增生：原发性增生占 7%～11%。所有腺体都受累（不论数目多少），但可以某腺体增大为主，可为正常大小的 10～1 000 倍。原发性增生有两种类型，即透明主细胞和主细胞增生。

（3）甲状旁腺腺癌：少见，为 0.5%～3%，比腺瘤大，颈部检查时可扪及，切除后可再生长，生长速度较一般癌症缓慢。甲状旁腺腺癌呈典型的灰白色，坚硬，可有包膜和血管的浸润或局部淋巴结和远处转移（以肺部最常见，其次为肝和骨骼）。

（4）骨骼：早期仅有骨量减少，以后骨吸收日渐加重，可出现畸形、骨囊性变和多发性病理性骨折，易累及颅骨、四肢长骨和锁骨等部位。病程长和（或）病情重者，在破坏的旧骨与膨大的新骨处形成囊肿状改变，囊腔中充满纤维细胞、钙化不良的新骨及大量毛细血管，巨大多核的破骨细胞衬于囊壁，形成纤维性囊性骨炎，较大的囊肿常有陈旧性出血而呈棕黄（棕色瘤）色，故又名棕色瘤，此种纤维性囊性骨炎一般需 3～5 年或更久才能形成。

二、临床表现

4S（moans，groans，stones，and bones，悲叹、呻吟、结石、骨病）是本病的典型症状。以往的 PHPT 主要是骨骼和泌尿系病变，患者可有多种症状和体征，包括复发性肾石病、消化性溃疡、精神改变以及广泛的骨吸收。近年来随着血钙筛选的应用，约 50%的甲状旁腺功能亢进症患者无症状或诉说的症状含糊，只表现血清钙、磷生化改变和血 PTH 升高。精神神经症状较前多见（尤其在老年病例）。具有显著高钙血症的患者可表现出前述高钙血症的症状和体征。临床症状可分为高血钙、骨骼病变和泌尿系等 3 组，可单独出现或合并存在。一般进展缓慢，常数月或数年才引起患者的注意。在极少数情况下，该病可以突然发病，患者可有严重的并发症，如明显的脱水和昏迷（高钙血症性甲状旁腺危象）。

1. 高钙血症

（1）中枢神经系统方面：淡漠、消沉、性格改变、反应迟钝、记忆力减退、烦躁、过敏、多疑多虑、失眠、情绪不稳定、衰老加速、幻觉、狂躁、甚至昏迷。

（2）消化系统表现：食欲缺乏、腹胀、便秘、恶心呕吐、反酸、上腹痛、消化性溃疡、急性或慢性胰腺炎。

(3)心血管症状:心悸、气短、心律失常、心力衰竭。

(4)眼部病变:结合膜钙化颗粒、角膜钙化及带状角膜炎。

2.骨骼系统表现

(1)骨质软化:呈广泛性骨密度降低,同时可合并长骨弯曲变形、三叶骨盆,双凹脊椎,胸部肋骨变形致胸廓呈钟状,可有假骨折线形成。

(2)骨膜下骨质吸收:骨膜下骨质吸收是甲状旁腺功能亢进症的可靠征象,常发生于双手短管状骨,亦可见于关节软骨下、锁骨近端或远端的软骨下骨、后肋上下缘骨膜下及指(趾)末节丛状部等处。

(3)骨囊性病变:包括破骨细胞瘤(或棕色瘤)和皮质囊肿。棕色瘤为甲状旁腺功能亢进症的特异表现,具有较高的诊断价值,但常被误诊为骨巨细胞瘤、骨囊肿或骨纤维异常增生症。皮质囊肿为骨皮质膨起的多发小囊性改变。

(4)颅骨颗粒状改变:在骨密度降低的背景上,颅骨出现大小不等、界限不清的颗粒状高密度影。

(5)病理性骨折:骨折往往发生在骨棕色瘤部位,有时表现为明显弯曲变形,有如小儿的青枝骨折,常见为四肢长骨、肋骨、脊椎骨、锁骨、骨盆骨。常为反复多发骨折。骨折处有骨痂生成。

(6)牙周硬板膜消失:此一征象并非本病的特征性表现。

3.泌尿系统表现

(1)尿钙和磷排泄量增多,因此患者常有烦渴、多饮和多尿。

(2)可反复发生肾或输尿管结石,表现为肾绞痛或输尿管痉挛的症状、血尿或砂石尿等,也可有肾钙盐沉着症。

(3)结石反复发生或大结石形成可以引起尿路阻塞和感染。

(4)肾钙质沉着及肾功能不全。

4.其他

软组织钙化(肌腱,软骨等处)可引起非特异性关节痛,常先累及手指关节,有时主要在近端指间关节,皮肤钙盐沉积可引起皮肤瘙痒。新生儿出现低钙性手足抽搐要追查其母有无甲状旁腺功能亢进症的可能。软骨钙质沉着病(chondrocalcinosis)和假痛风在原发性甲状旁腺功能亢进症中较常见。重症患者可出现贫血,系骨髓组织为纤维组织充填所致。

三、辅助检查

1.实验室检查

(1)血清钙:多数原发性甲状旁腺功能亢进症患者有高钙血症(正常值2.1~2.55 mmol/L),少数呈间断性高钙血症与正常血钙。甲状旁腺功能亢进症危象时,血钙可达3.75~4.25 mmol/L。

(2)血清磷:甲状旁腺功能亢进症患者的血清磷降低,为原发性甲状旁腺功能亢进症的特点之一,低血磷(<0.87 mmol/L)常与高血钙共存。约50%的患者血磷可正常,但在肾功能不全、肾小球滤过率降低时,血清磷可正常或升高。血清磷应在空腹状态下测定,因餐后血清磷值低。

(3)血清碱性磷酸酶(ALP):原发性甲状旁腺功能亢进时,排除了肝胆系统的疾病存在,则ALP增高反映骨病变的存在,骨病变愈严重,ALP值愈高。

(4)血PTH:测定血PTH水平可直接了解甲状旁腺功能,原发性甲状旁腺功能亢进症患者中80%～90%血PTH水平增高,可高于正常人5～10倍,腺瘤比增生升高更明显,无昼夜变化节律。血PTH升高的程度与血钙浓度、肿瘤大小和病情严重程度相平行。因肿瘤或维生素D过量等非甲状旁腺功能亢进引起的高钙血症,由于PTH分泌受抑制,血PTH低于正常或测不到;因此PTH与血钙同时测定具有较高的诊断与鉴别的价值。

(5)血氯及氯/磷比值:甲状旁腺功能亢进症时血氯可升高,常>106 mmol/L,并可有轻度的代谢性酸中毒。氯/磷比值可>30。高血钙患者,血清氯>102 mmol/L者提示为原发性甲状旁腺功能亢进症。原发性甲状旁腺功能亢进症时血清磷平均为0.84 mmol/L,氯为107 mmol/L,氯/磷比值为31.8～80(其中96%在33以上);相反,其他原因高血钙患者氯/磷比值为17～32.3(92%患者的比值<33)。

(6)尿钙排泄量:甲状旁腺功能亢进症时因血钙增高,肾小球滤过钙增多致尿钙排泄量增加,但血清钙<2.87 mmol/L时,尿钙增加可不明显。做低钙试验时若最后24 h尿钙排泄量>5 mmol(200 mg)应高度怀疑原发性甲状旁腺功能亢进症的可能,若>3.75 mmol(150 mg),则支持本病的诊断,阳性率80%左右。

(7)尿磷排泄量:甲状旁腺功能亢进症时,尿磷排出量常增高,24 h尿磷>193.7 mmol/L,由于尿钙、磷值受饮食中摄入量的影响较大,因此,尿钙、磷测定仅作为代谢性骨病的初筛试验。

(8)尿羟脯氨酸排泄量:甲状旁腺功能亢进症时尿羟脯氨酸增高,常>330 μmol/24 h。

2.动态试验

(1)肾小管磷重吸收率(TRP)试验:正常人TRP为84%～96%,甲状旁腺功能亢进症患者TRP为60%～83%。此试验可用于肾小球滤过率>50 mL/min的患者,严重肾小球功能损害时无诊断价值。PTH抑制肾小管对磷的重吸收,促进尿磷的排泄。正常人用固定钙磷饮食(钙700 mg/d,磷1 200 mg/d)5 d,肾小管磷重吸收率可降至83%以下(正常值为84%～96%);甲状旁腺功能亢进症时,可降至60%～83%,一般<78%。

(2)皮质醇抑制试验:皮质醇50～100 mg/d或泼尼松30 mg/d(分次服),连续10 d。甲状旁腺功能亢进症患者血清钙不下降,而其他原因引起的高钙血症如类癌、结节病、多发性骨髓瘤和维生素D中毒等患者可见血钙降低,但部分假性甲状旁腺亢进症患者,血清钙也可不下降。

四、诊断

1.PHPT诊断标准一

具备以下第①～⑧项即可诊断。①血清钙经常>2.5 mmol/L,且血清蛋白无显著变化,伴有口渴、多饮、多尿、尿浓缩功能减退、食欲缺乏、恶心、呕吐等症状。②血清无机磷低下或正常下限(<0.87 mmol/L)。③血氯上升或正常上限(>106 mmol/L)。④血ALP升高或正常上限。⑤尿钙排泄增加或正常上限(>5 mmo/L(200 mg/d))。⑥复发性两侧尿路结石,骨吸收加速(广泛的纤维囊性骨炎、骨膜下骨吸收、齿槽硬线消失、病理骨折、弥散性骨量减少)。⑦血PTH增高(>0.6 ng/mL)或正常上限。⑧无恶性肿瘤。若偶然合并恶性肿瘤,则手术切除后上述症状依然存在。

2. PHPT 诊断标准二

具备以下第①～③项及第④项中的 a 即可诊断，兼有第④项 b 及第⑤项可确诊，第⑥项可作为辅助诊断。①周身性骨质稀疏，以脊椎骨及扁平骨为最明显。②颅骨内外板模糊不清，板障增厚呈毛玻璃状或颗粒状改变。③纤维囊性骨炎样改变，可成网格状及囊状改变。④骨膜下骨吸收：a. 皮质的外缘密度降低或不规则缺失，呈花边状或毛糙不整，失去原有清晰的边缘；b. 指骨骨膜下骨吸收最为典型，尤常见中指中节骨皮质外面吸收，出现微细骨缺损区。⑤软骨下骨吸收；锁骨外端、耻骨联合等处。⑥常伴有异位钙化及泌尿系结石。

3. 定位诊断

PHPT 的定位诊断对于 PHPT 的手术治疗非常重要，方法包括 B 超、CT、MRI、数字减影血管造影和核素扫描等。第 1 次颈部探查前的定位诊断主要是仔细的颈部扪诊，符合率约 30%。高分辨 B 超可显示甲状旁腺腺瘤，其阳性率也较高。如第 1 次手术失败，则再次手术前的定位诊断尤其重要。

(1)颈部超声：B 超(10 MHz)可显示较大的病变腺体，定位的敏感性达 89%，阳性正确率达 94%。

(2)放射性核素检查：^{123}I 和^{99m}Tc 减影技术可发现 82%的病变；^{99m}Tc 和^{201}Tl 双重核素减影扫描(与手术符合率可达 92%)，可检出直径 1cm 以上的病变，对于甲状腺外病变也特别敏感，阳性率 83%，敏感性 75%。

(3)颈部和纵隔 CT：能发现纵隔内病变，对位于前上纵隔腺瘤的诊断符合率 67%。可检出直径 1cm 以上的病变。对手术失败的病例，可利用高分辨 CT 检查以除外纵隔病变。

(4)选择性甲状腺静脉取血测 iPTH：血 iPTH 的峰值点反映病变甲状旁腺的位置，增生和位于纵隔的病变则双侧甲状腺上、中、下静脉血的 iPTH 值常无明显差异。虽为创伤性检查，但特异性强、操作较易，定位诊断率 70%～90%。国内用此方法定位正确率为 83.3%。

(5)选择性甲状腺动脉造影其肿瘤染色的定位诊断率 50%～70%。手术探查前 1 h 静脉滴注亚甲蓝 5 mg/kg，可使腺体呈蓝色，有助于定位。再次探查的病例，亦可选择有创性检查方法如静脉插管可在两侧不同水平抽血查 PTH；动脉造影可显示增大的腺体，70%～85%的患者可定位。

五、鉴别诊断

1. 多发性骨髓瘤

可有局部和全身性骨痛、骨质破坏及高钙血症。通常球蛋白、特异性免疫球蛋白增高、血沉增快、尿中本-周(Bence-Jones)蛋白阳性，骨髓可见瘤细胞。血 ALP 正常或轻度增高，血 PTH 正常或降低。

2. 恶性肿瘤

恶性肿瘤性高钙血症可见于假性甲状旁腺功能亢进症(包括异位性 PTH 综合征)，患者不存在溶骨性的骨转移癌，但肿瘤(非甲状旁腺)能分泌体液因素引起高血钙。假性甲状旁腺功能亢进症的病情进展快、症状严重、常有贫血。

3. 结节病(sarcoidosis)

有高血钙、高尿钙、低血磷和 ALP 增高，与甲状旁腺功能亢进症颇相似，但无普遍性骨骼脱钙，血浆球蛋白升高，血 PTH 正常或降低，类固醇抑制试验有鉴别意义。

4. 维生素 A 或维生素 D 过量

有明确的病史可供鉴别，此症有轻度碱中毒，而甲状旁腺功能亢进症有轻度酸中毒，皮质醇抑制试验有助鉴别。

5. 假性甲状旁腺功能亢进症

系由全身各器官，特别是肺、肾、肝等恶性肿瘤引起血钙升高，并非甲状旁腺本身病变，常有原发恶性肿瘤的临床表现，短期内体重明显下降、血清 iPTH 不增高。

6. 良性家族性高钙血症

在年轻的无症状患者或血 PTH 仅轻度升高者，高钙血症很可能是家族性低尿钙性高钙血症而不是原发性甲状旁腺功能亢进症，但该病较少见，为常染色体显性遗传，无症状，高血钙，低尿钙＜2.5 mmol/24 h(100 mg/24 h)，血 PTH 正常或降低。

7. 骨质疏松症

血清钙、磷和 ALP 都正常，骨骼普遍性脱钙。牙硬板、头颅、手等 X 线片显示无甲状旁腺功能亢进症的特征性骨吸收增加的改变。

8. 骨质软化症

血钙、磷正常或降低，血 ALP 和 PTH 均可增高，尿钙和磷排泄量减少。骨 X 线片显示有椎体双凹变形、假骨折等特征性表现。

六、治疗

治疗目标是控制病情，使症状缓解，血清钙纠正至正常低限或接近正常，尿钙排泄量＜8.75 mmol/24 h(350 mg/24 h)。

1. 一般治疗

(1)多饮水：限制食物中钙的摄入量如忌饮牛奶，注意补充钠、钾和镁盐等，并忌用噻嗪类利尿药、碱性药物和抗惊厥药物。慢性高血钙者，可口服 H_2 受体拮抗药，如西咪替丁(甲氰咪胍)，0.2 g，每日 3 次；或肾上腺素能阻滞药，如普萘洛尔(心得安)10 mg，每日 3 次；必要时加用雌激素、孕激素或结合雌激素治疗。

(2)降钙素：密钙息(Miacalcic)为人工合成之鲑鱼降钙素 4～8 U/kg，肌内注射，每 6～12 h 1 次或酌情增减剂量。益钙宁(Elcatonin)为合成的鳗鱼降钙素，每支 20 U，与二膦酸盐共用时还可急速降低血清钙。

(3)磷酸盐：磷酸钠或磷酸钾，每日 1～2 g。如血钙升高较明显，宜用中性磷酸盐溶液治疗。二膦酸酯与内生焦磷酸盐的代谢关系密切，二膦酸酯与骨组织的亲和力大，并能抑制破骨细胞的功能，可望成为治疗本病的较佳磷酸盐类，其中应用得较多的有羟乙二膦酸盐(Ethane hydroxyl-1-diphosphonate，EHDP)和双氯甲基二膦酸盐(Dichlorome-thylene diphosphonate，Cl2MDP)。

2. 高血钙危象的治疗

(1)输液：需输注大量 5% 葡萄糖溶液生理盐水，输液量控制在每 4 h 1 000 mL。第 1 d 需输给生理盐水 4～8 L，最初 6 h 输入总量的 1/3～1/2，小儿、老年人及心、肾、肺衰竭者应慎用，并将部分生理盐水用 5% 葡萄糖溶液代替。

(2)利尿：血钙过高，每日尿量过少者在补充血容量后予以利尿药，使尿量保持在

100 mL/h以上。可选用呋塞米(速尿)20～40 mg,每日 3～4 次,或 40～100 mg 静脉注射。如依地尼酸(利尿酸钠)50～200 mg 静脉推注等,血清钙过高的患者每 1～2 h 可以重复注射,但应避免使用噻嗪类利尿药。利尿仅能暂时降低血钙,故应与其他治疗措施结合使用。治疗期间应每 4～6 h 测定血钙、镁、钠、钾,注意维持电解质平衡。一般情况下,每排尿 1 000 mL 须补充20 mmol氯化钾和 500 mmol 氯化钠。

(3)钙离子螯合剂:如依地酸二钠(EDTA 钠盐)50 mg/kg,加入 5%葡萄糖溶液 500 mL 中静脉滴注,4～6 h 滴完,亦可用硫代硫酸钠 1.0 g 加入生理盐水 100 mL 中静脉滴注,紧急情况下可直接以 5%浓度静脉注射,输液过程中要监测血清钙。

(4)二膦酸酯:可口服或静脉注射,每日 1 600 mg 或 1～5 mg/kg。

(5)西咪替丁(甲氰咪胍):西咪替丁 200 mg,每 6 h 1 次,可阻止 PTH 的合成和(或)释放,降低血钙,也可作为甲状旁腺功能亢进症患者手术前的准备或不宜手术治疗的甲状旁腺增生患者,或甲状旁腺癌已转移或复发的患者。服用西咪替丁后血浆肌酐上升,故肾功能不全或肾病继发甲状旁腺功能亢进症高血钙患者要慎用。

(6)透析:首选血液透析,无条件时亦可采用腹膜透析,但必须采用无钙透析液。

(7)普卡霉素(光辉霉素,Mithramycin):常用量 10～25 μg/kg,用适量生理盐水稀释后静脉滴注,若 36 h 后血钙下降不明显,可再次应用。每周 1～2 次,用药后 2～5 d 血钙可降到正常水平。拟较长期使用时,每周不得超过 2 次,必要时可与其他降血钙药同用。

(8)糖皮质激素:病情容许时可口服,紧急情况下可用氢化可的松或地塞米松静脉滴注或静脉注射。

(9)降钙素:适用于静脉滴注二膦酸盐无效者,剂量根据反应而定(最大可达鲑鱼降钙素 400 U/6 h,大剂量无效时改用综合治疗),作用强度不如二膦酸盐类药物,维持时间短,停药后易反弹,久用后因逸脱现象而疗效降低。

3.手术治疗

(1)术前准备:血钙明显升高者,应先行内科治疗,将高血钙控制在安全范围内,并加强支持治疗,改善营养,纠正酸中毒。注意中性磷酸盐的补充,缩短术后骨病和血生化的恢复时间。根据病情和心律失常的性质给予相应治疗。进行相应甲状腺、甲状旁腺和声带功能检查。

(2)术中注意事项:术中应做好高血钙危象的抢救准备,包括各种降血钙药物,进行血钙、磷和心电图监测。术中仔细检查甲状旁腺,如属腺瘤,不论单发或多发,应全部切除,仅保留 1 枚正常腺体;如系增生,常为多枚腺体同时累及,故宜切除其中之 3 枚,第 4 枚切除 50%左右;如属异位腺瘤,多数位于纵隔,可沿甲状腺下动脉分支追踪搜寻。有时异位甲状旁腺包埋在甲状腺中,应避免遗漏。

(3)术后处理:由于术后钙、磷大量沉积于脱钙的骨组织,故术后数日内可发生手足搐搦症,故必须定期检查血生化指标。每日需缓慢静脉注射 10%葡萄糖酸钙 10～20 mL 数日到数周,并口服补充钙剂和维生素 D 数月到 1 年以上,较重的患者应给予活性维生素 D 制剂,如 1α-$(OH)D_3$ 或 1,25-$(OH)_2D_3$。

第七节　原发性慢性肾上腺皮质功能减退症

原发性肾上腺皮质功能减退症(adrenocortical insufficiency,ACI),又称为艾迪生病,慢性ACI多见于中年人,老年人和幼年者较少见,结核性者男性多于女性,自身免疫所致“特发性”者以女性多见。

一、病因与发病机制

1.自身免疫性肾上腺炎

从20世纪60年代以来结核病得到控制,艾迪生病总的发病率下降,肾上腺结核在艾迪生病病因中的相对发生率也下降,而自身免疫性肾上腺炎已升为艾迪生病病因之首。自身免疫性肾上腺炎即特发性肾上腺皮质萎缩,主要证据是:①肾上腺皮质萎缩,呈广泛透明样变性,常伴有大量淋巴细胞、浆细胞和单核细胞的浸润;②约50%以上的患者血清中存在抗肾上腺皮质细胞的自身抗体;③常伴有其他脏器和其他内分泌腺体的自身免疫性疾病。

2.肾上腺结核

以往结核为本病最常见的病因,在结核病发病率仍高的国家和地区,肾上腺结核仍然是原发性ACI的重要原因。肾上腺结核是由血行播散所致,常伴有胸腹腔、盆腔淋巴结或泌尿系统结核。双侧肾上腺组织包括皮质和髓质破坏严重,常超过90%。肾上腺皮质结构消失,代以大片的干酪样坏死、结核性肉芽肿和结核结节,残存的肾上腺皮质细胞呈簇状分布。约50%的患者有肾上腺钙化,肾上腺体积明显大于正常。

3.深部真菌感染

尸检发现死于组织胞浆菌病的患者1/3有肾上腺真菌感染,其他真菌病如球孢子菌病、芽生菌病、隐球菌病和酵母菌病也可引起肾上腺皮质功能减退。

4.获得性免疫缺陷综合征(AIDS)

HIV阳性携带病毒者和AIDS患者常伴内分泌功能异常,常因巨细胞病毒感染引起坏死性肾上腺炎,分支杆菌、隐球菌感染或Kaposi肉瘤也易侵犯肾上腺。

5.转移癌

肾上腺转移癌较常见,但临床上仅约20%的患者出现肾上腺皮质功能减退,转移癌的原位癌主要是乳腺癌、肺癌、胃癌、结肠癌、黑色素瘤和淋巴瘤。60%左右的播散性乳腺癌和肺癌发生肾上腺转移。

6.脱髓鞘疾病

两种脱髓鞘疾病即肾上腺脑白质营养不良(又称棕色Schilder病)和肾上腺髓质神经病可有肾上腺皮质功能减退。

7.类固醇21-羟化酶缺乏症

类固醇21-羟化酶缺乏症系先天性家族性肾上腺皮质发育不全疾病,类固醇21-羟化酶基因点突变导致DXA1蛋白C端11个氨基酸残基改变或丢失。

8.家族性糖皮质激素缺乏症

家族性糖皮质激素缺乏症少见,为ACTH受体基因突变所致,肾上腺对ACTH无反应,而对血管紧张素Ⅱ有反应,醛固酮(ALD)正常,多有家族史(常染色体隐性遗传)。

9.胆固醇代谢缺陷症

大部分皮质醇来源于肾上腺皮质代谢血液中低密度脂蛋白(LDL)产生的胆固醇,因此缺乏LDL的患者(如先天性β-脂蛋白缺乏症)或LDL受体缺乏(如纯合子家族性高胆固醇血症)者,尽管基础皮质醇正常且无肾上腺皮质功能减退的临床表现,但ACTH兴奋试验示皮质醇反应减退。

10.急性肾上腺皮质功能衰竭(肾上腺皮质危象)

急性肾上腺出血、坏死或栓塞可引起急性肾上腺皮质功能减退。Warter-House-Friderichsen综合征是流行性脑膜炎引起的急性肾上腺皮质功能减退,现已很少见。由于影像学的进展,使一些抗磷脂综合征、抗凝治疗、高血压和手术后引发的急性肾上腺出血、坏死或栓塞能用CT、MRI检查获得早期诊断。

11.其他

先天性肾上腺皮质淀粉样变、血色病、肾上腺放射治疗和手术以及药物,如利福平、酮康唑、氨鲁米特、米托坦等均可造成肾上腺皮质功能减退。

二、临床表现

原发性ACI特有的表现是:①皮肤色素沉着;②高钾血症;③皮肤白斑;④自身免疫性甲状腺炎;⑤肾上腺脑白质营养不良的中枢神经系统症状。

1.皮质醇缺乏

(1)胃肠系统:食欲减退,嗜咸食,体重减轻,恶心、呕吐,胃酸过少,消化不良,腹泻,腹胀及腹痛等。

(2)神经、精神系统:乏力、易疲劳、表情淡漠、嗜睡甚至精神失常等。

(3)心血管系统:血压降低,心脏缩小,心音低钝,常有头晕、眼花或直立性昏厥(直立性低血压)。

(4)泌尿系统:水排泄功能减弱,在大量饮水后可出现稀释性低钠血症。糖皮质激素缺乏及血容量不足时,ADH释放增多,也是造成低血钠的原因之一。

(5)代谢障碍:糖异生作用减弱,肝糖原耗损,可发生空腹低血糖症。储存脂肪消耗,脂肪的动员和利用皆减弱。

(6)色素沉着:由于对垂体ACTH、MSH、促脂素(LPH)的反馈抑制作用减弱,此组激素的分泌增多,出现皮肤、黏膜色素沉着。

(7)应激能力减弱:对感染、外伤等各种应激能力减弱,在发生这些情况时,可出现急性肾上腺危象。

(8)生殖系统:女性患者的阴毛、腋毛减少或脱落,月经失调或闭经,但病情较轻者仍可生育;男性患者常有性功能减退。

2.ALD缺乏

临床表现以厌食、无力、低血压、慢性失水和虚弱、消瘦最常见。血钠低,尿钠排出量>216 mmol/24 h,导致严重负钠平衡。

3.并发症

如病因为肾上腺结核病活动期或伴其他脏器活动性结核者,可呈现低热、盗汗等结核中毒症状。若伴其他自身免疫性内分泌疾病时,可呈现自身免疫性多腺体功能衰竭综合征。合并全腺垂体功能减退时可有甲状腺和性腺功能减退，表现为怕冷、便秘、闭经、腋毛及阴毛稀少、性欲下降、阳痿等。青少年患者常表现为生长延缓和青春期延迟。下丘脑或垂体占位病变可有头痛、尿崩症、视力下降和视野缺陷。

4. 肾上腺危象

原发性 ACI 出现危象时，病情危重。大多数患者有发热，体温可达 40 ℃以上；直立性低血压，甚至为儿茶酚胺(CA)抵抗性低血容量休克，出现心动过速、四肢厥冷、发绀虚脱；极度虚弱无力、萎靡淡漠和嗜睡；也可表现为烦躁不安和谵妄惊厥，甚至昏迷；消化功能障碍，厌食、恶心呕吐和腹泻。伴腹痛时可被误诊为急腹症，尽管可有肌紧张和深部压痛，但多缺乏特异性定位体征。肾上腺出血患者还可伴肋和胸背部疼痛或低血糖昏迷等。

三、辅助检查

1. 一般检查

一般检查可有低血钠、高血钾。脱水严重者低血钠可不明显，高血钾一般不严重，如甚明显需考虑肾功能不良或其他原因。少数患者可有轻度或中度高血钙(糖皮质激素有促进肾、肠排钙作用)，如有低血钙和低血磷则提示合并有甲状旁腺功能减退症。常有正细胞性、正色性贫血，少数患者合并有恶性贫血。白细胞分类示中性白细胞减少，淋巴细胞相对增多，嗜酸性粒细胞明显增多。

2. 血糖和糖耐量试验

血糖和糖耐量试验可有空腹低血糖，口服糖耐量试验示低平曲线。

3. 心电图

心电图可示低电压，T 波低平或倒置，P-R 间期与 Q-T 时间可延长。

4. 影像学检查

X 线胸片检查可示心脏缩小(垂直)，肾上腺区摄片及 CT 检查于结核病患者可示肾上腺增大及钙化阴影。其他感染、出血、转移性病变在 CT 扫描时也示肾上腺增大(肾上腺增大，一般病程多在 2 年以内)。自身免疫病因所致者肾上腺不增大。针对下丘脑和垂体占位性病变，可做蝶鞍 CT 和 MRI。B 超或 CT 引导下肾上腺细针穿刺活检有助于肾上腺病因诊断。

5. 激素测定

(1)血浆皮质醇：一般认为血浆总皮质醇基础值≤83 nmol/L(3 μg/dL)可确诊为肾上腺皮质减退症，≥552 nmol/L(20 μg/dL)可排除本症，但对于急性危重患者，基础血浆总皮质醇在正常范围则不能排除肾上腺皮质功能减退。

(2)血浆 ACTH：原发性 ACI 中即便血浆总皮质醇在正常范围，血浆 ACTH 也常≥22 pmol/L(100 pg/mL)。血浆 ACTH 正常排除慢性原发性 ACI，但不能排除轻度继发性 ACI，因为目前测定方法不能区分血 ACTH 水平较低值和正常低限。

(3)血或尿 ALD：血或尿 ALD 水平在原发性 ACI 可能为低值或正常低限，而血浆肾素活性(PRA)或浓度则升高；而在继发性 ACI 则血或尿 ALD 水平正常。其水平依据病变破坏的部位及范围而异，如肾上腺球状带破坏严重，则其含量可低于正常；如以束状带破坏为主者，则其含量可正常或接近正常。

(4)尿游离皮质醇：通常低于正常。

(5)尿 17-羟皮质类固醇和 17-酮皮质类固醇：多低于正常，少数在正常范围内者应考虑部分性艾迪生病的可能，部分病态的肾上腺皮质在 ACTH 刺激下，尚能分泌接近于正常或稍多于正常的类固醇激素。

6. ACTH 兴奋试验

(1)ACTH 兴奋试验：原发性 ACI 由于内源性 ACTH 已经最大限度地兴奋肾上腺分泌皮质醇，因此外源性 ACTH 不能进一步刺激皮质醇分泌，血浆总皮质醇基础值低于正常或在正常低限，刺激后血浆总皮质醇很少上升或不上升。

(2)小剂量快速 ACTH 兴奋试验：正常人的基础或兴奋后血浆皮质醇≥496.8 nmol/L(18 μg/dL)；继发性 ACI 者血浆皮质醇不上升。应注意当血浆皮质醇基础值为 441 nmol/L(16 μg/dL)时，要进一步行美替拉酮或胰岛素低血糖兴奋试验。

(3)连续性 ACTH 兴奋试验：采用 ACTH 静脉注射法，即 ACTH 25 μg 加入 5%葡萄糖溶液 500 mL 中静脉滴注，每日均匀维持 8 h，共 3～5 d；或者连续静脉滴注 ACTH 48 h，测定对照日及刺激日的 24 h 尿游离皮质醇或 17-羟皮质类固醇。如连续刺激 3～5 d 后尿游离皮质醇或 17-羟皮质类固醇反应低下，分别＜0.554 μmol/24 h(200 μg/24 h)或＜27.6 μmol/24 h(10 mg/24 h)，则支持原发性慢性 ACI；而继发性 ACI 尿游离皮质醇或 17-羟皮质类固醇呈低反应或延迟反应。

(4)ACTH 诊断治疗试验：此试验用于病情严重且高度疑诊本病者，同时给予地塞米松(静脉注射或静脉滴注)和 ACTH，在用药前、后测血浆皮质醇，既有治疗作用，又可作为诊断手段。

(5)胰岛素低血糖试验：于上午 10 时，静脉注射胰岛素(儿童 0.1U/kg，成人 0.15U/kg)后；0 min、15 min、30 min、45 min、60 min、90 min 和 120 min 抽取血标本，同时测定 ACTH 和皮质醇。正常人血糖低于2.2 mmol/L(40 mg/dL)时反应为兴奋后血皮质醇≥550 nmol/L(20 μg/dL)，而继发性肾上腺皮质减退症者血 ACTH 和皮质醇不上升。重症患者或 ACI 表现明显者需慎用，以免引发低血糖昏迷。

(6)简化美替拉酮试验：于午夜口服美替拉酮 30 mg/kg，次日上午 8 时测定血浆 11-去氧皮质醇、皮质醇和 ACTH。正常人血浆 11-去氧皮质醇应≤232 nmol/L(8 μg/dL)，以明确肾上腺皮质激素合成是否被抑制。正常反应为兴奋后血 11-去氧皮质醇上升≥203 nmol/L(7 μg/dL)，ACTH 一般＞33 pmol/L(150 pg/mL)；而继发性 ACI 血 11-去氧皮质醇和 ACTH 不上升。

(7)肾上腺自身抗体测定：测定自身抗体最经典的方法是用牛或人肾上腺切片做间接免疫荧光染色。有报道用放射标记的重组人 21-羟化酶简单结合分析法测定肾上腺自身抗体，其敏感性和特异性均较间接免疫荧光方法为高。

四、诊断

1. 早期诊断线索

临床上遇有下列情况时要想到 ACI 可能：①较长期的乏力、食欲减退和体重减轻；②血压降低或直立性低血压；③皮肤色素沉着或皮肤色素脱失；④不耐寒、便秘、闭经、腋毛和阴毛稀少；⑤性欲下降、阳痿和睾丸细小；⑥生长延缓和青春期发育延迟；⑦低血钠、高血钾；⑧空腹低血糖或口服葡萄糖耐量试验(OGTT)示低平曲线。但即使靠临床表现疑及 ACI，确诊需要实验室激素及内分泌功能检查，还应以此做进一步的疾病分型及病因诊断(原发性或继发性)。

2. 诊断依据

(1)皮质醇基础值:清晨血皮质醇值<138 nmol/L(5 μg/dL)为肾上腺皮质醇功能减退症的诊断依据,而多次清晨血皮质醇测定值的平均值<276 nmol/L(10 μg/dL)则应进一步检查证实诊断;清晨血皮质醇值≥552 nmol/L(20 μg/dL)可排除本症,但目前尚无绝对可靠的鉴别分界值。

(2)快速 ACTH 兴奋试验:所有怀疑患 ACI 者都应行快速 ACTH 兴奋试验以确诊。若小剂量快速 ACTH 兴奋试验示肾上腺皮质储备功能受损,还应做其他试验确定疾病分型和病因。若快速 ACTH 兴奋试验正常则可排除原发性 ACI,但不能排除新近起病的继发性 ACI(如垂体术后 1~2 周),在这种情况下仅胰岛素低血糖兴奋试验或美替拉酮试验有助于诊断。行快速 ACTH 兴奋试验时用地塞米松静脉注射或静脉滴注,如此既可开始治疗又可同时进行诊断检查。

五、鉴别诊断

1. 慢性消瘦

①慢性肝炎、肝硬化所致消瘦可检出肝炎病毒、肝功能异常等;②结核病、恶性肿瘤有全身消瘦、恶病质等,并可找到原发病灶;③甲状腺功能亢进症是引起消瘦的最常见内分泌疾病之一,根据典型的症状和体征及 T_3、T_4 可确诊;④糖尿病致消瘦可根据“三多一少”症状及空腹血糖(FPG)和 OGTT 确诊;⑤神经性厌食性消瘦无器质性病变。

2. 低血压

①黏液性水肿性低血压根据 T_3、T_4、TSH 及 TRH 兴奋试验可确诊;②嗜铬细胞瘤所致的低血压可表现为直立性低血压或高血压与低血压交替出现,血、尿 CA 及香草基杏仁酸(VMA)异常,可有冷加压试验、胰高血糖素试验异常,影像学检查可发现肾上腺髓质或肾上腺外肿瘤;③糖尿病患者易出现直立性低血压。

3. 低血糖

应与胰岛素瘤性低血糖、肝源性低血糖、药源性低血糖等鉴别。

4. 慢性纤维性肌痛症(fibromyalgia)

慢性纤维性肌痛症是一种病因不明、常见于年轻妇女的肌肉、骨骼疼痛病症,主要临床表现特点为广泛的肌肉、骨骼疼痛、多发性压痛点、忧郁、疲乏和失眠、功能性致残(functional disability),须排除其他疾病所致上述症状才能确诊,且由于其症状普遍被人忽略和不被理解易误诊。

5. 慢性虚弱综合征(chronic fatigue syndrome)

慢性虚弱综合征常见于 20~50 岁的妇女,以严重的乏力、肌痛、淋巴结病、关节痛、寒战、发热、运动后易疲乏为主要临床表现,其病因不明,可能和感染、免疫、神经及精神因素有关。具有遗传倾向,主要根据临床症状来诊断。

6. 原发性、垂体性与下丘脑性 ACI 的鉴别

(1)血浆 ACTH 基础值:原发性 ACI 患者清晨 8 时血浆 ACTH 基础值高于正常,有时可高达 880 pmol/L(4 000 pg/mL)以上。继发性 ACI 患者清晨 8 时血浆 ACTH 基础值可在正常低限或低于正常。检测 ACTH 的血标本必须在糖皮质激素治疗之前或短效糖皮质激素如氢化可的松治疗至少 24 h 之后取样,否则 ACTH 水平可因糖皮质激素负反馈抑制作用而降

低。如果在合适的时间抽取血标本以及 ACTH 测定方法可靠，血浆 ACTH 基础值可用来进行原发性 ACI 与继发性 ACI 的鉴别。

(2)连续性 ACTH 兴奋试验：连续性 ACTH 兴奋试验亦可用来鉴别原发性 ACI 与继发性 ACI。在连续性兴奋试验中，ACTH 持续缓慢刺激下，继发性 ACI 萎缩的肾上腺可恢复皮质醇分泌功能；而原发性 ACI 患者由于肾上腺被部分或完全破坏，因此对外源性 ACTH 刺激无反应。在连续性 ACTH 兴奋试验过程中或试验前至少 24 h，糖皮质激素替代治疗可给予地塞米松 0.5～1.0 mg/d，这种治疗可不影响试验结果。继发性 ACI 皮质醇分泌逐日增加，而原发性慢性 ACI 无明显变化。短时间内鉴别原发性 ACI 与继发性 ACI 首选 48 h 连续性 ACTH 兴奋试验。

六、治疗

1. 卫生保健教育

教育患者了解本病的性质，坚持终身激素替代治疗，包括长期生理剂量的替代和短期的应激替代治疗。平日采用补充适当的基础量(生理需要量)；如发生并发症或施行手术等应激状态时，为防止危象，必须增量 3～5 倍或更高剂量。教育患者应随身携带疾病卡片，注明姓名、年龄、联系地址及亲人姓名，表明本人患有 ACI，如被发现意识不清或病情危重，要求立即送往医院急救。此外，应随身携带皮质激素，以备必要时服用。

2. 替代治疗

应遵循以下原则：①长期坚持；②尽量替代个体化合适的激素用量，以达到缓解症状为目的，避免过度增重和骨质疏松等激素不良反应；③对原发性肾上腺皮质减退症患者必要时补充盐皮质激素；④应激时应增加激素剂量，有恶心、呕吐、12 h 不能进食时应静脉给药。生理剂量替代治疗时，补充糖皮质激素应模拟其昼夜分泌的生理规律，早晨服全日量的 2/3，下午服 1/3，并酌情补充盐皮质激素。

(1)糖皮质激素：氢化可的松为生理激素，对维持糖代谢和防治危象有重要作用；氢化可的松需经肝转变为皮质醇才能发挥作用，肝功能障碍者疗效差。氢化可的松常用量为每日 20～30 mg(可的松为 25～37.5 mg/d)，模拟上述分泌周期给药。儿童患者用量不足时易发生危象，用量过大则引起发育延迟；一般开始量为每日 20 mg/m^2，并按疗效加以调整。其潴钠作用较轻，重者需和盐皮质激素合用，补充适量食盐疗效更佳。日常生理替代用泼尼松，5～7.5 mg/d，即上午 8 时前 5 mg，下午 3 时前 2.5 mg。

(2)盐皮质激素：如患者在服用适量的糖皮质激素和充分摄取食盐后还是不能获得满意疗效，仍感头晕、乏力、血压偏低者则需加用盐皮质激素。若盐皮质激素过量，患者可出现水肿、高血压，甚至发生心力衰竭。可供选择的盐皮质激素有①9α-氟氢可的松，每天上午 8 时 1 次口服 0.05～0.15 mg。②醋酸去氧皮质酮(DOCA)油剂，每日 1～2 mg 或隔日 2.5～5.0 mg，肌内注射，适用于不能口服的患者。③去氧皮质酮缓释锭剂，每锭含 DOCA 125 mg，埋藏于腹壁皮下，每日可释放 0.5 mg，潴钠作用持续 8 个月至 1 年。④去氧皮质酮三甲基酸，每次 25～50 mg，肌内注射，潴钠作用持续 3～4 周。⑤中药甘草流浸膏，每日 20～40 mL，稀释后口服，也有潴钠作用。

(3)雄激素：具有蛋白质同化作用，可改善周身倦怠、食欲缺乏和体重减轻等症。孕妇、充血性心力衰竭者慎用。目前临床上应用较多的有①苯丙酸诺龙 10～25 mg，每周 2～3 次，肌内注射。②甲睾酮 5.0 mg,每日 2～3 次,舌下含服。

(4)ACI 外科手术时的激素替代治疗:首先纠正脱水、电解质紊乱和低血压,其次在进手术室以前应肌内注射氢化可的松 100 mg。在麻醉恢复时给予肌内注射或静脉滴注氢化可的松 50 mg,然后每 6 h 注射 1 次至 24 h。如果病情控制满意,则减至每 6 h 肌内注射或静脉滴注氢化可的松 25 mg,共 24 h;然后维持此剂量 3～5 d。当恢复口服用药时注意补充氟氢可的松。如果有发热、低血压或其他并发症出现,应增加氢化可的松剂量至 200～400 mg/d。

(5)孕妇的激素替代治疗:在糖皮质激素替代治疗问世之前,患 ACI 的孕妇病死率高达 35%～45%。目前在糖皮质激素替代治疗情况下,孕妇可顺利地妊娠和分娩。糖皮质激素和盐皮质激素替代治疗剂量同于平常,但某些患者在妊娠晚期(后 3 个月)需适当增大激素剂量。分娩期间应维持水、电解质平衡,可给予氢化可的松 25 mg/6 h 静脉滴注。若出现分娩时间延长,则应给予氢化可的松 100 mg/6 h 持续静脉滴注,分娩后 3 d 激素可逐渐减至维持量。在妊娠早期有严重恶心和呕吐的患者,可能需要肌内注射地塞米松约 1 mg/d。若患者不能口服,应给予醋酸去氧皮质酮油剂(2 mg/d)肌内注射。

(6)病因治疗:因肾上腺结核所致的艾迪生病需要抗结核治疗。肾上腺结核可以是陈旧性的,也可以是活动性的,而且一般都伴有其他部位的结核病灶,特别是在糖皮质激素治疗后可能使旧结核病灶活动或使活动结核扩散,因此在艾迪生病无活动结核者初诊时应常规用 6 个月左右的抗结核治疗。自身免疫性肾上腺炎引起的艾迪生病如合并其他内分泌腺体或脏器受累时,应予以相应的治疗。

3. 肾上腺危象的治疗

(1)补充皮质激素:当临床高度怀疑急性肾上腺危象时,在取血样送检 ACTH 和皮质醇后应立即开始治疗,包括静脉给予大剂量的糖皮质激素,纠正低血容量和电解质紊乱,全身支持疗法和去除或处理诱因等。

(2)纠正脱水和电解质紊乱:一般认为肾上腺危象时总脱水量很少超过总体液量的 10%,估计液体量的补充约为正常体重的 6%,注意观察电解质和血气指标的变化,必要时补充钾盐和碳酸氢钠。应同时注意预防和纠正低血糖症。

(3)病因及诱因的治疗和支持疗法:应积极控制感染,去除诱因。病情控制不满意者多半因为诱因未消除或伴有严重的脏器功能衰竭,或肾上腺皮质危象诊断不确切,同时应给予全身性的支持疗法。

第八节　原发性醛固酮增多症

醛固酮增多症(primary hyperaldosteronism)可分为原发性和继发性两类,前者是由于肾上腺皮质本身病变(肿瘤或增生),分泌过多的醛固酮,导致水钠潴留、血容量扩张、肾素—血管紧张素系统活性受抑制,称原发性醛固酮增多症;后者则是肾上腺皮质以外的因素兴奋肾上腺皮质球状带,使醛固酮分泌增多,称继发性醛固酮增多症。后者按病因分为两大类:一类是使有效血容量减少的疾病,如肾动脉狭窄、充血性心力衰竭、肝硬化、失盐性肾病、特发性水肿、滥用利尿药等;另一类是肾素原发性增多,如肾素瘤、Bartter 综合征。

原发性醛固酮增多症又称为 Conn 综合征,患者的主要临床特征为高血压、低血钾、肌无力、多尿、血浆肾素活性(PRA)受抑制及醛固酮水平升高,原发性醛固酮增多症约占高血压人群的 1%,发病高峰为 30~50 岁,女性多于男性。

一、病因

1. 肾上腺醛固酮增多症瘤(aldosterone-producing adenoma,APA)

肾上腺醛固酮增多症瘤占原发性醛酮增多症的 70%~80%,以单侧肾上腺腺瘤最多见,双侧或多发性腺瘤较少。腺瘤同侧和对侧肾上腺组织可以正常、增生或伴结节形成,亦可发生萎缩。

2. 特发性醛固酮增多症(idiopathic hyperaldosteronism,IHA)

特发性醛固酮增多症占成年人原发性醛固酮增多症的 10%~20%,儿童最常见。特发性醛固酮增多症的病理变化为双侧肾上腺球状带增生,增生的皮质伴有或不伴有结节,增生病因不明,特发性醛固酮增多症组织学上具有肾上腺被刺激的表现,而醛固酮合成酶基因并无突变,但该基因表达增多且酶活性增加。特发性醛固酮增多症的发生可能是由异常促分泌因子增加或肾上腺对血管紧张素Ⅱ过度敏感所致。

3. 糖皮质激素可治性醛固酮增多症(glucocorticoid-remediable aldosteronism,GRA)

GRA 是一种常染色体显性遗传病,本症特点是糖皮质激素可抑制醛固酮过量分泌,且长期治疗能维持抑制效应,提示醛固酮分泌依赖于 ACTH,其特有的生化异常为 18-羟皮质醇和 18-氧皮质醇明显增多。

糖皮质激素可治性醛固酮增多症是 8 号染色体在复制时出现异常,编码 11β-羟化酶的 CYP11B1 基因和同源染色体上编码醛固酮合成酶的基因 CYP11B2 发生非对等交换,导致醛固酮合成酶在束状带的异位表达,并受 ACTH 调节,所以 GRA 的病理变化表现为束状带的明显增生而非球状带增生。

4. 原发性肾上腺皮质增生(primary adrenal hyperplasia,PAH)

原发性肾上腺皮质增生约占原发性醛固酮增多症的 1%,可为双侧或单侧增生,但生化特征与醛固酮增多症瘤更相似,行肾上腺单侧或次全切除可纠正醛固酮过多的症状和生化异常。

5. 分泌醛固酮的肾上腺皮质癌(aldosterone-secreting adrenocortical carcinoma)

此型少见,少于 1%的原发性醛固酮增多症由肾上腺癌引起。癌肿往往同时分泌糖皮质激素、类固醇性性激素,亦有单纯分泌醛固酮的病例报道。

6. 家族性醛固酮增多症(familial hyperaldosteronism,FH)

FH 又分为两型(FH-Ⅰ和 FH-Ⅱ)。FH-Ⅰ即为糖皮质激素可抑制性醛固酮增多症,病因已明确。FH-Ⅱ亦为家族性疾病,常染色体显性遗传,其醛固酮的高分泌既可由肾上腺皮质增生引起,也可由醛固酮增多症瘤引起,病因尚不完全清楚。

7. 异位醛固酮增多症分泌腺瘤和癌(ectopicaldosterone-producing adenoma carcinoma)

少见,可发生于肾、肾上腺残余组织或卵巢。

二、临床表现

原发性醛固酮增多症的一系列临床表现均由过量分泌醛固酮所致,主要表现为高血压、低血钾性碱中毒、血浆醛固酮升高,肾素—血管紧张素系统受抑制等。

1.高血压

高血压是最早且最常见的表现，随病程持续进展或略呈波动性上升，但一般呈良性经过，血压约22.7/13.3 kPa(170/100 mmHg)，严重者可达28.0/17.3 kPa(210/130 mmHg)，少数醛固酮增多症瘤患者的血压在正常范围内，长期高血压可导致各种靶器官(心、脑、肾)损害，一般降压药治疗疗效差。

原发性醛固酮增多症高血压的发病机制主要与大量醛固酮的潴钠作用有关：①钠潴留使细胞外液扩张，血容量增多；②血液和血管壁细胞内钠离子浓度增加，使管壁对去甲肾上腺素等加压物质反应增强。由于高血容量和高血钠的存在，对肾素—血管紧张素系统产生显著抑制作用，不仅基础肾素—血管紧张素活性低，而且在站立、利尿、低盐饮食等刺激因素作用后也不能如正常人那样明显升高。血钠浓度增高和血容量扩张到一定程度时，心房利钠素分泌增加，后者抑制肾近曲小管钠重吸收，尿钠排泄增加，这是本症较少出现水肿及恶性高血压的重要原因。

2.低血钾

大量醛固酮促进肾远曲小管内Na^+-K^+交换，导致低血钾。低血钾可引起肌无力及周期性瘫痪，通常先为双下肢受累，严重者可波及四肢，甚至发生呼吸肌瘫痪，危及生命，发作较轻的可自行缓解，较重者需经口服或静脉补钾治疗方可缓解。瘫痪的发作与血钾降低程度相关，以夜间发作较多，劳累、寒冷、进食高糖食物、排钾利尿药常为诱发因素。由于低钾引起代谢性碱中毒使血中游离钙减少，加之醛固酮促进钙、镁排泄，造成了游离钙降低及低镁血症，因此原发性醛固酮增多症患者发生肢端麻木、手足搐搦及肌痉挛。

3.肾表现

长期大量失钾，肾浓缩功能减退，可引起多尿、夜尿增多，继而出现烦渴、多饮、尿比重低。过多的醛固酮使尿钙及尿酸排泄增多，易并发肾结石病及尿路感染。长期高血压则可致肾动脉硬化引起蛋白尿和肾功能不全。

4.心血管系统表现

(1)心肌肥厚：原发性醛固酮增多症患者较原发性高血压更容易引起左心室肥厚，而且发生往往先于其他靶器官损害。左心室肥厚与患者年龄、平均血压及血浆醛固酮浓度相关；心肌肥厚使左心室舒张期充盈受限，心肌灌注亦减退，因此运动后原发性醛酮增多患者较一般高血压患者更易诱发心肌缺血。

(2)心律失常：低血钾可引起程度不一的心律失常，以期前收缩、阵发性室上性心运过速较常见，严重者可诱发心室颤动。心电图可有典型的低血钾图形，如Q-T间期延长，T波增宽或倒置，U波明显，T-U波融合成双峰。

(3)心肌纤维化和心力衰竭：醛固酮在充血性心力衰竭的病理生理过程中起重要作用，不仅引起电解质紊乱和高血压，还促进心肌纤维化、心脏扩大和顽固性心力衰竭，此过程与细胞内钙信号系统有关。

5.内分泌系统表现

缺钾可引起胰岛B细胞释放胰岛素减少，因此原发性醛固酮增多症患者可出现糖耐量降低。

三、诊断

凡一般降压药物疗效不佳的高血压患者，特别是出现过自发性低血钾或用利尿药很易诱发低血钾的患者均须考虑原发性醛固酮增多症的可能,需进一步检查以明确诊断。诊断分为两个步骤:首先明确是否有高醛固酮血症;然后确定其病因类型。检查前须停服所有药物,例如须停用螺内酯(安体舒通)和雌激素 6 周以上,停用赛庚啶、利尿药、吲哚美辛(消炎痛)2 周以上,停用扩血管药、钙通道阻断药、拟交感神经药 1 周以上。

1. 高醛固酮增多症的诊断

(1) 血、尿醛固酮测定:正常人尿醛固酮<28nmol/24 h(10 μg/24 h),血浆醛固酮<276.7 pmol/L(10 ng/dL);原发性醛固酮增多症患者血、尿醛固酮水平增高,且不受高钠抑制。口服钠盐负荷 3 d 后尿醛固酮排泄>39 nmol/24 h(14 μg/24 h)则有诊断意义。另外,尿钾增多,低血钾加重,常低于 3.5 mmol/L。如高钠试验中,尿钠排泄>250 mmol/d,而血钾仍为正常水平,且无肾功能不全,则基本可排除原发性醛固酮增多症。

(2)低钾血症和不适当的尿钾增多:大多数原发性醛固酮增多症患者血钾<3.5 mmol/L,一般在 2~3 mmol/L,严重病例则更低,但 12%肾上腺皮质腺瘤患者和 50%双侧肾上腺皮质增生患者血钾水平可>3.5 mmol/L。原发性醛固酮增多症患者钾代谢呈负平衡,如血钾<3.5 mmol/L,尿钾>30 mmol/24 h(或血钾<3 mmol/L,尿钾>25 mmol/24 h),提示患者有不适当尿钾排出过多。由于钠、钾代谢受盐摄入量、药物及疾病活动程度等多种因素的影响,因此,在检测前必须停用 2~4 周利尿药,并反复多次同步测定血、尿电解质及 pH。另外饮食中钠摄入量每日不应低于 100 mmol,因为这样才能保证肾正常的钠钾交换,并使碱性尿得以显现。如无明显低血钾,可选择高钠试验,如有明显低血钾,则选用低钠试验、钾负荷试验或螺内酯试验。

(3)螺内酯试验:螺内酯为醛固酮受体拮抗药,可对抗醛固酮的潴钠排钾作用,使醛固酮增多症患者尿钾排出减少,血钾上升,同时高血压症状有不同程度的改善,但不能区别醛固酮增多症是原发性还是继发性。醛固酮增多症患者用药后第 3~4 d,先有尿钾明显减少,继而血钾回升,碱血症可纠正,高血压下降通常需 2 周以上。

(4)低肾素活性:①醛固酮分泌增高而肾素—血管紧张素系统受抑制是原发性醛固酮增多症的特征,应检测血浆醛固酮和血浆肾素活性或收集 24 h 尿测尿醛固酮水平。筛查通常在立位 4 h 后取血检查,如血浆醛固酮升高与肾素活性受抑并存则高度提示原发性醛固酮增多症,因此血浆醛固酮浓度(ng/dL)与血浆肾素活性(ng/(mL·h))的比值(A/PRA)可作为一项重要的诊断指标,文献报道正常人的 A/PRA 比的上限为 17.8,约 89%的醛固酮增多症瘤患者和 70%的特发性醛固酮增多症患者超过此上限,原发性醛固酮增多症的 A/PRA 比通常>20。②血浆肾素活性测定是检测其酶活性,而不是直接测肾素的量。用放射免疫法测定血中血管紧张素Ⅰ的含量。血浆肾素活性以单位时间内产生的血管紧张素Ⅰ的量来表示,正常参考值为 0.77~4.6 nmol/(L·h)。肾素活性增高见于低钠饮食,原发性高血压(高肾素型),肾血管性高血压,失血,肝硬化腹腔积液,心力衰竭,肾素瘤,Bartter 综合征,药物如利尿药、硝普钠、口服避孕药、肼屈嗪(肼苯哒嗪)等。肾素活性降低见于原发性醛固酮增多症,原发性高血压(低肾素型),11β-羟化酶缺乏和 17α-羟化酶缺乏等,高钠饮食,药物如盐皮质激素、利舍平、甘草、甘珀酸(生胃酮)、甲基多巴等。

(5)立卧位试验:立位及低钠(利尿药)可刺激正常人肾素—血管紧张素-醛固酮系统,使血浆肾素活性、血管紧张素Ⅱ和醛固酮浓度上升;原发性醛固酮增多症患者血浆醛固酮水平增高,血浆肾素—血管紧张素系统受抑制,并且不受体位及低钠刺激。原发性醛固酮增多症患者卧位血浆醛固酮浓度升高，立位 4 h 后血浆醛固酮水平在特发性醛固酮增多症患者常进一步上升，多较卧位升高 33%以上；在多数醛固酮增多症瘤、糖皮质激素可治疗性醛酮增多症(GRA)、原发性肾上腺增生患者则无明显升高或反而下降，而且肾素—血管紧张素系统活性受抑制，立位及低钠刺激后，血浆肾素活性及血管紧张素Ⅱ水平仍无显著上升。若基础血浆肾素活性、血管紧张素Ⅱ、醛固酮均升高，则提示继发性醛固酮增多症。

(6)盐水滴注抑制试验：其方法是在平衡餐基础上，清晨于平卧位抽血测血浆肾素活性、血管紧张素Ⅱ、醛固酮、血钾，然后予以生理盐水 2 000 mL 于 4 h 内静脉滴注完毕，受检者保持卧位，抽血复查以上项目。正常人静脉滴注生理盐水后，血浆醛固酮水平下降 50%以上，通常降至 0.28 nmol/L(10 ng/dL)以下，血浆肾素活性受抑制，血钾无明显变化。原发性醛固酮增多症者醛固酮下降很少或不下降，血钾下降。大多数继发性醛固酮增多症者，能正常抑制。注意必须先将血钾补充至 3.5 mmol/L 以上才能进行本试验；恶性高血压、充血性心力衰竭患者不宜进行此项试验。部分原发性醛固酮增多症患者可出现假阴性结果。

(7)卡托普利(巯甲丙脯酸)抑制试验：清晨卧位抽血测血浆肾素活性、醛固酮，予以卡托普利 25 mg 口服，2 h 后于坐位抽血复测血浆醛固酮和肾素活性。卡托普利是血管紧张素转化酶抑制药，可抑制血管紧张素Ⅱ的产生，对血管紧张素Ⅱ和醛固酮的影响的净效应与生理盐水静脉滴注抑制才能得到正确的诊断。

2.病因诊断

醛固酮增多症诊断明确后，还应确定其病因类型以便治疗。

(1)一般方法：产生醛固酮的肾上腺皮质肿瘤(腺瘤或癌)患者临床症状，如高血压、肌无力等表现和生化变化(高尿钾、低血钾、碱血症和肾素—血管紧张素—醛固酮系统的改变等)通常较特发性醛固酮增多症者严重，而原发性肾上腺皮质增生者则介于两类之间。糖皮质激素可治疗性醛固酮增多症有家族史，临床表现一般较轻，较少出现自发性低钾血症。

(2)体位试验：正常人上午 8:00 卧床至中午 12:00，血浆醛固酮水平下降，与 ACTH 按昼夜节律下降有关，如取立位，血浆醛固酮水平上升，说明体位作用大于 ACTH 的作用。醛固酮增多症瘤患者基础血浆醛固酮明显升高，多＞5.55 nmol/L(20ng/dL)，取立位后无明显上升或反而下降。特发性醛固酮增多症患者基础血浆醛固酮仅轻度升高，立位后明显升高，至少超过基础值的 33%。原发性肾上腺皮质增生症和糖皮质激素可治疗性醛固酮增多症患者的体位试验表现与醛固酮增多症瘤者相似。

(3)血管紧张素Ⅱ输注试验：卧位抽血测醛固酮，然后以 2 ng/(kg · min)的速度输注 1 h 血管紧张素Ⅱ，保持卧位再抽血测醛固酮水平。正常人输注血管紧张素Ⅱ后，血浆醛固酮水平较基础值升高 50%以上，多数醛固酮增多症瘤、原发性肾上腺皮质增生症和糖皮质激素可治疗性醛固酮增多症对血管紧张素Ⅱ输注无反应，血浆醛固酮上升低于 50%，而特发性醛固酮增多症则有醛固酮升高反应。

(4)赛庚啶试验：给予患者口服赛庚啶 8 mg，服药前及服药后每 30 min 抽血 1 次，历时2 h 测血浆醛固酮。赛庚啶为血清素拮抗药，血清素可刺激醛固酮分泌。大多数特发性醛固酮增多症患者服赛庚啶后血浆醛固酮下降＞0.11 nmol/L(4ng/dL)或较基础值下降＞30%，在服药后 90 min 下降最明显，而醛固酮增多症瘤患者血浆醛固酮浓度无明显变化。

(5)地塞米松抑制试验：原发性醛固酮增多症患者如发病年龄小，有高血压和低血钾家族史，体位试验中站立位后血浆醛固酮无明显升高或反常性下降，而肾上腺 CT 或 MRI 又未发现异常，应考虑糖皮质激素可治疗性醛固酮增多症诊断，应行地塞米松抑制试验。给予地塞米松 2 mg/d 口服，共 3～4 周。整个试验过程中糖皮质激素可治疗性醛固酮增多症患者血、尿醛固酮水平一直被抑制，血浆醛固酮水平在服药后较服药前抑制 80%以上有意义，但醛固酮增多症瘤和特发性醛固酮增多症患者在服药后血浆醛固酮水平亦可呈一过性抑制，甚至可低于 0.05 nmol/L(2ng/dL)，但服药 2 周后，醛固酮的分泌不再被抑制又复升高，因此，地塞米松抑制试验如观察时间过短则会导致对糖皮质激素可治疗性醛固酮增多症的错误诊断。

(6)肾上腺 B 超检查：为无创性检查，可检出直径＞1.3 cm 的肿瘤，但对较小肿瘤和增生者难以明确。

(7)电子计算机体层摄影(CT)：肾上腺 CT 在对肾上腺病变的定位诊断中列为首选。目前高分辨率 CT 能检测出直径为 7～8 mm 大小的肾上腺肿块。当发现单侧肾上腺直径＞1 cm的等密度或低密度肿物影时，对诊断醛固酮增多症瘤意义较大，而肿块直径＞3 cm 时要警惕产生醛固酮增多症的肾上腺皮质癌。特发性醛固酮增多症者显示肾上腺正常或弥散性增大，如为结节性增生则有时与腺瘤难以鉴别。

(8)磁共振成像(MRI)：MRI 在对分泌醛固酮肿瘤和其他肾上腺肿瘤的分辨方面并不优于 CT。

(9)放射性碘化胆固醇肾上腺扫描：用放射性碘化胆固醇肾上腺扫描法可显示腺瘤及增生组织中^{131}I 浓集部位，如结合 CT 扫描可对 92%的肾上腺病变准确分辨，但如果肾上腺 CT 正常，则放射性碘化胆固醇扫描也不会有很大帮助，所以此项检查通常在其他检查结果有矛盾时选用。

(10)双侧肾上腺静脉插管分别采血测定醛固酮：如果上述检查均不能确定原发性醛固酮增多症病因时，可进行此项检查，插管采血过程中持续输入 ACTH(5 U/h)，以尽量减少因应激诱发的内源性 ACTH 释放，后者会导致肾上腺皮质激素一过性分泌增加。若一侧肾上腺静脉血浆醛固酮水平较对侧高 10 倍以上，则高的一侧为腺瘤。若两侧血浆醛固酮水平都升高，相差仅 20%～50%则可诊断为特发性醛固酮增多症。本检查为有创性，且有引起肾上腺出血的危险性，技术难度较大，不列为常规检查。

四、治疗

1. 治疗原则

原发性醛固酮增多症的治疗有手术治疗和药物治疗两种方式，腺瘤、癌肿、原发性肾上腺皮质增生应选择手术治疗，手术治疗又分为传统的开腹手术和经腹腔镜肾上腺手术。特发性醛固酮增多症和糖皮质激素可治疗性醛固酮增多症应采用药物治疗。如临床难以判定病因类型则可行手术探查，或先用药物治疗并追踪病情发展，并根据最后诊断决定治疗方案。

2. 手术治疗

手术治疗对肾上腺醛固酮腺瘤的疗效好，手术前应进行适当准备，纠正电解质及酸碱平衡紊乱，使血钾恢复正常，并适当降低血压，另外应根据患者情况及手术方式酌情考虑是否短期应用糖皮质激素。

经腹腔镜的肾上腺手术创伤较小，术后恢复快，痛苦少，对于肾上腺直径＜6 cm 的良性肿瘤均可考虑选择这种手术方法切除患侧肾上腺或剜除肿瘤，甚至对于醛固酮增多症瘤合并妊娠的妇女亦可安全地实施这种手术而不引起产科并发症。术前未能明确的恶性肿瘤及过大的肿瘤(直径>6 cm)者均不宜行此项手术。

3.药物治疗

凡确诊特发性醛固酮增多症、糖皮质激素可治疗性醛固酮增多症以及手术治疗疗效不佳的患者宜采用药物治疗,而不愿手术或不能耐受手术的醛固酮增多症腺瘤患者亦可应用药物治疗,使症状得到控制。

(1)醛固酮拮抗药:螺内酯仍是治疗原发性醛固酮增多症的一线药物,初始剂量一般为200～400 mg/d,分3～4次口服。当血钾正常、血压下降后,剂量可逐渐减少;螺内酯因可阻断睾酮合成及雄激素的外周作用,可引起女性月经紊乱和男性乳腺发育、阳痿、性欲减退等不良反应。

(2)阿米洛利和氨苯蝶啶:阿米洛利阻断肾远曲小管的钠通道,具有排钠潴钾作用,初始剂量为10～20 mg/d,必要时可增至40 mg/d,分次口服。服药后多能使血钾恢复正常,对特发性醛固酮增多症患者难以良好控制血压,常需与其他降压药联合使用。氨苯蝶啶可减少远曲小管钠的重吸收,减少钠钾交换,改善低血钾,但对血压控制无帮助。

(3)钙通道阻断药:由于钙离子为多种调节因素刺激醛固酮产生的最后共同通道,钙通道阻断药是原发性醛固酮增多症药物治疗的一种合理途径。有报道用硝苯地平、氨氯地平能有效改善原发性醛固酮增多症的血压控制。

(4)血管紧张素转化酶抑制药:可使特发性醛固酮增多症患者醛固酮分泌减少,改善钾平衡和控制血压,常用药物有卡托普利、依那普利等。

(5)赛庚啶:为血清素拮抗药,可使特发性醛固酮增多症患者醛固酮水平降低。

(6)地塞米松:用于治疗糖皮质激素可治疗性醛固酮增多症患者,起始剂量为2 mg/d,即睡前服1.5 mg,清晨服0.5 mg,症状及生化改变恢复正常后逐渐减量至0.5 mg/d,长期维持治疗。

(7)阻断醛固酮合成药:大剂量酮康唑可干扰肾上腺皮质11β-羟化酶和胆固醇链裂酶活性,可用于治疗原发性醛固酮增多症。氨鲁米特可阻断胆固醇转变为孕烯醇酮,使肾上腺皮质激素合成受抑制,亦可用于治疗原发性醛固酮增多症,但两药均有较大不良反应,长期应用的疗效尚待观察。

第九节　尿崩症

尿崩症(diabetes insipidus,DI)是指精氨酸加压素(AVP)又称抗利尿激素(antidiuretic hormone,ADH)分泌和释放不足(中枢性尿崩症),或者肾对AVP反应缺陷(肾性尿崩症)引起的以低渗性多尿为特征的一组临床综合征,男、女患病比例为2∶1。

一、病因与发病机制

1.中枢性尿崩症

任何原因影响了AVP合成、分泌与释放所致,可分为原发性、继发性与遗传性3种。

(1)原发性:病因不明者占 1/3～1/2,下丘脑视上核与室旁核内神经元数目减少,AVP 合成酶缺陷,神经垂体缩小。

(2)继发性:下丘脑—神经垂体损害,如颅脑外伤或手术后、肿瘤,感染性疾病,浸润性疾病,脑血管病变,自身免疫性疾病,Sheehan 综合征等。

(3)遗传性:可为常染色体显性遗传(AVP-NPⅡ基因异常)、常染色体隐性遗传(AVP-NPⅡ基因异常、WFS 基因突变、Wolfram 综合征或称 DIDMOAD 综合征)或 X-连锁隐性遗传(Xq28,女性遗传,男性发病)。

(4)神经垂体异位:轻度水代谢异常、轻度腺垂体功能减退症、生长障碍。

(5)水平衡调节异常:下丘脑病变、脑前部核群受损、渴感减退综合征。

2. 肾性尿崩症

(1)遗传性:X-性连锁隐性遗传(AVP-V2R 基因突变,其 V1 受体功能正常);常染色体隐性遗传和常染色体显性遗传(AQP2 基因突变);加压素基因突变。

(2)继发性:慢性肾盂肾炎、阻塞性尿路疾病、肾小管性酸中毒、肾小管坏死、淀粉样变、骨髓瘤、肾移植与氮质血症,代谢紊乱如低钾血症、高钙血症,多种药物如庆大霉素、头孢唑林、诺氟沙星、阿米卡星、链霉素、大剂量地塞米松、过期四环素、碳酸锂等。

(3)妊娠相关性尿崩症:肾小管重吸收障碍、AVP 灭活过多。

二、临床表现

1. 低渗性多尿

低渗性多尿、烦渴多饮,尿色淡,尿量可达 5～20 L/d,尿比重多在 1.001～1.005,渗透压常为 50～200 mOsm/L,部分性尿崩症者症状较轻,重者可严重失水,血浆渗透压和血钠明显升高,出现精神症状,甚至死亡。

2. 中枢性尿崩症

有原发病表现,合并腺垂体功能不全时,症状减轻,糖皮质激素治疗后症状再现或加重。

3. 遗传性尿崩症

患者常幼年起病,口渴中枢发育不全,可出现脱水及高钠血症,成年后症状可减轻。Wolfram 综合征患者可伴糖尿病、视神经萎缩及耳聋。先天性肾性尿崩症较罕见,好发于男性,多夭折。

4. 并发症

水中毒、慢性高钠血症、急性高渗性脑病、颅内和血管钙化、骨质疏松。

三、辅助检查

1. 尿

尿量＞2 500 mL/d,尿比重＜1.005。

2. 血、尿渗透压

患者血浆渗透压正常或稍高(血浆渗透压正常值为 290～310 mOsm/L),尿渗透压多低于 300 mOsm/L(尿渗透压正常值为 600～800 mOsm/L),严重者低于 60～70 mOsm/L。

3. 高渗盐水试验

①静脉滴注高渗盐水(25%～30%氯化钠)无反应(中枢性);②补充 AVP 后有反应(中枢性)、无反应(肾性)或尿量减少而尿比重增加(精神性多饮)。

4. 禁水加压素试验

(1)方法：禁水前测体重、血压、脉率、尿比重、尿渗透压及血浆渗透压，每 2 h 重测上述指标(血浆渗透压除外)，持续 8～12 h，连续 2 次测尿比重相同或尿渗透压变化＜30 mOsm/L 时，此时应查血浆渗透压，然后皮下注射加压素 5 U，1 h、2 h 后留尿，重测上述指标。

(2)结果：正常人和精神性多饮患者禁水后尿量减少，尿比重＞1.020，尿渗透压＞800 mOsm/L，不出现明显失水，注射加压素后尿渗透压一般不升高或升高低于 5%。尿崩症患者禁水后，尿量仍多，尿比重＜1.010、尿渗透压＜血浆渗透压，注射加压素后尿量减少，尿比重增加，尿渗透压可增加 9%～50%。肾性尿崩症患者禁水后尿液不能浓缩，注射加压素后无反应。部分性中枢性尿崩症患者至少 2 次禁饮后尿比重达 1.012～1.016；尿比重达峰时尿渗透压与血渗透压比值＞1，＜1.5；对加压素试验敏感。

5. 血浆 AVP 测定

正常人血浆 AVP 为 2.3～7.4 mmol/L，禁水后可明显升高；中枢性尿崩症患者禁水后血浆 AVP 不升高；肾性尿崩症患者禁水后血 AVP 明显升高而尿液不浓缩；精神性多饮者基础状态时血浆 AVP 降低或正常，高渗时尿渗透压与血 AVP 水平成比例升高。

6. 尿/血渗透压比值

①正常人基础值为 2.27±1.23，禁水 8 h 后为 2.97±1.18，尿崩症患者基础值和禁水 8 h 后值＜1，给予加压素后＞1.5。②严重脱水或部分性尿崩症患者，尿/血渗透压比值可正常。

7. 影像学检查

CT 示蝶鞍扩大，鞍上占位性病变，钙化区。MRI 可发现垂体小、垂体柄增粗或中断、垂体饱满上缘轻凸、神经垂体高信号消失。

8. 其他检查

①低钾、高钠、低氯；②高尿钙；③CO_2CP 可降低；④肾浓缩稀释功能异常；⑤眼底检查视野缺损、偏盲、视盘水肿或眼底动脉硬化。

四、诊断与鉴别诊断

1. 诊断

①凡有多饮、多尿及低比重尿者排除溶质性多尿后应考虑本病，禁水加压素试验及血、尿渗透压测定可明确诊断；②确定其发病部位和病因，进一步鉴别完全性与部分性尿崩症；③颅脑手术所致的中枢性尿崩症可为暂时性尿崩(AVP 的释放暂时受抑制)，多发于术后 1～4 d，持续数天后恢复，也可为永久性尿崩(AVP 合成与释放丧失)，须用 AVP 长期替代治疗。

2. 鉴别诊断

(1)糖尿病。

(2)高钙尿症：见于甲状旁腺功能亢进症、结节病、维生素 D 中毒、多发性骨髓瘤、癌肿骨转移等病。

(3)高钾尿症：见于醛固酮增多症、失钾性肾病、肾小管性酸中毒、Fanconi 综合征、Liddle 综合征、Bartter 综合征等。

(4)高渗性多尿：尿比重＞1.020，尿渗透压＞300 mOsm/L，见于糖尿、尿素升高(高蛋白、高能营养时)、尿钠升高(如肾上腺皮质功能减退症时)。

五、治疗

1.一般治疗

积极病因治疗;限制钠盐、咖啡、茶类,适当补充糖、蛋白质与多种维生素等。

2.抗利尿激素制剂

(1)去氨加压素(1-脱氨-8-右旋精氨酸加压素,DDAVP):抗利尿作用加强,而无加压作用,不良反应减少,为首选药物。①鼻腔喷雾吸入,每次10～20 μg,每日2次(儿童5 μg,每日2次或10～15 μg,每日1次)。②口服醋酸去氨加压素片剂,每次0.1～0.4 mg,每8 h 1次;孕妇服用安全。③肌内注射制剂每毫升含4 μg,每次1～4 μg,每日1～2次(儿童患者每次0.2～1 μg,每日1次)。

(2)鞣酸加压素注射液(5 U/mL),首次0.1～0.2 mL肌内注射,一般注射0.2～0.5 mL,可维持3～7 d。长期应用2年左右可因产生抗体而减效,过量则可引起水分潴留,导致水中毒,故应视病情从小剂量开始,逐渐调整用药剂量与间隔时间。

(3)垂体后叶素水剂:每次5～10 U,皮下注射,每日2～3次,作用时间短,多临时用于脑外伤或手术时尿崩症,注射后有头痛、恶心、呕吐及腹痛不适等症状。

3.其他药物

(1)氢氯噻嗪:小儿2 mg/(kg·d),成年人25～50 mg,每日3次,同时应限盐补充钾(每日60 mg氯化钾)。作用机制是利钠大于利水,血容量减少而刺激AVP分泌与释放,肾小球滤过率减少,适用于轻型、部分性及肾性尿崩症,长期服用可能会损害肾小管浓缩功能。

(2)卡马西平:能促进AVP分泌,使尿量减少,每次0.2 g,每日3次,作用迅速,不良反应为头痛、恶心、疲乏、眩晕、肝损害与白细胞减少等。

(3)氯磺丙脲:每次0.125～0.25 g,每日2～3次。24 h后起作用,4 d达高峰。主要增加远曲小管cAMP的形成,促进AVP的合成与释放,也可加强远曲小管上皮细胞AVP受体的作用,其不良反应为低血糖、白细胞减少、肝功能损害、低血钠或水中毒。

六、注意事项

(1)精神性多饮患者由于长期多饮、多尿,肾对AVP的感受性下降,禁水后尿渗透压不能升至正常,此时需结合临床判断,或适量限水2～4周后重复试验。

(2)禁水加压素试验须严密观察,尤其是儿童,如体重下降3%～5%或血压明显下降、不安等症状加剧,应随时中止。

(3)加压素有升高血压、诱发心绞痛、腹痛、子宫收缩等不良反应。

(4)由于各人对DDAVP反应性不一样,剂量应个体化,严防水中毒,故建议每日剂量应分2～3次给予,切忌每日一次大剂量。对于婴儿和幼童或有中枢神经损害的患者在用药期间,需每日计算出入量以保持出入平衡或调整用量以保持每天有约2 h的稀释尿。

第十节 腺垂体功能减退症

垂体或下丘脑的多种病损可累及垂体的内分泌功能，当垂体的全部或绝大部分被毁坏后，可产生一系列的内分泌腺功能减退的表现，主要累及的腺体为性腺、甲状腺及肾上腺皮质，临床上称为腺垂体功能减退症（hypopituitarism）。本病较多见于女性，系与产后出血所致垂体缺血性坏死有关，发病年龄以21～40岁最为多见。

一、病因与发病机制

1.病因

由垂体本身病变引起者称原发性，由下丘脑以上神经病变或垂体门脉系统障碍引起者称继发性。

（1）原发性病因：①缺血性坏死，见于产后大出血、糖尿病、颞动脉炎、动脉粥样硬化等。②垂体肿瘤，见于鞍内肿瘤、鞍旁肿瘤。③垂体卒中，多见于垂体瘤内出血、梗死、坏死所致。④医源性，见于手术切除（垂体瘤术后等）、放射治疗（垂体瘤、鼻咽癌等放射治疗）。⑤感染，见于脑膜炎、脑炎、流行性出血热、结核、梅毒、真菌等。⑥垂体浸润，见于血色病、肉芽肿等。⑦其他，如海绵窦血栓、颈内动脉血栓、空泡蝶鞍，自身免疫性病变。

（2）继发性病因：①垂体柄破坏，如外伤、手术、肿瘤、血管瘤等。②下丘脑或其他中枢神经疾患，如肿瘤（原发性及转移性淋巴瘤，白血病等）、炎症（关节病等）、浸润（如各种脂质累积病、肉芽肿）、营养不良（饥饿、神经性厌食等）、外源激素抑制（如糖皮质类固醇治疗）、其他（病因不明，遗传性等）。

2.发病机制

（1）垂体及其附近肿瘤压迫浸润，引起腺垂体功能减退。

（2）产后腺垂体坏死及萎缩：腺垂体的血液供应主要是垂体门脉系统，而妊娠期妇女腺垂体呈生理性肥大，对缺血缺氧非常敏感，如果因胎盘滞留、子宫收缩无力等发生大出血、休克或胎盘早期剥离、产褥感染败血症等引起弥散性血管内凝血、循环衰竭，可引起垂体门脉血管栓塞，造成垂体组织大片缺血性坏死。

（3）感染和炎症：各种病毒性、结核性、化脓性脑膜炎，脑膜脑炎，流行性出血热，梅毒，真菌等均可引起下丘脑—垂体损伤而导致功能减退。

（4）手术、创伤或放射性损伤：垂体瘤切除、放疗，乳腺癌转移等做切除垂体治疗，或鼻咽癌等颅底及颈部放疗后均可引起本症。颅底骨折、垂体柄挫伤可阻断神经及门脉联系而导致腺垂体、神经垂体功能减退。

（5）其他：空蝶鞍、动脉硬化引起垂体梗死、颞动脉炎、海绵窦血栓引起垂体缺血、糖尿病性血管病变引起垂体缺血坏死等。

二、临床表现

1.与病因有关的临床表现

（1）产后腺垂体坏死的病例有分娩时因难产而大出血、昏厥、休克病史或在分娩时并发感染。患者在产后极度虚弱，乳腺不胀，无乳汁分泌。可有低血糖症状，脉细速，尿少。血中尿素氮可升高，可并发肺炎等感染。产后全身情况一直不能恢复，闭经，逐渐出现性功能减退以及甲状腺、肾上腺皮质功能减退的症状。

(2)垂体肿瘤引起者，可有头痛、视力障碍，有时可出现颅内压增高征群。

(3)病变累及下丘脑时或其他由于手术、创伤、炎症等引起者，各有其特殊病史及相应症状。

2.腺垂体功能减退的表现

腺垂体功能减退的严重程度与垂体被毁的程度有关，当垂体组织丧失达95%，临床表现为重度，丧失75%为中度，丧失60%为轻度，丧失50%以下者不致出现功能减退症状，不过上述关系并非绝对的。腺垂体多种激素分泌不足的现象大多逐渐出现，一般先出现PRL、LH/FSH、GH不足的症状，继而TSH，最后ACTH，有时肾上腺皮质功能不足症状的出现可早于甲状腺功能减退。

(1)PRL分泌不足：在分娩后表现为乳腺不胀，无乳汁分泌。

(2)GH分泌不足：在成年人主要表现为容易发生低血糖，因为GH有升血糖作用。

(3)LH/FSH分泌不足：女性患者表现为闭经、性欲减退或消失、乳腺及生殖器明显萎缩，丧失生育能力。本病患者的闭经和一般绝经期妇女的闭经区别是无血管舒缩紊乱，如阵发性面部潮红等。男性患者表现为第二性征退化，如阴毛稀少、声音变柔、肌肉不发达、皮下脂肪增多，以及睾丸萎缩，精子发育停止，阴囊色素减退，外生殖器、前列腺缩小，性欲减退，阳痿等。

(4)TSH分泌不足：面色苍白，面容衰老，眉发稀疏，腋毛、阴毛脱落，皮肤干燥、细薄而萎缩，或为水肿，但较少有黏液性水肿者；表情淡漠，反应迟钝，音调低沉，智力减退，蜷缩畏寒，有时幻觉妄想，精神失常，甚至出现躁狂。心率缓慢，心电图示低电压，可出现T波平坦、倒置。心脏多不扩大，往往反而缩小，可与原发性甲状腺功能减退鉴别。

(5)ACTH分泌不足：主要影响糖皮质激素的分泌，皮质醇减少，患者虚弱、乏力，食欲减退，恶心呕吐，上腹痛，体重降低，心音微弱，心率缓慢，血压降低，不耐饥饿，易出现低血糖表现，机体抵抗力差，易于发生感染，感染后容易发生休克、昏迷。盐皮质激素醛固酮所受影响不如糖皮质激素严重，因而腺垂体功能减退症患者，不像原发性肾上腺皮质功能减退症那样容易发生严重失钠。由于皮质醇缺乏，患者排泄水负荷的能力减退。患者往往发生低血钠，尤其在病情加重或是摄入、注入过多水分后，其原因主要是由于肾排水障碍，水分潴留，体液稀释，故而血钠过低，如同时有钠的摄入减少和(或)丢失甚多，则可加重低血钠。

促黑色素细胞激素(MSH)分泌不足：MSH和ACTH都有促使皮肤色素沉着的作用，本病患者由于此二激素均缺乏，故肤色较淡，即使暴露于阳光之下亦不会使皮肤色素明显加深。正常色素较深部位，如乳晕、腹中线的颜色变淡更为显著。少数患者可有暗褐色斑点，边缘不规则，发生部位无特征性，与慢性肾上腺皮质功能减退症的色素普遍性沉着有明显区别。有时在指(趾)端可出现黄色色素沉着，可能与胡萝卜素沉着有关。

3.垂体危象

本病患者如未获得及时诊断和治疗，发展至后期，往往可因各种诱因而发生危象，出现低血糖、昏迷、休克、精神病样发作等症状。

三、辅助检查

1.内分泌学检查

检查6种腺垂体激素水平及相应靶腺激素的水平。当诊断尚有疑问时，可进行动态试验协助诊断。

2. 血生化检查

电解质水平和血糖水平可反映病情的严重程度。

3. 影像学检查

CT、MRI 用于除外鞍区占位性病变;MRI 能够观察到脑水肿、脑白质脱髓鞘等改变。

四、诊断

本病的诊断主要依据腺垂体功能减退症的临床表现、内分泌功能检查,以及有关的病史或临床征象。①分娩时大出血、休克的病史对于产后腺垂体功能减退症的诊断甚为重要。②肿瘤所致的腺垂体功能减退症通常有蝶鞍的扩大以及视力障碍等局部症状。③腺垂体功能减退症的临床表现特点为畏寒、乏力,乳晕色素减退,阴毛、腋毛脱落,生殖器萎缩,性功能减退,饥饿时易有昏厥倾向等。④内分泌腺功能测验对诊断较具价值。

五、鉴别诊断

临床上延误诊断的原因往往是由于只注意到本病个别较突出的症状而忽略了对本病诊断的全面考虑,而误诊为产后失调、闭经、贫血、自发性低血糖、黏液性水肿、肾上腺皮质功能减退、精神病等。腺垂体功能减退性昏迷可由于昏迷的逐渐出现而被误诊为脑血栓形成,由于颈部强直而误诊为脑膜炎,由于抽搐而被误诊为癫痫,由于脉搏缓慢而被误诊为心源性脑缺血综合征(阿—斯综合征),由于饥饿性酮尿而误诊为糖尿病昏迷,由于曾服用麻醉药而误诊为麻醉药中毒等。在临床上凡遇到原因不甚明确有昏迷的患者,皆应提高警惕,考虑到腺垂体功能减退的可能性,而做详细的病史询问和全面检查。

1. 神经性厌食

患者有消瘦、闭经,由于神经紊乱及营养不良可影响垂体功能,出现某些类似腺垂体功能减退的症状。但本病特点多为 20 岁前后的女性,有精神刺激史,其消瘦程度较腺垂体功能减退为重,而腋毛、阴毛往往并不脱落,尿 17-酮类固醇及尿 17-羟皮质类固醇(17-OHCS)正常或仅稍降低。

2. 原发性甲状腺功能减退症

除甲状腺功能不足外,其他内分泌腺功能亦可能低落,因而可被误认为腺垂体功能减退症。最具鉴别价值的是血浆 TSH 测定,在原发性甲状腺功能减退症中升高,而在腺垂体功能减退症中不可测得。

3. 慢性肾上腺皮质功能减退症

慢性肾上腺皮质功能减退症与腺垂体功能减退症的鉴别点为:前者有典型的皮肤、黏膜色素沉着,而性器官萎缩及甲状腺功能减退症的表现不明显,对 ACTH 不起反应,失钠现象比较严重。

4. 自身免疫性多发性内分泌腺病

患者有多种内分泌腺功能减退的表现,其病因不是由于腺垂体功能减退,而是由于多个内分泌腺原发的功能减退,与腺垂体功能减退症的鉴别主要依据是 ACTH 及 TSH 兴奋试验,在此征群中,皆无反应,而在腺垂体功能减退症中,往往有延迟反应。

5. 慢性消耗性疾病

可伴有消瘦、乏力、性功能减退、尿 17-酮类固醇偏低等,有严重营养不良者,甚至可伴有继发的腺垂体功能不足，在营养情况好转后可逐渐恢复。

六、治疗

1.病因治疗

(1)肿瘤：手术、放疗及化疗。对颅内占位性病变，首先必须解除压迫及破坏作用，减轻和缓解颅内高压症状，提高生活质量。

(2)缺血性垂体坏死：关键在预防。加强产妇围生期的监护，及时纠正产科病理状态。

2.激素替代治疗

治疗的原则是“缺什么补什么”。

(1)补充肾上腺皮质激素：最为重要，且应先于甲状腺等激素的治疗，以免诱发肾上腺危象。首选药物为可的松，而可的松、泼尼松等制剂均需经肝转化为氢化可的松而见效。剂量须视病情而个体化，一般氢化可的松的生理剂量为 30 mg/d(相当于可的松 37.5 mg，泼尼松 7.5 mg)，服法应模仿生理分泌，故每日上午 8 时前服 2/3，下午 2 时服 1/3 较为合理，随病情调节剂量，过量时易致欣快感、失眠等精神症状。如有感染等应激时，应该加大剂量。

(2)补充甲状腺激素：须从小剂量开始，以免增加代谢率而加重肾上腺皮质负担，诱发危象。开始时，甲状腺片 20～40 mg，口服，每日 1 次；或左甲状腺素 25 μg，每日 1 次，隔 4～7 d 增加 1 次。每次增加甲状腺片 20～40 mg，达维持量时 80～160 mg/d；左甲状腺素每次增加 25 μg，达维持量时 100～200 μg/d。剂量较大时可分 2～3 次口服，随时注意不良反应和心率等，以免过量。

(3)补充性激素：育龄女性，病情较轻者需采用人工月经周期治疗。每晚睡前服炔雌醇 5～20 μg，或己烯雌酚 0.5～1.0 mg 或结合雌激素 0.6～1.25 mg，每晚 1 次，共 20～25 d，继以肌内注射黄体酮(每日 10 mg)或地孕酮口服(每日 5～10 mg)，共 5 d，可维持第二性征和性功能，可用人绝经期促性素(HMG)或人绒毛膜促性素以促进生育。男性患者可用睾酮，丙酸睾酮每周 2 次，每次 25～50 mg 肌内注射，或甲基睾酮每次 10 mg，每日 2～3 次口服；或用长效睾酮，每 3～4 周肌内注射 200 mg，可改善性功能与性生活，促进蛋白合成，增强体质。也可用 HMG、HCG 或黄体化激素释放激素(LRH)以促进生育。

3.垂体危象的处理

(1)先给 50%葡萄糖 40～60 mL 迅速静脉注射，继以静脉滴注 10%葡萄糖盐水以抢救低血糖症及失水等。

(2)补液中加氢化可的松 200～300 mg/d。

(3)低体温者可将患者放入 24 ℃～35 ℃温水中，渐加热水升温至 38 ℃～39 ℃，当患者体温回升至 35 ℃以上时，擦干保暖，并开始用小剂量甲状腺制剂。

(4)高温者用各种降温治疗。

(5)水中毒者口服泼尼松 10～20 mg 或可的松 50～100 mg，或氢化可的松 40～80 mg，以后每 6 h 口服泼尼松 5～10 mg，不能口服者用氢化可的松 200～300 mg/d 加入 50%葡萄糖 40 mL中缓慢静脉注入。

七、注意事项

(1)禁用或慎用吗啡等麻醉药、巴比妥类催眠药、氯丙嗪等中枢神经抑制药及各种降血糖药，以防止诱发昏迷。

(2)成年人垂体功能低下时 GH 缺乏一直未引起重视,近年国外研究多认为此类患者亦有必要行 GH 替代治疗,以进一步增强体力,改善患者生活质量。

第十一节　无功能垂体腺瘤

绝大多数垂体腺瘤具有较高的分泌功能,使血中激素水平升高,并产生相应的临床症状,但也有一些垂体腺瘤并不伴有血中激素水平升高,也无激素过多症状,称为临床无功能垂体腺瘤,简称无功能垂体腺瘤(nonfunctioning pituitary adenoma),亦称临床无活性垂体腺瘤(clinically inactive pituitary adenoma,CIPA)、无内分泌活性腺瘤(endocrineinactive adenoma)或非分泌性垂体腺瘤(nonsecretory pituitary adenoma)。无功能腺瘤占所有垂体腺瘤的25%～30%,发生于40～50岁,发病率无明显性别差异。

一、病因与发病机制

1. 病因

无功能垂体腺瘤实际上是一组异质性肿瘤,只是其分泌功能较低,不引起血激素水平的升高,这类肿瘤称为沉寂性腺瘤(silent adenoma)。

有些无功能腺瘤可能确实没有分泌功能,其细胞来源不清,称为裸细胞瘤或无特征细胞腺瘤(null cell adenoma)。

2. 发病机制

垂体瘤的发展可分为两个阶段——起始阶段和促进阶段,在起始阶段垂体细胞自身缺陷是起病的主要原因,在促进阶段下丘脑调控失常等因素发挥主要作用,即某一垂体细胞发生突变,导致癌基因激活和(或)抑癌基因的失活,然后在内外因素的促进下单克隆的突变细胞不断增生,逐渐发展为垂体瘤。

(1)垂体瘤细胞自身内在缺陷:大多数无功能腺瘤是单克隆源性的,源于某一单个突变细胞的无限制增生,而发生变异的原因为癌基因的激活和(或)抑癌基因的失活。

(2)旁分泌与自分泌功能紊乱:下丘脑的促垂体激素和垂体内的旁分泌或自分泌激素可能在垂体瘤形成的促进阶段起一定作用。

(3)下丘脑调节功能紊乱:下丘脑抑制因子的作用减弱对肿瘤的发生可能也有促进作用。

二、临床表现

无生物活性激素分泌功能的垂体腺瘤主要包括两方面的临床表现:①肿瘤向鞍外扩展压迫邻近组织结构的表现,这类症状最为多见,往往为患者就医的主要原因;②因肿瘤周围的正常垂体组织受压和破坏引起不同程度的腺垂体功能减退的表现。

1. 压迫症状

(1)头痛:见于1/3～2/3的患者,初期不甚剧烈,以胀痛为主,可有间歇性加重,部位多在两颞部、额部、眼球后或鼻根部。引起头痛的主要原因是鞍膈与周围硬脑膜因肿瘤向上生长而受到牵拉所致,当肿瘤穿破鞍膈后,疼痛可减轻或消失,如鞍膈孔较大,肿瘤生长受到的阻力较小，头痛可不明显。肿瘤压迫邻近的痛觉敏感组织如硬脑膜、大血管壁等，可引起剧烈的弥散性头痛，常伴有呕吐。肿瘤侵入下丘脑、第三脑室，阻塞室间孔可引起颅内压增高，使头痛加剧。

(2)视神经通路受压：垂体腺瘤向鞍上扩展，压迫视交叉等可引起不同类型的视野缺损伴或不伴视力减退，这是由于肿瘤生长方向不同和(或)视交叉与脑垂体解剖关系变异所致，视力减退和视野缺损的出现时间及严重程度不一定平行。少数患者发生阻塞性脑积水及视盘水肿系由于颅内压增高，视网膜静脉回流障碍所致。

(3)其他症状：当肿瘤向蝶鞍两侧扩展压迫海绵窦时可引起所谓海绵窦综合征(第Ⅲ、Ⅳ、Ⅴ及Ⅵ对脑神经损害)。巨大的腺瘤可侵犯下丘脑，则可出现尿崩症、嗜睡、体温调节紊乱等一系列症状。肿瘤可偶尔扩展至额叶、颞叶引起癫痫样抽搐、偏瘫、锥体束征及精神症状等。当肿瘤侵蚀鞍底及蝶窦时，可造成脑脊液鼻漏。

2.激素分泌异常征群

(1)垂体激素分泌减少：垂体瘤患者的垂体激素分泌减少的表现一般较轻，进展较慢，直到腺体有3/4被毁坏后，临床上才出现明显的腺垂体功能减退症状，即使肿瘤体积较大，激素缺乏的症状也很少能达到垂体切除术后的严重程度，故一般情况下，垂体瘤较少出现垂体激素分泌减少的症状，尤其是功能性腺瘤，但有时垂体激素分泌减少也可成为本病的突出表现，儿童期尤为明显，表现为身材矮小和性发育不全。有时肿瘤还可影响到下丘脑及神经垂体，血管加压素的合成和排泌障碍引起尿崩症。在腺垂体功能减退症的垂体瘤患者中，性腺功能减退约见于3/4的患者；甲状腺功能减退不如性腺功能减退常见，但亚临床型甲状腺功能减退较为多见；如不出现严重的应激状态，肾上腺皮质功能通常可以维持正常，若垂体ACTH储备不足，在应激时可出现急性肾上腺皮质功能减退(肾上腺危象)。

(2)出现腺垂体功能减退症的垂体瘤患者面容苍白，皮肤色素较浅，可能与黑色素细胞刺激素的分泌减少有关。男性患者稍肥胖，其脂肪分布类似女性体型，腋毛、阴毛稀少，毛发稀疏、细柔，阴毛呈女性分布，体重可减轻，有时体重不减甚或增加，此与下丘脑功能紊乱有关，除性欲减退、性功能障碍外，尚可出现生殖器萎缩，睾丸较软、较小。女性患者有闭经或月经稀少，性欲减退。

(3)在发生应激(如感染、手术)时，患者抵抗力较低，易于发生危象甚至昏迷。

3.垂体卒中

(1)垂体腺瘤有时可因出血、梗死而发生垂体急性出血征群即垂体卒中，其发生率为5%～10%。

(2)垂体卒中起病急骤，表现为额部或一侧眶后剧痛，可放射至面部，并迅速出现不同程度的视力减退，严重者可在数小时内双目失明，常伴眼球外肌麻痹，尤以第Ⅲ对脑神经受累最为多见，也可累及第Ⅳ、Ⅵ对脑神经，严重者可出现神志模糊、定向力障碍，颈项强直甚至昏迷。

(3)有的患者出现急性肾上腺皮质功能衰竭的表现，大多数患者的脑脊液清亮，部分可为血性。

(4)CT示蝶鞍扩大。

(5)垂体腺瘤易发生瘤内出血，特别是瘤体较大者。

(6)诱发因素多为外伤、放射治疗等，亦可无明显诱因。

(7)出现急性视力障碍者，应在糖皮质激素保护下尽快进行手术治疗。

三、辅助检查

1.内分泌学检查

应广泛检查6种腺垂体激素水平，当某一激素水平有变化时应检测其靶腺激素的水平。当诊断尚有疑问时，可进行动态试验协助诊断。多数患者血促性腺激素水平降低或在正常范围，但少数患者可有血促性腺激素和(或)其亚单位的升高，性激素的水平一般下降。血TSH、GH及ACTH水平一般正常或轻度降低，其储备功能及靶腺激素水平也多降低，但显著降低者不多见。偶尔无功能腺瘤作为亚临床GH瘤或ACTH瘤，则24 h尿皮质醇或血IGF-1水平可轻度升高。

无功能垂体腺瘤对下丘脑激素的反应具有一定的特点，这在诊断上具有重要意义，常见的利用下丘脑激素的诊断试验有以下几种。

(1)TRH试验：正常促性腺激素细胞并无TRH受体，故给正常人注射TRH并不引起血LH和FSH水平的升高。大多数无功能腺瘤起源于促性腺激素细胞，约1/3的瘤性促性腺激素细胞含有TRH受体，它们对TRH有反应，约40%的无功能腺瘤患者于注射TRH后血促性腺激素和(或)其亚单位水平升高。

(2)GnRH试验：无功能垂体腺瘤多起源于促性腺激素细胞，这些瘤性促性腺激素细胞含有GnRH受体，故对内源性GnRH、GnRH激动药性类似物及GnRH拮抗药都有反应。正常情况下，GnRH对促性腺激素细胞的刺激作用依赖于其特征性脉冲分泌，如连续给予GnRH或长效GnRH类似物则出现失敏现象，促性腺激素分泌反而减少，而无功能腺瘤不存在这种失敏现象是其特征之一。

2.视力视野检查

视力视野检查可以了解肿瘤向鞍上扩展的程度。

3.影像学检查

(1)如果垂体瘤已达到一定大小，常规X线体层摄片即可达到诊断目的。典型垂体瘤的X线表现为蝶鞍扩大(蝶鞍可向各方向增大)，鞍壁变薄，鞍底变阔，前后床突变细，甚至缺损，彼此分开，使鞍口扩大，鞍底腐蚀下陷，有时肿瘤稍偏于一侧，可使一侧鞍底明显下陷(呈现双鞍底)。前床突被侵蚀是由于颈内动脉被肿瘤压向骨组织、颈内动脉的搏动所致；后床突变薄，甚或阙如。

(2)普通X线检查不能诊断者及垂体微腺瘤需要进行高分辨率CT、MRI及其增强显像或三维构像，才能做出正确的定位诊断，高分辨率CT和MRI可显示直径>3 mm的微腺瘤。

(3)应用于鞍区疾病的放射性核素显像技术发展也很迅速，如正电子断层扫描(PET)、^{111}铟二乙烯三戊乙酸-奥曲肽(^{111}In-DTPA-Octreotide)扫描以及^{123}碘-酪氨酸-奥曲肽(^{123}I-Tyr-Octreotide)扫描已开始应用于临床垂体瘤的诊断。

(4)垂体瘤的影像学检查宜首选MRI，因其能更好地显示肿瘤及其与周围组织的解剖关系。

四、诊断

(1)存在垂体瘤的影像学证据。

(2)有头痛、视野缺损等垂体占位的表现。

(3)无垂体激素过多的临床表现和实验室证据(PRL除外)。

(4)有腺垂体功能减退的表现。

(5)由于大多数无功能腺瘤患者有血 PRL 水平的升高,故 PRL 测定具有重要意义。

(6)由于无功能垂体腺瘤缺乏特异的血清激素标志,故确诊常很困难,有时需依赖手术标本的病理检查及免疫细胞化学检查。

五、鉴别诊断

(1)无功能垂体腺瘤需与其他垂体腺瘤及多种蝶鞍部病变相鉴别,由于无功能垂体腺瘤常伴有血 PRL 水平的升高,故易与 PRL 瘤混淆。无功能垂体腺瘤患者的血 PRL 水平多为轻至中度升高,一般低于 6.8 nmol/L(150 μg/L),而 PRL 瘤的血 PRL 水平一般超过 9.1 nmol/L(200 μg/L)。

(2)部分无功能垂体腺瘤血促性腺激素或其亚单位水平升高,亦有助于鉴别。

(3)沉寂性 ACTH 细胞瘤与 PRL 瘤极为相似,其鉴别有赖于病理检查及免疫细胞化学检查。

六、治疗

同其他垂体腺瘤一样,无功能腺瘤的治疗方法有外科治疗、放射治疗和内科治疗。目前仍以外科治疗为首选,手术效果不佳或术后复发者可加用放射治疗,肿瘤压迫症状不显著者可试用内科治疗,如内科治疗效果不佳仍应采取手术治疗。

1. 外科治疗

是否采用外科治疗常取决于肿瘤的大小及临床表现,对于压迫症状较明显且瘤体较大者一般推荐外科治疗,成功的手术可有效地解除因肿瘤占位效应而产生的一系列症状,而且手术标本可做免疫细胞化学等检查对明确诊断具有极为重要的意义,而对于无症状的微腺瘤则并不推荐手术治疗。一般认为,存在视野缺损及神经症状者应尽早手术,以防止视交叉和脑神经出现不可逆性损害。目前多采取经蝶窦术式,可使 90%的病例视野缺损获得改善,约 60%的病例视力可完全恢复,经蝶窦手术最主要的并发症是垂体功能减退。

2. 放射治疗

手术切除不完全或术后复发者可做术后放射治疗,对于提高无功能腺瘤的预后具有一定的意义;常规放射治疗的总剂量约为 45 Gy,每天剂量 1.8 Gy;放射治疗主要的不良反应为垂体功能减退。

3. 内科治疗

无功能垂体腺瘤的内科治疗近年来取得了不小的进展,但治疗效果仍然不能令人满意。目前用以治疗的药物主要有生长抑素类似物奥曲肽和多巴胺激动药溴隐亭,GnRH 激动药及 GnRH 拮抗药也曾试用于临床,但因效果不佳而未能广泛应用。

4. 其他治疗

对于无功能垂体腺瘤伴有的腺垂体功能减退也应给予有效的激素替代治疗,少数患者合并尿崩症。亦需给予必要的干预。

七、注意事项

(1)诊断方面要注意腺垂体功能减退症的识别。

(2)要告知患者及其家属激素替代治疗要坚持终身,治疗前禁用镇静催眠药。

第十二节　催乳素瘤和高催乳素血症

催乳素瘤(prolactinoma,PRL瘤)是最常见的一种垂体腺瘤,在垂体腺瘤中占50%左右,也是唯一能用药物控制的垂体肿瘤。本病多见于20～40岁,女性显著多于男性,部分腺瘤有侵袭性。许多原因可以引起高催乳素血症,人群中PRL升高超过实验室正常高限者可占10%。在生育期女性的闭经患者中9%存在高PRL血症,有泌乳者占25%,既有闭经又有泌乳者占70%;在男性不育、阳痿患者中可占5%。

一、病因与发病机制

PRL是腺垂体PRL细胞合成和分泌的一种多肽激素,其分泌受下丘脑的调节,与其他腺垂体激素不同,下丘脑对PRL分泌主要起抑制作用。在生理状态下,下丘脑释放PRL释放抑制因子(PIF)和PRL释放因子(PRF),现已公认多巴胺(DA)是最主要的PIF,PRL的分泌主要受下丘脑DA的抑制性调节,一旦这一机制发生障碍,则引起PRL分泌增加。

1. 下丘脑多巴胺缺乏

一些下丘脑疾病如肿瘤、动静脉畸形、结节病的炎症进展等可导致DA的合成和释放减少。此外,一些药物(如甲基多巴、利舍平)也减少中枢DA储存。

2. 多巴胺转运机制缺陷

垂体柄病变可导致DA从下丘脑向PRL细胞的转运受损,如垂体柄肿瘤或垂体肿瘤压迫垂体柄,导致多巴胺不能到达腺垂体PRL细胞。

3. PRL细胞对多巴胺的敏感性降低

垂体PRL细胞存在DA受体,静脉输入DA时,PRL瘤患者PRL的抑制程度明显低于正常对照组,提示PRL瘤患者的PRL细胞对多巴胺的敏感性下降。许多DA受体的拮抗药可引起高催乳素血症,如氯丙嗪、氟哌啶醇、甲氧氯普胺、舒必利、多潘立酮。

4. 对催乳素细胞的刺激

原发性甲状腺功能减退导致TRH分泌增加,TRH可作为一种PRF引起高催乳素血症。雌激素可从垂体水平直接刺激PRL细胞,增加PRL的释放。此外,雌激素还可增加PRL细胞的有丝分裂,增加细胞数量。胸壁的损伤、吸吮乳头也可通过神经反射引起高催乳素血症。

二、临床表现

1. PRL过多引起的症状

主要表现为溢乳或性腺功能减退,溢乳发生率为30%～80%,但并非PRL瘤最常见的表现。高PRL血症通常伴随月经紊乱、月经稀少、闭经或不孕,偶有月经过多。若PRL轻度升高,可不出现月经紊乱,但若PRL>180 μg/L,通常会出现月经紊乱。男性溢乳少见,可仅表现为性欲低下、阳痿,常常未引起重视,直至出现肿瘤压迫症状才来就诊。长期的高催乳素血症可引起骨量减少。

2. 肿瘤局部压迫症状

PRL大腺瘤、分泌其他激素的大腺瘤或者无功能的大腺瘤,可有鞍外生长的趋势,主要表现为头痛、视野缺损、眼外肌麻痹等。当压迫周围正常的腺垂体组织时可引起甲状腺或肾上腺皮质功能减退的表现。

3.青春期延迟

发生于青春期或青春前期的儿童可表现为青春期延迟、生长停滞或头痛、视野缺损等，儿童和青少年常出现侵袭性催乳素瘤。

三、辅助检查

1.基础 PRL 测定

正常血清 PRL 基础浓度一般＜20 μg/L。如果 PRL 水平升高但＜40 μg/L，应重复测定。通常 PRL 水平与 PRL 瘤的大小相关，PRL 微腺瘤（直径＜10 mm），PRL 水平一般在 200 μg/L左右。

2.其他激素和肝、肾功能测定

高水平 PRL 可抑制 LH、FSH，致睾酮或雌激素水平降低。临床怀疑 PRL 瘤者除测定 PRL 外，还应检测 LH、FSH、TSH、GH、ACTH、睾酮及雌激素，有 25%的生长激素瘤伴有 PRL 升高。有些混合性的腺瘤除 PRL 增高外，尚有其他腺垂体激素增多。甲状腺激素的测定对排除原发性甲状腺功能减退有鉴别意义。肝、肾功能的测定对排除因 PRL 代谢异常导致的 PRL 升高有帮助。

3.蝶鞍区 MRI 及 CT

脑垂体高度超过正常范围（正常＜7 mm，女性妊娠期可略增大），垂体柄不居中是早期微腺瘤的表现。

（1）MRI 应为首选，在垂体部位观察矢状位及冠状位的薄层扫描，MRI 可以更好地观察垂体的解剖结构及其与周围组织的关系。垂体微腺瘤在 MRI 的 T_1 加权像表现为等信号或低信号影。注射钆造影剂后 T_1 加权像信号对比更清楚。大腺瘤可见囊变及出血灶。

（2）CT 对观察骨质的改变和周围的钙化优于 MRI。CT 一般表现为垂体形态改变，左右不对称，腺体密度不均，可见较模糊的低密度灶，大的腺瘤可有向鞍外扩展。增强 CT 扫描见瘤体组织强化。

四、诊断

1.PRL＞200 μg/L 时结合临床及影像学检查即可诊断 PRL 瘤

大腺瘤 PRL 水平通常超过 250 μg/L，在某些情况下，可达 1 000 μg/L。当 PRL 水平很高，但是患者又无临床症状时需注意巨催乳素血症的情况，用聚乙二醇（PEG）沉淀和色谱分析可以鉴别。

2.基础血清 PRL＞60 μg/L 而＜200 μg/L 时必须结合影像学检查来判断

若腺瘤直径＞10 mm，而血清 PRL 水平＜200 μg/L，可能为垂体无功能腺瘤，但是需排除测定技术原因。血清 PRL 免疫测定法存在高剂量钩状效应，主要是由于较高浓度的抗原饱和抗体，阻止抗体—抗原—抗体夹心复合物的形成，产生假性低值。临床上已报道许多侵袭性巨催乳素瘤的病例因 PRL 钩状效应而被误诊，可通过血清稀释后测定 PRL 或采用其他不存在钩状效应的测定方法，避免假性低值而选择不必要的手术治疗。

五、鉴别诊断

1.生理原因

妊娠可以使 PRL 水平增加 10 倍。哺乳、胸壁刺激，进餐和运动后都会增加 PRL 水平。

2.原发性甲状腺功能减退症

一般情况下，甲状腺功能减退症特有的表现易将其与PRL瘤鉴别，但在少数情况下，甲状腺功能减退症可导致高PRL血症，也可致腺垂体增大，误认为存在垂体腺瘤，因此要谨慎鉴别。

3.药物性高PRL血症

许多药物会引起PRL升高，较常见的如一些镇静药、H_2受体阻滞药及口服避孕药。甲氧氯普胺、吩噻嗪和丁酰苯可导致催乳素水平超过100 μg/L，长期服用氯丙嗪和甲氧氯普胺的患者血清PRL水平甚至可达200～500 μg/L，且有闭经—泌乳。利舍平、单胺氧化酶抑制药、三环类抗抑郁药、5-羟色胺再摄取抑制药也可致高催乳素血症，但很少超过100 μg/L。10%服用维拉帕米的患者催乳素水平升高。药物引起的高催乳素血症在停药数天后可恢复到正常。

4.垂体非PRL瘤

血PRL一般＜200 μg/L，MRI或CT检查可发现腺垂体内有占位病变，向鞍上扩展。腺垂体激素检测发现除PRL增高外，还有另一种激素增高(无功能腺瘤则无)。用溴隐亭治疗后，PRL降至正常，但垂体瘤的大小很少变化，临床上遇到此种情况要考虑垂体非PRL瘤可能。

六、治疗

PRL瘤的治疗方法取决于肿瘤的大小和高PRL血症是否引起症状。PRL瘤的治疗方案以药物治疗为主，其次为手术、放疗。

1.高催乳素血症和微腺瘤

PRL水平＜100 μg/L，且CT或MRI扫描正常或微腺瘤可选择药物治疗或随访监测，治疗高催乳素血症的药物主要为DA激动药，常用的有溴隐亭和卡麦角林，两者均可减少PRL的分泌，缩小肿瘤。

(1)溴隐亭不仅能抑制PRL的合成与释放，而且能特异地抑制细胞有丝分裂，增加PRL在细胞内降解，使瘤体迅速缩小，有效地抑制溢乳，改善FSH、LH的释放，促使排卵和月经的恢复。溴隐亭可使82%患微腺瘤的妇女PRL恢复正常，并且超过90%的患者恢复正常月经和生育能力。起始剂量为0.625 mg每晚1次，可逐渐加量，使总量达到5.0 mg，1个月后重复测定PRL，通常溴隐亭5.0～7.5 mg/d，分2次给药，能将PRL控制在正常水平。主要不良反应包括恶心、直立性低血压，抑郁等，夜间给药可减少不良反应。

(2)阴道内给药可减少胃肠道不良反应，并且作用可持续24 h，可出现阴道刺激症状，多可耐受。对大多数女性来说，溴隐亭每日2.5～5.0 mg可使PRL恢复正常。

(3)卡麦角林对减少PRL分泌和恢复排卵周期更有效，在对溴隐亭无反应的患者中，卡麦角林70%仍有效，并且不良反应更少，起始剂量为0.25 mg，1周2次，剂量逐月增加直至PRL分泌正常，最大剂量为1 mg，每周2次。卡麦角林，每次0.25～0.5 mg，每周2次，通常能将PRL控制在正常水平。

(4)不能耐受溴隐亭或药物治疗无效者可采用经蝶窦手术，手术对微腺瘤的有效率为74%且与手术者的技术水平有关，腺瘤小、停经时间短及PRL水平低于200 μg/L者成功率更高。

2. 大腺瘤

起始治疗仍为多巴胺受体激动药，与微腺瘤患者相比，大腺瘤患者一般需要更高剂量的溴隐亭(7.5～10.0 mg/d)或卡麦角林(0.5～1.5 mg，每周 2 次)。以恢复生育为目的时同样首选溴隐亭，如果药物治疗效果不佳，应采用手术方式。手术很少治愈，术后加用多巴胺受体激动药治疗可使 PRL 分泌正常。如果手术后仍然存在大量肿瘤组织，可能需要放疗，放疗的主要不良反应是垂体功能减退、破坏视神经功能。

3. PRL 腺瘤患者妊娠的治疗

动物实验及临床的资料显示溴隐亭对胎儿的影响不大，对于要求生育的患者，溴隐亭为首选药物，在恢复 2 个正常月经周期前应采用避孕措施。停用避孕措施后，一旦规律的月经周期延时 2 d 应停用溴隐亭，然后明确是否妊娠，并密切观察肿瘤是否增大。蝶鞍内大腺瘤在妊娠期间治疗与微腺瘤患者相同，在鞍上扩展的大腺瘤妊娠期间 15.5%～41%有增大的风险，这种大腺瘤在妊娠前应进行手术治疗，术后加用溴隐亭。妊娠期间应至少每 3 个月进行一次视野检查。如果出现肿瘤增大的症状要复查 MRI。妊娠期间出现肿瘤增大时，建议重新使用溴隐亭治疗。

七、注意事项

(1)PRL 的分泌有昼夜变化并呈脉冲性分布，醒来前 1 h 左右最高。血 PRL 基础浓度一般<20 μg/L，一般 PRL 的生理性增加的幅度为 20～60 μg/L，若血 PRL>60 μg/L，结合临床表现鉴别高 PRL 的原因。

(2)所有病理性高 PRL 血症患者，必须先详细询问病史，进行体格检查及常规肝、肾功能检查以逐一排除药物性、应激性及系统性疾病的可能，其中要常规排除原发性甲状腺功能减退症，尤其是高 PRL 血症合并垂体增大者。

(3)确诊 PRL 瘤或高 PRL 血症的患者，溴隐亭和卡麦角林治疗效果较好。以恢复生育为目的的患者应首选溴隐亭。

(4)治疗 2 年后 PRL 正常者，可每 3 个月减少卡麦角林(每周 0.25 mg)或溴隐亭(2.5 mg/d)的用量，在大腺瘤的患者，监测 PRL 水平，6 个月后复查 MRI；高催乳素血症和微腺瘤患者在减药后 PRL 仍正常 1 年者可以停药，观察 PRL 水平变化。

第十三节　痛　风

痛风(gout)为嘌呤代谢紊乱和(或)尿酸排泄障碍所致血尿酸增高的一组异质性疾病，其临床特点是高尿酸血症、痛风性急性关节炎反复发作、痛风石沉积、特征性慢性关节炎和关节畸形，常累及肾引起慢性间质性肾炎和肾尿酸结石形成。

一、病因与发病机制

尿酸是嘌呤代谢的最终产物。体内尿酸的来源：①约 20%由富含核蛋白食物的核苷酸分解而来(外源性)；②约 80%由体内的氨基酸、磷酸核糖及其他小分子化合物合成和核酸分解而产生(内源性)。血尿酸主要通过肾排泄,高尿酸血症可作为痛风的生化标志,但高尿酸血症患者仅一部分发展为临床痛风,当患者出现尿酸盐结晶沉积、关节炎和(或)肾病、肾结石等时,才能称之为痛风。痛风分为原发性和继发性两大类。

1.原发性痛风

在排除其他疾病的基础上,由于先天性嘌呤代谢紊乱所致。①尿酸排泄减少90%以上是由于肾尿酸排泄减少所致,其病因为多基因遗传缺陷,确切发病机制未明。②尿酸生成增多:少数患者(10%以内)是由于尿酸生成增多所致,其原因主要是嘌呤代谢酶的缺陷。③高尿酸血症者常伴有肥胖、糖尿病、动脉粥样硬化、冠心病、原发性高血压等,可能这些疾病都具有共同的发病基础即胰岛素抵抗。

2.继发性痛风

继发于肾病、骨髓增生性疾病、先天性代谢性疾病、某些药物等;还有一种原因不明的高尿酸血症,称为特发性高尿酸血症。

二、临床表现

任何年龄均可发病,高峰为40岁左右,患病率随年龄增长逐渐增高。男性占95%以上,女性多见于更年期后发病。肥胖及体力活动较少者易患本病。常有家族遗传史。

1.无症状期

仅有血尿酸持续性或波动性增高,称为高尿酸血症。此期可维持数年至数十年,有人可终身不出现症状。

2.急性关节炎期

痛风的首发症状,表现为以下特点。

(1)常午夜起病,因疼痛而惊醒。突然发作下肢远端单一关节红、肿、热、痛和功能障碍。

(2)患者有发热、血白细胞增高、血沉增快,给予秋水仙碱治疗后,关节炎症状可迅速缓解。

(3)伴有高尿酸血症。

(4)关节液白细胞内有尿酸盐结晶,或痛风石针吸活检有尿酸盐结晶。

(5)受寒、劳累、饥饿、饮酒、暴饮暴食、高蛋白、高嘌呤饮食,穿紧鞋,感染、外伤、手术以及长时间步行运动等为常见发病诱因。

(6)春季较为多见,秋季发病者相对较少。

3.间歇期

①急性关节炎的发作多具自限性;②急性期发作缓解后,患者症状全部消失,关节活动完全恢复正常;③少数患者局部皮肤可遗留有不同程度的色素沉着;④受累关节局部皮肤可出现瘙痒和脱屑,为本病的特征性表现,但非经常出现;⑤此期可持续数月至数年。

4.痛风石及慢性关节炎期

(1)此期关节炎的发作逐渐频繁,间歇期缩短,疼痛逐渐加剧,甚至在发作之后不能完全缓解。

(2)受累关节逐渐增多,严重者可累及肩、髋、脊柱、骶髂等关节及肋软骨,晚期可出现关节畸形,活动受限。

(3)痛风石形成,为本期常见的特征性表现。痛风石一般位于皮下结缔组织,为无痛性的黄白色赘生物,从芝麻至鸡蛋大小不等,以耳廓、跖趾、指间、掌指、肘等关节较为常见。

(4)浅表的痛风石可发生破溃而排出白色粉末状的尿酸盐结晶，由此形成的溃疡常常难以愈合，一般很少发生继发性感染。

5. 肾病变

(1)尿酸性尿路结石：10%～25%的痛风患者肾有尿酸结石，呈泥沙样，常无症状，较大者有肾绞痛、血尿。

(2)痛风肾病：早期表现为间歇性蛋白尿。晚期可发生慢性肾功能不全，最终患者可因肾衰竭而死亡。

(3)急性肾衰竭：大量的尿酸盐结晶容易引起尿路梗阻，患者突然出现少尿甚至无尿，处理不及时可迅速发展为急性肾衰竭，甚至死亡。

6. 继发性痛风

继发性痛风者的高尿酸血症程度常较原发者更为严重，肾石病的发生率亦相对较高，关节炎症状多不典型。

7. 高尿酸血症与代谢综合征

高尿酸血症患者常伴有肥胖、冠心病、血脂异常、高脂血症、糖耐量降低(IGT)及非胰岛素依赖型糖尿病，统称代谢综合征。

三、辅助检查

1. 血尿酸测定

正常男性为 150～380 μmol/L(2.4～6.4 mg/dL)，女性为 100～300 μmol/L(1.6～5.0 mg/dL)。一般男性>420 μmol/L(7 mg/dL)、女性>350 μmol/L(16 mg/dL)可确定为高尿酸血症，但患者的血尿酸水平与其临床表现的严重程度并不一定完全平行，甚至有少数关节炎急性发作期的患者其血尿酸浓度可以正常。

2. 尿尿酸测定

限制嘌呤饮食 5 d 后，每日尿酸排出量仍超过 3.57 mmol/L(600 mg/L)，可认为尿酸生成增多。

3. 滑囊液或痛风石内容物检查

行关节腔穿刺，在偏振光显微镜下可发现白细胞中有双折光的针形尿酸盐结晶。白细胞计数一般在$(1\sim7)\times10^{9}$/L，主要为分叶核粒细胞。对表皮下的痛风结节行组织活检，可发现其中有大量的尿酸盐结晶。

4. X 线检查

(1)早期急性期：表现为软组织肿胀，关节显影正常。

(2)慢性期：关节软骨缘破坏，关节面不规则；与痛风石邻近的骨质可出现不规则或分叶状缺损，边缘呈翘状突起。

(3)关节间隙变窄，软骨下骨质有圆形或不规则的穿凿样、凿孔样、虫蚀样或弧形、圆形骨质透亮缺损，边缘锐利，缺损边缘骨质可有增生反应。

5. CT 与 MRI

检查关节内的痛风石，CT 扫描表现为灰度不等的斑点状影像，MRI 检查影像中呈低到中等密度的块状阴影。

四、诊断

(1)中老年男性，常有家族史及代谢综合征表现，有或无诱因突然半夜典型关节炎发作或尿酸性结石肾绞痛发作。

(2)血尿酸增高。

(3)关节腔穿刺取滑囊液检查发现白细胞中有双折光现象的针形尿酸盐结晶。

(4)痛风石活检或穿刺取内容物检查，证实为尿酸盐结晶。

(5)受累关节X线检查、关节腔镜等可协助确诊。

(6)用秋水仙碱诊断性治疗迅速显效，具有特征性诊断价值。

五、鉴别诊断

1.类风湿关节炎

①青、中年女性多见，好发于四肢近端小关节及腕、膝、踝等关节；②表现为游走性、对称性指(趾)关节肿胀呈梭形畸形，常伴明显晨僵；③类风湿因子多为阳性，血尿酸不高；④骨质凿孔样缺损少见。

2.创伤性关节炎与化脓性关节炎

创伤性关节炎有关节外伤史，化脓性关节炎的关节滑囊液可培养出细菌，两者的血尿酸水平均不高，关节滑囊液检查无尿酸盐结晶。

3.关节周围蜂窝织炎

畏寒、发热等全身症状较为突出，关节疼痛往往不显著，周围血白细胞明显增高，血尿酸水平正常。

4.假性痛风

假性痛风系关节软骨钙化所致，多见于老年人，膝关节最常受累。血尿酸水平正常。X线可见软骨呈线状钙化或关节旁钙化。

5.银屑病关节炎

银屑病关节炎常累及远端的指(趾)间关节、掌指关节、跖趾关节，表现为非对称性关节炎，可有晨僵现象。约20%的患者可伴有血尿酸增高，有时难以与痛风区别。X线可见关节间隙增宽，骨质增生与破坏可同时存在，末节指(趾)远端呈铅笔尖或帽状，关节炎症状与皮肤病损活动性一致。

6.其他关节炎

急性期尚需与系统性红斑狼疮、复发性关节炎及Reiter综合征相鉴别，慢性关节炎期还应与肥大性关节病、创伤性关节炎及化脓性关节炎的后遗症等进行鉴别。血尿酸水平有助于鉴别诊断。

7.原发性痛风与继发性痛风的鉴别

急性关节炎期限制嘌呤饮食5 d后，同时测定血和24 h尿尿酸水平，若两者均升高，提示有尿酸产生增多，有助于原发者的诊断；测定红细胞磷酸核糖焦磷酸合成酶、次黄嘌呤—鸟嘌呤核糖转移酶等活性，有助于确定酶缺陷部位。

六、治疗

本病防治目的为：①控制高尿酸血症，预防尿酸盐沉积；②迅速终止急性关节炎发作；③防止尿酸结石形成和肾功能损害。

1. 一般治疗

(1)调节饮食，控制总热量摄入，限制高嘌呤食物(如心、肝、肾、脑、鱼虾类、海蟹等海味、肉类、豆制品、酵母等)，应尝试戒酒。

(2)蛋白质摄入量应限制在 1 g/(kg · d)左右。

(3)适当运动，防止超重和肥胖，有效减轻体重是防止高尿酸血症和痛风反复发作的前提。

(4)多饮水，每天在 2 000 mL 或以上。

(5)不使用抑制尿酸排泄的药物，如噻嗪类利尿药等。

(6)避免诱发因素，积极治疗相关疾病等。

2. 急性关节炎期治疗

绝对卧床休息，抬高患肢，避免受累关节负重。迅速给秋水仙碱，越早用药疗效越好。

(1)秋水仙碱：为急性痛风性关节炎的特效药物，能迅速缓解关节炎症状。初始剂量为 1 mg，随后 0.5 mg/h 或 1 mg/2 h。

(2)非甾体抗炎药(NSAID)：常用药物有吲哚美辛、布洛芬或吡罗昔康等。

(3)糖皮质激素：上述药物常规治疗无效或有禁忌证者可考虑短期使用，如泼尼松 10 mg，每日 3 次，症状缓解后逐渐减量。

3. 间歇期及慢性期治疗

目的使血尿酸维持在正常水平。

(1)抑制尿酸生成的药物：适应于肾功能减退且 24 h 尿酸排泄量＞3.75 mmol。别嘌醇，常用剂量为 100 mg，每日 2～4 次。

(2)排尿酸药：适应于肾功能正常、24 h 尿尿酸排泄量＜3.75 mmol 者。注意用药时从小剂量开始；用药过程中应每日口服碳酸氢钠 3～6 g，以碱化尿液；同时多饮水，保持每日尿量在 2 000 mL以上；避免应用噻嗪类利尿药、呋塞米、乙胺丁醇、烟酸等有拮抗促进尿酸排泄的药物；需注意阿司匹林小剂量(＜2 mg/kg)时可减少尿酸的排泄，大剂量(＞3 mg/kg)则对尿酸的排泄有促进作用。此类药物有苯溴马隆，常用剂量为 50 mg，每日 1 次，此外也可应用丙磺舒(羧苯磺胺)和磺吡酮(苯磺唑酮)。

(3)其他：如关节活动障碍者可进行理疗和体疗；痛风石较大或经皮破溃者，可手术剔除。

4. 处理伴发疾病

痛风常与代谢综合征伴发，积极降压、降脂、减肥、提高胰岛素的敏感性，处理肾衰竭。

5. 无症状性高尿酸血症的治疗

(1)定期进行血尿酸浓度监测，饮食控制后血尿酸浓度仍超过 475 μmol/L(8 mg/dL)或有明显家族史者，应使用促进尿酸排泄的药物。

(2)避免各种诱发急性关节炎的因素。

6. 继发性痛风的治疗

主要针对原发病进行治疗，首选降低血尿酸药物如别嘌醇，促进尿酸排泄药物较少使用。

七、预后

痛风是一种终身性疾病，无肾功能损害或关节畸形者，经有效的治疗可维持正常的生活和工作，更不会影响寿命。有关节畸形则生活质量受到一定影响；有肾功能损害者预后差。

第十四节　骨质疏松症

骨质疏松症(osteoporosis,OP)是一种以低骨量和骨组织微结构破坏为特征,导致骨质脆性增加和易于骨折的全身性骨代谢疾病。本病常见于老年人,但各年龄时期均可发病;白种人、黄种人和绝经后妇女多发。骨质疏松症是一种临床综合征,其发病率为所有代谢性骨病之最。骨折和其他骨质疏松症的并发症包括致残、致死,治疗费用耗资巨大,给患者、家庭和社会带来沉重的经济负担和身心创伤。

一、病因与发病机制

1.病因

原发性者主要原因是雌激素减少(绝经后女性)和年龄增长(60 岁以上);继发性者常由内分泌代谢疾病(如性腺功能减退症、甲状腺功能亢进症、甲状旁腺功能亢进症、库欣综合征、胰岛素依赖型糖尿病等),全身性疾病(如器官移植术后、肠吸收不良综合征、神经性厌食、慢性肾衰竭、血液病、系统性红斑狼疮、营养不良症等),药物及制动等引起。

2.发病机制

正常成熟骨的代谢主要以骨重建形式进行,在调节激素和局部细胞因子等的协调作用下,骨组织不断吸收旧骨,生长新骨,如此周而复始、循环进行,形成了体内骨转换的相对稳定状态。原发性骨质疏松的病因和发病机制仍未阐明,凡可使骨的净吸收(抵消骨形成后发生的骨量减少)增加,促进骨的微结构改变的因素都会促进原发性骨质疏松的发生。

(1)骨吸收及其影响因素。骨吸收主要由破骨细胞介导,产生溶骨作用。①妊娠和哺乳:妊娠期间,钙、磷和其他矿物质完全由母体供给,钙的需求量大大增加。如摄入不足或存在矿物质的吸收障碍,必须动用骨盐维持钙离子水平,易导致母体骨质疏松。②雌激素:雌激素缺乏使破骨细胞功能增强,骨丢失加速,是绝经后骨质疏松(postmenopausal osteoporosis,PMOP)的主要病因。③活性维生素 D($1,25\text{-}(OH)_2D_3$):$1,25\text{-}(OH)_2D_3$(可伴有血清钙下降)导致骨盐动员加速,骨吸收增强。$1,25\text{-}(OH)_2D_3$ 对骨组织的作用具有两重性,生理量可刺激成骨细胞活性,促进骨形成;但大剂量可激活破骨细胞,增强骨吸收。④甲状旁腺素(PTH):一般认为,PTH 作用于成骨细胞,通过其分泌的骨吸收因子(如 IL-6、IL-11 等)促进破骨细胞的作用。随着年龄的增长肠钙吸收减少,$1,25\text{-}(OH)_2D_3$ 生成量下降,血 PTH 逐年增高,导致骨吸收增多和骨质疏松。部分绝经后骨质疏松患者有轻度原发性甲状旁腺功能亢进症的临床表现和实验室数据,称为绝经后原发性甲状旁腺功能亢进症(postmenopausal primary hyperparathyroidism,PPHPT)。⑤降钙素(CT):CT 可抑制破骨细胞分化、成熟和活性,绝经期后 CT 水平降低,可能因抑制骨吸收因素减弱而促进骨质疏松的发生。⑥细胞因子:骨质疏松症患者多有 IL-1、IL-6 和 TNF 增高。另外,随着年龄的增长,骨髓细胞的护骨素(osteoprotegerin,OPG)表达能力下降,破骨细胞生成增多,骨质丢失加速。这些因子的调节机制仍未完全阐明。

(2)骨形成及其影响因素。骨形成主要由成骨细胞介导,人体出生后的骨骼逐渐发育成熟,骨量不断增加,约在 30 岁达到峰值骨量(peak bone mass,PBM)。PBM 越高,发生骨质疏松的可能性越小或发生的时间越晚;PBM 以后,骨质疏松的发生主要取决于骨丢失的量和速度；PBM主要由遗传因素决定，但营养、生活方式和全身性疾病等对其也有明显影响。①遗传因素：对同卵双胞胎的研究发现，遗传因素决定了70%～80%的PBM。骨密度(BMD)只是影响骨生物质量的一个方面，骨基质的质和量对骨质疏松和骨折的发生也起着重要作用。②钙摄入量：钙是骨矿物质中最主要的成分，钙不足必然影响骨矿化。在骨的生长发育期和钙需要量增加时(如妊娠、哺乳等)，摄入钙不足将影响骨形成和PBM。③生活方式和生活环境：足够的体力活动有助于提高PBM。成年后的体力活动是刺激骨形成的一种基本方式，活动过少易于发生骨质疏松。此外，吸烟、酗酒，高蛋白、高盐饮食，大量饮用咖啡，维生素D摄入不足和光照减少等均为骨质疏松症的易发因素。长期卧床和失重(如太空宇航员)也常导致骨质疏松。

二、临床表现

1.骨痛和肌无力

轻者无何不适，较重患者常诉腰背疼痛或全身骨痛。常于劳累或活动后加重，负重能力下降或不能负重。

2.身材缩短

身材缩短常见于椎体压缩性骨折，可单发或多发，可导致胸廓畸形，后者可出现胸闷、气促、呼吸困难，甚至发绀等表现，极易并发上呼吸道和肺部感染。胸廓严重畸形者使心排血量下降，引起心血管功能障碍。

3.骨折

骨折常因轻微活动或创伤而诱发，弯腰、负重、挤压或摔倒后发生骨折。多发部位为脊柱、髋部和前臂，其他部位亦可发生，如肋骨、盆骨、肱骨甚至锁骨和胸骨。

三、诊断

1.以BMD减少为基本依据

诊断骨质疏松应以BMD减少为基本依据，综合详细的病史和体检。确诊有赖于X线检查或BMD测定。

2.确定诊断的标准

对可疑为骨质疏松患者应做BMD测量。BMD的测量方法很多，其中以双能X线吸收测定(DXA)为最常用。

四、鉴别诊断

通常采用排他法进行鉴别。原发性骨质疏松症的诊断必须排除各种继发性可能后方可成立，可参考年龄、病史、骨折和实验室检查等进行综合考虑。

在临床上有时原发性骨质疏松症与继发性骨质疏松症也可同时或先后存在，如多数老年人可能两者并存。

五、治疗

1.一般治疗

(1)运动：运动可增加和保持骨量，并可使老年人的应变能力增强，减少骨折意外的发生。

(2)钙剂：不论何种骨质疏松症均应补充适量钙剂，对老年性和绝经后骨质疏松者尤为重要，元素钙的总摄入量应达 800～1 200 mg/d，除有目的地增加饮食钙含量外，尚可补充碳酸钙、葡萄糖酸钙、枸橼酸钙等制剂。

(3)维生素 D：成年人如缺乏阳光照射，应摄入维生素 D 5 μg/d(200 U/d)即可满足基本生理需要，若预防骨质疏松和继发性甲状旁腺功能亢进症用量宜增加。如骨化三醇(钙三醇)、阿法骨化醇(α-骨化醇)等，可达 400 U/d。

(4)其他辅助性治疗：主要包括多从事户外活动、戒除烟酒、少饮咖啡，停用致骨质疏松药物及进食富含钙镁与异黄酮类(如豆制品)食物等。

2. 对症治疗

(1)有疼痛者可给予适量非甾体抗炎药。

(2)如发生骨折，或遇顽固性骨质疏松性疼痛时，首先应除外可能存在的继发性甲状旁腺功能亢进症、1,25-$(OH)_2D_3$ 缺乏和(或)肾小管病变，随后考虑短期应用降钙素制剂。

(3)有骨畸形者应局部固定或采用其他矫形措施防止畸形加剧。

(4)有骨折者应给予牵引、固定、复位或手术治疗，同时应尽早辅以物理疗法和康复治疗，努力恢复运动功能，尽量避免少卧床、多活动，以减少制动或失用所致的骨质疏松症。

3. 特殊治疗

(1)雌激素和选择性雌激素受体调节药(selective estrogen receptor modulators，SERM)：雌激素补充治疗主要适应于绝经后骨质疏松症的预防、围绝经期伴有或不伴有骨量减少者、卵巢早衰或因各种原因切除卵巢者，如替勃龙，1.25～2.5 mg/d；SERM 在骨组织和脂肪细胞表达雌激素的活性，而对子宫内膜和乳腺无作用，如雷洛昔芬，主要适应于治疗无更年期症状、无血栓栓塞疾病的 PMOP。

(2)雄激素：可增加骨量，减少骨折发病率，用于男性骨质疏松症的治疗。

(3)降钙素：为骨吸收抑制药，主要适应于高转换型骨质疏松症患者和缓解骨质疏松引起的疼痛，有过敏史或过敏反应者，或孕妇应慎用或禁用；应用前需补充数日钙剂和维生素 D，如降钙素，每日 1～2 次，皮下或肌内注射 50～100 U，有效后减量；长期使用者，可每周注射 2 次，每次 50～100 U。

(4)二膦酸盐：二膦酸盐是一类与钙有高度亲和力的人工合成化合物，主要适应于高转换型骨质疏松，对类固醇性骨质疏松也有良效，而骨转换率正常或降低者不宜单独使用，用法如依替膦酸二钠 400 mg/d，清晨空腹口服，1 h 后进餐或饮用含钙饮料，一般连服 2～3 周，通常需隔月 1 个疗程。

(5)氟化物：能促进新骨形成增加 BMD，主要用于老年性和绝经后骨质疏松。消化性溃疡、胃炎、妊娠期、骨折未愈、肾功能不全和骨软化症者禁用。药物有氟化钠、特乐定。

(6)依普拉芬：为人工合成异黄酮类衍化物，可增加雌激素的作用，刺激骨形成；可调节骨吸收过程，抑制破骨细胞活性。

(7)其他：如维生素 K、维生素 C、锶盐、甲状旁腺素、拟钙化合物、生长激素、甲状腺激素等，用量和疗效都有待于进一步确定。

(8)ADFR 治疗方案：A-activation 活化，激活骨重建过程；D-depress 抑制，抑制骨吸收过程；F-free 解除，在无干扰下进行骨的形成过程；R-repeat 重复。

六、预防

骨质疏松的预防必须加强卫生宣教工作和实施有效预防方案。①高危人群的预防应在达到PBM前开始，以争取获得较理想的PBM，其中运动、保证充足的钙剂摄入较为可行和有效。②成年后的预防主要包括：一是尽量延缓骨量丢失的速率和速度，绝经后妇女应及早补充雌激素或雌、孕激素合剂；二是预防骨质疏松症患者发生骨折，避免骨折的危险因素可明显降低骨折发生率。

第十五节 肥胖症

肥胖症指体内脂肪堆积过多和(或)分布异常、体重增加，是常见的营养障碍性疾病，是遗传因素和环境因素共同作用的结果。肥胖可作为某些疾病的临床表现之一，称为继发性肥胖症。可表现为实际体重超过标准体重，但应注意排除健美和举重运动员等特殊人群的非脂肪堆积性体重超重。

据WHO的统计数据，2005年全世界67亿人中有16亿人处于超重和肥胖，美国是肥胖发生率最高的国家。美国成年人66%人口超重或肥胖，而肥胖的发病率为32%；我国是超重和肥胖率上升速度最快的国家。肥胖症与多种疾病，如血脂异常、高血压、冠心病、糖耐量异常或糖尿病等有密切关系，因此，积极预防和治疗肥胖症极为重要。虽然我国的肥胖率与西方发达国家相比不是很高，但是由于人口多、基数大，我国面临的肥胖问题已经非常严峻，我们应该采取积极有效的措施制止肥胖的蔓延。

一、病因、病理

现代医学认为，单纯性肥胖的病因与发病机制，与遗传因素、精神神经因素、内分泌因素、生活方式与饮食习惯等多方面因素有关。流行病学研究发现，肥胖有明显家庭发病倾向。

有人认为，肥胖基因及其表达产物瘦素可能与肥胖有关。而下丘脑的摄食中枢和周围神经系统对摄食具有调节作用。许多激素，如甲状腺素、胰岛素、糖皮质激素等又可调节摄食，并直接影响脂肪代谢和维持正常体重。研究发现，在生活习惯方面，包括体力活动少、长期高热量饮食、喜食油腻、睡前进食、每日进食次数少而每餐进食量过大等，皆与肥胖发病相关。

新的研究观点认为，肥胖是一种慢性、亚临床性炎症，通过分泌炎症因子参与胰岛素抵抗、糖尿病以及心血管疾病的发生。脂肪组织的局部炎症主要表现为巨噬细胞浸润和炎症因子分泌。正常情况下，脂肪组织内巨噬细胞含量很少，有实验表明，肥胖小鼠脂肪组织内脂肪细胞死亡显著增加，并有大量巨噬细胞浸润。Cinti等发现，脂肪组织内90%的巨噬细胞位于死亡脂肪细胞的周围，形成冠样结构。浸润到脂肪组织的巨噬细胞的主要目的是清除死亡脂肪细胞残骸，这些巨噬细胞互相融合形成多核巨细胞(multinucleated giant cells，MGCs)，而多核巨细胞是慢性炎症的特点。

巨噬细胞的浸润在脂肪组织炎症反应中具有重要意义。浸润到脂肪的巨噬细胞的作用是把双刃剑，一方面它可以清除死亡脂肪细胞残留的游离脂质；另一方面过度的吞噬作用能够引起炎症反应。机体长期处于能量过度摄入状态时，脂肪细胞体积增加且容易发生死亡，并可触发炎症反应，分泌MCP-1使巨噬细胞迁移到脂肪组织中；巨噬细胞迁移到脂肪组织中清除凋亡的脂肪细胞，同时释放炎症因子，如 IL-1、TNF-α 等；此外，有学者提出，巨噬细胞是脂肪细胞或前体脂肪细胞多重分化的结果，前体脂肪细胞在一定条件下可以诱导成为巨噬细胞并参与炎症反应。所以肥胖情况下脂肪组织内巨噬细胞的增加可能有两个来源，从血液循环中招募的单核细胞以及由脂肪组织内前体脂肪细胞转化。脂肪细胞死亡诱发的炎症反应也许是连接肥胖、糖尿病和心血管疾病的桥梁。

二、分类

肥胖有单纯性肥胖与继发性肥胖两大类。单纯性肥胖是指无明显内分泌代谢病因者，但内分泌代谢因素在发病中仍起一定作用，即一般通称的肥胖病。继发性肥胖又称症状性肥胖，有明显的内分泌代谢病因所引起，如下丘脑综合征（创伤、脑炎后遗症、肿瘤等引起）、垂体前叶功能减退症（席汉病、垂体病等）、胰岛素分泌过多（胰岛 B 细胞瘤及增生）、甲状腺功能减退、肾上腺皮质功能亢进、性腺功能减退、水钠潴留性肥胖等。

按肥胖程度一般分为轻、中、重 3 度。实际体重超过标准体重 20%～30%者，为轻度肥胖；超过标准体重 50%以上者，为重度肥胖；超过标准体重 30%以上而未达到重度标准者，为中度肥胖。根据其脂肪的分布，则又可分为全身性（均匀性）肥胖、向心性肥胖、上身或下身肥胖、腹型或臀型肥胖。另外，单纯性肥胖还有增生性肥胖和肥大性肥胖之分。增生性肥胖多在儿童期即见肥胖，青春期加重，终身肥胖，脂肪堆积在身体周围，又称周围性肥胖；肥大性肥胖多从中年开始出现肥胖，脂肪堆积在躯干部位，又称中心性肥胖。

三、诊断与鉴别诊断

1. 诊断标准

中国肥胖问题工作组建议体质指数（体重质量指数）：BMI 24 及 28 作为超重及肥胖的诊断分割点。

（1）BMI＜18.5（kg/m^2）为体重过低。

（2）BMI 18.5～23.9（kg/m^2）为体重正常。

（3）BMI 24.0～27.9（kg/m^2）为体重超重。

（4）BMI＞28.0（kg/m^2）为肥胖。

体质指数（体重质量指数）BMI 计算公式：BMI＝体重（kg）/身高^2（m^2）。其中，对中心性肥胖，中国肥胖问题工作组建议腰围男性 85 cm 和女性 80 cm 为诊断分割点。主要以腰围来诊断腹部肥胖。腰臀围比（WHR）＝腰围 W（m）/臀围 H（m）。BMI 及腰围不正常与 BMI 及腰围正常者相比，患 2 型糖尿病、高血压和心血管疾病的危险度明显升高。

2. 鉴别诊断

肥胖症诊断的确立，首先应注意排除健美和举重运动员等特殊人群的非脂肪堆积性体重超重。其次应鉴别是单纯性肥胖或者是继发性肥胖症。继发性肥胖症有其原发病的临床表现。例如，甲状腺功能减退患者有特殊外貌；多囊卵巢综合征有多毛和男性化；库欣综合征患者肥胖呈向心性肥胖，并同时有满月脸、高血压、痤疮等临床表现。

四、治疗

1. 基础治疗

（1）行为治疗：通过宣传教育使患者及其家属对肥胖症及其危害性有正确的认识，从而配合治疗，采取健康的生活方式，改变饮食和运动习惯，自觉地长期坚持是肥胖症治疗首位及最重要的措施。

(2)饮食控制：控制进食总量，采用低热卡、低脂肪饮食，避免摄入高糖类食物。对肥胖患者应制订能为之接受，长期坚持下去的饮食方案，使体重逐渐减轻到适当水平，再继续维持。制订饮食方案必须个体化，使所提供的热量达到一定程度的负平衡。热量过低患者难以坚持，而且可引起衰弱、脱发、抑郁甚至心律失常，有一定的危险性。一般所谓低热量饮食指62～83 kJ/(kg·d)，极低热量饮食指＜62 kJ/(kg·d)。极少需要极低热量饮食，而且不能超过 12 周。饮食的合理构成极为重要，须采用混合的平衡饮食。

(3)体力活动和体育锻炼：与饮食控制相结合，并长期坚持，可以预防肥胖或使肥胖患者的体重减轻。必须进行教育并给予指导，运动方式和运动量应适合患者的具体情况，有心血管并发症和肺功能不好的患者须更为慎重。应进行有氧运动，循序渐进。

2. 药物治疗

对严重肥胖患者可应用药物减轻体重，然后继续维持。但临床上如何更好地应用这类药物仍有待探讨，用药可能产生药物不良反应及耐药性，因而选择药物治疗的适应证必须十分慎重，根据患者的个体情况衡量可能得到的益处和潜在的危险(利弊得失)，以做出决定。

国际肥胖特别工作组 2000 年关于亚太地区肥胖防治指导意见：药物治疗只能作为饮食控制与运动治疗肥胖的辅助手段。有以下情况时可考虑药物治疗：①明显的饥饿感或食欲亢进导致体重增加；②存在相关疾病或危险因素，如 IGT、血脂异常、高血压等；③存在肥胖相关性疾病，如严重的骨关节炎、睡眠阻塞性通气障碍、反流性食管炎等。以下情况不宜使用减肥药物：①儿童；②原先有过该类药物不良反应者；③孕妇及乳母；④正在服用其他选择性血清素再摄取抑制药的患者。

目前获准临床应用的减肥药物只有奥利司他和西布曲明，但仍需长期追踪及临床评估。

(1)奥利司他(Orlistat)：是胃肠道脂肪酶抑制药。使食物中脂肪吸收减少 30%，促进能量负平衡从而达到减肥效果。推荐剂量为 120 mg，3/d，进餐时服药。不被胃肠道吸收，可见轻度消化系统不良反应，如肠胃胀气、大便次数增多和脂肪便等。

(2)西布曲明(Sibutramine)：是中枢神经作用药物。抑制下丘脑去甲肾上腺素和血清素的再摄取，减少摄食，降低体重；还具有产热作用，可能与其间接刺激中枢交感传出神经、激活褐色脂肪组织中的肾上腺素能受体，导致其中葡萄糖利用增高有关。剂量为 10～30 mg，1/d，早餐时服药。本药的不良反应包括食欲降低、便秘、口干、失眠、轻中度血压增高和心率增快等，需给予监测，有心血管并发症者慎用或不用。

3. 外科治疗

空回肠短路手术、胆管胰腺短路手术、胃短路手术、胃成形术、迷走神经切断术及胃气囊术等，可供选择。手术有效(指体重降低＞20%)率可达 95%，病死率＜1%，不少患者可获得长期疗效，术前并发症可不同程度地得到改善或治愈。但手术可能并发吸收不良、贫血、管道狭窄等，有一定的危险性，仅用于重度肥胖、减肥失败又有严重并发症，而这些并发症有可能通过体重减轻而改善者。术前要对患者的全身情况做出充分估计，特别是糖尿病、高血压和心肺功能等，给予相应的监测和处理。

第十六节 非酒精性脂肪肝病

由于疾病或药物等因素导致肝细胞内脂质积聚超过肝湿重的5%，称为脂肪肝(fatty liver)。根据病因，可分为酒精性脂肪肝和非酒精性脂肪肝，本篇主要介绍非酒精性脂肪肝病(nonalcoholic fatty liver disease，NAFLD)。NAFLD是一组肝病理学改变，与酒精性肝病相似，但无过量饮酒的临床综合征，包括单纯性脂肪肝、脂肪肝炎(nonalcoholic steatohepatitis，NASH)、脂肪性肝纤维化、肝硬化。西方国家脂肪肝的患病率为20%～30%，我国上海的数据显示为17.3%。发生NAFLD主要危险因素为肥胖、非胰岛素型糖尿病、血脂异常。遗传易感性和胰岛素抵抗与其发病密切相关。

一、病因

1. 原发性

肥胖、糖耐量异常、高三酰甘油血症、低高密度脂蛋白胆固醇血症、高血压等。

2. 营养性

长期营养不良、快速过度减肥、胃肠旁路手术、全胃肠外营养。

3. 药物性

糖皮质激素、雌激素、他莫昔芬、胺碘酮、甲氨蝶呤、齐多夫定、丙戊酸钠、阿司匹林、四环素、可卡因。

4. 代谢性

脂肪代谢异常疾病、垂体功能减退。

5. 毒素

毒蘑菇、磷中毒、石化产品、杆菌毒素。

6. 感染

人类免疫缺陷病毒、丙型肝炎、肠炎。

二、发病机制

发病机制至今尚未完全明确，二次打击学说目前已被广泛接受。初次打击主要由肥胖、胰岛素抵抗引起外周脂肪组织的三酰甘油分解增加，外周组织的糖类利用障碍，使通过血液输送到肝的游离脂肪酸、糖类增加，肝合成三酰甘油增多。肝细胞线粒体功能障碍导致肝细胞消耗游离脂肪酸的氧化磷酸化以及β氧化减少；极低密度脂蛋白(VLDL)合成及分泌减少导致三酰甘油转运出肝细胞发生障碍；三酰甘油在肝积聚，导致肝细胞脂肪变性。二次打击主要是氧化应激和脂质过氧化，脂肪细胞分泌的大量炎性因子，导致脂肪变的肝发生炎症、坏死、纤维化。

三、临床表现

1. 起病隐匿

NAFLD起病隐匿，发展缓慢，临床症状轻微且缺乏特异性，多于体检时偶然发现。

2. 右上腹不适

少数患者可有乏力、右上腹轻度不适、肝区隐痛或上腹胀痛等非特异症状。

3.肝大与黄疸

严重脂肪性肝炎可出现食欲缺乏、恶心、呕吐、黄疸等症状，常规体检可发现部分患者肝大、黄疸。

4.肝硬化

NAFLD发展至肝硬化失代偿期则临床表现与其他原因所致肝硬化相似。

在肥胖患者有57.5%～74.0%存在脂肪肝，病态肥胖可达90%。糖尿病患者也有50%的患病率，因此需注意有无肥胖、糖尿病及代谢综合征的表现。

四、辅助检查

1.血清学检查

血清转氨酶和γ-谷氨酰转肽酶(GGT)水平正常或轻、中度升高(小于正常上限5倍)，通常以丙氨酸氨基转移酶(ALT)升高为主，AST/ALT>1。

2.B超检查

肝脂肪浸润可导致回声增强，高于肾和脾，远场回声逐渐衰减，肝内管道结构显示不清；肝轻至中度大，饱满、边缘变钝。对脂肪肝的程度可做粗略的估计，可作为诊断和随访的首选影像学检查。在极度肥胖和局灶型脂肪肝时需注意结果的判断。

3.CT检查

弥散性肝密度降低，肝密度普遍低于脾。肝、脾CT值比值<1即可诊断，特异性比超声检查高。肝、脾CT值比值≤0.7且肝内血管显示不清者为中度脂肪肝，肝、脾CT值比值≤0.5且肝内血管清晰可见者为重度脂肪肝。

4.肝细胞病理活检

肝细胞活检可以区分NAFLD与NASH，并可准确评价肝纤维化的程度，排除脂肪肝少见的其他原因。病理学观察应包括肝细胞脂滴的类型、肝小叶累及的部位、脂肪肝的分期及程度。

五、诊断

1.NAFLD的诊断标准

①无饮酒史或饮酒折合酒精每周<40 g；②除病毒性肝炎、药物性肝病、胃肠道外全营养等可导致脂肪肝的其他疾病；③除原发疾病临床表现外，可有乏力、消化不良、肝区隐痛、肝脾大等非特异性症状及体征；④血清转氨酶可升高，以ALT升高为主，常伴有GGT和三酰甘油的升高；⑤影像学或肝活检有特征性改变。

2.非酒精性单纯性脂肪肝的诊断标准

具备NAFLD诊断标准的①～③项；肝生化检查基本正常；影像学表现符合脂肪肝诊断标准或肝组织学所见视野内1/3以上细胞为大泡性脂肪变。

3.非酒精性脂肪性肝炎的诊断标准

具备NAFLD诊断标准的①～③项；ATL水平升高超过正常上限2倍，持续4周以上；影像学表现符合弥散性脂肪肝诊断标准；肝组织学表现符合脂肪性肝炎诊断标准(大泡性脂肪变＋气球样变＋小叶内炎症细胞浸润)。

4.非酒精性脂肪性肝硬化诊断标准

具备NAFLD诊断标准的①～③项；影像学提示脂肪肝伴肝硬化或肝组织学表现符合肝

硬化诊断标准。

六、鉴别诊断

1. 慢性病毒性肝炎

慢性 HBV、HCV、HDV 感染等均可导致肝细胞脂肪变性，其中以丙型肝炎引起的肝细胞脂肪变性最为明显，详细的病史资料、肝炎病毒血清学标记物检测有助于相关疾病的确诊。

2. 酒精性肝病

通过向患者及其家属和同事询问饮酒史，有助于酒精性肝炎和非酒精性肝炎的鉴别。每周饮酒精量＜40 g 的患者一般不考虑肝损害由酒精所致；对部分可能隐瞒饮酒史者，酒精中毒相关实验指标的检测有助于明确病因。

此外，还应警惕药物、自身免疫性肝炎、营养不良和代谢或遗传因素诱发的脂肪肝。

七、治疗

非酒精性脂肪肝患者首先要逐渐减肥，合理控制血糖和血脂，并去除其他引起肝病的原因。

1. 减少体内过多脂肪（见肥胖症）

(1)减轻体内过多的脂肪是治疗 NAFLD 的最佳措施。制订合理的能量摄入计划，调整饮食结构，进行中等量有氧运动，纠正不良的生活方式和行为，使体重稳步下降（儿童每周减轻 0.5 kg，成年人每周减轻 1.6 kg）。体重下降过快尽管可减轻肝脂肪变，但是可能会加重炎症及纤维化，应在减肥过程中检测体重及肝功能。

(2)奥利司他（Orlistat）是肠道脂肪酶的抑制药，减少脂肪吸收和促进减肥，可改善肝功能指标，常用剂量为 120 mg，每日 3 次。西布曲明是一种中枢食欲抑制药，在减肥的同时有肝酶的改善，常用剂量为 10 mg，每日 1 次。

(3)严重肥胖或病态肥胖者可行手术治疗。

2. 增加胰岛素敏感性，减轻胰岛素抵抗

主要有双胍类和噻唑烷二酮类药物，二甲双胍 0.5～0.85 g，每日 3 次，餐后服用。罗格列酮 4～8 mg/d。吡格列酮 15～30 mg/d。

3. 调脂药

20%～80%的 NAFLD 患者存在血脂异常，高脂血症可进一步促进疾病的进展。非诺贝特可以改善胰岛素敏感性，上调肝内游离脂肪酸的氧化，减轻高三酰甘油血症和脂肪肝，常用剂量为 0.2 g，每日 1 次。

4. 抗氧化剂和保肝药

普罗布考具有降脂、抗氧化的功能，可以降低 ALT 水平。己酮可可碱能抑制 TNF-α，降低肝酶水平，常用剂量为 200～1 600 mg/d。另外，还有甜菜碱也可减少肝内脂肪沉积。

5. 其他

血管紧张素Ⅱ可以促进动物的胰岛素抵抗和肝纤维化，氯沙坦可以改善肝酶谱，降低促纤维化的细胞因子—转化生长因子 β_1 水平，因此，伴有高血压的脂肪肝患者可选择氯沙坦，常用剂量为 0.1 g，每日 1 次。

八、注意事项

(1)对单纯性脂肪肝患者，逐渐减少体内过多脂肪是首选的治疗。减肥方法不当可能诱发和加剧肝内炎症、坏死和纤维化。

(2)良好的血糖、血脂控制可以减少脂肪肝的发生。胰岛素增敏剂罗格列酮、吡格列酮适用于合并非胰岛素依赖型糖尿病患者。

(3)有脂肪性肝炎的患者,尤其是伴有肝纤维化者,需要密切监测,注意体重、血糖、血脂的管理。

第十七节 临床常见内分泌科疾病的营养治疗

一、糖尿病

(一)临床要点

糖尿病是一组以慢性血糖水平增高为特征的代谢性疾病,是由于胰岛素分泌和(或)作用缺陷所引起的疾病。糖类、脂肪、蛋白质代谢紊乱可引起多系统损害,导致眼、肾、神经、心脏、血管等组织器官慢性进行性病变、功能减退及衰竭;病情严重或应激时可发生急性严重代谢紊乱,如糖尿病酮症酸中毒、高血糖高渗状态等。

(二)营养治疗

糖尿病的营养治疗(medical nutrition therapy,MNT)是一项重要的基础治疗措施,应长期严格执行。合理的饮食有利于减轻体重,改善胰岛的功能,控制血糖、尿糖及血脂,使其达到或接近正常值,预防并发症的发生、发展。

(1)饮食控制关键在于控制总热量,首先要计算总热量。用简易公式算出理想体重,然后根据理想体重计算每日所需总热量。

(2)合理分配三大营养物质糖类、脂肪、蛋白质。糖类占饮食总热量的50%～60%,糖类一般每天200～350 g。提倡用粗制米、面和一定量的杂粮。蛋白质含量一般不超过总热量的15%,脂肪约占总热量的30%。

(3)合理分配三餐热量,确定每日饮食总热量,按每克糖、蛋白质、脂肪分别产热16.7 kJ、16.7 kJ、37.7 J,将热量换算为食品量后制订食谱。根据患者生活习惯、病情和配合药物治疗需要进行合理安排饮食。可按每日三餐分配为1/5、2/5、2/5或1/3、1/3、1/3,也可按四餐分为1/7、2/7、2/7、2/7,严格定时定量进食。

(4)在保持总热量不变的情况下,凡增加一种食物时应同时减去另一种同类交换食物。

(5)尽量食用植物油,忌吃油炸、油煎食物。少食动物内脏等含胆固醇高的食物。限制饮酒,每天食盐摄入小于6 g。

(6)严格限制各种甜食,包括各种糖果、饼干、水果及含糖饮料。发生低血糖时,可饮用糖水或吃少量糖果予以缓解。

(7)体育锻炼时不宜空腹,应补充少量食物,防止低血糖。

(8)保持大便通畅,多食富含膳食纤维素的食物,膳食纤维素的量每日大于40 g。

(9)注意观察体重。

(三)营养监测

(1)身高、体重、BMI、血压。

(2)空腹血糖、糖化血红蛋白、餐后血糖。

(3)血胆固醇、血尿素氮。

(4)血钾、血钠。

(5)尿糖、尿酮。

(四)健康教育

(1)指导患者提高自我监测和自我护理的能力,如自我监测血糖、自我注射胰岛素、能及时判断低血糖反应。

(2)帮助患者及家属了解有关糖尿病的知识,关心帮助患者,给予患者生活和精神支持。

(3)指导患者定期复诊,及早防治慢性并发症。

二、肥胖症

(一)临床要点

肥胖症是指人体内脂肪堆积过多和(或)分布异常,体重增加,是包括遗传和环境因素在内的多种因素相互作用所引起的慢性代谢性疾病。肥胖症作为代谢综合征的主要组分之一,与多种疾病如2型糖尿病、血脂异常、高血压、冠心病、脑卒中和某些癌症密切相关。

(二)营养治疗

肥胖是可以预防和控制的,某些遗传因素也可以通过改变生活方式来抗衡。采取综合措施预防和控制肥胖症,包括改变膳食、增加体力活动、矫正引起过度进食或活动不足的行为和习惯。饮食治疗是肥胖治疗的基本方法,给予肥胖患者控制总能量的平衡膳食,以达到控制或减少体重。对肥胖患者应制订能被他接受、长期坚持下去的个体化饮食方案,兼顾营养需求、体力活动强度、伴发疾病以及原有饮食习惯。

(1)能量限制应考虑个体化原则,在平衡膳食中,蛋白质、糖类和脂肪提供的能量,应分别占总能量的15%~20%、50%~55%、25%。

(2)制订饮食计划和目标,帮助患者制订饮食行为干预计划和减轻体重的具体目标,使每周体重减轻0.5~1 kg。

(3)饮食建议应该强调健康的饮食习惯,增加谷物及富含纤维素食物以及蔬菜、水果的摄取,主食需粗细搭配。使用低脂食物,减少高脂食物的摄入,尽量采用煮、煨、炖、烤和微波加热的烹调方法,用少量油炒菜。不进食油煎食物、快餐、零食、巧克力、方便面等,少吃甜食等。

(4)改变不良饮食习惯,指导患者改变不良饮食行为的技巧,如限定只在家中进食,使用小容量的餐具,细嚼慢咽,每次进食前先喝250 mL水;避免暴饮暴食,控制食欲,七分饱即可;避免睡前进餐。

(5)注意补充维生素和无机盐。维生素 B_2、维生素 B_1、钙、铁等极易缺乏,可多摄入富含这些营养素的新鲜蔬菜、水果、豆类及脱脂牛奶等。

(6)摄入充足的水分,以纯净水和白开水为主,尽量避免含糖饮料的摄入。

(三)营养监测

(1)身高、体重、BMI、血压。

(2)血三酰甘油、血总胆固醇。

(3)血糖、血尿酸。

(四)健康教育

(1)向患者讲解基本的营养知识、饮食卫生,避免不良的饮食习惯。

(2)指导患者坚持运动,告之短暂、间歇的运动达不到减轻体重的目的,只有坚持每天运动方能奏效。

(3)向患者说明超重的危害性,使患者了解肥胖症和心血管疾病、高血压、糖尿病等疾病的发生密切相关。鼓励患者及家属积极参与减重计划的制订及实施。长期坚持减重计划,速度不宜过快,不可急于求成。

三、甲状腺功能亢进症

(一)临床要点

甲状腺功能亢进症简称甲亢,是指多种原因导致血液循环中甲状腺激素分泌过多引起的以神经、循环、消化等系统兴奋性增高和代谢亢进为主要表现的一组临床综合征。其病因复杂,临床上以弥散性甲状腺肿伴甲状腺功能亢进(Graves 病)最为常见。

(二)营养治疗

为满足机体代谢亢进的需要,纠正负氮平衡,应给予高热量、高蛋白质、高维生素及矿物质饮食,以改善全身营养状况,防止营养不良的发生。

(1)热量供给应充足,可达到 12 552～14 644 kJ/d,蛋白质可达到 1.5 g/(kg·d)以上,并保证优质蛋白质的摄入。忌食含碘丰富的食物,如海带、紫菜等海产品。使用无碘盐。

(2)主食应足量,可增加奶类、蛋类、瘦肉类优质蛋白质以纠正体内的负氮平衡,两餐之间可增加点心。

(3)注意钙磷的摄入。富含钙磷的食物有奶类、鲜鱼等。

(4)每日饮水 2 000～3 000 mL,以补充出汗多、呼吸增快及腹泻所丢失的水分。合并心脏疾病者,避免大量饮水,以免加重心脏负担,诱发心力衰竭。

(5)禁止摄入刺激性的食物及饮料,如浓茶、咖啡,以免引起兴奋。

(6)避免进食增加肠蠕动及易导致腹泻的食物,如高纤维素食物。

(三)营养监测

(1)身高、体重、BMI。

(2)血清钙、磷、锌、碘。

(3)血糖、血胆固醇。

(四)健康教育

(1)指导患者保持身心愉快,避免过度劳累和精神刺激、创伤、感染等甲亢危象诱因,若出现高热、恶心呕吐、腹泻、突眼加重等,应及时就诊。

(2)给患者讲解有关甲亢的疾病知识和眼睛的保护方法,衣领宜宽松,以免压迫甲状腺,严禁用手挤压甲状腺。

(3)坚持戒碘饮食。

(4)指导患者坚持长期、按时、按量服药,定期门诊复查血常规、肝功能及甲状腺功能。每日清晨自测脉搏,定期称体重。脉搏减慢、体重增加是治疗有效的标志。如出现发热、恶心、呕吐、腹泻、突眼加重等,应警惕甲状腺危象的发生。

(5)妊娠甲亢的患者,指导患者避免使用对孕妇及胎儿有害的药物。禁用放射碘治疗,慎用普萘洛尔。

第六章　血液内科疾病

第一节　阵发性睡眠性血红蛋白尿症

一、定义

阵发性睡眠性血红蛋白尿症(paroxysmal nocturnal hemoglobinuria,PNH)是一种获得性造血干细胞基因突变的克隆性疾病,即PNH患者造血干细胞中染色体Xp22.1上PIG-A基因发生突变,导致部分或完全血细胞膜糖化磷脂酰肌醇(glycophosphatidyl-inositol,GPI)锚合成障碍,造成血细胞表面锚连蛋白缺失,使细胞灭活补体等能力减弱,从而导致细胞容易被破坏,发生溶血。疾病累及多个细胞系,临床主要表现为骨髓造血功能衰竭、静脉血栓形成、不同程度的发作性血管内溶血。

二、流行病学

PNH是一种少见疾病,目前国外的统计数据表明经典PNH的发病率约<1/20万,男女均可发病,在欧美女性发病稍高于男性,在亚洲男性发病明显高于女性,以青壮年(20～40岁)发病为多。

三、病因与发病机制

本病是一种获得性多能造血干细胞疾病,致病因素可能有化学、放射线或病毒感染等,致病染色体突变,发生异常干细胞株,其增生、分化生成的红细胞、粒细胞和血小板都有共同缺陷。其病理机制主要是位于X染色体上的PIG-A基因突变,导致血细胞膜表面糖化磷脂酰肌醇(GPI)锚连蛋白合成障碍,从而使血细胞膜表而GPI锚连蛋白缺失,如CD55、CD59等,使细胞抵抗补体攻击的能力减弱,导致细胞容易被破坏,发生血管内溶血及全血细胞减少。

关于PNH的发病机制,Dacie提出的所谓PNH发病的双重发病学说(dual pathogenesis theory,DPT)是被普遍认可和接受的假说。首先,造血干细胞在一定条件下发生突变,产生GPI缺陷的PNH克隆;其次,由于某种因素(现多认为是免疫因素),发生造血功能损伤或造血功能衰竭,PNH克隆获得增生优势,超过正常克隆。因此PIG-A基因突变本身并不能赋予PNH克隆增生优势,目前提出PNH克隆得以扩增的3种机制。

(1)GPI^-细胞逃逸免疫攻击。

(2)PIG-A基因突变使GPI^-细胞获得抗凋亡特性。

(3)二次基因突变学说:如EGR-1及WT1基因等。

(一)PIG-A基因突变

PIG-A基因位于X染色体上(Xp22.1),由6个外显子和5个内含子组成,全长17 kb,编码484个氨基酸的蛋白产物α_1-6-N-乙酰氨基葡萄糖转移酶的一个亚基,该酶参与GPI锚连蛋白的合成过程。PNH的PIG-A基因突变是异质性的,突变位点各不相同。目前,已经报道的

PIG-A 基因突变有 100 多种，随机发生于整个编码区，没有突变丛集区或热点，第 2 号外显子是 PIG-A 基因中最大的一个外显子，发生突变的频率最高，大多数突变形式（约占 2/3）为小的碱基插入或缺失，其中缺失更为常见。

然而，近年来的研究发现，PIG-A 基因突变在正常人血细胞中偶尔也可检测到，但突变为多克隆，且起源于定向造血祖细胞阶段。但只有 PNH 患者体内的 PNH 造血干细胞表现出生长优势，克隆性增生，并最终导致了 PNH 发病。

因此 PNH 克隆增生是 PNH 发病的必要条件之一，PIG-A 基因突变是 PNH 克隆增生的前提，然而单纯 PIG-A 基因突变并不足以致 PNH 克隆增生，PNH 克隆增生优势一定还依赖于除 PIG-A 基因突变之外的其他机制参与。

（二）免疫逃避机制

最近的研究表明，单纯 PIG-A 基因突变并不导致 PNH 克隆先天生长优势。近年来，有学者提出假设：PNH 患者体内存在由 T 淋巴细胞介导的自身免疫反应，使自身免疫系统选择性地攻击正常造血干细胞，而 PNH 克隆因缺乏 GPI 锚连蛋白可逃避该免疫攻击，从而获得生长优势。两因素协同作用才导致 PNH 发病，这也被称为 PNH 的双因素发病学说。

PNH 患者体内存在 T 细胞介导的免疫反应，那么，PNH 患者体内的 T 淋巴细胞本身是否存在异常？国内外很多学者对此进行了研究，均已证实 PNH 患者体内存在 PNH 克隆型的 T 淋巴细胞，且存在 $CD3^{+}CD4^{+}/CD3^{+}CD8^{+}$ 细胞比例倒置；T 淋巴细胞基因异常；T 淋巴细胞表面免疫抑制性受体超家族的表达存在异常；T 淋巴细胞功能异常。

（三）二次基因突变

PIG-A 基因突变和免疫机制介导的骨髓损伤对 PNH 克隆扩增是必需的，但仅有二者并不足以致 PNH 发病。PNH 克隆在体内获得生存及增生优势可能与二次基因突变有关。到目前为止，研究发现主要有 HMGA2 基因突变、次黄嘌呤鸟嘌呤磷酸核糖基转移酶（HPRT）基因突变、抗凋亡基因（EGR-1 基因、TAXREB107 基因）、WT1 基因及 HLA-DR 的表达异常与 PNH 克隆的增生优势相关。

（四）抗凋亡机制

凋亡机制在 PNH 克隆增生中的作用也是 PNH 发病机制研究的热点之一。目前，关于 PNH 克隆是否具有抗凋亡优势还存在分歧。有研究发现，在体外无 Fas 抗体及配体诱导的条件下培养，PNH 患者粒细胞的凋亡率明显低于正常对照者，且 PNH 克隆也具有抵抗 TNF-α 和 γ-IFN 等的凋亡诱导作用。其他实验结果提示，PNH 克隆的扩增优势可能是由于 PNH 患者的 $CD34^{+}$ 细胞对凋亡高度敏感而产生机体对 PNH 克隆的选择。最近又有研究发现一些抗凋亡基因（human A1、Hhr23B、Md-1、RhoA）在 PNH 患者有显著的高表达，但这些基因是否降低 PNH 克隆的凋亡率，目前尚无相关研究。

四、临床表现

（一）症状

1. 血细胞减少

最常见慢性贫血症状，为乏力、头晕、面色苍白、劳累后心悸、气短、耳鸣、眼花等；中性粒细胞减少及功能缺陷可致各种感染；血小板减少可有出血倾向。有的患者全血细胞减少，称再障-PNH 综合征。

2. 血红蛋白尿(Hb 尿)

血红蛋白尿为首发症状者占 1/4,为阵发性或发作性加重,35%患者血红蛋白尿与睡眠有关,因为补体作用最适宜的 pH 是 6.8~7.0,而睡眠时呼吸中枢敏感性降低,酸性代谢产物积聚,所以血红蛋白尿常与睡眠有关,早晨较重,下午较轻。典型 Hb 尿呈酱油色或红葡萄酒样,轻者可呈啤酒色或浓茶色,可数月发作 1 次,仅表现为尿隐血试验阳性;重者持续数周,发作重时尿色终日呈酱油色。发作时可伴有乏力、发热、排尿不畅、尿不尽感,腰腹及四肢关节痛等。半数患者有发作诱因,以感染及药物诱发多见,药物中以铁剂诱发多见,其他为输血、维生素 C 或阿司匹林等。此外,有的患者在劳累、手术、情绪激动、食用某些食物、月经期、饮酒、运动后均可诱发血红蛋白尿。

3. 感染

由于 PNH 免疫功能低下,常伴有白细胞减少,易发生感染,以呼吸道及泌尿道感染常见。感染又可诱发溶血或引起再生障碍性贫血危象,此常为 PNH 致死的重要原因之一。

4. 血栓形成

PNH 患者易形成血栓确切原因不明,但目前已知道 GPI 缺乏的血小板较正常血小板更易被补体激活,血栓形成与溶血后红细胞释放促凝物质及补体作用于血小板膜,促进血小板聚集。多为单发,少数为多发,肝静脉血栓形成(Budd-Chiari 综合征)较常见,其次为肠系膜、脑静脉和下肢静脉。约 50%的欧美 PNH 患者发生过静脉血栓,且约 1/3 因血栓而致死。东方人较西方人溶血和血栓的表现要相对少些,PNH 患者也以 PNH-AA 综合征表现多见。

5. 肾衰竭

肾衰竭是由于 Hb 尿大量铁经肾排出,使肾内有大量含铁血黄素沉着,感染及 Hb 尿发作均可引起急性肾衰竭,但多能恢复,血液透析常可使本病急性肾衰竭治疗获得成功。

6. 肺动脉高压

PNH 患者表现为活动后气短、昏厥、胸痛及运动耐量下降等表现时,应考虑合并肺动脉高压的可能,此时应立即对患者进行超声心动图筛查。

7. 其他表现

PNH 发生血管内溶血后产生了大量血管内游离血红蛋白,其对一氧化氮(NO)的结合力远超过氧气,使血液中 NO 浓度显著下降,而 NO 在调节平滑肌功能上有重要作用,引起平滑肌功能紊乱,导致 PNH 患者出现相应的症状,疲劳、腹痛、吞咽困难、勃起障碍和嗜睡。

(二)体征

1. 贫血

98%的患者有贫血,由于贫血可见面色苍白、口唇色淡、耳廓苍白及甲床色淡。由于长期血管内溶血,部分患者皮肤有含铁血黄素沉着,呈苍白带暗褐色,病程长者色素沉着更明显。

2. 黄疸

由于溶血,47%的患者在病程中有黄疸,黄疸多为轻度或中度,间接胆红素升高,肝功能大多正常。

3. 出血

约 1/3 患者有出血倾向,表现为牙龈渗血、鼻腔渗血及皮肤出血点等轻中度出血。女性患者也可表现为月经过多。个别患者可有大量鼻出血、非局部原因能解释的术后出血、人工流产后出血、柏油样便血及眼底出血等。

4.肝脾大

25%有脾大,13%有肝大,肝脾均大者占12.5%。

5.其他

长期贫血心脏可见代偿性扩大。

五、诊断

(一)常规检测项目

1.血常规

血红蛋白减少,因尿铁丢失过多,呈小细胞低色素性贫血,球形红细胞增多,易见红细胞碎片,可见幼红细胞;白细胞、血小板减少或正常;网织红细胞增高;约半数患者有全血细胞减少。

2.骨髓象

大部分病例增生明显活跃或活跃,小部分病例增生减低或重度减低,以幼红细胞增生明显,可见红系核分裂,双核或多核,约15.9%患者呈巨幼变;粒细胞系相对减少,个别病例原始及早幼粒细胞稍多,成熟停滞,中幼粒细胞胞核、胞质发育不平衡;巨核细胞系可有病态造血,可见小巨核细胞、巨大血小板及血小板形成不良,亦有全片无巨核细胞者。部分患者非造血细胞轻度增生。

3.血管内溶血的证据

血红蛋白尿、血间接胆红素增高、血游离血红蛋白增高及结合珠蛋白降低、血清乳酸脱氢酶升高、血清pH减低;尿潜血和尿含铁血黄素染色(Rous试验)可视为过筛试验,Rous试验阳性率为73%,是诊断慢性血管内溶血的重要指标。

4.抗人球蛋白试验

直接抗人球蛋白试验、间接抗人球蛋白试验均阴性。

5.补体溶血试验

酸化血清溶血试验(Ham试验),在pH为6.4的条件下,通过经典途径激活补体,正常红细胞在这种体系中不溶血,PNH细胞则溶破,本试验在诊断PNH有较强的特异性,被公认为是诊断PNH的依据,此实验是否阳性取决于PNH患者对补体敏感的异常细胞数量,结果易受输血的影响。为防止假阳性或假阴性,应设置阳性和阴性对照。

糖水试验(蔗糖溶血试验),PNH红细胞在等渗低离子强度下(通过蔗糖溶液)与血清一起孵育则溶血。本试验敏感性强,阳性率为88%,但也应注意有时出现假阳性。

蛇毒因子溶血试验(COF试验):从眼镜蛇中提取出的蛇毒因子,可在血清成分的协同作用下,通过旁路途径激活补体,蛇毒因子加入正常血清的试验体系中,对补体敏感的PNH红细胞溶解,正常红细胞则否,本试验特异性强,在PNH患者中阳性率81%。

补体溶血敏感试验:用抗人红细胞膜抗体致敏红细胞,通过经典途径激活补体,观察能使红细胞溶破所需的补体量。可测出被检红细胞对补体敏感的程度。根据此试验将PNH分为Ⅰ、Ⅱ、Ⅲ型。上述实验灵敏度不高,在发达国家这些实验已经完成其历史使命。

(二)锚连蛋白检测

应用分子生物学技术已经成功发现了PNH的基因缺陷,而使用单克隆抗体,采用流式细胞术检测抗人CD55(衰变加速因子DAF)、CD59(反应性溶血膜抑制物MIRL)单克隆抗体及Flaer(嗜水气单胞菌溶素变异体)计数PNH克隆细胞,敏感性和特异性较强,是目前诊断

PNH 常用的方法。目前已经发现了 20 余种蛋白在 PNH 患者血细胞表面表达缺乏，如 CD55、CD59、C8 结合蛋白(HRF)、内毒素受体(CD14)、低亲和力 Fc 受体(CD16)及尿激酶型纤溶酶原激活物受体(uPAR,CD87)等。应用流式细胞术检测 GPI 锚连蛋白缺失的细胞数是诊断 PNH 最直接、最敏感、最特异方法。GPI 接连的抗原多种，也造成对 PNH 细胞生物学行为解释的复杂性，但 2 个 GPI 锚连蛋白-CD55、CD59，由于其对补体调节中的重要作用，始终在 PNH 发病机制、临床表现、诊断和治疗被密切关注。CD55 是细胞膜上的 C3 转化酶衰变加速因子(DAF)，通过调节 C3 和 C5 补体蛋白转化酶调控早期补体级联反应。起初认为 CD55 在 PNH 的红细胞溶血中有重要作用，并以此来解释 PNH 的红细胞对补体的敏感性。然而，单纯 CD55 缺乏并不能导致溶血，这在先天性 CD55 缺乏症患者中得到了证实。CD59 又被称为膜反应性攻击复合物抑制药(MIRL)，其可以阻止 C9 掺入 C5b-8 复合物中，而阻止膜攻击单位形成，达到抑制补体终末攻击反应的作用。检测原理是用 GPI 连接蛋白如 CD59、CD55 等的单克隆抗体作分子探针，与血细胞共同孵育，荧光素标记的 CD55 或 CD59 的单克隆抗体与血细胞膜上的锚连蛋白抗原分子进行结合，经流式细胞仪检测，正常人造血细胞 CD55 和 CD59 均为阳性表达，PNH 患者由于细胞表面锚连蛋白部分或完全缺失，而呈现 CD55 和(或) CD59 阴性或部分阴性表达。

流式细胞术分析红细胞和粒细胞 GPI 相关抗原等分子的表达量并计数其缺乏表达(阴性)细胞的数量对 PNH 诊断与鉴别有重要的临床意义。使用流式细胞仪分析血细胞 GPI 锚连蛋白，需要考虑设计的策略和抗体的选择。

PNH 克隆累及造血细胞次序为粒细胞→单核细胞→红细胞→淋巴细胞，骨髓 PNH 克隆出现比外周血早，网织红细胞略早于红细胞。建立 PNH 诊断至少有一系及以上细胞的 2 种 GPI 锚连蛋白缺失。CD59 敏感度要高于 CD55，CD59 粒细胞是最早被检出，有早期诊断价值，且受输血影响少。

外周血和骨髓均可以作 PNH 克隆分析，要求做检测的患者提供近期输血记录，并对红细胞和粒细胞都做筛查。如果患者在检测前有多次输血或重度溶血，那么 PNH 筛查可能受到输血的影响，导致错误结果；少数患者(5%)严重溶血期后，GPI 缺乏的红细胞可能会减少，甚至可能下降到检测限以下，因此只有粒细胞 PNH 克隆。患者如果有严重的再生障碍性贫血，可能导致粒细胞数量减低，不够检测分析。

由于 PNH 的异常细胞起源于造血干细胞，当外周血尚无 CD59 细胞时，骨髓中可能已经有 CD59 细胞，因此从疾病的早期诊断的角度考虑，骨髓中 CD55、CD59 检测比外周血更有意义。建议贫血性疾病早期诊断应作骨髓粒细胞中 CD55、CD59 检查，能有效地提高诊断的特异性和敏感性。

近年来的研究发现，多种疾病(如再生障碍性贫血，骨髓增生异常综合征)的患者，甚至健康人的体内都存在 GPI 锚连蛋白缺失的造血干细胞，但只有 PNH 患者的 PNH 克隆表现出生长优势。PNH 在再生障碍性贫血人群中的发病率明显高于普通人群，监测 CD55、CD59 在再生障碍性贫血患者外周血中的变化有利于 PNH 的早期发现，早期诊断及早期治疗。

1. 红细胞分析

分析未输血的 PNH 患者，细胞可以明显分为三种类型：Ⅲ型细胞(完全缺失)、Ⅱ型细胞(部分缺失)和Ⅰ型细胞(正常表达)。数据表明，溶血性 PNH 患者细胞主要是完全缺失(Ⅲ型细胞)的红细胞，临床溶血程度主要取决于Ⅲ型细胞的多少。

大多数 PNH 患者的粒细胞异常克隆比例大于红细胞异常克隆，这是由于 PNH 红细胞的寿命较短，严重溶血或输血后，比例减少。

2. 粒细胞分析

分析粒细胞时，建议使用系列标记(非 GH 锚蛋白)/SSC 设门的方法，即使用三色分析检测 PNH 粒细胞，检测时，同时使用 SSC/非 GPI 相关蛋白的系列抗原(如 CD15、CD33、CD45)设定粒细胞门，另外两个荧光通道用来检测 GPI 相关抗原。需要注意的是，如果患者重度溶血或近期多次输血，那么中性粒细胞或骨髓的造血干祖细胞的 GPI 锚连蛋白缺失能更好地反映 PNH 克隆的大小，对疾病的诊断更有意义。由于 PNH 粒细胞的百分含量最准确地反映了 PNH 克隆大小，患者外周血标本 PNH 粒细胞的系列监测是疾病活动性最准确的指标。

3. 单核细胞分析

由于 PNH 患者的单核细胞的数量通常都比较低，在检测时很难获取足够量的单核细胞。做 PNH 单核细胞分析时，可以使用系列标记/SSC 设门。由于 CD14 是 GPI 锚抗原，建议不用于设门，CD64、CD33、CD45 可以用来设门。在多色分析时，可以使用 CD33bright/SSClow 设定单核细胞门，然后分析门内细胞的 CD14、CD55 及 CD59 的表达，使用这种方法，可以清楚地分析出单核细胞 PNH 克隆大小。

4. 淋巴细胞分析

使用流式细胞仪多色分析，发现与粒细胞 PNH 克隆相比，PNH 的 T 细胞、B 细胞、NK 细胞一般含量很少，随着疾病的进展，淋巴细胞 PNH 克隆会逐渐增多。因此，在诊断 PNH 时，不能只根据淋巴细胞上 GPI 相关蛋白的表达。

5. 血小板分析

正常血小板的 CD59 和 CD55 的表达比较弱，正常血小板中约有 10%不表达 CD59 和 CD55，PNH 患者检测 GPI 缺乏的血小板不容易分辨，Ⅱ型细胞与Ⅲ型细胞也很难区分。可以推测，PNH 血小板的含量可能与 PNH 巨核细胞的含量高度相关。

传统的诊断 PNH 的方法敏感性和特异性较差，不利于 PNH 的早期诊断。现在流式细胞仪为我们提供了 CD55、CD59 这两项指标，解决了一切以补体溶血为基础的实验诊断方法在诊断 PNH 的不确定性，避免了大量的反复筛查实验，节约了大量的财力、物力，对早期诊断及分型、疗效的观察起到重要作用。

(三)嗜水气单胞菌溶素变异体(FLAER)检测

1998 年 Diep 等报道嗜水气单胞菌(HEC)毒素能特异地与细胞膜上 GPI 锚连蛋白结合，随后立即聚合成多聚体，插入细胞膜的脂质双层，在膜上形成孔洞使细胞渗透压改变而溶破。PNH 细胞则由于缺乏 GPI 蛋白使其具抵抗毒素作用而最终保持细胞完好，毒素作用后细胞留存率与 $CD59^-$ 率一致。

经过工艺的改进，形成 FLAER(Fluorescent Aerolysin)技术，FLAER 是 Alexa-488 标记的无活性气单胞菌溶素前体的变异体，它同野生型前气单胞菌溶素相似，可特异地结合于 GPI 锚连蛋白，但并不形成细胞通道，不引起细胞的溶血，因此不会导致细胞死亡。该标记类似于荧光素，可在一定条件下被激发出荧光，可以通过流式细胞仪进行检测，并区分 GPI^- 和 GPI^+ 细胞。

Alexa-488 标记的 FLAER，可在一定条件下被激发出绿色荧光，应用系列标记的单克隆抗体和 FLAER 作为探针，与血细胞共同孵育，FLAER 与血细胞膜上的 GPI 锚连蛋白抗原分子进行特异结合，经流式细胞仪检测，正常人造血细胞为系列抗原和 FLAE 双阳性表达，PNH 患者由于细胞表面锚连接蛋白部分或完全缺失，而呈现 FLAER 阴性或部分阴性表达。FLAER 作用于所有 GPI 蛋白，不会因不同细胞表达 GPI 蛋白种类和多少的不同造成误差。因此用荧光标记气单胞菌溶素前体的变异体，是诊断 PNH 更敏感、特异的方法。

FLAER 在所有具有 GPI 锚连蛋白的白细胞上都特异表达，正常人及非 PNH 贫血患者因锚连蛋白是正常的，故 FLAER 呈 100%阳性，而 PNH 细胞因缺乏锚连蛋白，FLAER 无法与之结合，故呈阴性。目前 FLAER 一般用于有核细胞的检测，不能评价红细胞 PNH 克隆，由于红细胞表面没有气单胞菌溶素前体产生所需要的蛋白水解酶类，尽管表达在红细胞表面的血型糖蛋白不是锚连蛋白，但血型糖蛋白与气单胞菌溶素前体结合力较弱，因此也限制了 FLAER 技术在红细胞中的应用。

同传统的 CD55、CD59 相比，FLAER 检测的敏感性及特异性与其相似，重要的是 FLAER 对检测微小 PNH 克隆非常敏感，比 CD55、CD59 更清晰、准确、直观，对一些临床上高度怀疑，而 CD55、CD59 不能确诊的病例，可以结合 FLAER 检查，获得明确诊断；应用 FLAER 分析方法诊断并监测 PNH 患者，可精确分出Ⅱ、Ⅲ型细胞，为判断病情轻重提供依据，有助于 PNH 患者疾病进展和疗效的判断；对于长期应用免疫抑制治疗的血细胞减少患者，尤其是再生障碍性贫血、骨髓增生异常综合征等疾病，可监测其是否发生克隆性改变，及早发现病情变化；应用 FLAER 直接检测 GPI 蛋白，有助于和部分免疫性血细胞减少症患者相鉴别，明确真正的 GPI 细胞，而非自身抗体覆盖细胞膜锚连蛋白的假性 PNH 克隆。

（四）PIG-A 基因突变

PNH 是造血干细胞 PIG-A 基因突变致合成 GPI 锚所需的 1-6-N-乙酰氨基葡糖转移酶缺陷，从而使血细胞膜表面 GPI 锚连蛋白缺失，血细胞对激活补体的敏感性增加而被破坏。PIG-A 基因突变在正常人血细胞中偶尔也可检测到，PNH 的 PIG-A 基因突变是异质性的，突变位点各不相同。目前，已经报道的 PIG-A 基因突变有 100 多种，随机发生于整个编码区，没有突变丛集区或热点。PIG-A 基因突变较特异的诊断 PNH 的方法，但可有假阴性。

六、诊断标准

若有典型 PNH 临床表现（如 Hb 尿与睡眠有关）诊断并不困难。但大多数患者临床表现不典型，须借助有关实验室检查和临床方可确定诊断。

（一）PNH 克隆筛检适应证

（1）以血红蛋白尿和（或）血清游离血红蛋白增高为主要表现的血管内溶血。

（2）无法解释的溶血伴有铁缺乏、腹痛或食管痉挛、血栓栓塞、血小板减少和（或）白细胞减少。

（3）Coombs 试验（一）、未见红细胞裂片、非感染性溶血性贫血。

（4）不同寻常的血栓形成。

1）非常见部位血栓形成：肝静脉（Budd-Chiari 综合征）、其他腹腔内静脉（门静脉、脾静脉等）、海绵窦、皮肤静脉。

2）伴有溶血征象的血栓形成。

3）伴有全血细胞减少的血栓形成。

（5）骨髓衰竭症。

1)怀疑或确诊的再生障碍性贫血或低增生性贫血。

2)难治性血细胞减少伴一系发育异常。

3)不明原因的血细胞减少症。

(二)需常规随访 PNH 克隆的患者

确诊 PNH 患者,应常规监测 PNH 克隆变化,若病情稳定,可每年监测 1 次;出现任何临床或血液学参数变化时应缩短监测间隔。出现溶血和血栓,若可靠的实验室检查未证实 PNH 克隆存在,则无须密切监测 PNH 克隆。

(三)国内 PNH 诊断标准

1. PNH 诊断条件

(1)临床表现符合 PNH:临床表现分级如下。

1)贫血分级。极重度:Hb≤30 g/L;重度:Hb 31～60 g/L;中度:Hb 61～90 g/L;轻度:Hb>90 g/L。

2)血红蛋白尿分级。频发:≤2 个月发作 1 次;偶发:>2 个月发作 1 次;不发:观察 2 年无发作(观察不足 2 年未发为暂不发)。

(2)实验室检查

1)Ham 试验、糖水试验、蛇毒因子溶血试验、尿隐血(或尿含铁血黄素)等项试验中凡符合下述任何一种情况,即可诊断。

两项以上阳性。

一项阳性,但须具备下列条件:2 次以上阳性,或 1 次阳性,但操作正规、有阴性对照、结果可靠,即时重复仍阳性者;有溶血的其他直接或间接证据,或有肯定的血红蛋白尿出现;能除外其他溶血,特别是遗传性球形红细胞增多症、自身免疫性溶血性贫血、葡萄糖-6-磷酸脱氢酶(G-6-PD)缺乏症所致的溶血和阵发性冷性血红蛋白尿症等。

2)流式细胞术检测发现:外周血中 CD55 或 CD59 阴性中性粒细胞或红细胞>10%(5%～10%为可疑)。

临床表现符合,实验室检查具备 1)项或 2)项者皆可诊断,1)、2)两项可以相互佐证。

2. 再生障碍性贫血—PNH 综合征的诊断

凡再生障碍性贫血转化为 PNH,或同时兼有两病特征而以某病为主,可将本综合征再分为 4 种情况。

(1)再生障碍性贫血→PNH:指原有肯定的再生障碍性贫血(或未能诊断的 PNH 早期表现),转化为确定的 PNH,再生障碍性贫血的表现已不明显。

(2)PNH→再生障碍性贫血:指原有肯定的 PNH(而非下述的第 4 类),转为明确的再生障碍性贫血,PNH 的表现已不明显。

(3)PNH 伴有再生障碍性贫血特征:指临床及实验室检查所见均说明情况仍以 PNH 为主,但伴有 1 个或 1 个以上部位骨髓增生低下、有核细胞减少、网织红细胞不增高等再生障碍性贫血表现者。

(4)再生障碍性贫血伴有 PNH 特征:指临床及实验室检查所见均说明病情仍以再生障碍性贫血为主,但具有 PNH 的实验室诊断结果阳性者。

3. 国际工作组 PNH 临床分类

国际 PNH 工作组(I-PIG)将 PNH 患者分为如下几类。

(1)经典型 PNH:该类患者有典型的溶血和血栓形成。

(2)合并其他骨髓衰竭性疾病:如再生障碍性贫血(AA)或骨髓增生异常综合征(MDS)。

(3)亚临床型 PNH:患者有微量 PNH 克隆,但没有溶血和血栓的实验室和临床证据。

七、鉴别诊断

(一)再生障碍性贫血

有的 PNH 患者全血细胞减少,网织红细胞不高,某些部位骨髓可增生低下易与再生障碍性贫血混淆。PNH 中性粒细胞碱性磷酸酶减低,再生障碍性贫血正常;再生障碍性贫血血中淋巴细胞比例增高;红细胞寿命不缩短,而 PNH 缩短;再生障碍性贫血一般无黄疸、肝脾大及尿中排出铁量增高等表现。少数 PNH 患者可伴有再生障碍性贫血或血小板减少,部分患者可查出具有 PNH 特征的红细胞,说明两者有密切关系。再生障碍性贫血患者 GPI-AP 缺陷细胞的 DNA 序列分析显示出克隆性 PIG-A 基因突变。

(二)营养性巨幼细胞贫血

部分营养性巨幼细胞贫血可有全血细胞减少,甚至出现间接胆红素升高。PNH 也可因骨髓过度造血,出现血清叶酸水平低,大细胞贫血,因而两者须鉴别。前者对叶酸及维生素 B_{12} 反应良好,不具备 PNH 红细胞的特点。

(三)缺铁性贫血

PNH 患者由于 Hb 尿,由尿中排出大量铁,可同时伴有缺铁性贫血,对那些临床未察觉 Hb 尿的 PNH 患者,易误诊为缺铁性贫血。两者的主要区别是 PNH 在服用铁剂后血红蛋白虽有上升,但纠正不完全。

(四)自身免疫性溶血性贫血

PNH 患者在出现 Hb 尿前可有 Coombs 试验阳性,而自身免疫性溶血性贫血,也可出现糖水试验阳性,应注意观察鉴别,尤其是与阵发性冷性血红蛋白尿或冷凝集素综合征相鉴别。一般认为肾上腺皮质激素治疗自身免疫性溶血性贫血效果较 PNH 好。

(五)一些其他疾病

如骨髓增生异常综合征、骨髓纤维化、淋巴瘤及慢性粒细胞白血病等可产生具有 PNH 特点的红细胞,有关试验可出现阳性,应注意鉴别。GPI-AP 缺陷细胞在 MDS 患者中也曾被报道,但是在大部分患者中人类全基因组芯片(HOA)基因序列测定并没有确定其克隆性。

八、治疗

PNH 的治疗手段仍是以肾上腺皮质激素为代表的传统方法,对激素无效或依赖的难治性或复发性 PNH 如何治疗,一直是临床上较为棘手的难题,且血栓栓塞在国内发病率呈上升趋势,病死率高,如何防治亟待解决。

(一)支持治疗

一些因素可诱发或加重血红蛋白尿,因此,患者应注意避免感染,尤其是上呼吸道感染,避免过分劳累或精神紧张,避免滥用药物等。

(二)抗凝治疗

由于一次静脉血栓发生就可以对 PNH 患者的预后产生极大影响,已有建议在 PNH 患者中常规抗凝治疗。回顾性研究分析表明,华法林能显著降低血栓的形成,推荐中性粒细胞中

PNH 克隆超过 50%，血小板＞100×10^9/L(10 万/分升)，无其他华法林禁忌证者使用。

(三)减轻贫血

1. 红细胞输注

严重贫血，血红蛋白迅速下降致明显贫血或需外科手术时。输血可作为对症治疗或术前准备。

2. 雄激素

雄激素可刺激红细胞生成，而且可以减少溶血，使贫血症状改善，输血减少。

(四)减少溶血发作

1. 糖皮质激素

泼尼松 0.25～1 mg/(kg·d)，多数患者能减缓溶血发作，小剂量皮质激素持续治疗可减少慢性溶血。

2. 抗氧化药物

对细胞膜有保护作用，常用大量的维生素 E 及叶酸，有报道维生素 E 每日肌内注射 100 ng，连用 3 周，溶血可减轻，血红蛋白及红细胞亦随之上升。

3. 化疗药物

对于激素原发耐药、继发耐药或激素依赖的“难治或复发”患者为有效地减少 PNH 异常克隆，最大限度地控制溶血，PNH 患者体内正常克隆与异常克隆并存，通过化疗杀灭相当数量的 PNH 克隆，利用正常克隆较 PNH 克隆耐受补体能力强，对造血生长因子反应好，正常造血恢复快的优势，使正常克隆逐步取代 PNH 克隆而达到治疗目的。可采用减低剂量的 DA(柔红霉素＋阿糖胞苷)或 HA(高三尖杉酯碱＋阿糖胞苷)方案之后，加造血刺激因子(OCSF 和 EPO)，实践证明化疗能够有效地减少 PNH 克隆负荷，控制溶血，改善贫血，而且大大减少了激素的用量，是一种较有应用前景的治疗手段。但为避免出现化疗后骨髓抑制期的严重并发症(贫血、出血和严重感染)，化疗采用的剂量应偏小，疗程亦应缩短；应加强隔离和保护，预防感染；应重用造血因子促进正常克隆恢复。

(五)免疫抑制治疗

骨髓衰竭是低增生 PNH 患者发病和致死的主要原因，所以应该主要恢复血细胞减少。PNH 与再生障碍性贫血关系密切，免疫介导的骨髓损害可能是两者共同的发病机制，免疫抑制治疗可以减少 T 细胞对正常细胞凋亡的促进作用，使正常细胞再生。免疫抑制治疗对骨髓低增生型 PNH 患者疗效较好，而对典型的血红蛋白尿发作的 PNH 患者疗效欠佳，治疗有效的患者也易复发，而且治疗有效后溶血指标并无明显改善，说明免疫抑制药治疗并不能清除 PNH 克隆。

(六)重组人源型抗补体蛋白 C5 单克隆抗体(Eculizumab)

PNH 红细胞的破坏是由于补体在红细胞外激活形成 C5b-7，然后结合到红细胞膜上再与 C8 及 C9 作用形成 C5b-9(即膜攻击复合体)，由于红细胞表面缺乏某些锚蛋白，即 C3 转化酶衰变加速因子(DAF)，DAF 能阻止 C3 转化酶的形成，PNH 细胞缺乏 DAF 因而大量 C3 转化为 C3b 形成 C5b，结合在红细胞膜上以致C5b-9破坏红细胞膜导致溶血。

Eculizumab 是抑制末端补体成分活化的重组人源型单克隆抗体，能特异性地结合到人末端补体蛋白 C5，通过抑制人补体 C5 向 C5a 和 C5b 的裂解以阻断炎症因子 C5a 的释放及

C5b-9的形成，研究表明该抗体对 C5 有高度亲和力，能阻断 C5a 和C5b-9的形成，并保护哺乳动物细胞不受 C5b-9 介导的损伤。由于该单抗抑制机体的免疫系统功能。从而增加了患者对某些严重感染的易感性，据统计服药期间易出现细菌性脑膜炎，阻断补体末端增加了奈瑟链球菌感染的风险，所有患者都需要在接受试验药物前 2 周接种疫苗预防脑膜炎。

临床试验证实 Eculizumab 治疗 PNH 患者显著地减轻了血管内溶血的发作，减少了红细胞的输注，明显改善 PNH 患者贫血、疲劳等症状，延长生存期。该药安全，耐受性良好，除了脑膜炎球菌感染没有明显的不良反应。Eculizumab 于 2007 年 3 月 16 日被美国 FDA 批准用于治疗 PNH，推荐剂量每周 600 mg，用 4 次，第 5 周 900 mg，以后每 2 周 900 mg，可成功控制补体依赖性溶血。

因此，对于典型 PNH Eculizumab 能非常有效减少血管内溶血，提高生活质量，减少并脱离输血。目前人们的担忧是，Eculizumab 的使用保护了大量 PNH 细胞，使之避免被破坏，停药后易出现疾病复发和血常规波动。但是，再次使用 Eculizumab 仍然有效，且反复多次使用 Eculizumab 后患者的网织红细胞、结合珠蛋白能逐渐恢复正常，Eculizumab 似乎可以完全终止溶血。如何设计合理有效的 Eculizumab 使用临床方案，避免治疗中出现的波动，良好控制病情值得期待。

（七）骨髓移植

PNH 在于重建正常造血组织功能，消除异常造血干/祖细胞，目前认为骨髓移植是去除异常造血干细胞的根治方法。PNH 是一个慢性的临床过程，其中位生存期为 10 年，PNH 患者有一部分会自发缓解，且经常规治疗的患者生存时间很可能超过 10 年，因此，一般 BMT 治疗一般仅限于那些难治性，耐肾上腺皮质激素或有激素禁忌证的 PNH 患者。

（八）基因治疗

用反转录病毒载体将编码一种跨膜 CD59 的基因转入 PNH 病态细胞，结果跨膜 CD59 得以表达，可代替所缺的需 GPI 连接在膜上的 CD59，使细胞减轻对补体的敏感性。Nishimura J 等 2001 年报道，以反转录病毒为载体，可将含 PIG-A 基因有效并稳定地转入来自 PNH 患者的缺失 PIG-A 基因的多种细胞株和外周血及骨髓的单个核细胞，使其恢复 GPI 连接蛋白的表达，另外也可转入外周血中的 $CD34^+$ 细胞提示通过基因治疗使病态细胞恢复是有可能的。目前，基因治疗 PNH 尚处于初级实验阶段，深入研究 PIG-A 基因突变及 PNH 发病机制将有助于 PNH 基因治疗的突破。

（九）其他

也有设计应用人工的糖化脂质（Prodaptin）重新将 CD59 锚接于细胞膜上，现已有初步的体外实验和小鼠动物实验结果，发现 Prodaptin 可以将 CD59 锚连接于细胞膜，并且能够让细胞恢复对补体的抵抗力。

九、预后

本病为一慢性病，病程较长，中位存活期约 10 年，取决于对补体敏感的细胞数量；骨髓造血功能；血栓形成的程度和频度。轻者呈慢性贫血，有的可逐渐适应而从事轻工作，有的需依赖输血。约有 1/4 的患者在病程中死亡，主要原因是感染、贫血性心脏病、脑血管意外、肾衰竭等。由于本病是造血干细胞克隆性疾病，与再生障碍性贫血和骨髓增生异常综合征关系密切，疾病的转化可明显影响疾病的预后。

第二节　自身免疫性溶血性贫血

一、定义

自身免疫性溶血性贫血(autoimmune hemolytic anemia,AIHA)是由于机体产生抗自身红细胞抗体和(或)补体吸附在红细胞表面,使红细胞加速破坏所致的一种溶血性贫血。根据自身抗体特性可将AIHA分为温抗体型、冷抗体型和温冷双抗体型,温抗体型自身抗体与红细胞反应最佳温度为37 ℃,多为IgG和(或)补体C3,80%的AIHA为温抗体的IgG型,其余绝大多数为冷抗体型,与红细胞反应最佳温度为0 ℃～5 ℃,冷抗体型AIHA包括冷凝集素或冷溶血素引起的冷凝集素或冷溶血素综合征(cold autoagdutins syndmme,CAS)及D-L抗体引起的阵发性寒冷性血红蛋白尿症(pamxysmal cold hemoglobinuria,PCH),冷凝集素或冷溶血素主要为IgM,偶为IgG,而D-L抗体主要为IgG。抗人球蛋白试验(又称Coombs试验)可以检测红细胞表面的IgG、补体片段,对于诊断AIHA非常重要。

大约50%的患者无法找到原发疾病,被称之为原发性或特发性;继发疾病常见于自身免疫疾病、肿瘤、感染性疾病和某些药物,大部分冷抗体型AIHA为继发性。

二、流行病学

最近的一项基于人群的统计数据表明AIHA的年发病率0.8/10 000,患病率为17/100 000,老年人及幼儿皆可发病,但大部分发生于40岁以后,高峰发病年龄为70岁左右。冷抗体型AIHA较温抗体型发病率低,大约1.4/100 000,占所有AIHA的10%～20%,女性多于男性。

三、病因

1.自身免疫性疾病

引起AIHA常见的自身免疫性疾病为系统性红斑狼疮(systemic lupus erythematosus,SLE),是一种以自身抗体产生和组织损伤为特点的疾病,AIHA的发生率7.6%,SLE发生AIHA与何种特异的抗体相关尚无定论,抗dsDNA抗体、抗核抗体及抗心磷脂抗体均有报道与AIHA有关。其他自身免疫性疾病如类风湿关节炎、干燥综合征等均有发生AIHA报道。

2.淋巴系统增生性疾病

慢性淋巴细胞白血病(chronic lymphoblastic leukemia,CLL)/小淋巴细胞淋巴瘤以及血管免疫母细胞性T细胞淋巴瘤易引起继发性AIHA,滤泡性淋巴瘤、边缘区淋巴瘤、淋巴母细胞性淋巴瘤、弥散大B细胞淋巴瘤、肝脾γδT细胞淋巴瘤、间变大细胞性淋巴瘤均有致AIHA的报道。5%～37%的CLL患者会发生AIHA,可能的机制如下。

(1)CLL患者体内产生了针对Rh血型系统的红细胞抗体。

(2)体液免疫耐受异常。

(3)Th1/Th2比例失衡及细胞因子紊乱。

(4)T/B细胞表面共刺激分子信号异常。

3.微生物感染

乙型肝炎、丙型肝炎、EB病毒和巨细胞病毒等病毒感染均可导致AIHA的发生。肝炎病毒感染的慢性化过程及感染后恢复期患者均可引起机体免疫功能紊乱，出现Th1/Th2细胞亚群失衡，Th2细胞亚群功能上调，IL-4、IL-6和IL-10等细胞因子含量增高，一方面通过IL-10抑制Th1细胞成熟，导致病毒性肝炎慢性化，另一方面，Th2介导的体液免疫反应增强，刺激B细胞增生和活化，产生抗自身红细胞抗体及补体，导致AIHA。Th2功能上调是非急性期肝炎病毒感染伴AIHA发生的主要因素。EB病毒感染所致的传染性单核细胞增多症常伴发AIHA。支原体肺炎合并的AIHA为冷抗体型。

4.其他肿瘤

肿瘤使机体失去免疫监视功能，无法识别机体的正常细胞，进而产生抗自身血细胞抗原的抗体，破坏成熟红细胞，如卵巢癌。

5.药物

按照免疫原理可以分为3类，即半抗原型、免疫复合物型、自身抗体型。

(1)半抗原型:药物作为半抗原与红细胞膜及血清内蛋白质形成全抗原，产生的抗体与吸附在红细胞上的药物发生反应，损伤结合药物的红细胞。

(2)免疫复合物型:药物首次与机体接触时与血清蛋白结合形成抗原，刺激机体产生抗体，再次应用该药时，药物-抗体(免疫)复合物吸附在红细胞上激活补体，破坏红细胞。

(3)自身抗体型:药物改变了红细胞膜，血清中抗体可与自身红细胞相互作用。青霉素、头孢菌素和某些嘌呤核苷酸类似物如氟达拉滨等均可致AIHA。

6.慢性炎症

如溃疡性结肠炎等。

7.其他

其他罕见病因有异基因造血干细胞移植后、输血及妊娠等。

四、发病机制

AIHA产生抗自身红细胞的自身抗体的机制尚未明确，但作为一种器官特异性自身免疫性疾病，其发病机制中更多侧重于体液免疫机制。自身抗体产生的可能原因如下。

(1)自身免疫耐受异常:树突状细胞(dendritic cell,DC)，T细胞和B细胞均起着重要作用，AIHA患者外周血DC数量高于正常对照组，以mDC升高为主，且DC表面激活分子CD80、CD86含量增高，提示AIHA发病可能与DC相关，DC增多活化B细胞产生自身抗体。

(2)免疫调节异常:Th1/Th2因子失衡，Th2细胞功能异常产生过量细胞因子，导致体液免疫亢进，Th17细胞是新近发现的不同于Th1、Th2的辅助细胞，与B淋巴细胞的功能密切相关，Th17细胞可以促进B淋巴细胞产生免疫球蛋白，增强B淋巴细胞的功能，还可通过表达B淋巴细胞的化学吸引物CXCL-13，继而激活B淋巴细胞产生自身抗体，AIHA患者$CD4^+CD25^+$调节性T细胞的降低致细胞免疫功能受损，可能是自身免疫性溶血性贫血发病的一个重要因素。

(3)红细胞膜抗原分子改变:微生物感染或药物引起红细胞表面分子结构改变，自身抗体不能识别。

(4)免疫监视功能降低。

温抗体型AIHA最常见抗体是IgG，IgA和IgM型少见，温抗体介导的溶血以慢性、血管外溶血为主，主要破坏部位是脾，脾内单核—巨噬细胞系统对抗体包被的红细胞的吞噬，

AIHA 患者病情的严重程度与红细胞上抗体类别有关，复合型较单纯型重，以 IgG+IgM+C3 型最重，C3 型较轻。由于血浆中存在大量正常 IgG 可与红细胞膜上的 IgG 竞争巨噬细胞上的 Fc 受体，抑制巨噬细胞对致敏红细胞的调理吞噬作用，因此单纯 IgG 型临床症状轻，脾大常见。单纯 C3 型致敏红细胞仅附着于巨噬细胞表面而未被摄入，同时血浆中存在 C3 灭活剂，可使 C3 致敏红细胞与巨噬细胞分离，溶血轻微。

由于 IgG 与 C3 在促进红细胞被吞噬过程中有协同作用，溶血严重。IgM 抗体与红细胞结合吸附补体，致补体经典途径活化，导致血管内溶血，使溶血加重，另有部分 IgM 黏附于肝中巨噬细胞补体受体上，引起红细胞在肝被破坏。

冷抗体是高效价、宽温幅单克隆抗体，约 90% 是 IgM，IgM 靶抗原主要是红细胞膜 I/i 抗原，以血管外溶血为主，主要溶血部位为肝，血管内溶血相对多见。

五、临床表现

临床特点：贫血、黄疸、网织红细胞增高，Coombs 试验。

1. 温抗体型

多数起病缓慢，临床表现有头晕、乏力，贫血程度不一，半数有脾大，1/3 有黄疸及肝大。急性起病者，可有寒战、高热、腰背痛、呕吐、腹泻，严重者可出现休克和神经系统表现。原发性温抗体型多见于女性，继发性常伴有原发疾病的临床表现。少数患者可伴有免疫性血小板减少性紫癜，称为 Evans 综合征。

2. 冷抗体型

CAS：毛细血管遇冷后发生红细胞凝集，导致循环障碍和慢性溶血，表现为手足发绀，肢体远端、鼻尖、耳垂等处症状明显，常伴肢体麻木、疼痛，遇暖后逐渐恢复正常，称为雷诺现象(Raynaud phenomenon)。因皮肤温度低，冷抗体凝集红细胞导致毛细血管循环受阻，红细胞吸附冷抗体后活化补体，可发生血管内溶血。IgM 抗体从红细胞上脱落，部分结合 C3b 的红细胞被肝巨噬细胞吞噬发生血管外溶血。

PCH：患者暴露于寒冷环境后出现血红蛋白尿，伴寒战、高热、腰背痛，发作后虚弱、苍白、黄疸，肝、脾轻度肿大，恢复后可完全无症状。

3. 溶血危象

在慢性溶血过程中，或具有潜在溶血因素的患者在某些诱因作用下，发生急性溶血，表现为突然出现寒战、高热，烦躁、疲乏、头痛、胸闷及剧烈腰痛，四肢酸痛，甚至尿少及无尿，贫血、黄疸急剧加重，网织红细胞增加，容易合并心、肾衰竭。

4. 溶血—再生障碍性贫血危象

少见急症，在慢性溶血过程中，某些诱因突然导致骨髓短暂的造血功能停滞，表现为短期内贫血突然加重和(或)伴有出血的征象，虽表现凶险，但常为自限性、病程短、预后佳。

六、辅助检查

主要确定被检查者是否贫血、是否溶血、有无自身免疫迹象或其他原发病。

1. 血常规

多为网织红细胞计数升高的单纯贫血，也可见血小板、白细胞数下降(再生障碍性贫血危象时网织红细胞可显著减低)，球形红细胞易见，数量不等的幼稚红细胞及少量铁粒幼细胞，偶见红细胞被吞噬现象。

2. 红细胞寿命

明显缩短。

3. 骨髓象

有核细胞增生，红系活跃，以中、晚幼红细胞为主，可有双核红细胞、豪-焦小体，红系细胞有巨幼样变；粒系和巨核系正常，无明显病态造血。

4. 血浆或血清

游离血红蛋白升高，胆红素升高(以间接胆红素升高为主)，血清乳酸脱氢酶增高，结合珠蛋白含量降低，部分急性溶血患者可出现血红蛋白血症。

5. 尿常规

提示尿胆原或游离血红蛋白或含铁血黄素增高。

6. Coombs 试验

(1)直接 Coombs 试验：用于检测结合在红细胞膜上的不完全型抗体，原理是利用抗人球蛋白抗体结合致敏红细胞膜上的不完全型抗体进而引起致敏红细胞凝集。

1)当出现下述情况时，直接 Coombs 试验可呈假阴性：红细胞膜上结合的温抗体 IgG 分子数＜500 凝集现象极不明显，可得出假阴性结果；红细胞未充分洗涤，血清中残存的非温抗体类球蛋白中和了抗人球蛋白；温抗体与红细胞亲和力低，脱落入血浆内。洗涤不当导致不完全抗体从红细胞上脱落。

2)在下述情况下可能出现假阳性：由于感染而使红细胞被 C3 致敏；某些疾病(如肾炎、阵发性睡眠性血红蛋白尿等)使体内 C3 水平提高；红细胞 C3 受体结合循环免疫复合物；某些抗生素(如头孢菌素类)使红细胞非特异性地吸附血浆球蛋白。

(2)间接 Coombs 实验(IAT)：用于检测血清中的游离红细胞自身抗体。

流式细胞检测：Coombs 试验阴性的 AIHA 可能不仅与单个红细胞上附有的 Ig 或 C3 的分子量有关，还可能与结合 Ig 或 C3 的红细胞的百分数有关，用流式细胞仪可以定量检测红细胞表面的自身抗体，提高检验的灵敏度。

7. 冷凝集素试验

用于测定冷抗体患者血清中的冷凝集素。

除了在冷抗体型 AIHA 患者可测及冷凝集素外，某些病毒感染、浆细胞病患者的血清也可出现冷凝集素试验阳性。

8. 当一兰试验(Donath-Landsteiner test，D-L)

用于检测 D-L 抗体。

9. 免疫指标

血免疫球蛋白可升高，为多克隆升高；可出现抗链“O”、血沉、类风湿因子、抗核抗体、抗 ds-DNA 抗体等阳性；T 亚群异常：Th2、Th17、调节性 T 细胞异常；DC 异常；B 细胞异常等。

10. 其他

包括心、肺、肝、肾功能等检查，不同原发病在不同脏器可能有不同表现。

七、诊断

1. 温抗体型 AIHA 的诊断依据

(1)是否有血管外溶血的证据。

(2)DAT是否阳性。

(3)是否有其他溶血性疾病的证据。

(4)肾上腺皮质激素类免疫抑制药治疗是否有效。

若符合(1)、(2)两条,则温抗体型 AIHA 可确诊;若第(2)条为否,即 Coombs 试验为阴性,则需第(3)条为否,即可排除其他溶血性疾病的存在,而(1)(4)两条均为是,即可确诊为 Coombs 阴性的温抗体型 AIHA,现证明,此型 AIHA 主要是因传统的 Coombs 试验方法欠灵敏所致,若改用放射免疫或免疫酶标等较灵敏的方法,则还会有一半左右的"Coombs 试验阴性"患者被测及有温型抗体。

2.冷抗体型 AIHA 的诊断依据

(1)有临床和实验室证据表明患者受冷后发生血管内溶血。

(2)冷型自身红细胞抗体检测阳性(CAS 需冷凝集素试验阳性,PCH 需 D-L 抗体试验阳性)且效价高或活性强。

(3)直接 Coombs 试验可阳性,呈 C3 型。

3.当 AIHA 被确诊后

应进一步寻找可能的继发病因,特别是淋巴系统增生性疾病、单核—巨噬细胞系统疾病、感染性疾病和其他自身免疫性疾病等。

只有确实找不到任何继发病,方可诊断原发性 AIHA。

八、鉴别诊断

1.地中海贫血

遗传性血管外溶血,珠蛋白肽链数量和(或)结构异常,为小细胞低色素性贫血,外周血涂片中可见靶形红细胞。

2.阵发性睡眠性血红蛋白尿

获得性血管内溶血,红细胞膜缺陷,对补体敏感,蔗糖溶血试验(+)、酸溶血试验(+)、Rous 试验(+)、$CD59^-$ 细胞>10%,与冷抗体型 AIHA 极易混淆,特别是 CAS,因其溶血乃 IgG 结合补体所致,故可出现酸溶血和糖水溶血试验阳性,但 PNH 患者没有冷抗体,冷抗体患者没有 PNH 细胞(可检测到 $CD55^-$ 和 $CD59^-$ 细胞等)。

3.遗传性球形红细胞增多症

多发生于儿童,自幼起病,可有家族史,Coombs 试验为阴性,糖皮质激素治疗无效;温型抗体 AIHA 由于有抗体附着在红细胞表面,可使红细胞呈球形,部分患者酸化甘油溶解试验阳性,但可以检测到红细胞的自身抗体,糖皮质激素治疗有效。

4.急性黄疸型肝炎

肝区疼痛及消化道症状较显著,血清转氨酶升高,血清直接与间接胆红素均增高,尿中胆红素阳性,而无贫血,也无网织红细胞增高及血红蛋白尿,患者多有肝炎接触史。

5.急性失血

主要是大量内出血时需要鉴别。常见于胃肠道、宫外孕出血。患者红细胞数及血红蛋白下降明显,而黄疸比较轻,也无血红蛋白尿,血容量减少的症状明显。

6.先天性胆红素代谢缺陷疾病

常有慢性黄疸及家族遗传史,系由于肝细胞酶的缺陷或肝细胞对胆红素的摄取、转运及排泄障碍所引起。无溶血及贫血，无红细胞破坏增加及代偿增生的特征。如 Dubin-Johnson 综合征和 Gilhert 综合征。

7. 缺铁性贫血或巨幼细胞贫血治疗有效的初期

网织红细胞可增高，病史及疗效可与之区别。

九、治疗

AIHA 的治疗为经验治疗，缺乏随机对照研究，大部分为回顾性研究，且无完全缓解(CR)、部分缓解(PR)和难治性 AIHA 的统一定义，治疗原则是尽量减少药物的长、短期毒副反应，避免溶血发作，保证患者的生活质量。

AIHA 通常为急性发作，容易危及生命，需要住院治疗，首先确定患者是否需要输血，AIHA 危重程度和溶血发生的快慢及血红蛋白降低的水平有关，急性病死率最高的情况见于福达拉滨相关的 AIHA 和 IgM 型温抗体型 AIHA。

慢性溶血已经临床耐受，通常无须输血，临床进展迅速，出现脏器功能受损及溶血危象，或伴有心肌缺血时，输血是必要的治疗，输血前检查排除附在红细胞膜上的自身抗体的干扰，准确测定患者的 ABO 和 Rh 血型以及其他重要血型，筛选并鉴定同种抗体的特异性，输血前给予适量的防过敏药物，输血速度慢，冷抗体型 AIHA 输血前需对红细胞加温处理。

1. 病因治疗

继发性 AIHA，首先需治疗原发疾病。

2. 糖皮质激素

糖皮质激素是治疗 AIHA 的一线用药。其作用机制如下。

(1)减少红细胞在脾破坏。

(2)减少抗体的生产，应用糖皮质激素能减少细胞表面的 Fc 受体，这可以解释通常应用糖皮质激素 1～3 d 患者溶血情况可以得到改善，而 DAT 并未转阴。随着病情好转，DAT 及 IAT 逐渐转阴，提示红细胞抗体生成的减少延长了红细胞的寿命。糖皮质激素的剂量：1 mg/(kg・d)，口服，当血红蛋白升至 100 g/L 开始减量，一般每周减 5 mg，至最低量血红蛋白仍能维持于 100 g/L 继续用 2～3 个月，再据情隔日一次维持或停药。病情严重可采用静脉激素。糖皮质激素总体有效率 70%～85%，但长期大量应用糖皮质激素不良反应大，可增加感染机会，诱发消化性溃疡、高血压、糖尿病、骨质疏松等。

3. 丙种球蛋白(IVIG)

IVIG 治疗 AIHA 的机制如下。

(1)封闭单核细胞、巨噬细胞的 Fcγ 受体，非特异性阻断 Fcγ 受体介导的巨噬细胞的吞噬功能，减少自身抗体介导的组织细胞破坏。

(2)下调 B 淋巴细胞的激活，阻止其分化为分泌抗体的浆细胞，减少自身抗体的产生。

(3)通过一系列半胱氨酸蛋白酶的激活途径诱导淋巴细胞和单核细胞的凋亡。

(4)加速循环免疫复合物的灭活。

(5)清除持续存在的病毒感染等。剂量：0.4 g/(kg・d)，连续 5 d，在短期内可增强和巩固糖皮质激素的疗效，与糖皮质激素有显著的协同作用。

4. 脾切除

治疗 AIHA 的理论基础如下。

(1)脾是温抗体致红细胞破坏的主要场所。

(2)脾是产生自身抗体的场所。

脾切除适应证如下。

(1)糖皮质激素治疗无效。

(2)糖皮质激素维持剂量>10 mg/d。

(3)不能耐受激素治疗或有糖皮质激素使用禁忌证。脾切除总有效率为60%～75%。脾切除可缓解红细胞在脾破坏的情况,术后部分患者仍存在溶血,由于肝巨噬细胞(Kupffer cells)介导的红细胞破坏,通常还需要小剂量糖皮质激素的维持。并发症为麻醉意外,术中出血,最大的危险是感染。

5.免疫抑制药

免疫抑制药为二线治疗药物,主要适用于糖皮质激素和切脾治疗无效的患者,有效率40%～60%。

(1)环磷酰胺(CTX):该类药物可抑制骨髓,造成白细胞和(或)血小板减少,大剂量的CTX冲击治疗一些难治性和复发的AIHA患者,每次1 000 mg,每10天1次,连用3次,取得较好疗效,而不良反应未见增加。

(2)硫唑嘌呤:常用剂量50～200 mg/d,用于激素耐药或难治性AIHA,对T细胞和B细胞功能均有抑制作用,常见不良反应为肝酶升高,粒细胞减少。

(3)环孢菌素A(CydosporingA):环孢菌素A是由真菌产生的一种脂溶性环状多肽,通过干预细胞毒性T细胞的活化及增生过程起到抑制作用,剂量3～5 mg/(kg·d),起效时间大约3个月。常见不良反应如下。

1)肾毒性。

2)肝毒性。

3)神经毒性,表现为震颤、手足烧灼感、头痛、精神症状、视力障碍、癫痫等。

4)胃肠反应有厌食、恶心、呕吐、腹痛等。

5)高血压、血栓等。

6)高血糖、颜面粗糙、多毛、齿龈增生等。

7)骨质疏松及游走性的关节疼痛伴血清碱性磷酸酶升高等。

(4)霉酚酸酯:霉酚酸酯的活性成分霉酚酸是一种高效的、选择性、非竞争性、可逆性地抑制次黄嘌呤磷酸脱氢酶的抑制药,阻断鸟嘌呤核苷酸的经典合成途径,使鸟嘌呤耗竭,阻断DNA合成,抑制T细胞、B细胞的增生;它还可以阻断细胞毒性T细胞的产生,下调淋巴细胞黏附分子的表达,抑制细胞间黏附分子与激活的内皮细胞之间的结合,并不抑制有丝分裂原激活的外周淋巴细胞生成IL-2和IL-2受体。有些学者用于包括AIHA在内的免疫性血细胞减少,10例患者,4例AIHA和6例ITP,应用剂量为500 mg/d,两周后增加到2 g/d,所有患者均有PR,且减少了其他免疫抑制药的用量,主要不良反应为胃肠道反应和骨髓抑制作用,极个别患者出现头痛和背痛,减量后症状消失。

6.单克隆抗体

(1)美罗华(Rituximab),CD20是前B淋巴细胞向成熟淋巴细胞分化过程中表面分子,CD20抗原表达在前B细胞和成熟B细胞,当B细胞分化为分泌抗体的浆细胞时,其表达随之消失。CD20抗原是免疫治疗自身免疫性疾病的理想作用位点。美罗华(Rituximab)是基因工程技术合成的人鼠嵌合型抗 CD20 的单克隆抗体，为 IgG1 型，清除 B 细胞，从而抑制 B 细胞分泌自身抗体、分泌细胞因子和抗原呈递作用。美罗华清除 B 细胞的可能机制如下。

1)补体依赖的细胞毒作用。

2)抗体依赖的细胞毒作用。

3)诱导 B 细胞凋亡。

不良反应如下。

1)一般反应，流感样症状，包括寒战和发热，一般在第一次应用时出现。

2)血清病反应，一般应用甲基泼尼松龙能对抗。

3)正常的 B 细胞被去除后，增加了病毒感染机会，一些学者采用 IVIG，增强机体抗感染能力。

4)在治疗淋巴瘤时，特别是首次应用时气管痉挛和(或)低血压的发生率可达 10%，考虑与细胞因子的释放有关。

5)美罗华是人鼠嵌合性抗体，可以诱导产生针对性的人抗鼠抗体，影响疗效。常用剂量为 375 mg/m^2，每周 1 次，连续 4 周，一般都可以有效，儿童应用 300 mg/m^2。国外有学者报道应用小剂量美罗华，每次 100 mg，每周 1 次，连用 4 周，治疗 23 例原发性 AIHA，治疗后第 2 个月，总有效率 82.6%，治疗后第 6 个月和 12 个月疾病稳定率达 90%，与常规剂量的疗效类似。小剂量美罗华降低患者经济负担、减少毒副反应的同时，并不降低疗效。美罗华适用于合并其他疾病以及不能使用糖激素、脾切除及其他免疫抑制药治疗的中老年 AIHA 患者。

(2)阿伦单抗(Alemtuzumab)，是人源化 CD52 单克隆抗体，T 细胞、B 细胞表面的 CD52 单抗对激素、脾切除及美罗华均耐药的患者。CD52 表达在人淋巴细胞和单核细胞上，单克隆抗体结合 CD52 后通过补体或抗体依赖的细胞毒作用，或通过细胞凋亡的机制清除 $CD52^+$ 细胞，可以长时间、严重地抑制外周血中的 T 细胞、B 细胞，用阿伦单抗治疗合并 AIHA、纯红细胞再生障碍性贫血的 CLL 有效。用法为第 1 周成年人首剂为 3 mg，逐渐加量至 10 mg，在患者耐受的情况下用至 30 mg。毒副反应与美罗华类似。

7. 血装置换(plasma exchange，PE)

治疗性 PE 利用血浆分离技术将血浆从全血中分离出来，同时输入正常人血浆或血浆代用品、晶体液。治疗 AIHA 的主要治疗机制如下。

(1)清除自身抗体和免疫复合物，减少免疫分子的沉积，减少对重要脏器的损伤作用。

(2)加快结合补体的免疫复合物尽快结合到红细胞的补体受体 1(CR1)上，提高其清除速率。

(3)PE 后可以通过负反馈机制引起 B 细胞增生，利于细胞毒性药物发挥作用。

(4)具有调节 Th1/Th2 细胞及其分泌的细胞因子的平衡作用。对于难治及复发的患者可以应用 PE 结合细胞毒药物，使患者尽快恢复机体的免疫平衡。不良反应主要表现有口唇和四肢麻木、皮肤瘙痒、荨麻疹、心慌胸闷等。

8. 造血干细胞移植(HSCT)

应用正常的造血干细胞替代对自身抗原持续敏感的细胞有可能治愈自身免疫性疾病 AD，但需进一步明确疗效。

十、预后

原发初治温抗体型 AIHA 患者多数用药后反应良好，月余至数月血常规可恢复正常，需维持治疗，但AIHA是一类极难根治的血液病，复发率高，复发时间以1年内最多，占65.3%，冷抗体型的复发率最高，达40%，感染是最常见的诱因，占56.5%，AIHA的复发与治疗方案有关，单用糖皮质激素的复发率41.2%，联合应用免疫抑制药能明显降低复发率。

反复发作的AIHA患者预后差，继发性AIHA预后随原发病而异，继发于感染者感染控制后即愈；继发于自身免疫性疾病或肿瘤者预后相对较差。

第三节 地中海贫血

地中海贫血(thalassemia)是一组遗传性溶血性贫血。其共同特点是由于珠蛋白肽链基因的缺陷使血红蛋白中的珠蛋白肽链有一种或几种合成减少或不能合成，导致血红蛋白的组成成分改变。

临床常见类型为α地中海贫血和β地中海贫血，尤以β地中海贫血最常见。

一、诊断要点

根据缺陷基因不同分为α地中海贫血和β地中海贫血。

1.β地中海贫血根据病情轻重的不同，分为以下3型

(1)重型：又称Cooley贫血。患儿3～12个月发病，呈慢性进行性贫血，骨髓代偿性增生导致骨骼变大、髓腔增宽，先发生于掌骨，以后为长骨和肋骨；1岁后颅骨改变明显，表现为头颅变大、额部隆起、颧高、鼻梁塌陷，两眼距增宽，形成地中海贫血特殊面容。患儿常并发支气管炎、肺炎或含铁血黄素沉着症。本病如不治疗，患儿多于5岁前死亡。

实验室检查：外周血常规呈小细胞低色素性贫血，可见异形红细胞，网织红细胞正常或增高。骨髓象呈红细胞系增生明显活跃。红细胞渗透脆性明显减低。胎儿血红蛋白(HbF)含量明显增高，大多>0.40，颅骨X线片可见颅骨内外板变薄，板障增宽，在骨皮质间出现垂直短发样骨刺。

(2)轻型：患者无症状或轻度贫血，脾正常或轻度大。病程经过良好，能存活至老年。实验室检查：成熟红细胞有轻度形态改变，红细胞渗透脆性正常或减低，血红蛋白电泳显示血红蛋白A_2(HbA_2)含量增高(0.035～0.060)。HbF含量正常或轻度增高。

(3)中间型：多于幼童期出现症状，其临床表现介于轻型和重型之间。实验室检查：外周血常规和骨髓象的改变如重型，红细胞渗透脆性减低，HbF含量增高，HbA_2含量正常或增高。

2.α地中海贫血

(1)静止型：患者无症状。红细胞形态正常，出生时脐带血中Hb Bart's含量为0.01～0.02，但3个月后即消失。

(2)轻型：患者无症状。红细胞形态有轻度改变，如大小不等、中央浅染、异形等；红细胞渗透脆性降低；变性珠蛋白小体阳性；HbA_2和HbF含量正常或稍低。患儿脐血Hb Bart's含量为0.034～0.140，于生后6个月时完全消失。

(3)中间型：又称血红蛋白H病。此型临床表现差异较大。大多在婴儿期以后逐渐出现

贫血、肝脾大、轻度黄疸;年龄较大患者可出现类似重型β地中海贫血的特殊面容。合并呼吸道感染或服用氧化性药物、抗疟药物等可诱发急性溶血而加重贫血,甚至发生溶血危象。

实验室检查:外周血常规和骨髓象的改变类似重型β地中海贫血;红细胞渗透脆性减低;变性珠蛋白小体阳性;HbA_2 及 HbF 含量正常。出生时血液中 Hb Bart's 含量为 0.25 及少量 HbH;随年龄增长,HbH 逐渐取代 Hb Bart's,其含量为 0.024～0.44。包涵体生成试验阳性。

(4)重型:又称 HbBart's 胎儿水肿综合征。胎儿常于 30～40 周时流产、死胎或娩出后 30 min内死亡,胎儿呈重度贫血、黄疸、水肿、肝脾大、腹腔积液、胸腔积液。胎盘巨大且质脆。

实验室检查:外周血成熟红细胞形态改变如重型β地中海贫血,有核红细胞和网织红细胞明显增高。血红蛋白中几乎全是 Hb Bart's 或同时有少量 HbH,无 HbA、HbA_2 和 HbF。

二、治疗原则

轻型地中海贫血无须特殊治疗。中间型和重型应采取下列一种或数种治疗方法。

1. 一般治疗

注意休息和营养,积极预防感染。适当补充叶酸和维生素 E。

2. 输血和去铁治疗

输注红细胞,少量输注法仅适用于中间型α地中海贫血和β地中海贫血,不主张用于重型β地中海贫血。对于重型β地中海贫血应从早期开始给予中、高量输血,以使患儿生长发育接近正常和防止骨骼病变。其方法是先反复输注浓缩红细胞,使患儿血红蛋白含量达 120～150 g/L;然后每隔 2～4 周输注浓缩红细胞 10～15 mL/kg,使血红蛋白含量维持在 105 g/L以上。但本法容易导致含铁血黄素沉着症,故应同时给予铁螯合剂治疗。

3. 铁螯合剂

常用去铁胺。维生素 C 与螯合剂联合应用可加强去铁胺从尿中排铁的作用。

4. 脾切除

对血红蛋白 H 病和中间型β地中海贫血的疗效较好,对重型β地中海贫血效果差,应在患儿五六岁以后施行并严格掌握适应证。

5. 造血干细胞移植

异基因造血干细胞移植是目前能根治重型β地中海贫血的方法。

三、药物选择及作用机制

1. 抗贫血药物

(1)叶酸:叶酸是由蝶啶、对氨基苯甲酸及谷氨酸的残基组成的水溶性 B 族维生素,为机体细胞生长和繁殖的必需物质。在体内被叶酸还原酶及二氢叶酸还原酶还原为四氢叶酸。后者与多种一碳单位结合成四氢叶酸类辅酶,传递一碳单位,参与体内很多重要反应及核酸和氨基酸的合成,并与维生素共同促进红细胞的增生和成熟。

(2)维生素 E:是一种基本营养素,属于抗氧化剂。

可保护细胞膜及其他细胞结构的多价不饱和脂肪酸,使其免受自由基损伤,如保护红细胞、神经与肌肉组织。

2. 促进排铁的药物

(1)铁螯合剂:去铁胺是一种络合剂,可与游离蛋白或蛋白结合的铁离子形成稳定的水溶性铁胺(在酸性条件下这种结合作用更强),从尿液和粪便中排出,因此减少铁在器官中的病理性沉积。

(2)维生素C:维生素C参与氨基酸代谢、神经递质的合成、胶原蛋白和组织细胞间质的合成。可促进铁在肠内吸收,加强去铁胺从尿中排铁的作用。

第四节　朗汉斯细胞组织细胞增生症

朗汉斯细胞组织细胞增生症(Langerhans cell histiocytosis,LCH)是一组病因不明的朗汉斯细胞增生为主要病理改变的疾病。目前公认LCH是一组与免疫功能异常有关的反应性增生性疾病。

一、诊断要点

(一)临床表现

(1)勒—雪病(Litterer-Siwe disease,LS)多见于婴儿,1岁以后发病者减少。常见症状为皮疹和发热,肝、脾、淋巴结肿大,肺部浸润时出现咳嗽、气急,慢性难治性中耳炎,贫血、骨骼破坏等。

(2)韩—薛—柯病(Hand-Schiiler-Christian disease,HSC)高峰发病年龄3～5岁,典型三联征为尿崩症、突眼和颅骨缺损,也可伴皮疹、发热、贫血和肝、脾大等表现。

(3)骨嗜酸细胞肉芽肿(eosinophillic granuloma of bone,EGB)多见于4～7岁的儿童,一般为局限性单发或多发骨骼病变,可累及任何骨骼,但以四肢骨骼、脊柱和骨盆最多见。预后最好。

(二)实验室检查

1. 血常规

可有Hb降低、血小板减少。

2. 骨髓

有时可见病理性LC浸润。

(三)病理活检

皮疹活检和病灶活检是确诊本病的重要依据。1987年国际组织细胞协会协作组订出了病理诊断标准,具体如下。

1. 初诊

压片、皮肤活检、淋巴结、肿物穿刺或手术标本发现组织细胞浸润。

2. 诊断

初诊的基础上,且具下述4项指标的2项或2项以上。

(1)ATP酶阳性。

(2)S-100蛋白阳性。

(3)α-D-甘露糖酶阳性。

(4)花生凝集素结合试验阳性。

3. 确诊

电镜在病变细胞内发现 Birbeck 颗粒和(或)CD_{1a}抗原阳性。1987 年 Lavin 和 Osband 根据影响预后的三大因素,即发病年龄、受累器官数目及有无功能损害将本病分为 4 级,对指导治疗、判断预后有较大的意义。

4. X 线检查

骨骼 X 线片仍为诊断骨骼病变最好的检查手段之一。特征性表现为溶骨性骨质破坏。

5. MRI

对了解有尿崩症的 LCH 患者的下丘脑—垂体系统的病变十分有用。

6. 其他

限水试验和血、尿精氨酸加压素水平的测定,有助于尿崩症的诊断。

二、治疗原则

由于本病变化多样、轻重悬殊,治疗方案应根据临床分型和分级而定。

(一)药物治疗

由于化学药物等综合治疗措施进展,本症尤其是重症患者的预后大为改观。虽然本病不是恶性细胞浸润,但婴幼儿病情可进展。

1. 化学治疗

常用的药物有泼尼松、长春新碱、依托泊苷、环磷酰胺等。

方案①:泼尼松加长春新碱。可使多数Ⅰ级或Ⅱ级患者获得缓解;方案②:为方案①加环磷酰胺。此后可用巯嘌呤和甲氨蝶呤维持,或定期用原方案。近年来主张采用依托泊苷,该药对其他化疗药物耐药者效果明显。

2. 免疫治疗

病情严重的Ⅲ~Ⅳ级患儿,在化疗的同时,可加用胸腺素、环孢素,以改善免疫功能,减少化疗的不良反应。

(二)放射治疗

小剂量(4~6 Gy)局部照射可控制局限性损害,也适于病变广泛或病变部位不能手术者。

三、药物选择及作用机制

(一)抗肿瘤药物

1. 烷化剂

环磷酰胺在体外无活性,进入体内被肝或肿瘤内存在的过量的磷酰胺酶或磷酸酶水解,变为活化作用型的磷酰胺氮芥起作用。作用机制是与 DNA 发生交叉联结,抑制 DNA 合成,也可干扰 RNA 的功能,属细胞周期非特异性药物。本品抗瘤谱广,对多种肿瘤有抑制作用。

2. 抗代谢药

本类药物影响嘌呤核苷酸的生物合成,特异性地作用于 S 期细胞,干扰核酸(尤其是 DNA)的生物合成,阻止肿瘤细胞的分裂增生。常用药物有甲氨蝶呤、巯嘌呤。

3. 植物来源的抗肿瘤药及其衍生物

①长春新碱除作用于微管蛋白外,还可干扰蛋白质代谢及抑制 RNA 多聚酶的活性,并抑

制细胞膜类脂质的合成和氨基酸在细胞膜的转运。除作用于 M 期外，对 G_1 期也有作用。②依托泊苷为细胞周期特异性抗肿瘤药，可作用于 DNA 拓扑异构酶Ⅱ（topoⅡ），阻碍 topoⅡ对 DNA 的修复，导致 DNA 复制受阻，从而抑制肿瘤细胞的增生，主要作用于 S 期、G_2 期细胞，使细胞阻滞于 G_2 期。

(二)肾上腺皮质激素类药物

本类药物抗肿瘤作用是通过使淋巴细胞解体、淋巴组织的淋巴细胞减少，降低细胞膜的通透性，减少浆液渗出，常与其他抗肿瘤药物合用。常用药物有泼尼松。

(三)免疫调节药

1.胸腺素

通过调节机体内的细胞免疫、体液免疫，激活单核—巨噬细胞系统，增强自然杀伤细胞功能，最终增强机体抗病能力。

2.环孢素

环孢素为新型的 T 淋巴细胞调节药，能特异性地抑制辅助性 T 淋巴细胞的活性，但不抑制抑制性 T 淋巴细胞的活性，反而促进其增生；亦可抑制 B 淋巴细胞的活性，能选择性地抑制 T 淋巴细胞所分泌的白细胞介素-2、干扰素-γ，亦能抑制单核—巨噬细胞所分泌的白细胞介素-1；在明显抑制宿主细胞免疫的同时，对体液免疫亦有抑制作用。

第五节 血液系统疾病常见症状体征及护理

血液系统包括血液、骨髓、脾、淋巴结以及分散在全身各处的淋巴和单核—巨噬细胞系统。骨髓是出生后人体的主要造血器官，血细胞来源于骨髓内生成的造血干细胞，主要成分有红细胞、白细胞和血小板。血液系统的主要生理功能是结合与输送氧和二氧化碳，参与机体免疫和止、凝血。

血液系统疾病是指原发于和主要累及造血系统的疾病，包括红细胞疾病、粒细胞疾病、淋巴细胞和浆细胞疾病、单核细胞和巨噬细胞疾病、造血干细胞疾病、脾功能亢进、出血性及栓塞性疾病等。其共同特点多表现为骨髓、脾、淋巴结等器官的病理损害，周围血液细胞成分质和量的改变以及出凝血机制的障碍。血液系统疾病常见症状体征为贫血、出血和继发感染。

一、贫血

贫血是指单位容积外周血液中的血红蛋白浓度(Hb)、红细胞计数(RBC)和(或)血细胞比容(HCT)低于正常参考值下限，其中以血红蛋白浓度的降低最重要。我国成年人贫血的诊断标准是：男性 RBC$<4.0\times10^{12}$/L，Hb<120 g/L；成年女性（非妊娠）RBC$<3.5\times10^{12}$/L，Hb<110 g/L。贫血是许多原因或疾病引起的一个症状，而非独立的疾病。

(一)护理评估

1.致病因素

红细胞生成减少、红细胞破坏过多、失血是贫血的三大类常见原因。

(1)红细胞生成减少:是指各种原因所致的骨髓造血功能障碍和造血原料缺乏性贫血。如再生障碍性贫血、缺铁性贫血、巨幼细胞贫血。

(2)红细胞破坏过多:包括各种溶血性贫血。如遗传性球形细胞增多症、葡萄糖-6-磷酸脱氢酶缺乏、阵发性睡眠性血红蛋白尿、自身免疫性溶血性贫血等。

(3)失血:见于消化性溃疡、痔出血及月经量过多等急、慢性失血性贫血。

2.身体状况

贫血时由于红细胞和血红蛋白减少,血液携氧能力降低,致全身各组织和器官缺氧,可产生一系列临床表现。其症状的轻重取决于组织器官的缺氧程度及其对缺氧的代偿和适应能力,主要与贫血的程度、进展速度、患者年龄及伴随疾病等有关,贫血程度重或进展快、年老体弱或有心肺疾病者症状较严重。贫血主要临床表现为皮肤黏膜苍白和全身各系统缺氧。

(1)皮肤黏膜苍白:是贫血最直观的表现,以睑结膜、口唇、甲床等部位明显而可靠。

(2)全身各系统缺氧的表现:倦怠、乏力是贫血最早和最常见的症状。

神经系统表现:神经系统对缺氧最敏感,由于神经肌肉缺氧可致头晕、倦怠、乏力、耳鸣、记忆力减退、注意力不集中。

呼吸系统表现:中、重度贫血患者,血氧含量降低、二氧化碳含量增高可致呼吸增快。

循环系统表现:由于心脏代偿增强、循环加快而有活动后心悸,二尖瓣区或肺动脉瓣区可听到柔和的收缩期杂音,严重和长期贫血可引起心脏增大、心绞痛和心力衰竭。

消化系统表现:由于消化液分泌减少、胃肠功能紊乱,可出现食欲缺乏、胃肠胀气、腹泻或便秘等。

其他系统表现:由于肾脏和生殖系统缺氧可出现多尿、低比重尿、蛋白尿和肾功能障碍,女性月经不调,男性性功能减退。

(3)贫血的程度及类型:结合身体状况可判断贫血的程度及类型。

贫血的程度:主要依据血红蛋白测定和伴随的身体状况。

轻度贫血:血红蛋白低于正常参考值,但>90 g/L,无明显身心不适。

中度贫血:血红蛋白 60~90 g/L,可伴有心悸、气促、乏力等。

重度贫血:血红蛋白<60 g/L,各系统缺氧表现明显,甚至出现心绞痛、心力衰竭。

极重度贫血:血红蛋白<30 g/L,上述表现进一步加重。

3.心理—社会状况

长期贫血患者,因诸多身体不适而常有焦虑、烦躁或萎靡不振。

4.实验室及其他检查

血红蛋白测定和红细胞计数、血涂片染色观察红细胞形态和着色、网织红细胞计数、骨髓检查等是贫血常用的实验室检查,也是诊断贫血的主要依据。

(二)护理诊断及医护合作性问题

1.活动无耐力

活动无耐力与贫血引起的组织缺氧有关。

2.潜在并发症

贫血性心脏病。

3.知识缺乏

缺乏防病保健知识。

(三)护理措施

1. 病情观察

通过观察皮肤黏膜苍白的程度、血液检查结果的变化，了解贫血的进展和治疗效果。

2. 生活护理

(1)适当的休息与活动：充分的休息可减少氧的消耗，可根据患者贫血的程度及发生速度制订合理的休息与活动计划。活动量以患者不感到疲劳、不加重病情为度，待病情好转后逐渐增加活动量。血红蛋白低于 60 g/L，应以休息为主；重度贫血或贫血发生急骤、症状明显者应卧床休息。

(2)合理饮食：饮食宜高热量、高蛋白、高维生素、富于营养、易于消化。

缺铁性贫血患者宜多补充富含铁的食物，巨幼细胞贫血患者宜多补充富含叶酸和维生素 B_{12} 的食物。

(3)保持口腔、皮肤、会阴部清洁，防止因缺氧、抵抗力低下而致皮肤黏膜感染。

3. 药物治疗的护理

按医嘱应用各种抗贫血药物，注意观察药物不良反应。

4. 对症及特殊护理

对严重缺氧患者，应给予吸氧，对急性大失血患者应做好输血准备；如需骨髓移植，应做好相应护理。

5. 心理护理

向患者解释有关贫血的知识及注意事项，增强患者自我保健意识。

二、出血

血液系统疾病的出血多表现为身体各部位自发性出血或轻微损伤即出血不止。出血部位可遍及全身，以皮肤、牙龈、鼻出血多见，内脏出血也较常见，严重者可发生颅内出血而致死。

(一)护理评估

1. 致病因素

主要是由血小板减少、血管脆性增加、血液中凝血因子缺乏及抗凝物质增加所致，常见疾病有特发性血小板减少性紫癜、再生障碍性贫血、白血病、血友病等。

2. 身体状况

根据出血部位、出血量的大小不同，可有相应的临床表现。

(1)皮肤黏膜出血：多表现为淤点、紫癜及淤斑，也可有关节腔出血和软组织血肿。

(2)内脏出血：如消化道出血可有呕血、便血、头晕、乏力、心悸、出冷汗；泌尿系统出血主要为血尿；如突然出现头痛、呕吐、视物模糊、意识障碍，则提示有颅内出血的可能。如有内脏出血，应根据伴随的身体状况估计出血量，判断出血的程度。

轻度出血：估计出血量小于 500 mL。可表现为头晕、乏力、怕冷，脉搏及血压可随体位而改变，立位时血压下降、脉搏增快，卧位时基本正常。

中度出血：估计出血量在 500～10 000 mL。可出现眩晕、烦躁不安、心悸、尿少，并有焦虑、紧张的情绪反应，脉搏增快，血压下降，收缩压低于 90 mmHg。

重度出血：估计出血量在 1 500 mL 以上。可有烦躁不安、出汗、四肢厥冷、尿少或尿闭、意识障碍，脉搏细速弱，心率常在 120 次/分钟以上，血压明显下降，收缩压低于 75 mmHg。

3.心理—社会状况

大出血患者可出现焦虑、恐惧,而慢性出血患者因病情反复,易产生抑郁、悲观等心理。

4.实验室及其他检查

重点了解出血性疾病常用实验室检查,如血常规检查、血小板计数、出血时间测定、凝血时间测定、凝血酶原时间测定和骨髓检查有无异常。

(二)护理诊断及医护合作性问题

1.有损伤的危险

损伤的危险与血小板减少、凝血因子缺乏、血管壁异常有关。

2.恐惧

恐惧与反复出血或大量出血有关。

(三)护理措施

1.病情观察

主要观察出血部位与范围的变化、有无内脏出血和颅内出血。

2.生活护理

(1)适当休息,保证充足睡眠:血小板低于 $50\times10^9/L$ 时易出现自发性出血,应减少活动,严重出血不止者应卧床休息。

(2)合理饮食:饮食宜高热量、高蛋白、高维生素、易消化,宜进软食,不宜进食过硬或粗糙的食物。

(3)保持大便通畅,排便时不可用力过大,避免因腹压增高引起颅内出血。

(4)环境安静、温暖,保持皮肤清洁卫生,定期洗澡,不可用力揉搓皮肤。

3.出血的预防及护理

(1)出血的预防

保持床单平整,被褥、衣服松软,避免皮肤摩擦和肢体受压。勤剪指甲,以免抓伤皮肤。

减少患者的活动量,避免过度负重或创伤性运动。

尽量避免人为创伤,必须注射或穿刺时,应快速、准确,严格执行无菌操作,局部加压时间延长。注射或穿刺部位应交替更换,以防局部血肿形成。

指导患者勿用手挖鼻孔和用力擤鼻,鼻腔干燥使用棉签蘸少许液状石蜡或抗生素软膏轻轻涂擦,防止干裂出血。指导患者用软毛牙刷刷牙,忌用牙签剔牙,防止牙龈损伤。保持口腔清洁,定时使用氯己定或生理盐水漱口。

(2)出血的护理

协助止血:鼻出血、牙龈出血,可用明胶海绵或肾上腺素棉球填塞鼻腔或贴敷牙龈,加强鼻腔及口腔护理,避免感染;内脏出血,应根据出血部位安置患者于适宜体位,遵医嘱应用止血药物或使用器械止血,并做好相应护理。

大出血时,应迅速建立静脉通路,配血并做好输血准备及输血的护理。

颅内出血的护理如下。

1)立即去枕平卧,头偏向一侧,头部置冰袋或冰帽。

2)保持呼吸道通畅,随时吸出呕吐物或口腔分泌物。

3)高流量吸氧。

4)遵医嘱用药,降低颅内压。

5)观察并记录患者的生命体征、意识状态及瞳孔大小。

4.心理护理

解释出血原因,说明紧张、恐惧会加重出血。宽慰患者,分散其注意力,减轻或消除恐惧。

三、继发感染

(一)护理评估

1.致病因素

血液系统疾病患者继发感染多发生于再生障碍性贫血、白血病和淋巴瘤等患者,主要原因是由于白细胞质与量的改变,即成熟的粒细胞和淋巴细胞减少、白细胞的吞噬能力和免疫能力下降;其次,进食减少、营养失调、组织器官缺氧等均可致机体抵抗力降低,不能抵御病原体的侵袭而感染。

2.身体状况

常见感染部位为口腔黏膜、咽峡、肛门黏膜、尿道及皮肤等。感染以局部炎症多见,当机体抵抗力低下、侵入的致病菌量大且毒力极强时,可引起全身性感染,形成败血症。继发感染是再生障碍性贫血和白血病常见的死亡原因。

(1)发热:是感染最常见的症状,应注意生命体征,尤其是体温的变化及热型。败血症时常有体温骤然增高或降低、血压下降、脉搏增快、意识障碍、尿量减少等。

(2)疼痛:感染多伴有局部疼痛。应询问患者有无咽痛、胸痛、肛周疼痛及尿痛等。

(3)其他不适:因感染部位不同而表现出相应的躯体不适。

3.心理—社会状况

患者可因反复感染而忧心忡忡,或对发热及身体不适极度敏感。

4.实验室及其他检查

血常规、尿常规、胸部 X 线检查、感染部位分泌物或渗出物涂片、细菌培养与药敏试验等,有助于判断感染的部位、病原体种类并指导用药。

(二)护理诊断及医护合作性问题

1.有感染的危险

有感染的危险与正常粒细胞或淋巴细胞减少、免疫功能下降有关。

2.体温过高

体温过高与感染有关。

3.营养失调,低于机体需要量

营养失调,低于机体需要量与发热、疼痛、进食减少有关。

4.知识缺乏

缺乏有关预防感染的知识。

(三)护理措施

1.病情观察

询问和观察患者有无发热、寒战、咽痛、咳嗽、胸痛、肛周疼痛及膀胱刺激征等,判断感染有无扩散、治疗效果、有无药物不良反应等。

2.生活护理

严重感染或发热患者应减少活动量或卧床休息;选用高热量、高蛋白、高维生素饮食,以加强营养，提高机体免疫力；注意饮食卫生，禁食生、冷食物。

3.感染的预防及护理

(1)注意环境卫生，避免交叉感染：保持病室清洁、空气新鲜、温度适宜，定时开窗通风，定期紫外线照射消毒。

限制陪伴探视人数及次数，避免患者到人多拥挤、空气不流通的地方，避免与传染性疾病患者接触，防止交叉感染。

患者白细胞计数$<1\times10^9/L$、粒细胞绝对值$\leqslant0.5\times10^9/L$，应实行保护性隔离，宜将患者安排在特殊病房如超洁净单人病房或无菌层流室内。医护人员进入特殊病房前应先洗手，穿消毒过的工作衣裤和拖鞋，戴无菌帽及口鼻罩，接触患者时戴无菌手套；医护人员应定期做咽鼻拭子细菌培养，培养阳性或已患呼吸道感染者不得进入特殊病房。

(2)保持口腔、皮肤和肛周清洁卫生：进餐前后、睡前晨起用生理盐水、氯己定或多贝尔液漱口，应用软毛牙刷刷牙。

口腔黏膜有溃疡时，用维生素 E、甲紫等局部涂敷，有真菌感染时，用 25 g/L 制霉菌素溶液或碳酸氢钠液漱口。

定期洗澡更衣，保持床单清洁干燥，勤剪指甲，避免抓伤皮肤。

睡前便后用 1：50 000 高锰酸钾溶液坐浴，女性患者月经期应每天清洗会阴部。

(3)各项注射、穿刺、内置导管等，都应严格执行无菌操作。

(4)遵医嘱局部或全身使用抗生素，注意观察用药疗效及不良反应。

4.发热的护理

(1)观察体温变化及伴随症状，出现发热大多提示存在感染，应寻找感染灶和病原体。

(2)饮食宜高热量、高蛋白、高维生素、清淡易消化，鼓励患者多饮水，补充热量和水分。

(3)降低体温：高热患者可给予物理降温或遵医嘱药物降温，禁用酒精擦浴，以防局部血管扩张诱发或加重出血。降温过程中若患者出汗过多，应及时擦干皮肤，随时更换衣物，避免受凉。使用药物降温时还应注意观察血压变化，防止因大量出汗而引起周围循环衰竭。

5.心理护理

主动向患者及其家属讲解血液病易发生感染的原因及预防感染的方法，提高其对预防感染知识的理解，增强控制感染的信心。

第六节　缺铁性贫血患者的护理

缺铁性贫血是由于体内贮存铁缺乏，使血红蛋白合成减少所致的一种小细胞低色素性贫血，是贫血最常见的类型。缺铁性贫血可发生于各年龄组，以育龄妇女和婴幼儿的发病率最高。

据 WHO 报道，成年女性发病率为 20%，孕妇为 40%，儿童高达 50%，而成年男性仅为 1%。复旦大学上海医学院流行病学调查显示，我国缺铁性贫血的患病率：6 个月至 2 岁婴幼儿为 33.8%～45.7%，青少年为 9.84%，育龄妇女为 11.39%，妊娠 3 个月以上的妇女为19.28%。

一、护理评估

(一)致病因素

铁是人体生理过程中不可缺少的微量元素,铁的来源包括内源性和外源性2种。内源性铁来自衰老破坏的红细胞;外源性铁主要来源于食物。铁吸收的主要部位在十二指肠和空肠上段;吸收的主要形式是二价的亚铁离子。健康成人体内总铁量为3～4.5 g,其中65%参与合成血红蛋白,30%为贮存铁,5%左右为组织铁。正常情况下,体内铁的吸收和排泄维持动态平衡,人体一般不会缺铁,贮存铁很少被动用。只有在铁的需要量增加、铁的摄入不足及丢失过多的情况下,才会导致缺铁。

1.铁的需要量增加而摄入不足

正常成人每天铁的需要量为1～2 mg,育龄妇女、婴幼儿、青少年的需铁量增加,尤其是早产儿、孪生儿体内铁贮量明显不足更易缺铁。生理情况下,铁主要来源于食物,如长期食物中铁的含量不足,则使体内贮存铁缺乏而引起缺铁性贫血。

2.铁的吸收不良

胃大部切除及胃空肠吻合术后,由于食物迅速通过胃到达空肠而影响铁的吸收;萎缩性胃炎、胃全切术后,因胃酸缺乏不能使食物中的铁游离而导致铁的吸收不良;小肠黏膜病变、肠道功能紊乱等均可影响铁的吸收。

3.慢性失血

慢性失血是缺铁性贫血最常见的原因。反复多次小量出血可丧失大量的铁,使体内贮存铁逐渐消耗。消化道慢性失血如消化性溃疡、消化道肿瘤、食管—胃底静脉曲张出血、钩虫病、痔出血等是引起缺铁性贫血的常见病因,而女性则以月经量过多为常见。

铁是主要的造血原料,发育中的红细胞需要铁原卟啉和珠蛋白以合成血红蛋白,当体内贮存铁缺乏时,可因血红蛋白合成减少而致低色素性贫血;多种酶都需要铁,缺铁可致含铁酶的活性下降,影响细胞的氧化还原功能,造成多方面的功能紊乱,产生一系列临床表现。

(二)身体状况

缺铁性贫血多数起病缓慢,其临床表现与贫血的程度、进展的速度有关。

1.引起贫血的原发病表现

如消化性溃疡、肿瘤或痔疮等导致的黑便、血便或腹部不适;肠道寄生虫感染所致的腹部疼痛及大便性状改变;月经量过多、血红蛋白尿等。

2.贫血共有的表现

主要有皮肤黏膜苍白、头晕、乏力、耳鸣、眼花、心悸、活动后气促等,长期严重贫血可引起贫血性心脏病,出现心脏增大甚至心力衰竭。伴有冠状动脉硬化者可促发心绞痛,女性患者可有月经不调、闭经等。

3.组织缺铁的表现

因为铁质与指甲、毛发、黏膜等的营养有关,缺铁时,组织含铁酶及铁依赖酶的活性降低、营养障碍。可出现如下表现。

(1)皮肤、毛发干燥无光泽。

(2)指甲扁平、薄脆易裂,甚至呈勺状,亦称反甲。

(3)口角炎、舌炎、舌乳头萎缩,严重者吞咽困难。

(4)儿童青少年生长发育迟缓、体力及耐力下降、智商低、容易兴奋、注意力不集中,烦躁易怒或淡漠。

(5)少数患者有异食癖,喜食生米、泥土、石子等。

(三)心理—社会状况

由于缺乏有关缺铁性贫血的相关知识,患者可不同程度地存在焦虑和恐惧心理。

(四)实验室及其他检查

1.血常规

典型血常规为小细胞低色素性贫血,血红蛋白降低比红细胞减少更明显。血涂片可见红细胞体积较正常为小,形态不一,大小不等,染色浅淡,中心淡染区扩大。网织红细胞计数正常或略增多,白细胞计数正常或略减少;血小板计数高低不一,近期内有大出血者常偏高,婴儿及儿童多偏低。

2.骨髓象

骨髓增生活跃,以红系增生为主,中、晚幼红细胞数量增多,体积较小,核染色质致密,胞质少且偏蓝色,边缘不整齐,血红蛋白形成不良,呈"核老浆幼"现象;粒细胞系和巨核细胞系无明显变化;骨髓铁粒幼细胞减少或消失,为缺铁的可靠诊断依据。

3.生化检查

(1)血清铁测定:降低,常＜8.95 μmol/L(5 000 μg/L)。

(2)血清总铁结合力测定:增高,通常＞64.44 μmol/L(＞40 500 μg/L)。

(3)血清转铁蛋白饱和度测定:降低,常＜15%。

(4)血清铁蛋白测定:降低,常＜14 μg/L,是反映缺铁的较灵敏指标,该项检查也可用于人群铁缺乏症的筛检。

二、护理诊断及医护合作性问题

1.活动无耐力

活动无耐力与贫血及组织缺铁有关。

2.营养失调,低于机体需要量

营养失调,低于机体需要量,与铁的需要量增加而摄入铁的不足或吸收不良或丢失过多有关。

3.潜在并发症

贫血性心脏病,潜在药物不良反应。

4.焦虑

焦虑与记忆力减退、学习及工作能力下降有关。

5.知识缺乏

缺乏缺铁及补充铁的相关知识。

三、治疗及护理措施

(一)治疗要点

缺铁性贫血的治疗原则为治疗病因,补充铁剂,防止复发。

1. 病因治疗

积极寻找和治疗病因是纠正缺铁性贫血、防止复发的关键措施。

2. 补充铁剂

补充铁剂是治疗缺铁性贫血的重要措施，足量铁的补充可使血红蛋白恢复正常并补足体内铁贮存量。

(1)口服铁剂：铁剂的补充以口服铁剂为首选，因缺铁时肠黏膜对铁的吸收增加，口服给药安全方便，且能取得满意疗效。常用制剂为硫酸亚铁，0.9 g/d，分次服用；也可用富马酸亚铁、葡萄糖酸亚铁、10%枸橼酸铁胺、多糖铁复合物(力蜚能)、琥珀酸亚铁等口服。一般需要治疗2个月左右，血红蛋白才可恢复正常。贫血纠正后，仍应继续服用小剂量铁剂3～6个月，以补充铁贮备，防止复发。

(2)注射铁剂：对口服铁剂后胃肠反应严重无法耐受、严重消化道疾病铁剂吸收不良或口服铁剂后症状加重、急需迅速纠正缺铁如妊娠晚期的患者等，可考虑注射铁剂。常用右旋糖酐铁或山梨醇铁肌内注射。

因注射铁剂不通过肠黏膜屏障而直接入血，故必须精确计算注射剂量，以免过量导致铁中毒。有严重肝肾疾病及对铁过敏者禁用。

3. 其他疗法

增加食物中铁的供应，中药治疗，严重贫血者可适当输血。

(二)护理措施

1. 病情观察

主要监测患者原发病是否控制，致缺铁的病因是否去除；有无心悸、气促加重及心脏增大、心力衰竭等并发症出现；补铁后面色、口唇、甲床等颜色有无改善，自觉症状是否减轻，有无严重不良反应、能否耐受等。

2. 生活护理

(1)适当休息：充分的休息可减少氧的消耗，轻、中度贫血患者活动量以不感到疲劳、不加重症状为度，待病情好转后逐渐增加活动量。重度贫血伴显著缺氧者应卧床休息，协助患者取舒适卧位，妥善安排各种护理计划及治疗时间，使患者能充分休息，减少疲劳与体力消耗。指导患者在活动中自测脉搏，当脉搏超过100次/分钟时，应停止活动。

(2)合理饮食：饮食宜高热量、高蛋白、高维生素、易消化，尤其应富含铁。含铁量丰富的食物主要有瘦肉、动物血、动物肝、蛋黄、鱼、豆类、海带、木耳、香菇、紫菜、芝麻酱、黄豆及其制品、韭菜、芹菜、香蕉、核桃、大枣等。嘱患者养成均衡饮食的习惯，荤素搭配，不挑食不偏食，并注意烹饪方法；消化不良者应少量多餐，口腔炎或舌炎者避免进食过热或辛辣刺激性食物。

(3)注意个人卫生，防止感染：加强口腔护理，防止发生口角炎、舌炎。保持床单被褥衣服整洁舒适，避免皮肤摩擦及肢体受压而引起出血。

3. 铁剂治疗的护理

(1)应用口服铁剂的护理。

正确指导服用铁剂如下。

1)应向患者说明空腹时服用铁剂吸收较好，但对胃肠道有刺激性，有消化道疾病或有胃肠道反应者应于进餐时或餐后服用。

2)为减少铁剂对胃部的刺激反应，可从小剂量开始服用。

3)口服液体铁剂时需用吸管,避免牙齿染黑。

4)避免与牛奶、茶水、钙盐及镁盐同服,以免影响铁的吸收。

5)口服较大剂量维生素C能将食物中的三价铁转变成二价铁,促进铁剂吸收。

观察口服铁剂的反应:①口服铁剂对胃肠道有刺激性,易引起恶心、呕吐、上腹痛、腹泻或便秘。②口服铁剂期间,大便可呈黑色,是由于铁与肠道内硫化氢作用生成黑色的硫化铁所致,属正常现象,应事先与患者沟通,消除患者的顾虑。

判断铁剂疗效:铁剂治疗有效最早的表现是患者自觉症状好转,最早的血常规改变是网织红细胞上升。口服铁剂3～4 d或以后,网织红细胞计数开始上升,10 d达高峰;随后血红蛋白开始上升,2个月左右恢复正常。在此期间,应注意观察患者的面色、口唇、甲床等颜色有无改善,询问自觉症状如头晕、乏力、心悸等有无好转,定期检测血常规、血清铁等,以判断药物的疗效。

如治疗3周仍无治疗反应,应考虑检查及诊断是否准确、病因是否去除、是否按医嘱用药、护理是否得当等。

(2)应用注射铁剂的护理

遵医嘱严格掌握注射剂量,以免剂量过大致铁中毒。

1)正确选择注射部位和方法:宜深部肌内注射并经常更换注射部位,以促进吸收,避免硬结形成,必要时行局部热敷。由于药液溢出可引起皮肤染色,故注射时应避免药液外溢,并注意不要在皮肤暴露部位注射。

2)观察处理注射铁剂的不良反应:主要表现有局部肿痛、面色潮红、恶心、头痛、肌肉痛、腹痛、荨麻疹、低血压等,严重者可发生过敏性休克,注射时应备好肾上腺素以便急救。部分患者可出现尿频、尿急,应嘱其多饮水。

4.对症护理

贫血的护理参阅本章第一节;如患者出现心脏并发症或严重贫血需输血时,应做好相应护理。

5.心理护理

针对不同病因予以解释,并说明缺铁性贫血大多预后良好,去除病因及补充铁剂后多较快恢复正常,消除患者思想顾虑。

6.健康指导

(1)帮助患者及家属掌握本病的有关知识和护理方法,说明消除病因和坚持用药的重要性,使其主动配合。

(2)注意休息与营养,合理膳食,避免偏食;尤其对妊娠、哺乳期妇女和生长发育期儿童更应强调增加营养,多进食含铁丰富的食物;妊娠及哺乳期妇女可适当补充铁剂。

(3)遵医嘱规律用药,服药时避免同时食用影响铁剂吸收的食物。

(4)及时根治各种慢性出血性疾病。

第七节 再生障碍性贫血患者的护理

再生障碍性贫血简称再障，是由多种因素引起的、以造血干细胞数量减少和质的缺陷为主要特征的骨髓造血功能障碍。主要临床表现为全血细胞减少、进行性贫血、出血和感染。据国内21个省(市)自治区的调查统计，重型再生障碍性贫血发病率为0.14/10万人口，非重型再生障碍性贫血发病率为0.60/10万人口；各年龄组均可发病，但以青壮年多见，男性略高于女性。

一、护理评估

(一)致病因素

1.再障按病因是否明确

再障按病因是否明确可分为原发性和继发性再障，约50%以上的患者找不到明确的病因，称为原发性再障。继发性再障可能与下列因素有关。

(1)化学因素：包括各类可以引起骨髓抑制的药物和化学毒物。

药物：药物是再障最常见的发病因素。能引起再障的药物种类有很多，列示如下。

1)各种抗肿瘤药，如氮芥、阿糖胞苷、甲氨蝶呤、阿霉素、柔红霉素等。

2)抗菌药，如氯霉素、磺胺类。

3)抗癫痫药，如苯妥英钠、卡马西平、乙琥胺。

4)抗甲状腺药，如甲巯咪唑、甲(丙)硫氧嘧啶。

5)解热镇痛抗风湿药，如保泰松、安乃近、吲哚美辛、吡罗昔康。

6)其他，如西咪替丁、异烟肼、甲苯磺丁脲等。

化学毒物：主要有苯、有机砷、四氯化碳、杀虫剂等，其中苯与再障的关系较肯定。

(2)物理因素：各种电离辐射如X线、γ线及其他放射性物质等均可引起再障。

(3)生物因素：主要有风疹病毒、流感病毒、肝炎病毒及严重细菌感染，特别是丙型和乙型病毒性肝炎与再障的关系已较肯定，是病毒性肝炎严重并发症之一。

(4)免疫因素：部分再障可继发于系统性红斑狼疮、类风湿关节炎、胸腺瘤等。

(5)遗传因素：先天性再障多有家族史，大都伴有先天性畸形，与遗传有关。

(6)其他因素：慢性肾衰竭、阵发性睡眠性血红蛋白尿、严重甲状腺功能减退症等偶可引起再障。

2.发病机制

发病机制目前尚未完全阐明，可能的机制如下。

(1)造血干细胞异常(种子学说)：造血干细胞缺乏或缺陷是再障的主要发病机制。

(2)造血微环境异常(土壤学说)：与造血微环境损伤、正常造血干细胞不能增生分化有关。

(3)免疫调节异常(免疫学说)：异常免疫反应损伤造血干细胞。

上述因素终致骨髓造血干细胞再生、分化的能力减弱或消失，骨髓各造血细胞明显减少，引起外周血液全血细胞减少。

(二)身体状况

再障的主要临床表现有贫血、出血和感染，肝、脾、淋巴结多无肿大。根据患者的病情、血常规、骨髓象及预后，可分为重型再生障碍性贫血和非重型再生障碍性贫血。

1.重型再生障碍性贫血

重型再生障碍性贫血又称急性再障，起病急，进展快，早期主要表现为出血与感染，随着病程的进展出现贫血，且进行性加重。

(1)广泛而严重的出血：几乎所有的患者均有出血倾向，出血部位广泛，常见严重的皮肤、黏膜出血，如皮肤淤点、淤斑，牙龈出血、鼻腔出血；内脏出血常见，可有消化道出血、持续阴道出血或月经量过多等，甚至可发生颅内出血而危及生命。出血的主要原因是血小板减少。

(2)感染及发热：再障病程中患者几乎均有发热，系感染所致。感染的菌种以革兰阴性杆菌、金黄色葡萄球菌和真菌为主，常有呼吸道感染、肺部感染、皮肤感染，以呼吸道感染最常见；口咽部和肛门周围可发生坏死性溃疡。感染和出血互为因果，相互促进，使病情恶化，严重者可发生败血症。感染的主要原因是粒细胞数量减少。

(3)进行性加重的贫血：病初贫血常不明显，随着病程进展出现进行性贫血，伴明显的头晕、乏力、心悸等。贫血的主要原因是红细胞生成减少，其次是出血造成红细胞丢失过多。

急性再障少见而严重，治疗效果不佳，50%以上患者于病后数月至1年内死亡。颅内出血和败血症是急性再障患者的主要死亡原因。

2.非重型再生障碍性贫血

非重型再生障碍性贫血又称慢性再障，较多见，起病及进展较缓慢，以贫血为首发和主要表现，出血较轻，多局限于皮肤黏膜，内脏出血少见；较少出现感染发热，经恰当治疗可长期缓解或完全恢复。个别病例病情恶化，预后差，可发展为重型再障。

(三)心理—社会状况

再障患者多数病情较重，病情复杂。重型起病急、预后差，非重型病程迁延、反复发作，加之药物治疗过程中体形变化、输血或干细胞移植所需的高额医疗费用，均可使患者出现紧张、焦虑、自卑、抑郁，甚至悲观厌世的情绪；患者家属也会产生巨大的心理压力。

(四)实验室及其他检查

1.血常规

全血细胞减少，呈四少一多，红细胞计数、网织红细胞计数、白细胞计数、血小板计数均减少，白细胞分类淋巴细胞相对增多；重型较非重型全血细胞减少程度更为严重。贫血多呈正细胞正色素性。

2.骨髓象

重型增生低下或极度低下，粒系、红系、巨核系三系细胞增生受抑；造血细胞数量明显减少，巨核细胞和幼红细胞减少更甚，非造血细胞如浆细胞、淋巴细胞、组织嗜碱细胞增多。非重型骨髓增生减低或有灶性增生，即使有灶性增生但巨核细胞仍明显减少。

3.其他

骨髓活检造血组织减少，红髓脂肪变，重型最明显。骨髓放射性核素检查，放射性摄取减少甚至消失，可间接反映造血组织减少的程度和部位。

二、常见护理诊断及医护合作性问题

1.活动无耐力

活动无耐力与贫血有关。

2. 有皮肤完整性受损的危险

出血与血小板减少有关。

3. 有感染的危险

有感染的危险与粒细胞减少有关。

4. 预感性悲哀

预感性悲哀与治疗效果差及经济负担重有关。

5. 潜在并发症

颅内出血，药物治疗的不良反应、输血反应等。

6. 知识缺乏

缺乏防治再障的知识。

三、治疗及护理措施

（一）治疗要点

再障的治疗原则为去除病因，加强支持治疗，促进骨髓造血功能恢复。

1. 祛除病因

祛除或避免接触抑制骨髓造血功能的有害物质，避免使用抑制骨髓造血的药物。

2. 雄激素

雄激素是治疗非重型再障的首选药物。雄激素可直接刺激骨髓造血干细胞，促使其增生和分化，还可刺激肾脏产生更多的促红细胞生成素、巨噬细胞产生粒细胞—巨噬细胞集落刺激因子，促进红细胞和粒细胞的生成。雄激素必须在有一定量的造血干细胞基础上才能发挥作用，故对重型再障效果不佳。常用药物有司坦唑醇（康力龙）2～4 mg，口服，3 次/日；丙酸睾酮 100 mg/d，肌内注射。也可选用十一酸睾酮（安雄）和达那唑。疗程及剂量应根据治疗效果和不良反应调整，切忌突然停药和减量过快，以免导致病情复发。

3. 免疫抑制药

适用于年龄大于 40 岁或无合适供髓者的重型再障，常用药物有抗淋巴细胞球蛋白（ALG）或抗胸腺细胞球蛋白。

4. 骨髓移植与胎肝细胞输注

骨髓移植是指通过植入异体或自体骨髓重建造血功能，是造血干细胞移植的种类之一，是治疗造血干细胞缺陷所致再障的最佳方法。对于重型再障，年龄＜20 岁，有 HLA 配型相合的同种异基因供髓者，应尽早首选异基因骨髓移植，移植后长期无病存活率可达 60%～80%。胎肝细胞输注因免疫问题较少，可代替骨髓移植治疗急性再障。

5. 对症及支持疗法

（1）纠正贫血：血红蛋白低于 60 g/L 且患者对贫血耐受较差时，可考虑输浓缩红细胞。

（2）控制出血：一般出血可用各种止血药，如酚磺乙胺（止血敏）、卡巴克洛（安络血）、氨基己酸等和糖皮质激素，出血严重或有内脏出血者可输浓缩血小板。

（3）防治感染：有发热或感染征象者，应尽量查找病原体，做药敏试验，早期使用有效抗生素，以防感染扩散。

6. 其他疗法

使用改善骨髓微循环的药物如山莨菪碱等；非重型再障内科治疗无效或有免疫因素存在

者可行脾切除;中药治疗等。

(二)护理措施

1.病情观察

主要观察患者出血的部位、范围,有无颅内出血征象;监测生命体征,警惕败血症;观察治疗效果和各种治疗的不良反应。

2.生活护理

(1)根据病情制订活动计划,必要时卧床休息。

(2)饮食宜高热量、高蛋白、高维生素、易消化,以加强营养,提高机体免疫力。

(3)注意个人卫生和环境卫生,加强口腔、鼻咽部、皮肤和肛周护理;保持病室环境清洁,对白细胞明显减少或粒细胞缺乏者应行保护性隔离,加强室内消毒,有条件者住无菌层流室,防止交叉感染。

3.药物治疗的护理

(1)应用雄激素的护理。丙酸睾酮为油剂,不易吸收,注射处易形成硬结甚至发生无菌性坏死,故需深部缓慢分层肌内注射,需经常更换注射部位,必要时局部热敷。长期用药可出现痤疮、毛发增多、声音变粗、体重增加,女性闭经及男性化,肝功能损害等不良反应,应密切观察并向患者解释清楚,消除疑虑。应向患者说明雄激素治疗显效较慢,治疗2～3个月网织红细胞计数升高,治疗半年无网织红细胞计数及血红蛋白上升才视为无效,需坚持完成疗程。

(2)应用免疫抑制药的护理:用药期间给予保护性隔离,加强支持疗法,防止出血及感染加重;注意观察药物不良反应,如发热、荨麻疹、关节痛等。若有发生,应遵医嘱给予氢化可的松治疗。

4.对症护理

贫血、出血、感染的护理措施参阅本章第一节。

5.心理护理

与患者及其家属建立信任关系,了解患者的想法,同时鼓励患者与亲人、病友多交谈,争取社会支持系统的帮助,减少孤独感,正视现实,振作精神,增强康复的信心,积极配合治疗。

6.健康指导

(1)让患者明确本病治疗的长期性和艰巨性,注意营养和休息,增强体质。

(2)注意个人卫生,避免皮肤黏膜碰撞损伤,避免各种出血和感染。

(3)让患者及其家属了解本病的致病因素,避免接触能致本病的理化因素,不用对造血系统有损害的药物。

(4)遵医嘱按时用药,定期门诊复查血常规,随时了解病情变化。

第八节　特发性血小板减少性紫癜患者的护理

特发性血小板减少性紫癜(ITP)是一种免疫介导的血小板过度破坏所致的出血性疾病。主要表现为广泛的皮肤黏膜或内脏出血、血小板减少、骨髓巨核细胞发育成熟障碍。可分为急性型和慢性型，急性型多见于儿童，慢性型多见于成年人。

一、护理评估

（一）致病因素

病因尚未完全明了。一般认为与以下因素有关。

1. 感染因素

细菌或病毒感染与 ITP 患者的发生有关。约 80%的急性 ITP 患者发病前 2 周左右曾有上呼吸道感染史；慢性 ITP 患者常因感染而致病情加重。

2. 免疫因素

大多数 ITP 患者的血清中血小板相关免疫球蛋白增高。

3. 肝、脾及其他因素

肝脾的作用、遗传因素、雌激素等也能使血小板的破坏增多或抑制血小板生成。

（二）身体状况

1. 急性型

主要临床特点如下。

（1）多见于儿童，起病前 2 周左右多有呼吸道感染或其他病毒感染史。

（2）起病急，常有畏寒、发热。

（3）皮肤黏膜出血广泛而严重，全身皮肤紫癜、淤斑或有血肿形成，以下肢多见，鼻出血、牙龈出血、口腔黏膜出血常见，损伤或注射部位可渗血不止或形成大片淤斑。

当血小板低于$20\times10^9/L$时，可有内脏出血，如消化道、泌尿道、阴道等出血，颅内出血是致死的主要原因。

（4）病程多呈自限性，常在数周内恢复，很少复发。

2. 慢性型

主要见于中青年女性。起病缓慢，出血症状轻，多表现为皮肤淤点、淤斑，鼻出血、牙龈出血或月经量过多，可持续数周或数月，严重内脏出血少见。反复发作或病期较长者可有贫血和轻度脾大。

（三）心理—社会状况

患者可因出血范围大、内脏出血或皮肤紫癜慢性反复发作而产生紧张、焦虑、恐惧等不良情绪。

（四）实验室及其他检查

1. 血常规

主要为血小板计数减少，慢性型常在 $50\times10^9/L$ 左右，急性型减少更明显，常低于 $20\times10^9/L$，可有血小板形态异常。白细胞计数及分类多正常，严重出血者可有红细胞计数减少。

2. 骨髓象

巨核细胞数量增加或正常，幼稚型或颗粒型增多，成熟巨核细胞减少。

3. 其他

血小板相关免疫球蛋白增高，出血时间延长，血块收缩不良，毛细血管脆性试验阳性等。

二、护理诊断及医护合作性问题

1.有皮肤完整性受损的危险

出血与血小板减少有关。

2.潜在并发症

潜在药物不良反应。

3.恐惧

恐惧与随时有出血的危险有关。

4.知识缺乏

缺乏防治本病的知识。

三、治疗及护理措施

(一)治疗要点

本病的治疗原则是防止创伤,减少血小板的破坏,支持治疗及止血。

1.糖皮质激素

糖皮质激素为治疗本病的首选药物,可减少血小板抗体生成、抑制血小板破坏、降低毛细血管的通透性、刺激骨髓造血。常用泼尼松 30～60 mg/d,分次或顿服,用药至血小板接近正常后开始减量,疗程 3～6 个月。病情严重者可用地塞米松或甲泼尼龙短期静脉滴注,待病情好转后改泼尼松口服。

2.免疫抑制药

不宜作为首选药物,可用于糖皮质激素和脾切除治疗无效或疗效较差的患者。常用药物有长春新碱、环磷酰胺、硫唑嘌呤等,疗程一般为 4～6 周。

3.脾切除

脾切除能消除破坏血小板的场所,减少血小板抗体的产生。

4.输血

对出血严重、血小板明显减少及需紧急手术的患者,可酌情输浓缩血小板悬液,但不宜反复输注,以免产生同种抗体,引起血小板破坏加速。

5.其他疗法

静脉滴注丙种球蛋白,血浆置换,口服达那唑、六味地黄丸等。

(二)护理措施

1.病情观察

观察出血的部位及范围,有无颅内出血;在治疗中应观察有无药物不良反应的出现。

2.生活护理

血小板低于 20×10^9/L 时要卧床休息;依病情选用流质、半流质少渣饮食;避免便秘和剧烈咳嗽,以免诱发内脏出血。

3.药物治疗的护理

长期应用糖皮质激素可引起高血压、糖尿病、多毛等,且易合并感染,应向患者说明。

4.输血的护理

遵医嘱输血小板悬液时应做好相应护理。

5.出血的预防及护理

参阅本章第一节。

6.心理护理

给患者讲述本病的相关知识，使其能正确认识疾病，避免情绪紧张。

7.健康指导

避免外伤，防止出血；注意休息与营养，增强体质，注意保暖，预防感染发生；避免使用能引起血小板减少的药物；定期门诊复查，出现皮肤黏膜出血及时就医。

第九节　过敏性紫癜患者的护理

过敏性紫癜是一种常见的毛细血管变态反应引起的出血性疾病。主要临床表现为皮肤紫癜、黏膜出血，常伴有皮疹及血管神经性水肿、腹痛、关节炎和肾损害，血小板计数及凝血功能检查正常。本病多为自限性，好发于儿童及青少年，男性多于女性。

一、护理评估

(一)致病因素

1.感染

可由细菌、病毒及寄生虫等感染所致。在细菌感染中以溶血性链球菌感染最多见，病毒则可由风疹、麻疹、水痘病毒等感染引起；寄生虫感染以蛔虫最常见。

2.药物

如抗生素(青霉素、链霉素等)、磺胺类、解热镇痛药(水杨酸钠等)、异烟肼等。

3.食物

主要是鱼、虾、蟹、蛋、奶等异体蛋白致机体过敏。

4.其他

昆虫叮咬、花粉吸入、疫苗接种、寒冷、精神因素等。

上述因素通过速发型变态反应或免疫复合物型变态反应，损害小血管，发生广泛的毛细血管炎和小动脉炎，血管壁通透性和脆性增加，导致一系列出血表现。

(二)身体状况

起病可急可缓，春秋季节好发，多数患者发病前1～3周有上呼吸道感染史。常有低热、乏力、食欲缺乏等前驱症状。

皮肤紫癜常最先出现，但也可在腹痛、关节痛等之后出现。根据病变主要累及部位的不同，可有相应的临床表现。依症状体征的不同可分为以下几型。

1.单纯型(紫癜型)

单纯型是最常见的类型，主要表现为皮肤紫癜。多突然发生，以皮肤反复出现紫癜、淤斑为主要表现。多见于双下肢及臀部，常分批出现，对称性分布，大小不等，可同时伴有皮肤水肿、荨麻疹，经1～2周或以后逐渐消退，反复发生。

2.腹型

除皮肤紫癜外，主要表现为脐周或下腹部阵发性绞痛或持续性钝痛，可伴有恶心、呕吐、腹泻、便血。发作时可有腹部压痛及肠鸣音亢进，有的可诱发肠套叠，易误诊为外科急腹症。

3.关节型

关节型多见于青年，以关节肿胀、疼痛和功能障碍为主，多发生于膝、踝、肘、腕等大关节，呈游走性，反复发作。关节症状一般在数月内消失，不留后遗症。

4.肾型

肾型多见于儿童及少年，病情最为严重，常在紫癜发生1～2周或以后出现血尿、蛋白尿和管型尿等肾脏损害的表现，有的可出现水肿、高血压。病情多在数周内恢复，少数患者可发展为慢性肾炎或肾病综合征。

5.混合型

混合型具备2种或以上类型的临床表现者称为混合型。尚有少见类型，病例可累及中枢神经系统和呼吸系统，并出现相应症状。

(三)实验室及其他检查

血小板计数、出血时间、凝血时间、骨髓检查均正常；白细胞计数正常或增多，50%患者毛细血管脆性试验阳性；肾型患者可有尿检查异常。

二、护理诊断及医护合作性问题

1.有皮肤完整性受损的危险

出血与血管壁通透性和脆性增加有关。

2.腹痛、关节痛

腹痛、关节痛与腹型紫癜和关节型紫癜有关。

3.潜在并发症

消化道出血、肾功能损害。

4.知识缺乏

缺乏防治本病的知识。

三、治疗及护理措施

(一)治疗要点

1.病因治疗

寻找并消除过敏原，如积极控制感染，停用可能引起过敏的药物和食物。

2.抗组胺类药物

轻症病例可选用异丙嗪、氯苯那敏、苯海拉明、氯雷他定、特非那定等口服，也可选用10%葡萄糖酸钙静脉注射。

3.糖皮质激素

具有抑制抗原—抗体反应和降低毛细血管通透性的作用，对关节型、腹型和单纯型疗效较好，对肾型无效。常用泼尼松口服，症状缓解后逐渐减量。

重症患者可先用氢化可的松或地塞米松静脉滴注，待病情好转后再改为泼尼松口服，疗程一般不超过30 d。

4.免疫抑制药

肾型或对糖皮质激素疗效不佳者，可试用硫唑嘌呤、环磷酰胺等免疫抑制药。

5.对症治疗

腹痛较重者可用阿托品或山莨菪碱等解痉药；频繁腹泻有脱水者应补充水、电解质及维生素；酌情使用止血药。

（二）护理措施

1.病情观察

主要观察紫癜的部位及范围，有无腹型紫癜、关节型紫癜和肾型紫癜的发生；在治疗中应观察有无药物不良反应的出现。

2.生活护理

合理饮食，避免使用易引起过敏的食物；对关节肿痛明显者，应注意保护患病部位，置受累关节于合适位置，尽量减少活动，以减少疼痛、避免外伤。

3.药物治疗的护理

应用免疫抑制药应嘱患者多饮水，注意观察尿量及颜色改变。

4.出血的预防及护理

参阅本章第一节。

5.健康指导

（1）向患者介绍本病的有关知识，使其正确认识该疾病。

（2）注意休息和保暖，避免劳累、情绪波动及精神刺激；预防和控制感染。

（3）避免花粉吸入，防止昆虫叮咬，避免应用能引起过敏的药物，避免进食易致敏的食物。

第十节　白血病患者的护理

白血病是一类造血干细胞的恶性克隆性疾病，是因白血病细胞自我更新增强、增生失控、分化障碍、凋亡受阻而停滞在细胞发育的不同阶段。

其特征为骨髓和其他造血组织中白细胞大量增生累积，并浸润、破坏其他组织和器官；正常造血受抑制，红细胞、血小板生成减少。主要临床表现为贫血、出血、发热及肝、脾、淋巴结肿大等。白血病是儿童和青年最常见的恶性肿瘤，其发病率为2.76/10万，男性略高于女性。我国白血病的发生以急性者较多，成年人以急性粒细胞白血病多见，儿童以急性淋巴细胞白血病多见；慢性白血病随年龄的增长其发病率逐渐升高。白血病的预后较差，未经治疗的急性白血病患者生存期一般为3个月左右，但经过积极的综合治疗，多数患者可获得完全缓解，部分患者可长期存活。

一、护理评估

（一）致病因素

白血病的病因尚未完全明了，可能的致病因素如下。

1.病毒感染

已证实C型RNA病毒可引起动物白血病，人类T淋巴细胞病毒可引起成年人T细胞白血病。

2.电离辐射

电离辐射有致白血病的作用，其作用强弱与放射剂量及放射部位有关。

3.化学因素

能引起骨髓损伤的化学物质都可以诱发白血病，如苯及其衍生物、氯霉素、保泰松、抗肿瘤药物等。

4.遗传因素

有染色体畸变的人群白血病的发病率高于正常人。

5.其他因素

如系统性红斑狼疮易发生慢性淋巴细胞白血病，阵发性睡眠性血红蛋白尿可发展为急性白血病。

上述各种不同发病因素相互作用，使白血病细胞株形成，大量克隆和扩增的白血病细胞失去进一步分化成熟的能力而停滞在细胞发育的不同阶段，并使正常造血组织的细胞增生受抑。

(二)白血病的分类与分型

1.分类

(1)按病程及白血病细胞分化程度分类。

急性白血病：起病急、进展快、自然病程一般不超过6个月；骨髓检查白血病性原始细胞多在30%以上。

慢性白血病：起病缓慢，自然病程一般超过1年；骨髓检查白血病性原始细胞少于10%。

(2)按周围血常规分类。

白细胞增多性白血病：周围血白细胞计数显著增多，常超过$15\times10^9/L$，并出现幼稚细胞。白细胞不增多性白血病：周围血白细胞计数正常或减少，未见幼稚细胞。

(3)按细胞系列分类。

可分为粒细胞白血病、淋巴细胞白血病、单核细胞白血病及其他少见类型白血病如红白血病、巨核细胞白血病等。

2.分型

按白血病细胞的形态和生化特征分型。

(1)急性白血病：分为急性淋巴细胞白血病(简称急淋)、急性非淋巴细胞白血病(简称急非淋)两大类。

急淋白血病：分为L_1(原始和幼稚细胞以小细胞为主)、L_2(原始和幼稚细胞以大细胞为主，大小不一)和L_3(原始和幼稚细胞以大细胞为主，大小一致)3型。

急非淋白血病：共分为8型。

M_0(急性髓细胞白血病微分化型)、M_1(急性粒细胞白血病未分化型)、M_2(急性粒细胞白血病部分分化型)、M_3(急性早幼粒细胞白血病)、M_4(急性粒—单核细胞白血病)、M_5(急性单核细胞白血病)、M_6(红白血病)、M_7(急性巨核细胞白血病)。

(2)慢性白血病：分为慢性淋巴细胞白血病(简称慢淋白血病)、慢性粒细胞白血病(简称慢粒白血病)、慢性粒—单核细胞白血病。

（三）临床表现

1.急性白血病

主要表现为贫血、出血、发热、白血病细胞浸润组织和器官。起病急缓不一，急者多以高热或明显出血倾向就诊；缓者常为面色苍白、乏力、轻微出血或低热。

（1）贫血：常为首发症状，且进行性加重。贫血的原因主要是幼红细胞生成减少，其次是出血和溶血。

（2）出血：多数病例在病程中有不同程度的出血。出血可发生在全身各部位，以皮肤淤点或淤斑、鼻出血、牙龈出血、月经量过多的表现多见，颅内出血常为致死原因。出血的原因主要是血小板生成减少及功能障碍，其次是白血病细胞浸润破坏血管壁、凝血因子减少等。

（3）发热：为常见症状，发热程度不等，热型不定。发热的主要原因是继发感染，其次是代谢亢进。常见的感染有口腔炎、牙龈炎、咽峡炎、肛周炎、肾盂肾炎及肺部感染、皮肤感染等，严重者可因败血症致死。感染的原因主要是成熟粒细胞减少，机体免疫力减退。

（4）白血病细胞浸润组织和器官：白血病细胞可浸润各种组织和器官，并引起相应表现。

肝脾淋巴结肿大：以急淋白血病多见。

骨骼及关节疼痛：儿童多见，常有胸骨下段压痛，也可出现四肢骨关节疼痛；偶有粒细胞白血病形成的粒细胞肉瘤或绿色瘤累及骨膜，发生在眼眶部位者可引起眼球突出、复视或失明。

中枢神经系统白血病（CNS-L）：以急淋白血病最多见，尤其是儿童；可发生在疾病的各个时期，但以缓解期最常见。主要原因是多数化疗药物难以通过血—脑脊液屏障，不能有效杀灭脑膜及脑实质内的白血病细胞。主要表现为脑膜炎及颅内压增高，轻者无症状或仅有头痛，严重时可出现呕吐、颈项强直、抽搐、昏迷，但不发热。

其他表现：牙龈肿胀、皮肤结节、睾丸肿大等。

2.慢性白血病

国内以慢粒白血病多见，主要见于中年人；慢淋白血病少见，好发于50～60岁，女性多于男性。慢性白血病起病缓慢，早期常无任何症状，患者往往因健康检查或其他原因就诊时发现有脾大或血常规异常而确诊本病。主要临床表现为进行性消瘦、乏力及苍白，感染及出血倾向出现较晚。

（1）慢粒白血病：突出表现为进行性脾大，脾大可平脐甚至在脐以下，质地坚实、平滑、有切迹、无压痛，如脾脏发生梗死则有明显压痛并出现摩擦音。50%的患者可有轻度肝大，部分患者有胸骨中下段压痛。

（2）慢淋白血病：主要表现为淋巴结肿大，以颈部、锁骨上、腋窝、腹股沟等处淋巴结肿大为主，肿大的淋巴结质地中等，可移动，无压痛。部分患者可有轻至中度脾大和轻度肝大，胸骨压痛少见。

（3）慢性白血病急性变：慢性白血病至晚期可发生急性变，多数病例为急粒变，20%～30%为急淋变，偶可发生其他类型的急性变。急性变时，病情进展迅速，临床表现、血常规、骨髓象与急性白血病相似，但预后极差，如不积极治疗往往在数月内死亡。

（四）心理—社会状况

患者未确诊时，大多紧张焦虑；住院确诊后，由于难以接受现实、限制探视与社会隔绝、化学药物治疗的不良反应、治疗效果不佳或病情反复等，常感到恐惧、孤独、抑郁、悲观、绝望，甚至产生轻生念头。长期而沉重的精神和经济负担，对患者的家庭、家属均可造成严重影响。

(五)实验室及其他检查

1.血常规

(1)急性白血病:白细胞计数多少不定,一般在$(20\sim50)\times10^9/L$,分类检查可见不同数量的原始和(或)幼稚白细胞,一般占30%～90%。红细胞和血小板计数不同程度地减少,呈正常细胞性贫血。

(2)慢性白血病:白细胞计数早期即明显增多,晚期可达$100\times10^9/L$以上,分类检查可见各阶段细胞,但以接近成熟的白细胞为主,原始和早幼细胞之和不超过10%;红细胞和血小板计数早期正常,晚期可减少。

2.骨髓象

骨髓检查是确诊白血病及其类型的重要依据。

(1)急性白血病:骨髓增生明显活跃或极度活跃,主要是白血病性原始细胞,多超过30%。正常的幼红细胞和巨核细胞减少。

(2)慢性白血病:骨髓增生明显活跃或极度活跃,细胞分类与血常规相似。晚期可有红细胞及巨核细胞增生受抑。

3.其他

细胞化学染色有助于白血病细胞类型的区别;细胞免疫学检查有助于急淋白血病与急非淋白血病的鉴别;各型白血病血清尿酸排泄量增加。

二、护理诊断及医护合作性问题

1.活动无耐力

活动无耐力与贫血、发热及化疗有关。

2.预感性悲哀

预感性悲哀与患恶性肿瘤、治疗效果不佳、经济负担过重等有关。

3.有感染的危险

有感染的危险与成熟白细胞减少、免疫功能低下有关。

4.有皮肤完整性受损导致出血的危险

有皮肤完整性受损出血的危险与血小板减少、白血病细胞浸润有关。

5.体温过高

体温过高与感染、白血病引起代谢增高有关。

6.营养失调,低于机体需要量

营养失调,低于机体需要量与发热、代谢增高、口腔炎及化疗致消化道反应有关。

7.潜在并发症

化疗药物的毒性反应。

8.知识缺乏

缺乏防治本病的知识。

三、治疗及护理措施

(一)治疗要点

白血病的治疗原则是加强支持治疗,恰当选择化疗和骨髓移植,防治髓外白血病及其他并发症，提高缓解率，延长生存期，争取治愈。

1. 支持治疗

加强消毒隔离，选用有效抗生素防治感染；有严重贫血和出血时可输新鲜全血或血小板悬液及红细胞悬液。

2. 化学药物治疗（简称化疗）

化学药物治疗是目前主要的治疗措施，化疗的目的是达到完全缓解并延长生存期。

(1)急性白血病的化疗。

化疗原则：早期、联合、充分、间歇。

常用化疗方案：目前，急淋白血病化疗诱导缓解的基本方案是由长春新碱和泼尼松组成的VP方案，是儿童急淋白血病首选的治疗方案，完全缓解率可高达80%～90%。成年人急淋白血病化疗首选DVLP方案，即柔红霉素、长春新碱、门冬酰胺酶和泼尼松。急非淋白血病化疗常选DA方案，即柔红霉素和阿糖胞苷；也可选用HV方案，即三尖杉碱和阿糖胞苷，另有HAD方案可供选择。白血病的化疗分诱导缓解和缓解后治疗2个阶段，缓解后治疗的目的是争取患者长期无病生存和痊愈。

(2)慢性白血病的化疗：慢粒白血病化疗首选羟基脲，慢淋白血病化疗首选苯丁酸氮芥。

3. 中枢神经系统白血病的防治

由于化疗药物不易透过血—脑脊液屏障，应于缓解后鞘内注射甲氨蝶呤，亦可同时进行头颅和脊髓放射治疗。

4. 免疫治疗

有助于杀灭残存的白血病细胞，可酌情选用卡介苗、转移因子、左旋咪唑、白血病瘤苗等。

5. 造血干细胞移植

造血干细胞移植是白血病的有效治疗方法，同基因骨髓移植效果优于异基因骨髓移植。

(二)护理措施

1. 病情观察

观察患者有无体温升高、血压下降、脉搏细速弱、尿量减少等败血症表现；有无皮肤黏膜出血加重及头痛、意识障碍、瞳孔不等大等颅内出血表现；慢性白血病进程中有无急性变表现；化疗后注意观察有无头痛、呕吐、脑膜刺激征等中枢神经系统白血病表现。

2. 生活护理

(1)休息：休息可减少患者的体力消耗，也可防止外伤及出血等意外发生。病情轻或缓解期患者可适当休息，有明显感染、出血倾向、严重贫血的患者应卧床休息，有颅内出血倾向者应绝对卧床休息。

(2)饮食护理：给予高热量、高蛋白、高维生素、清淡易消化饮食以补充机体的热量消耗，保证每日充足的饮水量。

(3)清洁护理：保证病室空气新鲜，定时进行空气和地面消毒，避免或减少探视。保持口腔及皮肤清洁卫生，预防感染。于进餐前后、晨起和睡前用生理盐水或复方硼砂溶液（朵贝尔液）漱口，用软毛刷刷牙；定期洗澡更衣，勤剪指甲；女性患者注意会阴部清洁，经期应增加清洗次数；保持大便通畅，便后坐浴，预防肛周感染。

3. 化学药物治疗的护理

(1)化疗药物需新鲜配制，在0.5 h内用完，以免影响疗效。

(2)注意保护血管，由于化疗药物刺激性强，疗程长，要由远端至近端有次序地选择和保留静脉，每次更换注射部位。静脉穿刺应一针见血，穿刺时不扎止血带，不拍打静脉，不挤压皮肤，以避免皮下出血。

(3)防止药物外渗，减轻局部刺激。不宜选择最细静脉穿刺，静脉滴注速度宜缓慢，防止药物外渗。如有外渗，应立即停止滴注，并回抽 3～6 mL 血液，吸除部分药液，拔出针头更换注射部位。外渗局部冷敷后再用 25%硫酸镁湿敷，亦可用 0.5%普鲁卡因局部封闭。

(4)观察化疗药物的毒性反应，采取相应防护措施。化疗药物常见毒性反应有消化道反应、骨髓抑制、肝肾功能损害、脱发、局部刺激等。为减轻其毒性反应，宜在饭后睡前给药，控制静脉滴速，鼓励患者多饮水，避免一切不良刺激。要定期检查血常规、骨髓象、肝功能和尿沉渣，以便早期发现，及时处理。鞘内注射化疗药物后应去枕平卧 4～6 h，以免头痛。

4.对症护理

(1)发热的护理：监测体温变化及热型，卧床休息，补充热量和水分的消耗。高热患者可给予物理降温或遵医嘱药物降温，禁用酒精擦浴。保持皮肤、衣服、被褥床单清洁干燥，避免受凉。

(2)贫血、出血、感染的护理措施，参阅本章第一节。

(3)高尿酸血症的护理：大量白血病细胞破坏分解使血清和尿中尿酸浓度增高，可在肾小管内形成结石造成阻塞而引起尿酸性肾病，尤易发生在化疗期间，可引起少尿、无尿和肾衰竭。应鼓励患者多饮水，碱化尿液，必要时静脉补液并口服别嘌醇；对少尿或无尿者，应按急性肾衰竭进行处理。

5.心理护理

针对患者的性格特征和不同时期的心理反应，进行针对性心理疏导。帮助患者认识不良的心理状态对身体的康复不利，指导患者和家庭成员正确对待疾病，倾听患者诉说，关心照顾患者，帮助患者建立良好的生活方式，争取家属和社会系统的配合，做到精神上支持，生活上照顾，增强患者生存的信心。

6.健康指导

(1)向患者和家属介绍本病常见的致病因素，并尽量避免其损害。

(2)保持良好的生活方式和乐观的情绪，保证充足的休息和营养。

(3)嘱患者注意个人卫生，避免皮肤黏膜损伤，预防各种感染。

(4)认识本病治疗的长期性和艰巨性，指导患者按医嘱用药，定期门诊复查血常规，发现发热、出血等及时到医院就诊。

第十一节　骨髓增生异常综合征患者的护理

一、概述

骨髓增生异常综合征(myelodysplastic syndrome，MDS)是一种造血系统恶性疾病。分原发性和继发性，原发性多见于老年人，50 岁以上患者居多。由于骨髓造血细胞成熟障碍及无效造血，临床上除全血减少（或一、二系细胞减少）外，常伴出血及感染、贫血等表现，各种生血药物治疗效果不佳。

二、临床表现

（一）乏力、虚弱

半数以上患者起病隐匿，可无特殊症状，也可因贫血而仅感乏力和虚弱。

（二）发热

原因不明的发热占 10%～15%，多数为低热。仅少数起病急骤，有高热，有出血症状的占20%左右。

（三）脾大、淋巴结肿大

多数为轻度脾大，占 25%。

（四）感染、出血

本病发展成急性白血病后，病程短促，疗效很差。由于常伴有外周血细胞减少，临床出现贫血、感染和出血等表现。

（五）辅助检查

1. 血细胞形态学

血常规及骨髓象中血细胞形态和数量的异常变化是诊断的主要依据，90%的病例有不同程度的病态造血。

2. 骨髓活检

骨髓增生极度活跃或增生程度正常（80%以上），少数增生低下，增生程度为 20%～40%，较幼稚的粒系细胞增多及分布异常。骨髓增生越活跃、幼稚细胞越多，越支持 MDS 的诊断及越易转化为白血病。

3. 骨髓染色体检查

MDS 中有染色体异常的病例占半数以上，有染色体异常的病例较染色体正常的预后差。

4. 超微结构

幼红细胞中的线粒体内可见铁沉着，细胞核中可有核泡及核裂，粒细胞中可见嗜天青颗粒的大小不一，也可见到有增大的变形颗粒；血小板中的颗粒变形，巨核细胞中颗粒减少。

5. 免疫学检查

患者的抑制性 T 细胞增高，$CD4^{+}/CD8^{+}$ 比例下降。免疫球蛋白可增高或减低。

三、治疗原则

MDS 与其他恶性血液病有所不同，有可能进展至急性白血病阶段。因此，治疗的根本目标应该是控制疾病恶化进展的时间，防治疾病相关的并发症和改善生活质量。除骨髓移植可以使一小部分患者痊愈以外，目前还没有能够彻底根治 MDS 的方法。由于化疗对老年患者的毒性反应较大，因此对病情较稳定的患者主要采取支持疗法。对有严重贫血的病例，可给予定期输血，改善贫血。对血小板明显减少又伴有较重出血的，可输血小板悬液。对白细胞减少，合并革兰阴性细菌感染经抗生素治疗无效的，可静脉输注大剂量丙种球蛋白或使用粒—巨噬细胞集落刺激因子。对于高龄、不具备化疗和干细胞移植的 MDS 患者，尤其是对老年 MDS

患者可行氨磷汀治疗。

四、护理评估

了解各种辅助检查结果，血常规是否低于正常，骨髓象是否增生低下。患者是否接触有害物质，如苯类、放射线等；起病前数周至数月是否患过病毒性感染，如呼吸道感染、各型肝炎等；评估患者营养状况，有无体重下降等，有无活动后心悸、气短，有无头晕等，口腔、肛周黏膜的完好情况，是否有出血溃疡的发生；全身皮肤有无出血点及淤点、淤斑情况；了解患者发病的主要症状，是否经过治疗及所用药物，了解使用时间及疗效，用药后的不良反应。

五、护理要点及措施

(一)病情观察

观察患者活动后有无头晕、气促、乏力主诉，有无心跳加快、缺氧症状；注意患者皮肤黏膜的改变，有无淤点、淤斑以及出血部位；输血时注意有无发热、腰痛、寒战等溶血反应现象。有无血压降低、脉率增快等贫血加重现象。

(二)皮肤护理

老年贫血患者由于衰老和表皮血流量的相对减少，较易出现皮肤干燥、瘙痒症状，应注意保持皮肤表面的水分，增加室内空气湿度(＞60%)，避免室内温度过高(＜24 ℃)。为防止抓挠破损造成皮肤伤口感染，建议使用温水洗澡，每日早晚涂抹婴儿油按摩四肢及背部皮肤，避免使用有增白、抗皱等专项功能的护肤品，减少皮肤过敏反应。避免搔抓皮肤止痒，必要时可使用药物止痒，如炉甘石洗剂、止痒软膏等，以免挠破皮肤，增加感染机会。

(三)饮食护理

老年贫血患者容易发生食欲缺乏甚至厌食症状，应综合考虑营养保证、患者食欲和满足感三方面因素。既要满足患者热量需求，也要在心理上增加充实感。饮食要有营养、易消化，并照顾到老人的饮食习惯。

(1)应给予高热量、高蛋白、高维生素、易消化饮食，宜集中就餐，通过交流增进患者食欲。适当服用多潘立酮片等胃肠动力药物，可帮助食欲减低的患者增加进食量，促进消化，保证营养。

(2)缺铁性贫血患者可增加蛋黄、牛肉、肝、肾、豆类等富含铁剂的食物。巨幼细胞贫血患者则应多进食含维生素 B_{12} 和叶酸食品，如肝、肉类、蛋类、水果、新鲜蔬菜等。食欲减低者可少量多餐，于两餐之间加一次补血食疗汤。根据个人喜好采用红小豆、桂圆、瘦肉、猪肝、红糖等补血食物熬汤服用。

(3)老年人便秘较常见，每日要食用一定量的水果和蔬菜纤维。

(4)根据贫血患者易患口腔溃疡的特点，选择软纤维食物，如香蕉、草莓、西红柿或切成小片的水果，避免大块、硬的食物摩擦损伤口腔黏膜。

(四)心理护理

难治性贫血过去也被称为白血病前期，缺乏有效的根治疗法。通常家属会出于亲情和歉疚心理隐瞒患者的病情，并给予过度的照顾。老年难治性贫血患者尤其高龄患者，由于缺氧乏力，部分患者产生依赖心理，逐渐丧失自理能力，产生无用、无望和无助感，导致生活质量下降和家庭其他成员负担加重。护士应根据患者体力特点和配合程度，制订患者可接受的训练计划，采用鼓励、暗示、示范等方法帮助患者恢复进食、穿衣、洗漱、如厕等自理活动，使患者自信心增强，正性情绪增加。

（五）用药护理

(1)口服铁剂时，为减少对胃肠道的刺激，应在饭后服药，避免引起恶心、呕吐。服用铁剂的患者禁忌饮用浓茶，因茶中含有鞣酸，可使铁剂沉淀影响吸收效果。还应避免与牛奶同服，因牛奶中含磷较高，可影响铁的吸收。

(2)静脉注射铁剂时应注意防止药液外渗，避免药液刺激局部产生疼痛。肌内注射时应采取深部注射，不但可减少对局部的刺激，还有利于药液的吸收。

(3)严重贫血时患者可有吞咽困难，老年患者可能有服药困难，有发生呛咳、误吸的危险，可将大药片磨碎或掰碎服用。

（六）老年贫血患者的运动指导

(1)血红蛋白＜60 g/L 时，保证患者充分休息，减少能量消耗，间断低流量吸氧以改善缺氧症状；血红蛋白＞60 g/L 时，根据患者耐受情况，鼓励患者进行自理活动和轻度活动；血红蛋白＞80 g/L，鼓励患者恢复以往作息时间及运动习惯，如室内散步、打太极拳等。

(2)将常用的生活用品放在患者容易拿取的位置，根据需要提供便器，指导患者如何减少氧消耗的技巧、保存体力。如经常变换体位，饭后至少休息 1 h 后再开始活动。

六、健康教育

(1)教会患者认识活动过度时的体征，如憋喘、头晕等不适，出现这种情况时应减少活动，饭后至少休息 1 h 后再开始活动。

(2)嘱患者重视个人卫生，注意保持口鼻腔、会阴部皮肤黏膜的清洁和完整。早发现、早处理松动的牙齿，防止牙齿脱落掉入气管引发严重后果。每餐后及时清洗和调整义齿，避免误咽划伤食管或损伤胃肠道。

(3)指导患者缓解期保持良好的生活方式，生活要有规律，保证充足的休息和睡眠，每天睡眠时间保证 8～10 h。适当进行健身活动，如散步、慢跑、太极拳等，以提高抗病能力。

(4)告知患者保持体重的重要性，给患者提供补血食谱，在总热量控制的前提下鼓励患者少食多餐，增加体重。

(5)教育患者养成不剔牙、避免抠鼻腔的卫生习惯，为预防鼻腔黏膜干燥出血，可在睡前涂抹鱼肝油滴鼻剂。

(6)指导患者按医嘱用药，不使用对骨髓造血系统有损害的药物和含苯的染发剂。定期复查血常规，发现出血、发热及骨、关节疼痛要及时到医院检查。

第十二节 淋巴瘤患者的护理

一、概述

淋巴瘤(lymphoma)是原发于淋巴结或淋巴组织的肿瘤，可分为霍奇金淋巴病(Hodgkin

disease,HD)和非霍奇金淋巴瘤(no Hodgkin lymphoma,NHL)两大类。NHL 发病率一般随年龄增加,老年者升高更显著。

患者经过治疗,约 85%的人可能得到完全缓解,5 年的无病存活率约为 60%。淋巴瘤病因不清,病毒病因学说较受重视,近年来发现长期应用免疫抑制药者发生恶性肿瘤中有 1/3 为淋巴瘤。

二、临床表现

(一)淋巴结肿大

多以无痛性、进行性浅表淋巴结肿大为表现方式,如颈部及锁骨上淋巴结肿大,其次为下颌、腋下、腹股沟淋巴结肿大。

(二)全身症状

可有不规则、持续性或周期性发热、盗汗、乏力、消瘦(半年内体重减轻 10%以上),热退时大汗淋漓可为本病特征。可出现皮肤瘙痒、皮内结节和各种皮疹。也有咽部异物感、鼻塞、声音嘶哑和咽喉痛等。

(三)全身各组织器官受累

肝受累可引起肝大和肝区疼痛,少数可发生黄疸。胃肠道和肾损害以 NHL 为多见,出现腹痛、腹泻、肿块、肾肿大、高血压等。还可见肺实质浸润,胸腔积液,脑膜脊髓浸润,骨髓(胸、腰椎常见)侵犯。

(四)辅助检查

1. 血液和骨髓检查

有轻或中度贫血,少数白细胞轻度或明显增加,部分患者嗜酸粒细胞升高。骨髓涂片找到淋巴细胞是骨髓浸润的依据。

2. 化验检查

疾病活动期有血沉增速,血清乳酸脱氢酶活性增高,提示预后不良。

3. 病理学检查

进行淋巴细胞分化抗原的单抗测定淋巴细胞的免疫分型,以区分 B 细胞或 T 细胞的免疫表型,NHL 大部分为 B 细胞型。

三、治疗原则

因为老年患者往往伴有其他疾病,如心、脑血管疾病、糖尿病等,因此强有力的支持治疗十分重要。除少数局限性低度恶性淋巴瘤可采用局部放疗治愈外,大部分患者应采用以化疗为主的治疗手段,化疗后若仍有局限性病灶,可局部放疗,55 岁以上患者不宜进行造血干细胞移植。

四、护理评估

了解患者有无感染病史、免疫缺陷疾病、家族相关病史;了解淋巴结肿大程度、数量、部位、有无压痛;有无皮肤瘙痒,瘙痒程度;活动耐力;有无不明原因发热、发热程度、有无规律。评估患者的性格特征、对疾病的适应能力、承受能力、文化程度、经济状况、社会家庭支持情况等。

五、护理要点及措施

(一)病情观察

及时发现淋巴结肿大及疼痛的程度，有无压迫症状，如吞咽困难、鼻塞；观察生命体征变化，有无发热、畏寒、乏力、盗汗、消瘦、皮肤瘙痒、恶病质等。

(二)解释工作

治疗前做好解释工作，告诉其化疗及放疗中可能出现的不良反应，消除患者顾虑，取得配合，鼓励患者树立战胜疾病的信心。

(三)局部清洁干燥

淋巴结活检后保持穿刺点局部清洁干燥，观察有无渗血渗液，3 d 内不行淋浴。

(四)预防感染

保持病室环境清洁，定时通风换气，定期进行房间消毒；注意个人卫生，经常用温水洗澡并涂抹润肤油，保持床单位整洁，预防感染。

(五)饮食护理

鼓励进食高维生素、优质蛋白饮食，少量多餐，保持适当体重，避免体重下降过多。

(六)口腔护理

重视口腔卫生，嘱患者进食前后、晨起、睡前用 1：5 000 呋喃西林液漱口，并观察口腔黏膜有无异常、牙龈有无红肿；对口腔及咽喉部溃疡疼痛者，可进流食，若涎液分泌减少造成口舌干燥，可饮用柠檬汁等。

(七)灼痛、脱屑等护理

放疗皮肤局部如出现灼痛、脱屑，可给予 2%的薄荷淀粉或氢化可的松软膏外涂。如有刺痒、渗液、水疱可用冰片蛋清外涂，加压包扎，渗液吸收后暴露局部。

六、健康教育

(1)向患者及家属讲解淋巴瘤相关知识，使患者及其家属积极配合治疗护理工作，消除绝望、恐惧心理，树立治疗信心。

(2)鼓励患者合理营养，科学膳食，均衡营养，加强水、维生素补充，保持理想体重。

(3)嘱患者注意增减衣物，防止着凉感冒，避免去公共场合；适当锻炼，如散步、打太极拳、慢跑、做舒缓体操，增强体质，提高免疫力。

(4)指导患者按时服药，定期复查。

第十三节　多发性骨髓瘤患者的护理

一、概述

多发性骨髓瘤是一种恶性浆细胞性疾病，常浸润骨骼及软组织，产生 M 蛋白。多见于中老年人，男性略多于女性。其发病率占血液系统肿瘤的10%。近年来其发病率有增加趋势。目前病因不清，可能与遗传因素、慢性抗原刺激、电离辐射及病毒感染等因素有关。临床观察到患有慢性骨髓炎、胆囊炎、脓皮病等慢性炎症的患者较易发生多发性骨髓瘤。某些化学物质，如石棉、砷、杀虫剂、石油化学产品、塑料及橡胶类的长期接触可能诱发本病。

二、临床表现

主要有骨髓瘤细胞浸润和破坏骨骼及软组织所致的特征表现，包括骨痛、骨骼肿块和骨折、高血钙表现、神经系统症状及器官浸润表现。M蛋白增多所致的临床症状，包括感染、血液黏性过高综合征、出血倾向和肾功能损害。

(一)骨痛

骨痛为常见症状，50%～64%以骨痛为首发症状，80%患者在病程中有不同程度骨痛。以腰背部疼痛常见，其次为胸、肋骨等处。

主要由于骨髓瘤细胞浸润和破坏骨骼及软组织所致。

(二)贫血和出血

贫血为首发症状。贫血程度与疾病进程平行。由于血小板减少，患者表现出血倾向，如黏膜渗血、皮肤紫癜、晚期可有内脏出血。

(三)高黏滞综合征

由于大量M蛋白存在于血液循环中，使血液凝滞度增高，血流缓慢，微循环障碍，毛细血管渗透性增高。眼底视网膜静脉扩张呈袋状，伴有渗血和出血。患者可有头晕、视物模糊、手足麻木等症状。重者可出现意识障碍、昏迷、肾浓缩稀释功能不全等现象。

(四)高尿酸血症

由于骨髓瘤细胞核酸分解代谢增强，加之此病程中多种因素对肾脏影响，使血、尿中尿酸排泄障碍，致使血尿酸升高而出现高尿酸血症。临床表现为继发性痛风、尿路结石等症状。

(五)高钙血症

骨髓瘤细胞分泌大量破骨细胞活化因子导致骨质吸收和病变部位成骨细胞活化受抑制，致使局限性骨质吸收，钙进入血液，导致高钙血症。

(六)神经系统损害

神经系统损害的原因是多方面的，包括淀粉样变、肿瘤细胞浸润、高黏滞血症及病理性骨折所造成的机械性压迫等。

(七)肾脏损害

其发病原因与多种因素有关，包括高钙血症、高尿酸血症、高黏滞综合征、淀粉样变性、肿瘤细胞浸润等。

(八)反复感染

由于M蛋白缺乏免疫活性且无节制地产生，使正常免疫蛋白受到抑制而显著减少，致使患者发生反复感染。

(九)辅助检查

1. 血常规检查

该病患者均有不同程度正细胞、正色素性贫血。红细胞钱串状形成，红细胞沉降率增高。

2.骨髓改变

骨髓多呈增生性骨髓象，骨髓瘤细胞增生占有核细胞总数的10%～15%。多者可高达85%～90%。电子显微镜下，瘤细胞的突出特征是粗面内质网显著增多，扩张呈球形或囊状，并有胞体大，核浆比例增高，核仁明显，核不规则，高尔基体和线粒体发达，细胞质中出现包涵体等。

三、治疗原则

化学药物是多发性骨髓瘤的基本治疗方法。诱导缓解常用联合化疗。目前首选硼替佐米作为一线治疗方案。肾上腺糖皮质激素无直接杀伤肿瘤细胞作用，可缓解骨痛，改善贫血、出血，纠正高钙血症，故常和化疗合并应用。干扰素具有抑制细胞(包括肿瘤细胞)生长、抗病毒及调节免疫作用，是一种多功能细胞因子。肌内或皮下注射，每周3次，至少6周以上。部分患者有短暂发热、全身不适等反应。放射治疗能使肿块消失，解除局部疼痛。雄激素可刺激骨髓干细胞增生，改善贫血。老年多发性骨髓瘤患者常伴有一些其他疾病，如心脑血管病、糖尿病、肾功能损害等，支持治疗有重要意义。

四、护理评估

仔细询问患者就诊原因和主要症状，有无贫血、出血、感染、疼痛部位及程度；评估患者全身情况，注意患者意识状态、表情及营养状况；胸骨、肋骨、躯干骨及四肢关节有无压痛；皮肤黏膜、口腔等有无出血、溃疡及白斑等，咽部有无充血、化脓等。

五、护理要点及措施

(1)及早预防和发现自发性骨折现象，重视患者疼痛主诉。骨痛较重者可口服布洛芬、阿司匹林、塞来昔布等药，要注意有无出血倾向。

(2)保持环境整洁干净，减少容易引起受伤的物品和装置，地板要防滑，以防止因物品摆放零乱而造成损伤，引起骨折。

(3)找出影响疼痛加剧或减轻的因素，了解应用止痛药物起效时间、维持时间及药物不良反应，严格掌握运动量，根据疼痛的规律和最佳药敏时间用药。如果止痛药无效，应立即报告医生，改用其他方法。

(4)使用非药物性措施，缓解疼痛，如减少噪声和活动，保持室内光线柔和；保证足够的休息和睡眠及舒适的体位，利用看电视、听广播、音乐、放松疗法等转移患者对疼痛的注意力。

(5)观察药物疗效和不良反应，治疗期间指导患者每日饮水量大于2 000 mL，以促进尿钙、尿酸的排泄，防止肾衰竭。

(6)血钙高时给予静脉输入氯磷酸二钠或口服氯磷酸二钠胶囊降钙治疗。输入氯磷酸二钠可有脊柱及四肢疼痛或发热反应，类似感冒样症状，可给予新癀片、感冒清热冲剂等药物对症治疗，2～5 d症状消退。心功能差者要注意心电图改变，严重者可诱发心肌梗死。

(7)心理指导：注意观察患者的心理活动，从精神上给予安慰帮助，以取得患者的信任，消除不安情绪。对化疗药物不良反应较大的患者及化疗后脱发和皮肤色素沉着影响外观的患者，要向其说明停药后不良反应可消失，外貌可恢复正常，鼓励其积极配合治疗，共同完成治疗计划。

六、健康教育

(1)嘱患者保持膳食均衡,搭配营养合理。食用高钙、高热量、高维生素、低蛋白、刺激性小、易消化的食物,荤素兼顾,纠正偏食习惯,避免食用辛辣、带骨刺的食物。

(2)指导患者使用一些辅助器械活动,如拐杖、手杖、靠背架等,活动后应适当休息,如骨痛加重则停止运动,卧床休息。

(3)指导患者积极进行原有慢性疾病的治疗,定期随访。

第十四节　原发性血小板减少症患者的护理

一、概述

原发性血小板减少症指无明显外源性病因引起的血小板减少,又称免疫性血小板减少症。根据发病机制、诱发因素和病程分为急性型和慢性型。急性型多发生在病毒感染或上呼吸道感染的恢复期,如风疹、麻疹、腮腺炎等。慢性发病前常无前驱感染史,近年来,老年患者发病率有逐年升高趋势,部分是由于药物性,部分患者是注射流感疫苗诱发。

二、临床表现

(一)急性型

84%患者有呼吸道或其他病毒感染史,也可见于细菌感染者,因此秋冬季发病最多。起病急,可有发热、畏寒,突然发生广泛而严重的皮肤黏膜紫癜,甚至大片淤斑或血肿。皮肤淤点多为全身性,以下肢为多,分布均匀。黏膜出血多见于鼻、齿龈、口腔血疱。脾脏常不大。血小板显著减少。病程多为自限性。80%以上患者可自行缓解,一般病程4～6周。少数可迁延半年或数年以上转为慢性。

(二)慢性型

一般起病缓慢或隐匿,常表现为皮肤与黏膜出血。出血症状相对较轻,常呈持续性或反复发作。反复发作者,可持续数周或数月。皮肤可有紫癜和淤斑,四肢远侧端尤为多见。黏膜出血程度不一,以鼻及齿龈为主要表现,口腔和黏膜次之。老年患者出血严重程度明显高于年轻患者。本病在搔抓皮肤或外伤后,可发生皮肤淤斑。出血症状与血小板数量有关。当外周血小板计数$<20\times10^9$/L,可并发严重的出血症状。

三、治疗原则

糖皮质激素为本病的首选药物,治疗越早,完全缓解率愈高。脾切除是本病最有效治疗方法之一。切脾有效者,术后出血立即停止,术后24～48 h内血小板上升,10 d左右达高峰,50%～90%患者可获得完全和持续缓解,切脾无效或复发时,可再用激素治疗。免疫抑制药的疗程为4～6周,通常可与糖皮质激素合用。对老年原发性血小板减少性紫癜(ITP)患者,尤其是激素不敏感或不能耐受激素治疗,或同时有感染,或合并多脏器功能不全和系统性疾病的患者,可以试用氨磷汀治疗 4～6 个疗程,疗效较好。

四、护理评估

了解患者有无贫血、出血、感染、面色苍白、疲乏无力、活动后心悸气短、头晕、头痛等免疫力低下表现;注意患者的意识状态,若有头痛、呕吐伴意识改变多为颅内出血的表现。皮肤有无出血点或淤斑、淤点,有无鼻腔和牙龈出血;口唇、甲床是否苍白;有无口腔溃疡及白斑、咽部充血、肛周脓肿;了解患者治疗期间有无出现不良反应,如恶心、呕吐、脱发、口腔溃疡、过敏反应、出血和感染。

五、护理要点及措施

(1)做好出血的病情观察,评估有无出血的伴随症状,随时做好大出血的抢救准备。

1)准确评估出血程度。根据失血后的临床表现,结合实验室检查、呕血与便血量等进行综合评估。大便隐血试验阳性,提示出血量＞5 mL;出现黑便,一般出血量＞50 mL;胃内出血量达到 250～300 mL 时多引起呕血。

2)血小板轻度减少($(80\sim100)\times10^9/L$)大多不表现出自发性出血。血小板中度减少($(50\sim80)\times10^9/L$)可有轻度自发性出血,如皮肤黏膜出血点、创伤后出血不易止住。重度血小板减少($<50\times10^9/L$),则大多数会出现较明显的自发性出血,最常见的是皮肤紫癜。更严重者血小板减少($<20\times10^9/L$),可以出现颅内出血、消化道大出血等危及生命的并发症。

3)掌握严重大出血征象:患者卧床休息时头晕;心率＞120 次/分钟;收缩压＜90 mmHg;血液中红细胞数$<(2\sim3)\times10^{12}/L$,血红蛋白＜70 g/L,提示有大出血征象。急性大出血血容量减少时,首先出现的临床表现是心率加快,其次是血压下降,而红细胞数与血红蛋白量的变化一般须经 3～4 h 才出现。

4)对于长期低血小板状态者,结合出血部位与头部距离的远近来做出判断,出血部位离头部越近如口腔血疱、眼底出血等,则发生严重出血如颅内出血的可能性越大。

(2)病情较轻者要限制活动,避免受伤;症状严重者,应卧床休息。必要时应口服镇静药,以缓解不安与焦虑情绪。

(3)保持呼吸道通畅,防止窒息,呕血时头偏向一侧,及时清理口腔痰液及血液,严防呕吐物进入呼吸道。

(4)定时监测生命体征,注意观察并准确记录出入量。少尿、无尿均提示血容量不足,应及时输血或补液,但输血速度不宜过快,避免血压增高太快和增加出血。

(5)按计划使用和保护血管,尽量避免有创操作,穿刺后延长按压时间 7～10 min 至无渗血。

(6)注意口腔卫生,血小板低于 $50\times10^9/L$ 时禁止刷牙,可用呋喃西林液或制霉菌素液交替漱口,卧床患者行口腔护理。

(7)饮食护理

1)饮食定时,少量多餐,温度适宜,避免抽烟、酗酒、酸辣咸凉烫等食物对胃黏膜的刺激,减少胃液分泌。

2)注意选择无骨刺食物,避免咀嚼粗糙纤维食物,以免使口腔黏膜受损。

3)大出血期间应禁食,避免食物刺激胃肠道导致出血加重或再次出血。一般禁食 24～48 h,采用胃肠外营养的方式提供热能。一旦出血停止应尽早按清流食→流食→半流食的顺序从少到多逐渐恢复饮食。尽快恢复胃肠功能，避免胃肠功能失调及肠黏膜萎缩。

4)高龄患者容易出现腹泻，为减少胃肠蠕动，防止误吸可留置胃管，以鼻饲泵缓慢滴注。

(8)心理护理：应主动关心体贴患者，帮助患者分析出血原因和出血程度，解释正在和已进行的止血措施，指出积极的效果以帮助患者建立信心。对轻度出血的老年患者要加强自我保护意识，帮助其认识到通过采取正确的护理措施可避免出血的发生和加重。

(9)出血时的用药护理：多种扩血管药及消炎止痛药可加重出血，需谨慎使用。通常采用激素治疗，激素的不良反应在老年患者主要表现为兴奋、难以入眠、面部潮红、大便干燥、皮肤瘙痒等。可根据具体情况给予镇静、安眠药及通便药物，必要时行清洁灌肠。

六、健康教育

(1)指导患者坚持服药，定期随诊，告知糖皮质激素或免疫抑制药可能引起的不良反应，用药期间定期检查血压、尿糖、白细胞和血小板。

(2)指导患者预防感染和出血，防止皮肤黏膜损伤，避免接触有毒、有害化学物质及放射性物质，避免使用某些能影响血小板功能的药物如阿司匹林等。

(3)嘱患者缓解期注意锻炼身体，增强体质。血小板计数在 $50\times10^9/L$ 以下时，忌强体力活动，可适当做气功、散步，稳定病情，促进治愈。

(4)教育患者养成良好卫生习惯，不剔牙、抠鼻、揉眼，保持皮肤清洁。减少容易引起受伤的物品和装置，地板要防滑，以免患者受伤。衣着要柔软，宽大舒适，尤其不穿拖鞋和硬底鞋。

(5)嘱老年患者防止碰撞，减少甩腿、压腿动作，避免外伤。

(6)教育家属及陪伴人员双手平托患者腋下均匀用力帮助老人改换体位，避免拖、拉、拽上肢动作，应顺应老人自动改换体位。

第十五节　血栓性疾病患者的护理

一、概述

血栓是血液成分在流动血液中、血管或心脏内膜表面形成的一种凝块或沉淀物，它可发生在任何部位的血管内，并导致血流停止。在体内外，非循环内，形成的血细胞凝集块称为血块。血栓栓塞指新鲜或未完全机化的栓子发生部分或全部脱落而流入下流血管，产生部分或完全堵塞，称之为栓塞，血栓有大有小，有新有旧，有局部也有全身播散性；栓塞过程可发生在动脉或静脉，其发生原因与医源性因素或肌肉收缩等因素有关。

二、临床表现

血栓形成和栓塞的临床表现及后果取决于血栓的大小、堵塞的部位及受累脏器或组织的种类。

(1)动脉血栓形成的临床表现是血管梗阻的症状及体征，如血压升高、充血性心力衰竭、四肢远端苍白及发绀、血尿、少尿或无尿，受累器官或肢体受损、坏死。

(2)冠状动脉血栓可导致心绞痛、心肌梗死;颈动脉或脑动脉血栓形成或栓塞常表现为偏瘫、意识障碍。

(3)肾血管内微血栓形成可能损害肾小球,出现肾功能损害及蛋白尿;肾动脉栓塞以肾性高血压、血尿、少尿或无尿为主。

(4)肢体动脉血栓栓塞引起肢端疼痛、缺血性坏死。肢体深静脉血栓形成可能发生局部肿胀、疼痛、患肢无力、皮温升高,发生淋巴水肿。

(5)辅助检查

1)血管内皮细胞:内皮素-1(ET-1)是唯一由血管内皮细胞合成与分泌的内皮素,老年人ET-1的血浆水平较年轻人高,各种类型心绞痛和心肌梗死发作期、肺动脉高压、急慢性胃炎、支气管哮喘发作期和各种休克时,ET-1皆可升高。

2)超声波:双显性扫描检查是一种非创伤性的检查,是目前一种快速、精确的证实动脉、静脉闭塞的有价值的方法,能精确地识辨静脉血栓的解剖部位,还能测定静脉反流血量,对血管造影剂过敏不能进行血管造影者尤为适用。

3)CT或核磁共振:是诊断血栓定位准确率最高的检查,对确定脑部病变部位并区别于其他脑肿瘤、脑出血等疾病尤其高效。

三、治疗原则

主要为抗凝治疗和溶栓治疗。分为三大类,包括抗血小板药物、抗凝药物和溶栓药物。

(一)抗血小板药物

抗血小板药物又称血小板功能抑制药,目前研究较多、进展较快的主要有阿司匹林、吲哚美辛、氯吡格雷、噻氯匹定。

(二)抗凝治疗

常用药物是肝素和华法林。肝素是通过抗凝血酶、中和活化的凝血因子、延缓和阻止纤维蛋白形成,影响血小板聚集,增强血管对清蛋白及红细胞的通透性、降低血黏度、使血管内皮细胞表面的负电荷恢复正常,防止血管内皮细胞受损,间接防止血栓形成等发挥其抗凝作用。华法林主要是抑制肝脏合成具有活性的凝血因子以及抗凝因子蛋白,对已合成的凝血因子无直接作用,故在体外无抗凝作用。

(三)溶栓治疗

溶栓治疗是一组通过纤溶酶原转变为纤溶酶,使纤溶激活,将已形成的血栓溶解的药物。如链激酶、组织型纤溶酶原活化剂、尿激酶、重组组织型纤溶酶原激活物。

四、护理评估

了解患者一般情况、营养状况、既往健康状况,是否有家族史。

了解血常规、凝血指标等实验室及其他检查结果有无异常;患者是否接触有害物质,如苯类、放射线等。

评估患者有无活动后心悸、气短,有无头晕等,了解患者发病的主要症状,是否经过治疗,药物使用时间及疗效,用药后的不良反应。了解患者心理状态及社会状况:有无预感性悲哀、焦虑、沮丧和绝望、行为退缩等现象。

五、护理要点及措施

(一)急性期护理

患者应卧床休息。深部静脉血栓形成时,需绝对卧床 1～2 周,抬高患肢使之高于心脏水平,避免膝下垫枕或调节病床单纯抬高局部,以免阻碍静脉血液回流。

(二)戒烟

因为尼古丁使静脉收缩、减少静脉回流。

(三)药物护理

血栓浅静脉炎可予保泰松、吲哚美辛及阿司匹林治疗。这些药物有较严重的胃肠反应,宜饭后服用。

(四)溶栓治疗护理

深部血栓形成 3 d 内或有栓塞症状者应予溶栓治疗,治疗时应注意保护好静脉血管,按时用药。用药过程密切观察有无出血倾向,每日复查凝血时间。如保守治疗 48～72 h 无效,应行静脉血栓摘除术。

(五)病情观察

注意体温变化,必要时给予药物降温,降温 30 min 后复测体温,观察并记录降温效果。检查患者肢体是否有肿胀、炎症、深部肌肉压痛、皮肤发绀、静脉怒张等情况;观察患者有无栓塞症状,如呼吸困难、胸痛、低血压等,如有异常应立即报告医生,并做好抢救准备。

(六)排便护理

保持大便通畅,避免用力排便,以免增加下肢静脉压力及引起血栓脱落,必要时可予缓泻药。

(七)康复护理

帮助恢复期患者恢复体力,逐渐增加运动量,先在床上活动患肢,逐渐下地扶床锻炼,由易到难,由被动到主动。

(八)饮食护理

指导患者进食低脂饮食,防止过硬、过咸以及辛辣刺激性食物,以免损伤和刺激口腔黏膜。

六、健康教育

(1)教会患者观察患肢周径、皮肤色泽、温度、足背动脉搏动情况,以便了解治疗效果,观察有无出血倾向。

(2)嘱患者切忌用手按摩、拍打栓塞肢体,以免血栓脱落,造成脑梗死、肺动脉栓塞,禁止使用热水袋、热水泡患肢,防止烫伤。

(3)指导患者坚持服药,定期随诊,告知患者持续应用抗凝药物对预防血栓形成的重要意义,用药期间,做好必要的检查,包括肝脏功能、出凝血时间、白细胞和血小板、心肺功能检查。

(4)教育患者养成不剔牙、避免抠鼻腔的卫生习惯,预防感染和出血,防止皮肤黏膜损伤,避免接触有毒、有害化学物质及放射性物质。

(5)饮食指导:鼓励患者进食低脂肪、高纤维膳食,在饮食中少用油,禁止食用肥肉、蛋黄、动物脑等食物,多食纤维素、新鲜蔬菜、瓜果及黑木耳等降低血液黏稠度。

(6)指导患者缓解期保持良好的生活方式,生活要有规律,保证充足的休息和睡眠,每天睡眠时间保证 8～10 h。适当进行健身活动，以提高抗病能力。

(7)嘱患者重视个人卫生，保持口鼻腔、会阴部皮肤黏膜的清洁和完整。嘱患者进食前后、晨起、睡前用 1∶50 000 呋喃西林液漱口，并观察口腔黏膜有无异常、牙龈有无红肿；每餐后及时清洗和调整义齿，避免误咽划伤食道或损伤胃肠道。

第十六节　弥散性血管内凝血患者的护理

一、概述

弥散性血管内凝血(disseminated intravascular coagulation，DIC)是一种在多种疾病发展过程中的病理状态。是由致病因素激活凝血系统，导致全身微血栓形成，从而消耗了大量凝血因子和血小板，并继发纤溶亢进，造成全身出血、栓塞、微循环衰竭的临床综合征。引起 DIC 的病因很多，其中最常见的有感染性疾病、恶性肿瘤、产科意外、手术及创伤、内科与儿科疾病。由于老年人是恶性肿瘤的高发人群，又有多种病等特点，所用药物较多，易发生各种感染，因此弥散性血管内凝血在老年人群中较为常见。

二、临床表现

按起病缓急、症状轻重可分为急性与慢性两类，以急性为主，可在数小时至 1～2 d 发病，病情凶险，表现为严重广泛的出血，常伴短暂或持久的血压下降，可见于严重感染、羊水栓塞、溶血性输血反应、外科大手术后等情况。慢性型起病缓慢，病程较长，可持续几周以上，症状隐匿，以栓塞为主，症状可被原发的症状掩盖，早期出血不严重，可见于癌肿播散、死胎潴留、系统性红斑狼疮(SLE)等。DIC 的主要症状表现为出血、休克、栓塞、溶血 4 个方面。

(一)出血

急性型发生率占 84%～100%，慢性型不严重。在 DIC 早期可无出血症状，相反血液凝固性增高，静脉采血常出现针筒内血液凝固现象；在消耗性低凝血期尤其是伴继发性纤溶时，发生大量广泛的出血，出血可随原发病变而不同，皮肤出血呈一处或多处的大片淤斑或血肿，产科意外有大量的阴道流血，在手术中发生时，伤口可渗血不止或血不凝固。在局部注射的部位则有针孔持续渗血。严重的病例也可有胃肠、肺或泌尿道出血，颅内出血是致死的主要病因之一。特殊少见的暴发性紫癜多发生于感染，特别是儿童流行性脑膜炎的患者从皮肤紫癜可发展成界限清楚的紫黑色皮肤坏死及下肢坏疽，出血以两下肢及臀部为主。

(二)休克

DIC 的基础疾病和 DIC 本身都可诱发休克。急性型占 2%～83%，表现为一时性或持久性血压降低，原因如下。

(1)由于微循环障碍，回心血量减少。

(2)大量出血致血容量不足。

(3)DIC 的病理过程中激肽生成，补体激活，可致血管扩张，血管床增加，血流灌注更趋不足；此外血管通透性增加，血浆外渗，进一步降低血管内血容量。

(4)微循环障碍，血流淤滞，局部营养代谢障碍，引起小血管调节功能紊乱，小血管扩张。见于严重的病例，休克的程度与出血量不成比例，以革兰阴性杆菌败血症引起的DIC最常见，可与DIC形成恶性循环。是病情严重、预后不良的征兆。休克一旦发生后会加重DIC，引起器官功能障碍。

(三)微血管栓塞症状

微血管栓塞症状可发生于全身各脏器，器官内血管中有血栓时可伴有相应器官的缺血性功能障碍甚至功能衰竭，如肾(肾功能受累者占25%～67%)、肺、肾上腺和皮肤、肝(22%～57%DIC患者可因肝小血管血栓形成并发肝细胞功能障碍，伴黄疸)、脑(微栓子、大栓子、低血容量和脑出血等能引起非特异性神经症状，包括昏迷、谵妄、短暂灶性神经症状或脑膜炎样脑膜刺激症状)、胃肠道、胰及心脏等。在慢性的病例中比较明显，如恶性肿瘤中见到的Trousseau综合征，可见到临床有游走性血栓性静脉炎、血管瘤患者可伴有Kasabach-Merritt或卡-梅综合征。以肺部及肾脏最常见，肾脏有血栓时常有腰痛、血尿、蛋白尿、少尿甚至尿毒症及急性肾衰竭，肺栓塞可引起呼吸困难、发绀、呼吸窘迫综合征。脑组织受累可表现为神志模糊、嗜睡、昏迷；静脉受累可发生动静脉血栓栓塞的症状。

(四)溶血

溶血又称红细胞破碎综合征，引起的贫血也可称为微血管病性溶血性贫血，近年来认为内毒素、纤溶降解产物、D碎片可以通过激活补体—粒细胞—自由基途径损伤红细胞膜参与溶血过程。常较轻微，一般不容易觉察。

三、治疗原则

(一)对病因及原发病的治疗

治疗原发病是DIC治疗的一项根本措施，如积极控制感染、抗肿瘤治疗等。

(二)支持疗法

支持疗法与DIC同时存在的缺氧、血容量不足、低血压、休克等可影响治疗的结果，应当尽力加以纠正，提高疗效。如吸氧、输液、输血、补充血容量，解除血管痉挛，改善微循环，保证微循环灌流充足，维持血压以及纠正电解质酸碱平衡失调等支持疗法也是治疗DIC的重要措施。

(三)抗凝治疗

阻断血管内凝血的进行，终止DIC病理过程、减轻器官功能损伤。

(四)补充血小板

补充血小板及凝血因子。

(五)纤溶抑制药物

一般宜与抗凝药同时应用。

(六)溶栓疗法

主要用于DIC后期、脏器功能衰竭明显及上述治疗无效者。可使用尿激酶或t-PA。

(七)其他治疗

糖皮质激素不做常规应用，但下列情况予以考虑。

(1)基础疾病需糖皮质激素治疗者。

(2)感染致中毒性休克合并DIC已经抗感染治疗者。

(3)并发肾上腺皮质功能不全者。

四、护理评估

评估患者有无原发病(感染、休克、酸中毒),出血部位,有无诱因,是否合并内脏出血,出血的量,出血是否停止或继续,有无缺血、缺氧及组织坏死的表现。观察生命体征,体温、意识状态、皮肤出血点分布情况,伤口和注射部位有无渗血。

五、护理要点及措施

(一)病情观察

(1)出血时注意观察生命体征、意识状态,皮肤、黏膜出血范围,若有呕血、便血、咯血时要记出血量,并警惕脑出血。记出入量,注意观察原发病症状及体征。

(2)组织灌注不足时,注意观察意识、表情、皮肤色泽和肢端温度、脉搏、血压与脉压、尿量、中心静脉压、动脉血气等,并详细记录。

(3)栓塞时,观察皮肤有无点状或块状淤点,四肢末端有无发绀、疼痛。观察口腔黏膜、肛门及胃肠道等黏膜栓塞表现。观察有无腰背部疼痛、少尿、无尿或血尿。是否出现恶心、呕吐、意识障碍。观察患者有无肺血管栓塞、心脑血管栓塞等症状。

(二)出血的护理

给予肝素抗凝和预防低血压的药物,维持静脉输液,以防止血压降低后进一步减少末梢循环血量。

在肝素抗凝过程中,补充新鲜凝血因子并注意观察输血反应。

(1)绝对卧床休息,意识障碍者应采取保护性措施。

(2)减轻血压袖带或衣服的紧束,选择柔软的衣服。

(3)减少活动,当血小板$<20\times10^9/L$时,限制活动,避免外伤,以防出血。

(4)指导患者剪短指甲,以免抓破皮肤出血不止,保持皮肤清洁,定期用温水擦洗。

(5)鼓励患者注意休息:血红蛋白$<30\ g/L$应卧床休息,目的是减少机体耗氧量。指导患者学会改变体位的方法。

(6)牙龈出血时,可用冷水、冷盐水漱口,平时用棉签蘸水擦洗牙齿,不用牙签剔牙,也不用牙刷刷牙。出血停止后用软毛牙刷刷牙。

(三)饮食护理

(1)增加营养,供给足够的能量、蛋白质与维生素。

(2)贫血患者多进食富含铁的食物,如绿叶蔬菜、动物肝脏。

(3)有消化道出血者应酌情进冷流质饮食或暂禁食。

(4)昏迷者应予鼻饲,并注意做好鼻饲的常规护理。

(四)皮肤护理

(1)预防压疮,每小时翻身1次,有条件者用气垫床。

(2)做好尿、便失禁的护理,保持局部皮肤干燥、清洁,必要时导尿。

(3)抬高患处,避免受压而加重皮肤损害。必要时按医嘱给予微波或红外线治疗。

(五)心理护理

由于病情危重,症状较多,患者常有濒死感,此时心理状态不一,有的表现为高度紧张和恐惧,有的表现为烦躁不安或精神失常,有的表现为悲观失望、抑郁淡漠,甚至拒食和拒绝治疗。因此,护理上应针对上述心理进行解释,对患者只谈疾病良性转化规律。并列举抢救成功的范例,取得患者合作,保持心身安宁,增强战胜疾病的信心。

六、健康教育

(1)教育患者进食营养丰富、易于消化的流质或半流质饮食,避免生、冷、油炸及具有刺激性的食物,以免对消化道造成刺激,引起出血。

(2)指导患者规律作息,安全用药。学会观察抗凝药物不良反应的表现,如发热、脱发、过敏、血小板减少、出血等。

(3)指导家属掌握皮肤护理的注意事项,掌握翻身的方法。会阴部用温水清洗后,用干毛巾擦干,必要时涂爽身粉,以保持干燥,避免细菌滋生及局部破损。

(4)教育患者使用电动剃须刀,避免使用牙签剔牙,选用软牙刷或海绵棒清洁口腔。

(5)向家属及患者讲解保持伤口局部干燥清洁的重要性、刺激性药物输注时的注意事项。输注刺激性药物应严防外渗,以免引起局部组织炎症甚至坏死。

(6)告知患者定期门诊复查血常规,指导患者日常活动。

第七章 肾内科疾病

第一节 微小病变型肾病

一、概述

微小病变性肾病(minimal change nephropathy,MCN)又称为微小病变性肾小球病(minimal change glomerulopathy)。其光学显微镜(简称光镜)下肾小球结构大致正常,电子显微镜(简称电镜)下肾小球足细胞足突融合、消失。临床上表现为大量蛋白尿,大多数患者对糖皮质激素(glucocorticoid,GC)治疗敏感,常在呼吸道感染后发作。本病很少发展到终末期肾衰竭。

MCN 以儿童和青少年多见,占 10 岁以内儿童肾病综合征的 70%~90%,占成人肾病综合征的 10%~30%。MCN 发病率随年龄增加而降低,但到老年又略有上升;MCN 的总发病率约为 15/10 万。MCN 男女均可发病,儿童患者男性多于女性,约为 2∶1,成人男女性别发病概率相似。大部分儿童期发病患者,到青春期后病情完全缓解,部分儿童病例可持续发展,到成年逐渐演变为终末期肾衰竭。

(一)病因与发病机制

MCN 的发病机制仍不清楚,可能与机体免疫功能异常有关。有人认为异常的 T 淋巴细胞群所产生的循环肾小球毒性淋巴因子可引起 MCN。

1. 体液免疫

患者容易感染,部分原因是血浆中 IgG 和 IgA 下降。IgG 下降是由于尿中丢失 IgG 和 $CD4^+$ 淋巴细胞调节功能发生改变,导致 B 淋巴细胞的产生和成熟障碍所致。复发期间,血浆 IgG 和 IgA 下降,IgM 升高,而缓解期这些变化恢复正常。体外研究提示 MCN 患者的 B 淋巴细胞受抗原刺激后,抗体形成障碍。补体(complement,C)激活试验和免疫复合物在 MCN 的病理过程中并不起作用,MCN 容易感染与低补体血症有关。

2. 细胞免疫

MCN 对于普通抗原引起的皮肤迟发性变态反应性下降,当病情缓解后,机体对抗原的反应恢复正常,说明细胞免疫能力下降。研究表明,相对于缓解病例而言,复发期患者 T 淋巴细胞有激活现象,伴有白细胞介素-2 受体(interleukin-2 receptor,IL-2R)、CD69 和转铁蛋白受体表达上升,白细胞介素-1(IL-1)和白细胞介素-2(IL-2)的产物增加,总 T 淋巴细胞(total T lymphocyte,$Leu4a^+/DR^+$)及辅助性 T 淋巴细胞(helper T lymphocytes,$Leu3a^+CD4$)下降,而抑制性 T 淋巴细胞(suppressor T lymphocytes,$Leu2a/DR^+$)上升,也证明细胞免疫功能低下。激活的 T 淋巴细胞使肾小球的通透性增加与尿蛋白的发生有密切关系。在激素敏感的 MCN 患者,血中存在可溶性免疫抑制因子(soluble immunosuppressive factore,SIRS),而激素抵抗的患者体内缺乏这种因子。SIRS 由 $CD8^+$ 细胞产生,相对分子质量为 100 000~150 000,能抑制 T 淋巴细胞对抗原的反应和 B 淋巴细胞介导的免疫球蛋白的产生,对体液免疫和细胞免疫均有抑制作用。激素治疗可以抑制 SIRS 的产生,从而恢复被抑制的体液免疫和细胞免疫。

3. 其他体液因子

中性粒细胞受刺激后能产生血管通透因子(vascular permeability factor,VPF),VPF 能增加肾小球基底膜的通透性,引起蛋白尿和足细胞的足突融合。

(二)肾组织病理

1. 光镜

肾小球看不到明显病变。肾小球毛细血管腔可扩大,但无细胞增生。反复发作病例可有系膜细胞增生及系膜基质增加。偶见个别失用的肾小球,但不伴明显的肾小管萎缩。肾小管上皮细胞内可见双折光的脂肪滴,近曲小管上皮细胞可见空泡样改变。

2. 免疫荧光检查

典型的 MCN 肾小球内各种免疫球蛋白及补体均阴性。部分病例可有少量 IgG、IgM 和补体 3(C_3)在系膜区沉积。这种免疫球蛋白局灶性沉积多为继发于蛋白尿的非特异性滞留肾小管上皮细胞内可见白细胞阳性的重吸收颗粒。

3. 电镜

电镜下可见肾小球脏层上皮细胞(足细胞)肿胀,足突失去原有的散在栅形而融合成片状,甚至足突消失,这是本病唯一的典型肾小球病理改变。这种改变是蛋白质大量自肾小球滤出造成的。足突融合程度与尿蛋白排泄程度不一定平行。扁平化的足突内有时可见较为致密的微丝聚集。肾小管上皮细胞内可见蛋白重吸收颗粒和空泡变性。肾小球无电子致密物沉积。

二、临床表现及诊断

(一)症状体征

1. 水肿

水肿发病多急骤,常以水肿为最初表现,50%的患者有前期感染,部分患者有过敏病史。常表现为肾病综合征,约 1/3 成人病例伴有镜下血尿,血容量过低时可引起急性肾衰竭。水肿常为第一临床表现,早期见于颜面和脚,继续发展可出现全身水肿,严重时可出现浆膜腔积液(阴囊水肿、胸腔积液、腹腔积液、心包积液)。出现大量腹腔积液、胸腔积液时,可有呼吸困难,甚至心力衰竭。

2. 大量蛋白尿

多为高选择性清蛋白尿,尿蛋白可多达 10 g/24 h。尿圆盘电泳检查呈选择性清蛋白条带。

3. 低蛋白血症

血浆清蛋白常明显下降,个别患者可低于 10 g/L,低蛋白血症与尿蛋白丢失量密切相关,两者此消彼长。血清蛋白电泳可见清蛋白及 γ-球蛋白下降,α_1 球蛋白正常或轻度增高,而 α_2-球蛋白及 β-球蛋白增高。免疫球蛋白 IgG、IgA 下降,IgM、IgE 增加。由于血浆蛋白不同成分量的变化加上血脂的改变,患者红细胞沉降率(erythrocyte sedimentation rate,ESR;简称血沉)明显加速。

另外,低蛋白血症可伴发血钙降低,血浆清蛋白每降低 10 g/L,血钙则降低8 mg/L,但很少出现低钙抽搐症状,且不伴低血磷。

4.高脂血症

MCN患者可出现脂质代谢紊乱，血浆胆固醇及甘油三酯明显升高，血清可呈乳糜色。伴随高脂血症的患者往往有脂质尿。可出现假性低血钠。

5.血压

严重的低蛋白血症患者，循环血容量降低，患者可出现直立性低血压，心率增快、脉搏细弱。若患者肾素—血管紧张素活性显著增加，也可出现高血压。

6.血尿

部分患者(20%～30%)可出现镜下血尿，多为一过性，罕见肉眼血尿。

(二)并发症

1.电解质紊乱

不适宜的利尿和禁盐可出现低钠或低钾血症。

2.感染

由于免疫球蛋白的丢失和免疫抑制剂的使用，患者抵抗力显著下降，以并发各种感染，包括细菌、病毒、原虫等，感染部位以呼吸道、泌尿道、消化道、皮肤多见，严重的感染可导致患者死亡。

3.血栓形成

血浆清蛋白低于20 g/L的患者，可形成静脉血栓，深部静脉血栓轻者往往无症状，严重者可导致相应肢体迅速肿胀、相应器官功能衰竭。若静脉血栓脱落，可顺血流到肺，引起肺栓塞，肺栓塞轻者无症状，重者可迅速致死。

4.高脂血症

由于肝脏代偿性合成脂蛋白增多，几乎所有该病患者都有高脂血症。严重的高脂血症除了对血管内皮有损伤外，也会影响本病的治疗效果。

5.肾功能损伤

高度水肿和严重血容量不足者，由于肾内尿素循环的增加及机体蛋白分解代谢的增加，肾间质水肿压迫肾小管，尿蛋白管型阻塞肾小管等原因，可出现肾前性氮质血症甚至急性肾衰竭，表现为少尿、无尿、尿钠减少、四肢厥冷、血压下降、脉压小、血细胞比容上升等。

6.肾小管损害

大量尿蛋白致肾小管萎缩和间质纤维化，尤以近曲小管功能障碍为主，表现为低钾血症、肾性糖尿、氨基酸尿、肾小管酸中毒等。

(三)诊断

患者具有大量蛋白尿(≥3.5 g/24 h)、低清蛋白血症(≤30 g/L)，则可诊断肾病综合征。再根据肾活检病理检查，光镜下无特殊改变，免疫荧光检查阴性，电镜下有显著足突病变，即可以确诊微小病变性肾病。

三、治疗

本病治疗的关键是糖皮质激素。

(一)一般治疗

发作期应卧床休息，防止感染，进食易消化饮食，适当限盐，应控制脂肪的摄入量，对于使用激素后食欲特别好的患者，应适当限制摄入量。

(二)利尿治疗

对于水肿明显的患者，可适当应用利尿药，常用氢氯噻嗪(双氢克尿噻)25～50 mg，2～3 次/d，可加用保钾利尿药，如螺内酯(安体舒通)20 mg，2～3 次/d。若利尿效果不好，可改用呋塞米(速尿)20～60 mg/d，最好先用低分子右旋糖酐或清蛋白扩容后再静脉注射呋塞米，可连续 7～10 d 但利尿不宜过猛，每天体重下降速度不要超过 0.5 kg，否则可能诱发深部静脉血栓形成。清蛋白的使用指征有 3 条：①高度水肿，利尿效果不好；②高度水肿，利尿效果好，但利尿后出现头晕、眼花、心动过速等重要器官缺血的表现；③短期内出现血肌酐上升，怀疑肾缺血所致者。

(三)糖皮质激素

绝大多数微小病变肾病患者应用糖皮质激素治疗有效，但易复发。为了减少复发，基本原则是首量足、减量慢、疗程长，具体方法是：①首量足，常用药物为泼尼松(强的松)1 mg/(kg·d)，早上顿服，儿童可用到 1.2～1.5 mg/(kg·d)，在计算剂量时应扣除患者体内过多的水(因水肿而增加的体重)，最大剂量不宜超过 80 mg/d，该剂量用到尿蛋白转阴后 4 周(最短不得少于 6 周)开始减量，如果尿蛋白不转阴，应延长到 12 周，若仍无效应快速减量；②减药慢，对于激素有效的患者，每 4 周减 5 mg/d，减到维持量后再维持 3 个月；若激素无效或者有严重不良反应，则首次减去 50%，以后每周减 5 mg/d，不维持；③疗程长，对于激素有效的患者，激素总疗程应在 1～2 年，维持量是个变量，对于不同患者，所需的维持量不同；在减量的过程中，严密观察患者减量后的尿蛋白，当减量后尿蛋白又出现时，上个剂量即为该患者的维持量；对于维持量大于 20 mg/d 的患者，应加用其他免疫抑制剂，以替代激素的作用，然后再摸索着减少激素用量。为了减少激素的不良反应，在使用激素的同时，应加用制酸剂和活性维生素 D_3。

(四)其他免疫抑制剂

环磷酰胺(cyclophosphamide，CYC)、苯丁酸氮芥等烷化剂可诱导复发性肾病获得较长时间或完全缓解，但有明显不良反应，如白细胞减少、脱发、肠胃道反应、出血性膀胱炎、性腺损害、抵抗力降低、诱发肿瘤等。环孢素 A(cyclosporine A，CsA)、他克莫司为钙调蛋白酶抑制剂，最早用于肾移植抗排异，也适用于激素依赖型和激素抵抗型肾病综合征患者，可根据患者具体情况慎重选用；一般成人环孢素 A 用量为 3～5 mg/(kg·d)，控制血药谷浓度在 50～100 μg/L；成人他克莫司用量 1～2 mg/d，控制血药谷浓度在 4～5 μg/L。

(五)抗凝治疗

西药包括双嘧达莫(潘生丁)、华法林、氢氯吡格雷、肝素、低分子肝素等，可根据患者情况选用。具有活血化瘀功能的中成药也可选用。

第二节　局灶节段性肾小球硬化

一、概述

局灶节段性肾小球硬化(focal segmental glomerulosclerosis，FSGS)是病理形态学诊断名

词。FSGS表现为部分(局灶)肾小球和(或)肾小球部分毛细血管袢(节段)发生硬化性病变。病变首先累及肾皮质深层的髓旁肾小球;早期就可以出现明显的肾小管—间质病变。蛋白尿、肾病综合征是其突出的临床表现。

本病对各种治疗的反应均较差,疾病呈慢性进行性过程,最终发生慢性肾衰竭。本病见于任何年龄,儿童及青少年多见。平均发病年龄为21岁,男女之比为2.2∶1。儿童FSGS占原发性肾脏疾病的7%～15%,成人原发性肾病综合征患者中15%～20%为FSGS。FSGS存在种族差异,黑色人种多发。

(一)病因与发病机制

遗传性FSGS有常染色体隐性遗传和显性遗传两种方式。前者相对常见,由位于染色体lq25-31内的编码足细胞膜上足蛋白(podocin)基因——NPHS2突变所致。足蛋白由383个氨基酸组成,位于足细胞裂隙附近的细胞膜上,与足突裂膜上的肾病蛋白(nephrin)相连。而肾病蛋白是裂隙膜上的重要功能蛋白,其病变可引发肾病水平蛋白尿,其基因NPHS1的突变见于先天性肾病综合征芬兰型。因此推断,足蛋白的病变可能通过影响肾病蛋白的功能来致病。FSGS患者在接受肾移植手术后可以复发;将肾移植术后复发FSGS患者的血清注射入大鼠体内能诱导蛋白尿,提示患者体内存在某种因子参与FSGS的发病机制。在各致病因素作用下,肾小球内固有细胞产生大量的细胞因子,造成细胞外基质产生增多、血浆渗出,进而使毛细血管袢塌陷、闭塞,硬化逐渐形成。在这一过程中,肾小球脏层上皮细胞——足细胞,是主要的参与细胞。FSGS逐渐进展、恶化,最终发展到终末期肾病

(二)肾组织病理

1.光镜

肾小球病变呈局灶性(仅累及部分肾小球)、节段性(受累肾小球的部分节段小叶硬化)分布是本病特征性的病变。各个肾小球的病变程度轻重不一,节段性硬化的范围亦不相同,一般肾皮质深层髓质旁肾单位的肾小球节段硬化出现最早,也最明显。硬化处组织高碘酸希夫染色(periodic acid-Schiffstain,PAS)强阳性,嗜银,受损肾小球毛细血管袢的内皮下和塌陷的毛细血管袢可见透明样变的物质,即所谓的“透明滴”。节段硬化的肾小球内可见泡沫细胞(单核巨细胞吞噬低密度脂蛋白形成),并可见节段袢与邻近的囊壁粘连。炎性细胞常聚集在节段硬化处。未硬化的肾小球病变轻微或呈弥散性系膜基质增生改变。硬化肾小球比例较高时,相对完好的肾小球体积代偿性增大。FSGS患者足细胞病变突出,光镜下足细胞病变包括足细胞肿胀、增生、胞质内含空泡和蛋白质小滴、节段外周袢足细胞附着减少等。

2.免疫荧光检查

IgM、C_3、C1q呈不规则颗粒状、团块状或结节状在节段硬化的肾小球毛细血管袢沉积,少见IgG沉积。未硬化的肾小球通常阴性,或在系膜区见IgM、C_3沉积,偶尔在节段血管袢沉积。肾小球足细胞和肾小管上皮细胞胞质可有非特异性免疫球蛋白和(或)补体阳性。如果肾小球系膜区弥散颗粒状的IgG、IgA阳性,同时电镜观察肾小球系膜区电子致密物沉积,要注意排除继发性FSGS。

3.电镜

肾小球上皮细胞呈广泛的足突融合,这种融合病变不仅见于光镜下有节段硬化的肾小球,也出现于基本正常的肾小球。此外,可见系膜基质(基膜样物质)增多,系膜区、系膜旁区偶尔内皮下可见细颗粒状电子致密物沉积,肾小球节段硬化处肾小球基底膜(glomerular basement membrane,GBM)扭曲、增厚,毛细血管袢闭锁、塌陷,有时节段袢分层;病变后期,硬化处无细胞结构,进展为非特异性瘢痕并与囊壁粘连。

二、临床表现及诊断

(一)临床表现

大多数特发性 FSGS 起病隐匿,多表现为肾病综合征。成人 FSGS 可表现为无症状性蛋白尿,多伴有镜下血尿(占 2/3 左右),少数可有肉眼血尿。疾病早期就出现血压升高、肾小管功能受损,多数患者在病程中逐渐缓慢发生慢性肾衰竭。

(二)诊断

本病的确诊有赖于肾活检病理诊断,由于 FSGS 是局灶、节段性病变,当肾活检取材不佳,尤其未取到皮髓质交界组织时,可能误诊。若肾小球病变与肾小管间质病变程度不符,肾小管萎缩、间质纤维化突出,或肾小球体积大小不一,或对糖皮质激素治疗反应差的肾病综合征,或有高血压、血尿及肾功能损害时,即使未见到硬化的肾小球,仍应考虑本病,必要时需行重复肾活检。以下几点有助于 FSGS 诊断:①早期出现高血压和肾功能损害;②镜下血尿发生率高;③多数 FSGS 患者为非选择性蛋白尿;④肾小管功能受损,尿中 N-乙酰-β-D-氨基葡萄糖苷酶(N-acetyl-β-D-glucosaminidase,NAG)、维生素 A(视黄醇)结合蛋白(retinol-binding protein,RBP)、尿溶菌酶水平升高,尿渗透压降低;⑤血清 IgG 水平升高;⑥对激素治疗反应差。在确诊为 FSGS 后,需排除各种继发性 FSGS 的可能性。

三、治疗

(一)对症治疗

对症治疗包括抗凝、抗血栓形成、降血压、降血脂、降蛋白尿、营养维护与支持疗法。

(二)主要治疗方案

1. 糖皮质激素

以泼尼松为例,首剂量 1 mg/(kg · d),晨顿服,使用 12～16 周,治疗有效者,逐渐减至维持量,总疗程 1.5～2.0 年(具体减量方法参见微小病变性肾病);足量使用 16 周激素无效者,快速减量和撤出激素,不用激素维持,改用其他免疫抑制剂。

2. 免疫抑制剂

环磷酰胺 2 mg/(kg · d)口服,与激素联合使用或单用;也可使用静脉滴注(注意保护血管,若漏出,可导致局部组织坏死),每次 0.6 g,每 2 周 1 次;无论是口服或静脉滴注,总量控制在 8～10 g,也有报道用到 16 g,使用过程中应注意保护肝脏,对于性发育阶段的患者,应尽量避免使用。环孢素 A 因降低肾小球滤过率(glomerular filtration rate,GFR),易引起高血压和肾毒性,不适合 FSGS 的治疗。他克莫司和吗替麦考酚酯(mycophenolate mofetil,MMF;也称霉酚酸酯、骁悉)用于治疗激素抵抗的 FSGS 患者,有个案报道有效,可以试用。雷公藤多苷片在 FSGS 患者的治疗中有其独特的作用,不仅可用于尿检缓解后的维持治疗,巩固疗效,减少复发;对激素抵抗患者,或有激素禁忌的患者,雷公藤多苷片也可用于诱导缓解。

3. 血管紧张素转化酶抑制剂或血管紧张素Ⅱ受体拮抗剂

在理论上和实践中治疗 FSGS 都获得良好的效果,其机制是:①减缓肾小球硬化的进展速度;②降低发生肾功能不全的危险性;③降低尿蛋白,减少尿蛋白＞45％;④降低血压,避免高血压带来肾脏进一步损害。

4. 降脂治疗

脂质代谢异常参与本病的发病过程，降脂治疗可干预 FSGS 病程，达到延缓肾小球硬化和疾病进展之目的。

5. 抗凝、抗血栓

改变肾小球局部高凝状态，可能影响凝血机制介导的肾小球硬化，从而减缓本病进展，同时对肾病综合征患者的血栓栓塞性并发症有防治作用。

6. 血浆置换和免疫吸附

有报道在应用免疫抑制剂的同时，采用血浆置换能有效缓解那些治疗反应差、快速进展至终末期肾衰竭、肾移植后复发的青年 FSGS 患者（可能与循环因子相关）的临床症状，停止血浆置换再次复发者，重复血浆置换治疗仍能使病情改善。

难治性 FSGS 患者亦可采用葡萄球菌蛋白 A 免疫吸附柱进行免疫吸附治疗。FSGS 患者在接受肾移植后短期内即可复发，复发率高达 50%～100%，FSGS 的复发可能与体内循环因子相关。

第三节 膜性肾病

一、概述

膜性肾病（membranous nephropathy，MN）是导致成人肾病综合征的常见病因之一，国外报道 MN 占成人原发肾病综合征的 30%～50%，国内为 10%～15%。多见于 30 岁以上患者，大多数患者以肾病综合征起病，约 20%的患者表现为无症状性蛋白尿。在成人，男∶女为 1.5∶1.0。儿童 MN 只占其原发肾病综合征的 2%。

（一）病因与发病机制

膜性肾病按发病原因可分为特发性和继发性膜性肾病。特发性膜性肾病的发病机制尚未完全阐明，可能是一种针对正常肾小球上皮细胞膜上的抗原成分而产生的自体抗体介导了肾小球损害，在基底膜的上皮细胞侧形成典型的免疫复合物沉着，沉着的免疫复合物激活补体，产生 C5b-9 补体膜攻击复合物，后者导致基底膜的电荷屏障和分子屏障损害，引起蛋白尿，漏出的蛋白以及增多的细胞因子刺激导致基底膜细胞外基质成分产生增多、降解减少，基底膜增厚。一般不伴肾小球固有细胞增生和局部炎症反应，如有，则需排除继发性膜性肾病可能。膜性肾病肾小球基底膜（GBM）上皮侧免疫沉积物的形成有 3 种可能。①肾小球足细胞表面分子作为抗原，触发机体免疫反应，致原位（in situ）免疫复合物形成。②外源性抗原（相对分子质量小，带正电荷）种植在上皮侧，致原位免疫复合物形成。③循环免疫复合物在肾小球毛细血管内解离，穿过 GBM，再在上皮侧形成免疫沉积物。继发性膜性肾病可见于乙型肝炎病毒相关性肾炎（简称乙肝肾炎）、狼疮性肾炎、肿瘤等所致，除了基底膜的病变外，多有系膜细胞增生、炎症细胞浸润和系膜基质增多。

(二)肾组织病理

1. 光镜

肾小球毛细血管袢基底膜病变是膜性肾病的特征性改变。肾小球无增生性和炎症渗出性病变,肾小球毛细血管袢基本正常。随着病程的进展,肾小球体积增大,毛细血管袢外观呈僵硬状,一般无细胞增生及细胞浸润。PASM 及 Masson 染色显示上皮侧嗜复红物沉积,沉积物间可见基底膜反应性增生,向外延伸而形成钉突。部分基底膜可出现空泡状改变,而肾小球系膜区和内皮下无嗜复红物沉积。如果出现,则高度提示继发性膜性病变(如狼疮性肾炎),随疾病进展,可发生肾小管萎缩和间质纤维化,间质可见泡沫细胞。晚期可出现系膜区增宽、节段性细胞增生;也可表现为肾小球毛细血管袢节段塌陷、废弃,甚至整个肾小球毁损。由于膜性肾病起病年龄多为中老年,因此常见动脉透明变性和弹力层分层。如早期就存在肾小管和间质病变,应注意除外继发性膜性肾病。

2. 免疫荧光检查

IgG 沿 GBM 呈颗粒状、弥散性沉积,是膜性肾病特征性的免疫病理表现,在膜性肾病的诊断中具有重要意义。在个别早期病例或免疫复合物已进入消散期的患者,IgG 的沉积可以是节段、不连续的。大部分患者伴 C_3 沉积,少数病例尚可见 IgM 和 IgA 沉积。若发现 C_4、C1q 沉积要注意除外继发性因素的存在。

3. 电镜

电镜检查不仅能明确免疫沉积物的部位,还能观察基底膜病变的范围和程度。Ⅰ期:上皮侧电子致密物较小,呈散在性分布,基底膜结构完整。Ⅱ期:上皮侧电子致密物增多,基底膜样物质增生,向上皮侧突起形成钉突。Ⅲ期:基底膜样物质进一步包绕电子致密物至膜内,基底膜明显增厚,出现不规则分层。Ⅳ期:基底膜内电子致密物开始吸收,出现电子透亮区,基底膜呈虫蚀样改变。如果在系膜区和内皮下见电子致密物,应注意继发性病因的存在。

二、临床表现及诊断

(一)临床表现

大多数患者以肾病综合征起病,约 20%的患者表现为无症状性蛋白尿。膜性肾病患者尿蛋白定量很少超过 15 g/24 h,如果尿蛋白定量>15 g/24 h,要注意排除微小病变性肾病或局灶节段性肾小球硬化。膜性肾病患者每天尿蛋白定量会有很大的波动,这种变化与患者蛋白摄入、体位和活动量有关。50%患者有镜下血尿。17%～50%成年患者起病时伴高血压。若起病时就有高血压和肾功能损害,预后较差。患者起病往往较隐匿,有些患者是在常规体检时发现有蛋白尿。突然起病,尤其是伴明显肾小管功能损害者,要警惕继发性膜性肾病的存在。早期肾功能多正常,部分患者可逐渐缓慢进展到终末期肾衰竭。本病易合并深静脉血栓形成(发生率可达 40%),诱发因素包括人血清蛋白过低(<25 g/L)、过度利尿、长期卧床等。

(二)诊断

诊断主要依靠肾活检特征性的肾小球基底膜外的病理改变。在确诊为特发性膜性肾病之前,应常规排除乙型肝炎病毒相关性肾炎、狼疮性肾炎、肿瘤等继发性膜性肾病。

三、治疗

膜性肾病患者的临床自然病程差异较大,约 40%的患者可自发缓解,部分患者持续蛋白尿但肾功能稳定，部分患者持续蛋白尿伴肾功能进行性减退，因此对膜性肾病的治疗一直存在很大的争议。改善全球肾脏疾病预后组织（Kidney Disease Improving Global Outcomes，KDIGO）指南建议对于初发的尿蛋白＜3.5 g/24 h且肾功能正常的患者，暂不给予激素和其他免疫抑制剂治疗，可给予血管紧张素转换酶抑制剂（angiotensin-converting enzyme inhibitors，ACEI）或血管紧张素Ⅱ受体拮抗剂（angiotensin Ⅱ receptor blocker，ARB）治疗，同时密切观察病情进展；对于临床表现为大量蛋白尿者，应进行激素和免疫抑制剂治疗，希望降低蛋白尿，减少并发症，延缓肾功能恶化。具体方案如下。

（一）控制血压

血压控制在16.67/9.33 kPa（125/70 mmHg）（对于老年人或长期高血压的患者，不要苛求次目标，以免引起严重的心、脑、肾等重要器官供血不足），药物首选血管紧张素转换酶抑制剂（ACEI）或血管紧张素Ⅱ受体拮抗剂（ARB）。

（二）抗凝治疗

针对膜性肾病患者静脉血栓的高发生率，应常规给予抗凝治疗，可选用肝素或低分子肝素，也可口服华法林或者氢氯吡格雷抗凝治疗，但需密切监测凝血功能。

（三）免疫治疗

免疫治疗适用于蛋白尿＞3.5 g/24 h，或伴肾功能减退的患者，具体药物和用法如下。

1.激素＋细胞毒药物

Ponticelli等提出的意大利方案：甲泼尼龙（melhylprednisolone，MP）和苯丁酸氮芥（chlorambucil，CH）6个月周期性治疗，即第1、3、5个月的前3 d静脉滴注甲泼尼龙1.0 g/d，连续3 d，后续口服泼尼松0.4 mg/（kg·d），在第2、4、6个月口服苯丁酸氮芥0.2 mg/（kg·d），总疗程半年，能有效减少蛋白尿和保护肾功能。此后Ponticelli又提出MP＋CYC方案：第1、3、5个月初给予甲泼尼龙1.0 g静脉滴注，连续3 d，隔天口服泼尼松0.5 mg/kg，共6个月，同时给予口服环磷酰胺1.5～2 mg/（kg·d），共12个月。疗效优于MP＋CH。对于轻至中度肾功能不全并存在大量蛋白尿患者，随访观察7年，证实蛋白尿水平明显下降，并且肾功能保持稳定，但仍有32％的患者复发，同时66％的患者存在较为严重的不良反应，如骨髓抑制、感染及出血性膀胱炎等。

2.环孢素A

小剂量环孢素A（CsA），可以有效地治疗膜性肾病。CsA剂量为3～4 mg/（kg·d），联合小剂量泼尼松（每天0.5 mg/kg）治疗，蛋白尿缓解率明显增加，无严重不良反应。CsA造成肾毒性常见于剂量＞5 mg/（kg·d）和（或）存在广泛肾间质纤维化的患者。CsA血药谷浓度应控制在100 μg/L左右。CsA停药后，部分患者会复发。

3.雷公藤多苷

雷公藤多苷片加激素治疗特发性膜性肾病，可明显减少蛋白尿，完全缓解率高，不良反应较小。诱导剂量雷公藤多苷60～90 mg/d，分次口服，疗程3～6个月，作者曾对患者使用到2年以上，未出现明显不良反应。同时使用用泼尼松（具体剂量、用法和减量参见微小病变性肾病）。

4.他克莫司

他克莫司与环孢素A同属神经钙调蛋白抑制剂，但较环孢素A的免疫抑制作用更强，肾毒性小，对膜性肾病的效果更好。他克莫司血药浓度受肝脏代谢酶CYP3A5基因型影响较大,其中 $1^*/1^*$ 型患者因血药浓度过低,不宜使用。治疗膜性肾病,要求血药谷浓度在 4～5 μg/L,加用小剂量泼尼松治疗有助于加快蛋白尿缓解。

5. 其他

吗替麦考酚酯(MMF,霉酚酸酯、骁悉)和利妥昔单抗(rituximab,RTX)等药物对部分难治性膜性肾病患者有效。

第四节　膜增生性肾炎

一、概述

膜增生性肾炎(membranoproliferative glomerulonephritis,MPGN)为持续进展性肾小球疾病,好发于青少年,是肾小球肾炎中最少见的类型。因其系膜增生,毛细血管壁增厚,肾小球呈分叶状,故又称分叶性肾炎。根据电镜下电子致密物沉积的部位可将 MPGN 分为 3 型:Ⅰ型,肾小球基底膜增厚,系膜细胞及系膜基质显著增生扩张,呈双轨现象,又称系膜毛细血管增生性肾小球肾炎(mesangiocapillary glomerulonephritis),电镜下内皮下有大量电子致密物沉积;Ⅱ型,基底膜弥散性增厚,系膜细胞增生及插入不明显,电镜下可见毛细血管基膜致密层内大量缎带状电子致密物沉积,因而又称为致密物沉积病(dense deposit disease,DDD);Ⅲ型,也有系膜增生,电镜下可见上皮下大量电子致密物沉积。根据有无明确病因,分为原发性和继发性两大类。

(一)病因与发病机制

原发性膜增生性肾炎病因不明,可能仍与免疫学机制有关。50%～60%的 MPGN 患者血中补体中 C_3、C1q 及 C_4 降低,提示旁路途径及经典途径均被激活,而导致补体大量消耗,可伴有循环免疫复合物增多及冷球蛋白血症,肾小球内有免疫球蛋白及补体的沉积,部分患者有遗传背景。继发性膜增生性肾炎的病因包括冷球蛋白血症、多发性骨髓瘤、狼疮性肾炎、乙肝肾炎等。

(二)肾组织病理

1. 光镜

膜增生性肾小球肾炎光镜下肾小球形态学改变较为复杂,以肾小球基底膜及系膜病变为主,呈弥散性、球性、增生性改变。早期可为局灶节段性病变,随着疾病进展,肾实质广泛受累,此时肾小球体积增大,细胞数目显著增多,增生细胞主要为系膜细胞;系膜基质重度扩张,呈“小叶中心性”扩大;血管球小叶间隔增宽,低倍镜下肾小球呈“分叶状”改变,因而本型又称为“分叶性肾小球肾炎”。系膜细胞与基质弥散性重度增生、扩张,并向邻近毛细血管壁的内皮细胞与基底膜之间的间隙内广泛插入,导致肾小球毛细血管壁弥散性不规则增厚,袢腔狭窄,甚至闭塞。过碘酸六胺银染色和 PAS 显示,增厚的基底膜呈双层,两层之间为透明空亮,谓之“双轨征”(double contour),部分增厚的基底膜甚至呈复杂的“多层”。肾小管可有不同程度的萎缩、蛋白管型或红细胞管型。

肾间质水肿、纤维化、淋巴细胞和单核细胞浸润。有大量蛋白尿者，近曲小管上皮细胞重吸收大量脂质和蛋白，导致上皮细胞空泡变性或颗粒样变性，肾间质内可见泡沫细胞。疾病后期或并发高血压者常可见到肾间质内小动脉内膜增厚或管壁透明变性。

2. 免疫荧光检查

肾组织沉积物以 IgG 和 C_3 为主，1/4 以上病例仅有 C_3 沉积，通常情况下 C_3 荧光阳性强于 IgG。部分病例伴有少量 IgM、IgA、C1q 和 C_4 沉积。病变后期，肾小球硬化、免疫荧光检查可以阴性。IgG 和(或)C_3 呈弥散性、颗粒状分布于肾小球系膜区和毛细血管壁，由于沉积部位位于肾小球毛细血管壁基底膜内皮下，免疫复合物外侧受基底膜限制而呈现出外侧边缘平滑、内侧边缘不规则的荧光表现。

3. 电镜

主要可见电子致密物沉积于内皮下(Ⅰ型)、基底膜(Ⅱ型)和上皮下(Ⅲ型)。

二、临床表现及诊断

(一)临床表现

大部分患者表现为肾病综合征，蛋白尿为非选择性，几乎均伴有血尿，多为镜下持续性血尿，10%～20%患者可以在感染后出现发作性肉眼血尿(这个特点与 IgA 肾炎相似)；约 1/3 患者伴有高血压，高血压的程度一般比较轻，Ⅱ型患者可能发生严重的高血压，大剂量激素治疗可能诱发高血压危象。

半数患者发展成慢性肾衰竭，发病初期即出现肾功能不全者预后不良；有较严重的正细胞正色素性贫血，贫血的程度重于肾功能减退程度。少数患者表现为急性肾炎综合征、慢性肾炎综合征或无症状性血尿和蛋白尿。Ⅱ型患者常有持续低补体血症，发病年龄小于 20 岁，肾移植后易复发。Ⅲ型很少见，主要发生在儿童和青年，10～20 岁为高峰，也有 C_3 降低，蛋白尿少者预后较好。

(二)诊断

本病的诊断主要依据肾活检病理检查结果，电镜和免疫荧光检查可以分型。持续性的低补体血症、持续的蛋白尿和血尿、进行性贫血、血肌酐升高，提示肾脏病变活动。诊断 MPGN 前，需要排除所有继发性因素，如冷球蛋白血症、多发性骨髓瘤、狼疮性肾炎、乙肝肾炎、艾滋病等。

三、治疗

本病属于难治性肾病的范畴，治疗的目的是减轻蛋白尿，延缓肾脏毁损速度。

1. 糖皮质激素

此类药物对膜增生性肾小球肾炎的疗效非常有限，但由于缺乏有效的治疗手段和药物，可以使用，具体用药剂量及其减量方法参考局灶节段性肾小球硬化。

2. 免疫抑制剂

环孢素 A(CsA)、他克莫司(tacrolimus)、吗替麦考酚酯(霉酚酸酯、骁悉，MMF)单独或与激素联合应用，具体方法参考局灶节段性肾小球硬化章节。

3. 细胞毒药物

环磷酰胺(cyclophosphamide，CYC)、苯丁酸氮芥等的使用参见局灶节段性肾小球硬化。

4. 抗凝剂

双嘧达莫(dipyridamole,商品名双嘧达莫)、华法林、阿司匹林、氢氯吡格雷等可选用1种。

5. 血管肾张素转换酶抑制剂(ACEI)和血管肾张素Ⅱ受体拮抗剂(ARB)

除降压作用外,还具有非血压依赖性的肾脏保护效应,可以更有效地减少终末期肾衰竭的发生,并显著减少尿蛋白排泄量。剂量需较大,可用到降压剂量的2~4倍。

6. 血浆置换(plasma exchange)或分子筛

当药物治疗无效,却又显著低补体血症者,可以考虑用血浆置换或分子筛以去除循环抗体、免疫复合物、炎性介质。

第五节　系膜增生性肾小球肾炎

一、概述

系膜增生性肾小球肾炎(mesangial proliferative glomerulonephritis,MsPGN)是根据光镜所见的一种病理形态学诊断的肾炎,是一组以弥散性肾小球系膜细胞增生及不同程度系膜基质增多为主要特征的肾小球疾病。1977年世界卫生组织(World Health Organization,WHO)正式将其列为一种原发性肾小球肾炎病理类型。系膜增生性肾小球肾炎是病理形态学的一个术语,系膜增生性肾小球肾炎分为原发性和继发性两类。原发性系膜增生性肾炎又可分为4种:①系膜沉积物以IgA为主;②系膜沉积物以IgM为主;③有其他形式的Ig和(或)C_3沉积;④没有Ig或C_3沉积。另根据其免疫病理,又将其分为IgA肾炎(以IgA沉积为主)及非IgA系膜增生性肾小球肾炎两大类。IgA肾炎已成为独立的肾小球疾病类型,其余的统称为非IgA系膜增生性肾小球肾炎(non-IgA MsPGN),简称系膜增生性肾炎。国外有学者将IgM沉积为主的MSPGN称为IgM肾病。该病是中国最常见的原发性肾小球疾病,占成人原发性肾小球疾病肾活检病例的24.7%~30.3%,显著高于欧美的10%。多发于青壮年,男性稍多于女性。系膜增生性肾炎在临床上可表现为无症状性血尿/蛋白尿、慢性肾小球炎及肾病综合征。

(一)病因与发病机制

系膜增生性肾炎的病因仍未十分明确。部分病例起病前有感染史,以上呼吸道感染居多。但病原不明,感染对系膜增生性肾小球肾炎确切的作用也不清楚。鉴于免疫荧光检查有多种表现,推测系膜增生性肾小球肾炎的致病因素可能存在多种。系膜增生性肾炎患者的肾小球系膜区有免疫球蛋白和C_3的沉积,提示为一种免疫介导炎症性疾病。某些抗原刺激机体产生相应的抗体,形成较大分子难溶性循环免疫复合物,并沉积于肾小球系膜区引起系膜细胞增生。当系膜组织清除功能低下或受抑制时,单核巨噬细胞系统功能受损,免疫复合物不能清除,而滞留于系膜区,导致系膜病变。此种发病机制在动物实验中得到验证。尽管免疫复合物是产生系膜损害的主要原因,但其抗原与抗体的性质和其确切的损伤过程尚不清楚。另外,细胞免疫介导在发病中也起重要作用。在对细胞因子网络与系膜细胞之间作用的研究中发现,系膜细胞在炎症过程中是炎症介质作用的靶细胞，加之又有自分泌和旁分泌功能，在炎症介质作用下释放出各种细胞因子，从而刺激和激活系膜细胞，促进系膜细胞增生。系膜细胞产生细胞外基质，基质又通过细胞表面的受体和整合素的信号传递影响细胞。非免疫性因素如高血压、高灌注状态及血小板功能异常，也是导致系膜的病理改变的重要因素。

（二）肾组织病理

本病以弥散性球性肾小球毛细血管内细胞增生，白细胞浸润且病程早期有肾小球毛细血管袢上皮侧沉积物（驼峰）为特点。

1. 光镜

光镜可见肾小球系膜细胞弥散性增生，可伴有系膜区的增宽。此病变通常影响 80% 以上的肾小球，多数肾小球病变程度相似，称为弥散性增生。早期以系膜细胞数增多为主，在中等病变中每个系膜区的系膜细胞数为 4～5 个，而在较严重的病变中，每个系膜区的系膜细胞数多在 5 个以上，系膜区还可见单核细胞浸润。Masson 染色约 50% 的病例可见系膜区嗜复红免疫复合物沉积。肾小球毛细血管壁正常，毛细管腔开放较好。大多数病例肾小管、间质组织及肾内小动脉正常。

2. 免疫荧光检查

免疫荧光检查可表现为 3 种不同类型。①星空型（starry pattern）：常见于病程早期（2 周内），颗粒状免疫复合物沉积于肾小球毛细血管袢及系膜区，此型常渐转入系膜型。②系膜型（mesangial pattern）：即免疫复合物主要沉积于系膜区，蒂部（stalk）更明显，此型常见于消散期（4～6 周），可持续数月甚至数年，此型还可见于亚临床患者。③花冠型（或花环型，garland pattern）：为致密或融合的 IgG 伴 C_3，沿肾小球毛细血管袢沉积，呈花冠状。此型多见于有大量尿蛋白者，尤其是病程长、消散慢的年长患者，病程后期重复活检时可见节段性肾小球硬化。

3. 电镜

电镜可见系膜区有电子致密物沉积，成分尚不清楚。在一些患者中可发现内皮下电子致密物，但很少发现毛细血管壁内有电子致密物。脏层上皮细胞足突可呈弥散性肿胀或消失，偶见胞质破碎、常见轻微的基底膜增厚或不规则。

二、临床表现及诊断

（一）临床表现

一般为散发性，偶见于链球菌感染流行期，也可于学校等集体单位呈局部流行，亦可聚集性发病。好发于儿童及青少年。发病前多有呼吸道或皮肤的链球菌前驱感染，然后经 1～3 周潜伏期发病。潜伏期长短与前驱感染部位有关；呼吸道感染者 6～12 d，皮肤感染者 14～28 d，多数患者隐匿起病，常于体检时发现尿蛋白和镜下血尿而就诊，尿液检查常有明显异常，镜检可见肾小球源性血尿，尿中红细胞呈多形性改变，血尿发生率占 70%～90%，常为镜下血尿，个别可有肉眼血尿。尿蛋白常为非选择性。尿中可出现 C_3 和 α_2-巨球蛋白等大分子蛋白，约 50% 的患者尿蛋白可大于 3.5 g/24 h。血液检查肾功能早期大多正常，少数肾小球滤过率下降。

血清 IgG 水平可轻度下降，极少数病例 C_4 水平降低，部分病例血中 IgM 或 IgG 循环免疫复合物呈阳性。血清 IgA 水平不高，C_3 正常，抗链菌素“O”滴度一般正常，抗核抗体和类风湿因子阴性。

(二)诊断

MsPGN临床表现呈多样化,如起病隐匿(无前驱感染)或以急性肾炎综合征(有前驱感染)、肾病综合征、无症状性蛋白尿和(或)血尿等方式起病。系膜增生性肾小球肾炎常有肾小球源性血尿和非选择性蛋白尿,伴或不伴高血压。确诊依赖肾活检,其特点是弥散性肾小球系膜增生,以及弥散性系膜区免疫球蛋白和补体沉积。无内皮细胞及小管、肾间质损害。系膜增生性肾小球肾炎在临床和病理上许多方面与微小病变肾病及局灶节段性肾小球硬化相似,3种病变在病理学上可相互重叠和转换,故对上述3种病变的病理诊断,应注意甄别。另外,系膜增生性肾小球肾炎病理学改变也见于多种继发性肾小球疾病,如狼疮性肾炎Ⅱ型、过敏性紫癜性肾炎、类风湿性关节炎的肾脏病变和遗传性肾炎等,需结合患者病史和临床表现予以鉴别方可确诊。

三、治疗

对于尿蛋白少于1.0 g/24 h的患者,可给予ACEI、雷公藤多苷、肾炎康复片等治疗,对于大量尿蛋白的患者,应给予激素等治疗(具体用药方法参见微小病变性肾病)。对于激素治疗仍不能控制尿蛋白的患者,可给予其他免疫抑制剂和细胞毒药物治疗(具体用药方法参见微小病变性肾病)。

系膜增生性肾小球肾炎多数患者预后良好。单纯血尿患者一般不会发生肾衰竭,治疗不宜太积极,可给予黄葵等制剂。对于以蛋白尿为主的患者,应积极治疗,争取完全缓解。对于极少数不能控制尿蛋白的患者,应以保护肾功能为主,尽量延缓肾功能毁损的速度,延缓或避免进入终末期肾衰竭。

第六节　新月体肾炎

一、概述

新月体肾炎(crescentic glomerulonephritis,CGN),肾脏病理表现大量新月体形成,临床常表现为急进性肾炎(rapidly progressive glomerulonephritis,RPGN)。

(一)病因与发病机制

新月体肾炎是由不同病因所导致的肾脏病理改变相似的一组疾病。新月体形成的基本机制是各种原因导致的肾小球基底膜断裂,血浆成分自基底膜漏出刺激壁层上皮细胞增生。导致肾小球基底膜损伤的原因很复杂,包括免疫反应介导C5b-9膜攻击复合物,抗肾小球基底膜抗体,抗中性粒细胞胞质抗体等。疾病早期,新月体以细胞成分为主,称为细胞性新月体。组成细胞性新月体的细胞来源包括由血液中渗出的单核巨噬细胞、壁层上皮细胞、由肾间质经鲍曼囊壁侵入的成纤维细胞。细胞性新月体期间通过积极正确的治疗,增生的细胞可以迅速凋亡而使新月体消退,疾病缓解;若得不到及时正确的治疗,大约1个月后,增生的细胞分泌细胞外基质增多,成为细胞纤维性新月体,最后增生的细胞逐渐凋亡,仅剩下一堆纤维,成为纤维性新月体，整个肾小球废弃。任何治疗对纤维性新月体无效。

(二)肾组织病理

1. 光镜

50%以上的肾小球有新月体，新月体达受累肾小球球囊的50%以上，即新月体肾炎。新月体一方面和肾小球囊腔粘连，造成囊腔闭塞；另一方面压迫毛细血管丛，同时内皮、系膜及基质轻度增生，造成毛细血管袢萎缩、坏死、出血，最后肾小球结构严重破坏，整个肾小球纤维化、玻璃样变，形成硬化小球，滤过功能丧失。相应的肾小管及肾间质可发生病变，早期可有肾小管上皮细胞变性、间质水肿、炎性细胞浸润，后期可出现肾小管萎缩、间质纤维化。

2. 免疫荧光检查

根据免疫荧光检查和血液相应自身抗体检测结果，可将急进性肾炎(RPGN)分为以下5型。

Ⅰ型 RPGN：光镜下表现为新月体肾炎，血清抗肾小球基底膜抗体阳性，肾小球基底膜断裂突出，但毛细血管内增生不明显，荧光显微镜检查可见肾小球毛细血管基膜上有IgG、C_3呈连续线状沉积。临床上如果患者合并肺部病变(常有肺出血)，称为肺出血肾炎综合征，即Goodpasture 综合征，可因肺出血窒息而死。

Ⅱ型 RPGN：光镜下表现为新月体肾炎，肾小球毛细血管内皮细胞和系膜细胞增生明显，血清抗肾小球基底膜抗体和抗中性粒细胞胞质抗体(ANCA)阴性，免疫荧光检查可见系膜和毛细血管壁大量 IgG 和(或)IgM 沉积，常伴 C_3 沉积，是由于感染等原因导致免疫复合物在肾小球内沉积所致，故又称免疫复合物性新月体肾炎。

Ⅲ型 RPGN：光镜表现为新月体肾炎，毛细血管袢有节段性纤维素样坏死，系膜细胞增生不明显，肾间质微小动脉、小动脉、小静脉可出现炎症，甚至可见以病变小血管为中心的肉芽肿形成。肾间质可有炎症细胞浸润。免疫荧光检查阴性(少数患者可出现少许非特异性的抗体或补体沉积)，故又称寡免疫复合物性新月体肾炎。血清抗中性粒细胞胞质抗体阳性，是系统性小血管炎损伤肾脏的特征性表现，故又称抗中性粒细胞胞质抗体(anti-neutrophil cytoplasmic antibody，ANCA)相关性新月体肾炎。

Ⅳ型 RPGN：光镜表现为新月体肾炎，血清抗肾小球基底膜抗体和抗中性粒细胞胞质抗体(抗 PR3 抗体或抗 MPO 抗体)均阳性；免疫荧光检查阴性，这种双抗体阳性的患者病死率高，如果 3 种抗体(抗肾小球基底膜抗体、抗 PR3 抗体、抗 MPO 抗体)阳性，则病死率几乎 100%。

Ⅴ型 RPGN：光镜表现为新月体肾炎，血清抗肾小球基底膜抗体和抗中性粒细胞胞质抗体均阴性；免疫荧光检查阴性。这种患者的发病机制尚不清楚，也可能是某种尚未被认识的新抗原诱发的针对肾小球基底膜的抗体导致的肾小球损伤。

二、临床表现及诊断

1. 临床表现

本病可见于任何种族和年龄(婴儿除外)，但青年和中老年是两个发病高峰年龄段，男∶女比例为2∶1。与感染相关的Ⅱ型，可有相应的感染前驱症状，然后逐渐出现少尿、水肿、血尿、蛋白尿和肾功能损害；其余类型可以没有前驱症状，直接出现肾炎的表现和肾功能恶化，也可以其他系统症状(如呼吸道、消化道、五官、神经等系统的症状)首发，然后逐渐出现肾炎的表现和肾功能损害。

2. 诊断

有急性肾炎综合征的表现(急性起病、少尿、水肿、高血压、蛋白尿、血尿),伴肾功能快速恶化者,应首先想到本病,必须及时进行肾活检,同时做相关抗体检测。同时应排除系统性红斑狼疮等所导致的继发性新月体肾炎。

三、治疗

本病的治疗时间窗非常重要,必须赶在细胞性新月体时期治疗才有效,一旦变成细胞纤维性新月体甚至纤维性新月体时,治疗效果将非常差。

(一)治疗的目标

①使细胞性新月体的细胞凋亡,新月体消失(这是最佳目标);②保护尚未被损伤的肾单位被继续损害;③减缓肾小球硬化和肾间质纤维化的发展速度,保护残肾功能;④控制肾外器官的炎症反应。

(二)治疗措施

①排除体内已产生的自身抗体;②抑制体内产生新的自身抗体;③减轻已经形成的炎症反应和组织细胞增生;④减少细胞外基质的产生、促进细胞外基质的降解,减轻纤维化病变的形成。对于肾功能已毁损的患者,虽然免疫抑制治疗对于挽救残肾功能已无多大意义,但对于有肾外病变的患者,仍应积极治疗,以保护其他器官。具体治疗措施如下。

1. 一般治疗

一般治疗包括卧床休息,低盐饮食,纠正酸中毒,控制高血压等。

2. 免疫抑制治疗

(1)激素:现用甲泼尼龙 1 g 加入 100 mL 生理盐水静脉滴注,每日 1 次,连续 3 d 冲击治疗。之后改为口服泼尼松 1 mg/(kg · d)(辅助用药和以后的减量和维持参见微小病变性肾病)。

(2)细胞毒药物:常用环磷酰胺,在无禁忌证的情况下,静脉滴注 600 mg,每周 1 次,病情控制后,改为每日 100 mg 口服,累计量达 8~10 g。之后可以用硫唑嘌呤 100 mg/d 继续治疗 6~12 个月巩固疗效(其注意事项参见微小病变性肾病)。在使用环磷酰胺有顾虑时,也可选用其他免疫抑制剂。

3. 血液净化

对于抗肾小球基底膜、抗中性粒细胞胞质抗体阳性的患者,采用血浆置换、双膜血浆滤过或免疫吸附,每日或隔日置换 1 次,连续 3~5 次,能迅速清除血浆中的自身抗体,缓解病情,为药物治疗争取时间。

4. 丙种球蛋白

对于本病患者合并感染,使用大剂量激素有顾虑时,可用丙种球蛋白 10~20 g 静脉滴注,每天 1 次,连续 3~5 d,可以封闭自身抗体,缓解症状,提高抗感染的能力。

5. 替代治疗

当患者肾功能恶化达到透析指征时,应尽早进行透析治疗(包括血液透析或腹膜透析),以维持生命。

对于抗肾小球基底膜、抗中性粒细胞胞质抗体阳性的患者能否接受肾移植以及肾移植的时机，文献未见报道，作者的体会是应在病情静止半年至 1 年、血中致病抗体（抗 GBM 抗体、ANCA 等）阴转后再进行，以免移植肾再发本病。

第七节 急性肾小球肾炎

一、概述

急性肾小球肾炎（acute glomerulonephritis，AGN），简称急性肾炎（acute nephritis），是儿童常见肾脏病，以急性肾炎综合征为主要临床表现，以血尿、蛋白尿、高血压和水肿为主要特征，可伴有少尿和氮质血症。

多种病原微生物如细菌、病毒及寄生虫等均可致病，但大多为链球菌感染后肾小球肾炎。本节主要介绍急性链球菌感染后肾小球肾炎（post-streptococcal glomerulonephritis，PSGN）。

（一）病因和发病机制

本病多为β溶血性链球菌"致肾炎菌株"感染后所致。常在上呼吸道感染、皮肤感染、猩红热等链球菌感染后发生，主要是由链球菌胞壁 M 蛋白或细菌的某些分泌产物引起的免疫反应而导致肾脏损伤。其发病机制有：①循环免疫复合物沉积于肾脏；②抗原种植于肾脏形成原位免疫复合物；③改变肾脏正常抗原成为自身抗原；④通过类似抗原，诱导自身免疫反应。

（二）肾组织病理

病理改变为弥散性毛细血管内增生性肾小球肾炎。肾小球内增生的细胞主要为系膜细胞和内皮细胞，少部分患者可有新月体形成。急性期肾小球内有较多的中性粒细胞及单个核细胞浸润。Masson 染色可见上皮下有免疫复合物沉积。肾间质可有水肿和炎症细胞浸润，肾小管病变不明显。免疫荧光检查可见毛细血管壁和系膜区有弥散粗颗粒状物质沉积，其主要成分是 IgG 和 C_3，IgA 和 IgM 少见。电镜检查可见上皮细胞下有"驼峰"状电子致密物沉积。PSGN 病理改变呈自限性，可以完全恢复。

二、临床表现及诊断

（一）症状体征

常有前驱感染史，潜伏期为 7～21 d，突发水肿、血尿、蛋白尿、高血压。

1. 尿液改变

少数患者有肉眼血尿。

2. 高血压

75％以上患者会出现高血压，老年人更多见。一般为轻、中度高血压。其主要原因是水、钠潴留，经利尿治疗后可很快恢复正常，约半数患者需要降压治疗。

3. 水肿

90％的患者可发生水肿，常为患者就诊的首发症状。表现为晨起时颜面水肿，水肿和高血压均随利尿而好转，通常在 1～2 周内消失。

4. 肾功能异常

部分患者出现一过性氮质血症，多数于利尿消肿恢复正常，仅极少数发展至急性肾衰竭。

(二)实验室检查

1. 尿液检查

几乎所有患者都有镜下血尿，多为畸形红细胞，还可见白细胞、肾小管上皮细胞，并可有红细胞管型、颗粒管型、透明管型。常有蛋白尿，半数患者尿蛋白少于 500 mg/d，仅 20%患者出现大量蛋白尿(>3.5 g/24 h)，多见于成人。血尿和蛋白尿会持续数月，常于 1 年内恢复。若尿蛋白持续异常超过 1 年，提示已演变为慢性肾炎。

2. 血液检查

可有轻度贫血，与水和钠潴留、血液稀释有关。白细胞计数可正常或升高。血沉在急性期常加快。

3. 肝、肾功能检查

可有一过性氮质血症，肾小管功能常不受影响，浓缩功能多正常。

4. 有关链球菌感染的细菌学及血清学检查

(1)咽拭子和皮肤细菌培养：咽拭子或皮肤感染灶分泌物做细菌培养，可发现相应的病原菌。

(2)抗链球菌溶血素“O”抗体：抗链球菌溶血素“O”抗体(anti-streptolysin O antibodies，ASO)滴度 90%患者大于 200 U，动态观察 ASO 滴度，滴度逐渐上升比一次查滴度高更有意义。ASO 滴度上升 2 倍以上，高度提示近期曾有链球菌感染。

5. 免疫学检查

疾病早期，C_3 和总补体溶血活性(50%hemolytic unit of complemem，CH_{50})下降，8 周内逐渐恢复到正常水平，是 PSGN 的重要特征。血浆中可溶性补体终末产物 C5b-9 在急性期上升，随疾病恢复逐渐恢复正常。若患者有持续的低补体血症常提示其他疾病，如膜增生性肾炎、急进性肾炎Ⅱ型、乙型肝炎病毒相关性肾炎、狼疮性肾炎、心内膜炎或先天性低补体血症等。

6. 肾活检

典型的肾脏病理表现为毛细血管内增生性肾小球肾炎。

(三)并发症

1. 心力衰竭

心力衰竭是临床工作中需紧急处理的急症。可表现为颈静脉怒张、奔马律、呼吸困难和肺水肿、全心衰竭在老年 PSGN 患者中发生率可达 40%。

2. 脑病

少部分患者可出现脑病，多见于儿童，表现为精神错乱、头痛、嗜睡、甚至抽搐，脑病虽常与高血压同在，但高血压在急性肾炎时脑病发病机制中的作用至今仍不明确，急性肾炎时脑病的发生可能与水、钠潴留引起脑水肿，缺氧引起脑血管痉挛及神经系统血管炎症有关。

(四)诊断和鉴别诊断

链球菌感染后 1～3 周出现血尿、蛋白尿、水肿和高血压等典型临床表现，伴 ASO、血清 C_3 的典型动态变化即可做出临床诊断。但须与以下疾病鉴别，除了各自的临床表现和病史特点外，肾活检是鉴别诊断的金标准。

1. IgA 肾炎

IgA 肾炎常于感染后出现急性肾炎综合征症状，但潜伏期较短，多于前驱感染后 1～2 d 内出现血尿等症状，患者血清 C_3 多正常。肾活检可见肾小球系膜增生，免疫荧光检查可见 IgA、C_3 等在系膜区沉积。

2. 膜增生性肾小球肾炎

膜增生性肾小球肾炎又称系膜毛细血管性肾小球肾炎，血清补体持续低下，8 周内不恢复，病变持续发展，无自愈倾向。肾脏病理为系膜增生并向毛细血管壁内插入，可见滤过膜增厚和双轨征。

3. 急进性肾小球肾炎

起病时临床表现与急性肾炎相似，但临床症状重，呈逐渐加重趋势，常于 2～3 周内出现少尿或无尿，肾功能进行性下降，随着病情发展，可出现贫血、心血管、呼吸等多系统并发症。宜尽快做肾活检，肾脏病理为新月体肾炎。

4. 全身性疾病

系统性红斑狼疮、过敏性紫癜、系统性血管炎等均可引起肾脏损害，类似急性肾炎综合征。可根据引起肾损害的各种疾病典型临床表现，多伴有其他器官的损害和实验室检查来鉴别。

三、治疗

PSGN 以对症治疗为主，防治并发症和保护肾功能，以利于其自然病程的恢复。

1. 一般治疗

急性期应卧床休息 1～3 周，直至肉眼血尿消失、水肿消退及血压恢复正常。水肿明显及血压高者应限制饮食中水和钠的摄入。

2. 感染灶的治疗

有上呼吸道或皮肤感染者，应选用无肾毒性抗生素治疗，如青霉素、第三代头孢菌素等。

3. 对症治疗

水肿明显者，应适当使用利尿剂。

4. 透析治疗

发生急性肾衰竭有透析指征者应及时行透析治疗。本病一般预后良好，尤其是儿童患者。

第八节　急进性肾小球肾炎

一、概述

急进性肾小球肾炎(rapidly progressive glomerulonephritis，RPGN)是一组以少尿、血尿、蛋白尿、水肿和高血压等急性肾炎综合征为临床表现，肾功能进行性恶化，常于数周或数月内发展至终末期肾衰竭为特征的临床综合征，肾活检表现为新月体肾炎(crescentic glomerulonephritis，CGN)。急进性肾小球肾炎的发病高峰为 20～30 岁(多为男性)和 60～70 岁(多为女性)。

1. 病因和发病机制

病因复杂，有肾外表现或有明确原发病者称为继发性急进性肾炎，病因不明者则称为原发性急进性肾炎，这是本节讨论的重点。原发性急进性肾炎半数以上患者有上呼吸道前驱感染史，某些化学毒物可能与急进性肾炎相关，免疫遗传易感性与本病也有关。

2. 肾组织病理

参见新月体肾炎。

二、临床表现及诊断

（一）症状体征

临床主要表现为急性肾炎综合征，如血尿、蛋白尿、水肿和高血压等，随着病情的进展进行性少尿或无尿，肾功能在短时间内迅速恶化发展至尿毒症。根据肾脏病理和血清学检查，将RPGN分为5型（参见新月体肾炎）。部分Ⅰ型RPGN患者可出现咯血，肺部出现湿性啰音，胸片可见肺部散在或片状阴影，称为肺出血—肾炎综合征，又名Goodpasture综合征。

（二）实验室检查

1. 血尿常规检查

血常规检查可有白细胞总数和中性粒细胞比例增高、红细胞压积和血色素降低、血小板降低。尿液检查尿蛋白常阳性、红细胞及白细胞增多，可见红细胞管型。血肌酐及尿素氮进行性上升，肾小球滤过率估计值（estimated glomerular filtration rate，eGFR）进行性下降。Ⅱ型患者常伴有肾病综合征，Ⅲ型患者常有不明原因的发热、乏力、关节痛等系统性血管炎的表现。

2. 免疫学检查

Ⅰ型RPGN抗肾小球基底膜抗体阳性；Ⅱ型RPGN血液循环免疫复合物和冷球蛋白可呈阳性，可伴有血清C_3的降低；Ⅲ型RPGN的ANCA阳性。

3. B超及其他影像学检查

B超及其他影像学检查可见双侧肾体积增大。

（三）诊断和鉴别诊断

1. 诊断

急性肾炎综合征在短时间内肾功能急剧恶化，应高度怀疑本病的可能，并尽快做肾活检明确诊断。同时，应根据临床和实验室检查结果排除继发性肾脏疾病方可确立诊断。

2. 鉴别诊断

原发性急进性肾小球肾炎应注意与以下疾病鉴别。

（1）急性肾小管坏死：常有明确的病因，如肾缺血或使用肾毒性药物的病史。临床表现以肾小管功能损害为主，如尿渗透压及尿比重降低，尿钠增高，蛋白尿及血尿相对较轻。肾活检可见肾小管上皮细胞变性、肿胀、脱落。

（2）急性过敏性间质性肾炎：明确的药物服用史及典型的全身过敏反应如发热、皮疹关节痛等可鉴别。常有血、尿嗜酸性粒细胞增高。肾活检可见肾间质水肿、炎症细胞（多量嗜酸性粒细胞）浸润，肾小管上皮细胞变性坏死。

（3）慢性肾脏疾病急骤进展：部分原发性肾小球病由于各种诱因，病情急速进展，肾功能持续恶化，临床表现为急进性肾炎综合征，但多有较长的肾小球疾病史和临床表现，并有引起肾功能突然恶化的诱因，病理上并无新月体的形成。

(4)继发性急进性肾炎:系统性红斑狼疮性肾炎、过敏性紫癜性肾炎等引起的急进性肾炎,均有各自相应的典型临床表现及特殊的实验室检查结果可鉴别。

(5)血栓性微血管病:如溶血性尿毒症综合征、血栓性血小板减少性紫癜等。这类疾病的共同特点是既有肾衰竭又有血管内溶血的表现,肾活检可见肾小球毛细血管内微血栓形成。

(6)梗阻性肾病:突然发生的少尿或无尿,临床上无急性肾炎综合征的表现,既往可有尿路结石、肿瘤等病史,影像学(B超、CT)或逆行尿路造影检查可确立诊断。

(7)肾乳头坏死:多见于糖尿病或长期服用止痛药及发生泌尿系感染的患者,在少尿、无尿及尿毒症发生前,先有暴发性肾盂肾炎及菌血症的表现(高热、腰痛、脓尿),尿沉渣可见脱落的组织块,静脉肾盂造影有助鉴别。

(8)急性肾静脉血栓:有引起血液浓缩、血小板黏着性增高、长期卧床的病史;严重的背痛、腹痛;伴有消化道症状;超声波及肾扫描可见肾明显增大;静脉肾盂造影可以确诊。

(9)双侧肾皮质坏死:见于高年孕妇后期,尤其是合并胎盘早剥者,或各种严重感染及脱水之后亦有发生。本病是由于反射性小动脉收缩所致,肾活检可见肾小球毛细血管缺血和坏死性损害,间质血管可有出血。

三、治疗

治疗参见新月体肾炎。

影响患者预后的因素有:①治疗是否及时是成功的关键,如在血肌酐<530 μmol/L 或肾小球滤过率(GFR)>10 mL/min 时开始积极治疗效果较好;②免疫病理类型:Ⅲ型较好,Ⅱ型其次,Ⅰ型较差;③新月体的数量及类型,如新月体数量多或病理结果显示为纤维性新月体、肾小球广泛硬化或间质纤维化则预后较差;④老年患者预后差。随着人们对本病认识程度的提高,诊断和治疗技术水平的提高,本病 1 年存活率已由以前的 30%以下提高到 80%以上,但肾功能的恢复仍不乐观,大部分患者有赖于透析和肾移植维持生命。

第九节　慢性肾小球肾炎

一、概述

慢性肾小球肾炎(chronic glomerulonephritis,CGN;简称慢性肾炎)是由多种原因、多种病理类型组成,原发于肾小球的一组疾病。以血尿、蛋白尿、高血压和水肿为临床表现,起病隐匿,病程迁延,缓慢持续进行性发展,最终导致慢性肾衰竭。

1.病因和发病机制

绝大多数慢性肾炎患者的病因尚不清楚,少数由急性链球菌感染后肾小球肾炎发展而来。其发病机制主要与免疫炎症损伤有关,慢性化进程还与高血压、肾小球内“三高”(高滤过、高灌注、高肾小球内压)、大量蛋白尿、高血脂等因素有关。

2.肾组织病理

慢性肾炎的病理类型多样,常见的有微小病变、系膜增生性肾小球肾炎(包括 IgA 肾炎和非 IgA 系膜增生性肾小球肾炎)、局灶性节段性肾小球硬化、膜性肾病和系膜毛细血管增生性肾炎等。

随着病情的进展,所有各种病理类型均可转化为肾小球硬化、肾小管萎缩和间质纤维化,最终肾体积缩小,发展为硬化性肾小球肾炎(参见本章相关内容)。

二、临床表现及诊断

(一)症状体征

本病的临床表现差异较大,症状轻重不一,以血尿、蛋白尿、高血压和水肿为基本症状。可发生于任何年龄,但以青中年为主,男性多见。可有乏力、腰膝酸痛、食欲缺乏等表现,水肿可有可无,肾功能减退后有夜尿增多,发展至终末期肾衰竭时,可出现全身各组织器官功能障碍。多数患者有高血压,随着肾功能恶化,难治性高血压发生率逐渐增高。慢性肾炎患者在感染、过度疲劳、脱水和使用肾毒性药物等因素诱发下,可出现急性加重、肾功能急剧恶化。

(二)实验室检查

尿液检查有轻中度蛋白尿和(或)血尿,可有红细胞管型。多数患者早期血常规检查正常或有轻度贫血,白细胞和血小板多正常。晚期可出现尿浓缩功能减退,血肌酐升高和肾小球清除率(GFR)下降。B 超检查,疾病早期肾脏形态、大小可以正常,晚期双侧肾脏萎缩、肾皮质变薄(<1.5 cm)。肾脏活体组织检查可表现为前述各种病理类型,对于指导治疗和判断预后具有重要价值。

(三)诊断和鉴别诊断

1. 诊断

凡蛋白尿持续 1 年以上,伴血尿、水肿、高血压和(或)肾功能不全,均应注意本病的可能。要确立本病的诊断,首先必须排除继发性肾小球疾病和遗传性肾小球肾炎。

2. 鉴别诊断

本病主要应与下列疾病鉴别。

(1)慢性肾盂肾炎:有反复发作的尿路感染病史,好发于女性,尿检有较多的白细胞,甚至白细胞管型,尿蛋白少,尿细菌学检查常阳性,肾小管损害明显,可有高氯性酸中毒,而氮质血症相对较轻,影像学检查可发现双侧肾脏不对称。

(2)狼疮性肾炎:好发于女性,有典型皮疹、关节炎以及心肌、骨髓、甚至中枢神经系统等多器官系统受累的表现,抗核抗体、抗 ds-DNA 抗体阳性,免疫球蛋白升高,血清 C_3 水平下降。肾活检可见免疫复合物广泛沉积于肾小球的各部位,免疫荧光检查 IgA、IgG、IgM、C_3 等有广泛的阳性,呈“满堂亮”表现。

(3)过敏性紫癜性肾炎:除有肾脏损害外,尚有典型的远心端对称性分布的出血性皮疹、关节炎、腹痛、血便等肾外表现。

(4)糖尿病肾病:有先于肾脏损害的糖尿病史,一般糖尿病 5～10 年以上才出现肾脏损害,有糖尿病视网膜病变和晶体病变,早期肾体积增大,肾小球滤过率增高,发生肾脏病变后以蛋白尿为主,肾活检可见肾小球肥大,典型的可见肾小球结节性硬化(K-W 结节)。

(5)高血压肾损害:本病多有较长时间的高血压病史,再出现肾损害,一般高血压需 20 年左右方引起明显的肾脏损伤,肾小管功能损害(如尿浓缩功能减退、尿比重降低和夜尿增多)早于肾小球功能损害,尿液改变较轻(蛋白尿<2.0 g/24 h,以中小分子蛋白为主),贫血较轻,眼

底可见动脉反光增强、动静脉压迹等动脉硬化的表现，可有心脏向心性肥厚、心电图显示左心室高电压等，肾活检示肾小球以缺血性改变为主，增生性病变轻微，可见小动脉管壁增厚等动脉硬化的表现。

(6)Alport 综合征：多于青少年起病，以血尿为主，男性较早进入慢性肾衰竭，女性较晚甚至不进入慢性肾功能衰竭；伴有高频性神经性耳聋以及近视斜视、眼球震颤、角膜色素沉着、白内障、视网膜脱离等眼疾患；有阳性家族史；肾活检可见系膜增生和肾小球硬化，肾间质可见泡沫细胞。

(7)急性肾小球肾炎：1～3 周前有前驱感染病史，无贫血、低蛋白血症和双肾缩小等，病程呈自限性，肾活检为毛细血管内增生性肾小球肾炎。

三、治疗

慢性肾炎的治疗以防止或延缓肾功能进行性恶化、改善临床症状及防治并发症为主要目的，而不以消除尿红细胞或尿蛋白为主要目标，应根据肾活检病理类型进行针对性治疗。

1. 饮食治疗

有氮质血症的患者应予优质低蛋白饮食(每日 0.6～0.8 g/kg)，同时控制饮食中磷的摄入。在进食低蛋白饮食时，应适当增加糖类的摄入以满足机体生理代谢所需要的热量，防止负氮平衡。在低蛋白饮食 2 周后可使用必需氨基酸和 α-酮酸(每日 0.1～0.2 g/kg)制剂，若用极低蛋白饮食(0.3 g/kg)，则必须给予必需氨基酸和 α-酮酸制剂(8～12 g/d)。有明显水肿和高血压时需低盐饮食。

2. 避免肾功恶化

避免受凉、劳累，避免过饮多食和缺水饥饿，避免使用有肾毒性的药物(包括中药和西药)，对于保护残肾功能具有重要意义。

3. 控制高血压

控制高血压尤其是肾小球毛细血管内高压是延缓慢性肾衰竭进展的重要措施，可选用血管紧张素转换酶抑制剂(ACEI)、血管紧张素受体拮抗剂(ARB)、钙通道阻滞剂(calcium channelblockers，CCB)等，根据病情也可选用 α 和(或)β 阻滞剂。总之尽量使血压达标(17.33/10.67 kPa，130/80 mmHg)，若为老年人或者长时间高血压的患者，目标血压可以适当放高。

对于血肌酐已升高的患者，新上 ACEI 和 ARB 制剂应非常慎重，能回避尽量回避，必须使用时，应严密监测血钾和血肌酐，若使用后血肌酐超过基线的 50%，应停用，若出现高血钾，可加用排钾利尿剂。

4. 抗凝药

肾内微循环不好是肾功能恶化的重要原因之一，适当使用抗凝药或者活血化瘀的中成药(包括银杏、丹参、川芎、水蛭、地龙等制剂)，对于稳定肾功能有积极意义。

5. 控制免疫性炎症

对于尿蛋白≥2.0 g/24 h 和(或)肾活检提示大量炎性细胞浸润、固有细胞增生等活动性病变者，可试用小剂量糖皮质激素、雷公藤多苷、细胞毒等药物，可使大部分患者的尿蛋白减少甚至消失，若有效，不得马上停药，应维持半年左右，逐渐停药，若使用 3 个月以上无效，应逐步撤去。对于无上述适应证的慢性肾炎患者，可仅使用 ACEI/ARB。

6.其他对症处理

对有高脂血症、高血糖、高尿酸血症的患者应予以积极控制,防止其加重肾功能损害。

慢性肾炎若能早期诊断(通过体检发现尿液有问题,然后肾活检确诊),及时正规治疗,大部分患者可以达到完全缓解,肾功能长期稳定,甚至终身不进入到慢性肾衰竭。若等到有症状才来就医,往往大部分肾单位已毁损,已出现氮质血症,此时即使强化治疗,仍难阻止残肾的进行性毁损,医生所能做的只是延缓其发展速度,推迟其发展到终末期肾衰竭的时间。

第十节　肾病综合征

一、概述

肾病综合征(nephrotic syndrome,NS)是以大量蛋白尿(>3.5 g/24 h)、低蛋白血症(血浆清蛋白<30 g/L)、水肿、高脂血症为基本特征的临床综合征。其中前两者为诊断的必备条件。

1.病因和发病机制

肾病综合征可分为原发性肾病综合征和继发性肾病综合征两类。原发性肾病综合征可由多种病理类型的原发性肾小球肾炎所引起,其病理类型与慢性肾炎相似,肾病综合征与慢性肾炎的根本区别在于尿蛋白的多少。其发病机制也主要为免疫损伤。

2.肾组织病理

参见本章相关章节。

二、临床表现

(一)症状体征

绝大部分有尿量减少和不同程度的水肿,可有多浆膜腔积液,水肿严重者可有高血压、心力衰竭、肺水肿。

(二)实验室检查

尿液检查表现为大量蛋白尿(尿蛋白定量>3.5 g/24 h)伴(或)不伴血尿,血浆清蛋白<30 g/L,可有氮质血症,血脂增高。肾脏活体组织检查可表现为原发病的各种病理类型,对于指导治疗和判断预后具有重要价值。

(三)并发症

1.感染

感染是常见并发症,与尿中免疫球蛋白、补体、B因子和D因子的丢失导致免疫功能低下,以及营养不良、激素和细胞毒药物的使用有关,感染可发生于呼吸道、泌尿道、皮肤和腹腔等,可无明显临床症状。感染是肾病综合征复发、激素抵抗的重要原因。在使用激素的患者,是否并发了感染,不能以血常规高为依据,应以局部的症状和体征为依据。

2.血栓和栓塞

尿中丢失大量抗凝物质导致血液抗凝能力下降,高脂血症、血液浓缩等可使血液黏滞度升高导致血液凝固性增强，利尿剂、激素使用以及血小板功能亢进进一步加重高凝状态，这些因素的综合作用，使患者易于发生血栓形成，以深部静脉血栓形成最常见，若栓子脱落，可出现肺栓塞，轻者可无症状，重者可导致迅速死亡。

3. 急性肾衰竭

血浆清蛋白浓度下降导致血液胶体渗透压下降、血液中水分大量渗出到血管外，有效循环血容量不足导致肾脏血流量下降、肾小球滤过率下降，而发生氮质血症、少尿；肾间质高度水肿压迫肾小管、肾小管管腔内蛋白管型堵塞、肾静脉血栓形成等因素也可导致急性肾衰竭。临床上表现为少尿或无尿，扩容及利尿治疗效果不好。

4. 蛋白质和脂肪代谢紊乱

蛋白代谢呈负平衡，可造成患者营养不良、机体抵抗力下降、生长发育迟缓、内分泌紊乱等。

由于肝脏代偿性合成清蛋白的同时，也合成大量的脂蛋白，导致高脂血症，高脂血症除了加重高凝状态外，也会加速肾小球硬化和全身大中型动脉的粥样硬化。

(四)诊断和鉴别诊断

凡同时具备大量蛋白尿(＞3.5 g/24 h)和低蛋白血症(血浆清蛋白＜30 g/L)，可诊断为肾病综合征，但在诊断为原发性肾病综合征之前，必须严格排除以下系统性疾病。

1. 狼疮性肾炎

狼疮性肾炎好发于青年女性，有蝶形红斑、盘状红斑、多发性口腔溃疡、多发性关节炎、光敏性皮炎、多发性浆膜腔积液、血常规改变(至少两系以上，单纯贫血不能作为诊断依据)、神经精神症状、抗核抗体阳性、其他免疫血异常(其他自身抗体阳性、血清 C_3 下降、血沉增快等)等指标占 3 条以上；肾活检行免疫荧光检查 IgA、IgG、IgM、C_3 等呈“满堂亮”表现。

2. 紫癜性肾炎

紫癜性肾炎好发于青少年，有典型的肢体远端对称性针尖样出血性皮疹，可伴有关节痛、腹痛及黑便。

3. 糖尿病肾病

糖尿病肾病好发于中老年，糖尿病病史 5 年以上，有特征性眼底病变，肾活检可表现为系膜、基底膜的广泛性病变，可有较多的肾小球肥大，典型的具有诊断意义的病变为 K-W 结节(结节性小动脉硬化)，若肾活检为微小病变应高度怀疑糖尿病合并原发性肾小球疾病，对于这类患者可给予激素治疗。

4. 肾淀粉样变性

好发于中老年，是全身多器官受累的一部分。原发性淀粉样变性病因不清楚，继发性淀粉样变性多继发于慢性化脓性感染、结核、恶性肿瘤等疾病。患者可有舌胖、舌边有齿印，超声示肝大、脾大、肾体积增大，肾活检刚果红染色可见系膜区广泛的淀粉样蛋白沉积，采用特异的单克隆抗体染色，可以分型。

5. 骨髓瘤肾病

骨髓瘤肾病好发于中老年男性，患者可有骨痛、尿本周蛋白阳性、血清球蛋白异常增高，蛋白电泳可显示特殊的 M 带，骨穿可见浆细胞比例超过 10%。

6. 乙肝肾炎

乙肝肾炎好发于儿童及青少年，肾脏病变五花八门，但常见的病理类型为膜性肾病和系膜毛细血管性肾小球肾炎等，肾组织内能找到乙肝标志物。

三、治疗

（一）一般治疗

适当休息，避免到公共场所。水肿明显者应适当限制水、钠摄入。肾功能良好者不必限制蛋白摄入。

（二）利尿剂

对于水肿明显，限钠、限水后仍不能消肿者可适当选用利尿剂，可同时选用排钾利尿剂（如氢氯噻嗪 25 mg，2 次/天，或者呋塞米 20 mg，2 次/天）和保钾利尿剂（如螺内酯 20 mg，2 次/天）。至于清蛋白，不宜常规使用，当出现下列情况之一时可以使用，严重水肿使用利尿剂无效，严重水肿，使用利尿剂有效，但利尿后出现头晕眼花、血压下降、心率增快等血容量不足的表现，短期内出现血肌酐升高，疑为血容量不足所致；使用的方法是，每天静脉输入清蛋白 10 g 后立即静脉注射呋塞米 20 mg，连续使用 7～10 d，也可隔天 1 次，不用清蛋白的那天用 250 mL 低分子右旋糖酐静脉滴注后再用呋塞米。

（三）糖皮质激素

糖皮质激素是治疗肾病综合征的主要药物，使用的基本原则是足量、长程、慢减。所谓足量，是指起始剂量要足，常用泼尼松 1 mg/(kg・d)，具体应用时，应注意将体内蓄积的过多水分从体重中扣除，另外，若患者体重超过 80 kg，泼尼松也只用到 80 mg/d，最好每天早上一次顿服，需同时服用活性维生素 D_3 和质子泵抑制剂。所谓长程，是指激素的总疗程要足够长，一般足量需连用 8～12 周，若为局灶节段性硬化，足量应增加到 16 周，对于激素敏感的患者，足量可不到 12 周，但至少要到尿蛋白完全转阴后 1 个月方可开始减量；总疗程 1.5～2.0 年。所谓慢减，是指尿蛋白转阴后 1 个月开始减量，每月减 1 片，当减到 2～3 片/天，将 2 d 的量合并在一起隔日早上顿服，以后再每月减 1 片，直至维持量再维持 3～6 个月；所谓维持量不是一个衡量，是一个变量，每个人所需的维持量不一样，维持量的确定方法是在减量后 1 周复查尿，若尿蛋白又出现，则立即恢复到减量前的激素量，又服用激素 1 周查尿，若尿蛋白转阴，那么，这个剂量就是该患者的维持量。如果足量激素达到了足够时间尿蛋白仍不减少，或者出现了精神症状或严重感染等激素并发症，则需快速减量，首次可减去 1 半，以后每周减 1 片，直至减完，不维持。对于肝功能不好或者高度水肿的患者，可以甲泼尼龙 40～60 mg/d 静脉滴注，待病情稳定后改为泼尼松或者甲泼尼龙口服。对于原发性肾病综合征患者，原则上不使用激素冲击治疗。对于维持量在 5 片泼尼松以上的激素依赖患者，应在加用其他免疫抑制剂 1 个月后再谨慎地减量。

（四）其他免疫抑制剂

1. 烷化剂

烷化剂又称为细胞毒药物，主要用于“激素依赖型”或“激素无效型”。可供临床使用的药物主要有环磷酰胺、氮芥及苯丁酸氮芥。临床多使用环磷酰胺，其剂量为 1～2 mg/(kg・d)，分次口服，或每周 0.4～0.6 g(或每月 0.8～1.0 g)静脉滴注，总的累计剂量为 8～10 g。主要不良反应为脱发、骨髓抑制、肝脏损害、出血性膀胱炎和性腺抑制等，使用过程中应定期观察血常规和肝功能，孕妇禁用，对于性发育期的少年，尽量回避不用，环磷酰胺引起的脱发和月经紊乱在停用药物后多能恢复。

2.环孢素 A

环孢素 A 适用于激素抵抗和细胞毒药物治疗无效的患者。起始剂量为每日 3～4 mg/(kg·d),然后根据血药浓度调整,维持其谷浓度在 100～200 μg/L。如使用 3 月无效,应撤退,如有效,可减量维持。

3.吗替麦考酚酯(MMF)

吗替麦考酚酯能抑制 T、B 淋巴细胞增生,用于激素抵抗及细胞毒药物治疗无效的患者。推荐剂量为 1.5～2.0 g/d。

4.雷公藤制剂

临床常用的有醇提取剂(雷公藤多苷片)和水提取剂(火把花根片),能抑制 T 淋巴细胞增生、诱导 T 淋巴细胞凋亡。

国内生产厂家较多,临床疗效因厂家不同而异。雷公藤多苷片常用剂量为 0.5～1.0 mg/(kg·d),火把花根片常用剂量为 4～5 片/次,每日 3 次。不良反应有皮疹、胃肠道反应、肝功能损害、闭经、骨髓抑制等。

5.氯喹和硫酸羟氯喹

对某些难治性肾病综合征患者(特别是膜性肾病)可能有效,在前述药物无效的情况下可考虑使用,常用剂量为氯喹 250 mg 每日 2 次,硫酸羟氯喹 200 mg 每日 2 次,总疗程不宜超过 1 年,常见不良反应有皮疹、消化道症状、肝脏损伤、眼部症状、前庭症状等,使用过程中应定期查血常规、肝功、视力、视野、眼底等,出现眼部症状或严重肝功损害应停药。

(五)调脂药物

常用药物包括他汀类、贝特类、降脂中成药类,可根据患者血脂异常的类型和程度选择性适用。

(六)抗凝治疗

肾病综合征患者常处于高凝状态,易发生深部静脉血栓,尤其是在血浆清蛋白低于20 g/L 或者膜性肾病患者,更易发生静脉血栓。应常规使用抗凝剂,可口服双嘧达莫(每次 50～100 mg,每日 3 次)或者阿司匹林(50～200 mg/d)或者盐酸噻氯匹定(0.25 g/d),若无禁忌,可使用肝素(100 mg/d 加入 100 mL 生理盐水中静脉滴注)或低分子肝素(0.4 mL/d,皮下注射),治疗期间应密切观察患者的出凝血状况,避免药物过量导致出血。影响肾病综合征预后的因素主要有病理类型、肾功能状态、激素敏感与否、有无严重并发症。

第十一节　IgA 肾炎

一、概述

IgA 肾炎(IgA nephropathy)又称为 Berger 病,是亚太地区(中国、日本、新加坡和澳大利亚)最常见的原发性肾小球肾炎,其临床表现多样化,肾脏病理特点是系膜 IgA 沉积或以 IgA 沉积为主。

1.病因和发病机制

IgA 肾炎的发病机制目前尚不完全清楚，最近研究表明 IgA1 的糖基化异常，诱发针对异常多聚体 IgA1 的自身抗体产生，可能是其重要发病机制。

2.肾组织病理

IgA 肾炎的典型肾组织病理特点是肾小球系膜细胞增生和系膜区基质增多，免疫荧光检查可见肾小球系膜区有 IgA 沉积，呈块状或分散的颗粒状分布，多数患者伴有 C_3 沉积，但 C1q 少见，部分患者有 IgM、IgC 沉积；少数可有新月体形成，甚至表现为新月体肾炎，晚期为广泛肾小球硬化、肾小管萎缩和肾间质单个核炎症细胞浸润。电镜下可见系膜区电子致密物沉积。

二、临床表现及诊断

(一)症状体征

IgA 肾炎好发于儿童和青少年，男性多见。多数患者起病前 1～2 d 有上呼吸道或消化道感染等前驱症状，典型的表现为发作性肉眼血尿或镜下血尿，可持续数小时或数日；部分患者起病隐匿，表现为无症状性血尿和(或)蛋白尿，往往体检时才发现；部分患者可表现为肾病综合征、严重高血压及肾功能损害。

重症 IgA 肾炎可导致肾功能损害或慢性肾衰竭，有些患者在首次就诊时，已进入终末期肾衰竭。

(二)实验室检查

尿液检查可表现为镜下血尿或肉眼血尿，多为畸形红细胞；约 60%的患者伴有蛋白尿。30%～50%患者伴有血 IgA 增高。

(三)诊断和鉴别诊断

1.诊断

患者出现血尿和(或)蛋白尿，尤其是上呼吸道感染后 1～3 d 出现的血尿，临床上应考虑 IgA 肾炎的可能。本病的确诊有赖于肾活检的免疫病理检查。

2.鉴别诊断

IgA 肾炎应与下列疾病鉴别。

(1)急性肾炎：此病在上呼吸道感染或皮肤感染后出现血尿的潜伏期较长(7～14 d)，有自愈倾向；IgA 肾炎感染后潜伏期短，反复发作，结合实验室检查尤其是肾活检可资鉴别。

(2)非 IgA 系膜增生性肾炎：与 IgA 肾炎极为相似，确诊有赖于肾活检。

(3)泌尿系感染：伴有发热、腰痛和不典型尿路刺激症状，尿中红、白细胞增多，尿细菌培养阳性，抗生素治疗有效。

(4)薄基底膜肾病：临床表现为持续性镜下血尿，多有家族史，肾活检免疫荧光检查 IgA 阴性，电镜可见肾小球基底膜弥散变薄。

(5)其他继发性系膜区 IgA 沉积的肾小球病：如紫癜性肾炎、乙型肝炎病毒相关性肾炎、系统性红斑狼疮等，通过相应的病史、系统损害及实验室检查可资鉴别。

三、治疗

本病的预后差异较大，治疗需根据病理改变和临床表现具体决定。对于以血尿为主要表现的 IgA 肾病患者，主要是提高患者免疫力，减少感染机会，减少反复发作。

(一)急性期的治疗

1. 控制感染

有上呼吸道感染的患者，应选用无肾毒性的抗生素控制上呼吸道感染，如青霉素、大环内酯类抗生素、第二代头孢菌素等治疗，1 个疗程 7～10 d。

2. 新月体肾炎

如果肾活检提示为细胞性新月体肾炎，应及时给予大剂量激素和细胞毒药物强化治疗(参见急进性肾小球肾炎的治疗)。

(二)慢性期的治疗

1. 去除慢性病灶

由于慢性感染性病灶可能作为产生抗原的基地，反复诱发 IgA 肾炎患者血尿等的发作，对于反复扁桃体炎发作的患者，控制急性感染后，可考虑摘除扁桃体(12 岁前不宜)，手术前后 1 周需使用抗生素。对于慢性牙髓炎、慢性鼻窦炎、慢性胆囊炎等慢性病灶也应进行积极处理。

2. 单纯性血尿

预后较好，无须特殊治疗，但需定期观察血压、尿常规、肾功能等指标。避免受凉和过度劳累，避免使用有肾毒性的药物。

3. 肾病综合征型

病理改变较轻者，可选用激素和细胞毒药物，常可获得较好疗效；病理改变较重者，疗效常较差，常持续进行性发展，预后差。

4. 高血压

采用 ACEI 和(或)ARB 进行降压治疗，可以减少尿蛋白、减缓肾脏病变的进展速度。

5. 慢性肾功能不全

其治疗参见本书相关章节。

6. 饮食治疗

如果 IgA 肾病患者的病因与某些食品引起的黏膜过敏反应有关，应避免食用这些食物。

以前认为 IgA 肾病预后良好，但近来发现，部分患者可发展为终末期肾衰竭。提示疾病预后不良的指标有：老年男性患者、持续高血压、持续蛋白尿(特别是尿蛋白>1 g/24 h)、肾功能损害和肾病综合征、持续性镜下血尿、病理表现为肾小球硬化、肾间质纤维化和肾小管萎缩、大量新月体形成。

第十二节　狼疮性肾炎

一、概述

系统性红斑狼疮(systemic lupus erythematosus，SLE)是最常见的自身免疫性疾病，以多种自身抗体形成及多器官受累为突出表现。狼疮性肾炎(lupus nephritis，LN)是 SLE 较常见且严重的并发症，几乎所有的SLE患者存在肾脏受累，可为SLE的首发表现。

二、临床表现及诊断

（一）临床表现

狼疮性肾炎临床表现多样，多表现为肾炎综合征和（或）肾病综合征，活动期血尿、蛋白尿和白细胞尿多见，约25%表现为大量蛋白尿，可伴不同程度的肾功能异常，也可伴明显的肾小管功能异常。肾外表现往往为临床诊断SLE提供更多线索，常见皮肤黏膜、关节肌肉、浆膜、血液系统、中枢神经系统和心血管系统等不同程度受累。

（二）免疫学检查

抗核抗体、抗双链DNA抗体、抗Sm抗体和抗磷脂抗体阳性。血清补体水平与临床病情活动密切相关。

（三）临床诊断

符合1997年美国风湿病学学会（American College of Rheumatology，ACR）修订的SLE分类诊断标准中的4条即可诊断SLE，有肾脏受累表现即可诊断狼疮性肾炎。

1. 颊部红斑

固定红斑，扁平或高起，在两颧突出部位。

2. 盘状红斑

片状高起于皮肤的红斑，黏附有角质脱屑和毛囊栓；陈旧病变可发生萎缩性瘢痕。

3. 光过敏

对日光有明显的反应，引起皮疹，从病史中得知或医生观察到。

4. 口腔溃疡

经医生观察到的口腔或鼻咽部溃疡，一般为无痛性。

5. 关节炎

非侵蚀性关节炎，累及2个或更多的外周关节，有尿痛、肿胀或积液。

6. 浆膜炎

胸膜炎或心包炎。

7. 肾脏病变

尿蛋白定量（24 h）＞0.5 g或（＋＋＋），或管型（红细胞、血红蛋白、颗粒或混合管型）。

8. 神经病变

癫痫发作或精神病，除外药物或已知的代谢紊乱。

9. 血液学疾病

溶血性贫血，或白细胞减少，或淋巴细胞减少，或血小板减少。

10. 免疫学异常

抗ds-DNA抗体阳性，或抗Sm抗体阳性，或抗磷脂抗体阳性（包括抗心磷脂抗体、狼疮抗凝物、至少持续6个月的梅毒血清试验假阳性三者中具备一项阳性）。

11. 抗核抗体

在任何时候和未用药物诱发“药物性狼疮”的情况下，抗核抗体滴度异常。

（四）病理诊断

国际肾脏病学会（International Society of Nephrology，ISN）和肾脏病理学会（Renal

Pathology Society，RPS）2003年修订的狼疮性肾炎的病理组织学分型是常用标准。

Ⅰ型：轻微系膜性狼疮性肾炎。

Ⅱ型：系膜增生性狼疮性肾炎。

Ⅲ型：局灶性狼疮性肾炎（＜50％肾小球）。

Ⅲ型（A）：活动性病变。

Ⅲ型（A/C）：活动性和慢性病变。

Ⅲ型（C）：慢性病变。

Ⅳ型：弥散性狼疮性肾炎（＞50％肾小球）。

Ⅳ型（A）：节段性（Ⅳ-S）或球性（Ⅳ-G）。

Ⅳ型（A/C）：活动性病变。

Ⅳ型（C）：活动性和慢性病变。

Ⅴ型：膜性狼疮性肾炎。

Ⅵ型：严重硬化型狼疮性肾炎（≥90％肾小球硬化）。

狼疮性肾炎的活动指标包括：尿检情况、补体的水平、抗核抗体的滴度以及肾脏病理改变。肾活检不但能帮助明确狼疮性肾炎病理分型，更为重要的是还可以提供活动度和慢性化程度的直观信息，帮助临床医生对狼疮性肾炎病理改变进行活动性评价。

需要说明的是，狼疮性肾炎的不同病理类型可以互相重叠，也可以随着病情发展和治疗反应而发生转变，因此临床上要综合考虑，必要时重复肾活检，以帮助明确诊断，指导治疗。

三、治疗

根据临床表现、血清学检查和肾脏病理类型，选择不同的治疗方法，强调制订个体化治疗方案，最终目标是防止狼疮性肾炎复发，保护肾功能，尽可能减少并发症，促进患者恢复。包括辅助治疗和免疫抑制治疗。

（一）辅助治疗

美国风湿病协会（ACR）对狼疮性肾炎治疗指南：①推荐使用羟氯喹（200～400 mg/d）；②尿蛋白＞0.5 g/24 h使用血管紧张素转换酶抑制剂（ACEI）和血管紧张素Ⅱ受体拮抗剂（ARB）类药物；③低密度脂蛋白（low density lipoprotein，LDL）＞1.0 g/L推荐使用他汀类药物；④对生育有要求的LN患者注意妊娠建议。

（二）免疫抑制治疗

1. 治疗原则

目前认为，Ⅰ/Ⅱ型LN无须免疫抑制剂治疗，对治疗研究主要集中在Ⅲ/Ⅳ/Ⅴ型LN，Ⅲ/Ⅳ需GC联合免疫抑制剂治疗；Ⅴ型合并Ⅲ/Ⅳ型LN治疗同Ⅲ/Ⅳ；Ⅵ型LN需要肾脏替代治疗。

2. 系膜增生型（Ⅱ型）狼疮性肾炎

尿蛋白明显的患者，可给予中等量糖皮质激素（GC）（如泼尼松龙30～40 mg/d）。激素减量可根据临床和血清学活动情况决定。

3. 局灶（Ⅲ型）或弥散增生性（Ⅳ型）狼疮性肾炎

两者治疗类似，一般分成两个阶段，即诱导缓解阶段和维持缓解阶段。

（1）诱导缓解阶段治疗：诱导缓解阶段持续4～6个月，应联合应用激素和细胞毒类药物或免疫抑制剂治疗。

糖皮质激素联合环磷酰胺(CYC):是目前公认且有循证医学证据的诱导缓解阶段治疗方案,两者联合应用能更好地保护肾功能,获得更长的缓解。泼尼松起始剂量为0.8～1.0 mg/(kg·d),4～6 周若病情开始缓解需尽快减量,做到"足量、快减",4～6 个月后减量至7.5～10 mg/d。CYC 可静脉注射或口服。研究表明,每月静脉使用 CYC 比每日口服不良反应小,而长期肾脏预后相似。目前推荐在诱导缓解阶段静脉应用 CYC 每月0.6～1.0 g,维持 6 个月。欧洲风湿病协会一项临床试验(ELNT)提示低剂量 CYC 即可达到满意疗效。吗替麦考酚酯(MMF)联合激素:Aspreva 狼疮治疗研究(Aspreva Lupus Management Study,ALMS)等试验证实,诱导期应用 MMF(2～3 g/d)联合激素治疗弥散增生型狼疮性肾炎与口服或静脉 CTX 联合激素的疗效相仿甚至优越,不良反应相对较少。

(2)维持阶段缓解治疗:经过以上治疗,若患者在半年内病情得到缓解控制,治疗可进入维持阶段,此阶段多在 2 年以上,泼尼松维持在 5～10 mg/d,免疫抑制剂可选用静脉 CYC 0.6～1.0 g,每 3 个月 1 次,维持 1.0～1.5 年,之后可换用硫唑嘌呤(azathioprine,AZA) 1～2 mg/(kg·d)或 MMF 1.0～1.5 g/d。然而,在减少复发率方面,MMF 在维持缓解期的治疗效果要更好。

4. 膜性狼疮性肾炎(Ⅴ型)

当增生型和膜型狼疮性肾炎共同存在时,应根据增生性病变的情况制订治疗方案。对于单纯膜性狼疮性肾炎,目前也建议激素联合细胞毒药物,但不需要强化免疫抑制治疗。由美国国立卫生研究院(National Institutes of Health,NIH)进行的随机对照研究显示:使用静脉环磷酰胺或环孢素 A,12 个月后临床缓解率及蛋白尿的减少均比单用激素效果明显,但环孢素 A 复发的比例高于环磷酰胺组。最新的一项荟萃分析证实,对于Ⅴ型狼疮性肾炎,MMF 和静脉注射环磷酰胺诱导缓解治疗效果相似。

5. 妊娠期 LN 的治疗

未达到临床缓解者不建议妊娠,对于有 LN 病史但活动不严重的可使用羟氯喹(200～400 mg/d),不能使用 CYC、MMF 及 ACEI/ARB 类药物。在使用 MMF 的患者在妊娠前应改为硫唑嘌呤(AZA)+GC 治疗,不用减量。复发患者仍使用 GC 或联合 AZA。此外,低剂量阿司匹林可减少死胎和流产。

6. 新的治疗方法与药物应用

(1)环孢素 A:不能耐受标准治疗以及标准治疗后无效或复发的病例可试用环孢素 A。

(2)来氟米特(leflunomide,LEF):来氟米特可以抑制嘧啶的初始合成,是一种新型的特异性免疫抑制剂。已成功用于治疗类风湿关节炎,近年用于治疗狼疮性肾炎,初步发现近期疗效与 CYC 类似,但远期疗效及长期使用的安全性尚待进一步观察。一项针对增生性狼疮性肾炎患者的前瞻性多中心对照(CYC 对 LEF)研究显示,两组近期疗效和不良反应相仿,提示来氟米特可以用于活动性增生型狼疮性肾炎的诱导缓解治疗,但其在维持缓解的疗效及长期肾脏保护作用有待进一步研究。应用来氟米特治疗弥散性增生性狼疮性肾炎其诱导缓解期剂量初始为 50～100 mg/d,连续 3 d 后改为 20～30 mg/d,疗程至少 6 个月。

(3)他克莫司(tacrolimus,又名 FK506):他克莫司可抑制 IL-2 的产生和 T 淋巴细胞活化,显著抑制 Th2 细胞 IL-10 的表达,从而减少 B 淋巴细胞自身抗体的产生。该药联合激素能迅速、有效地控制弥散增生性狼疮性肾炎的病情活动,短期应用的安全性较好。另一个突出特点为治疗早期(2～4 周)可提高患者的人血清蛋白水平。最新一项非双盲随机对照的多中心临床试验证实,他克莫司和环磷酰胺诱导缓解活动性狼疮性肾炎(病理类型包括Ⅲ型、Ⅳ型、Ⅴ型,Ⅲ型合并Ⅴ型或者Ⅳ型合并Ⅴ型)的效果相当,经过 6 个月的治疗,他克莫司组和环磷酰胺组相比有较高的完全缓解率(52.4%∶38.5%)和治疗有效率(90.5%∶82.1%),但差异并无统计学意义;不良反应方面,他克莫司组发生白细胞减少及消化道症状的较少。另有国内学者提出了对于狼疮性肾炎的“多靶点治疗”(multitarget therapy),即同时使用他克莫司和 MMF 两种免疫抑制剂联合激素治疗,旨在提高缓解率、减少患者的耐药性及传统免疫抑制剂的不良反应,初步结果尚满意,但长期疗效和安全性值得关注。

(4)利妥昔单抗(rituximab,RTX):利妥昔单抗是一种嵌合鼠/人的单克隆抗 CD20 抗体,由于 CD20 是 B 淋巴细胞表面特异性抗原,B 淋巴细胞功能障碍是 SLE 发生的重要机制,1997 年美国 FDA 批准该药用于治疗淋巴瘤并获得成功。近年来的临床研究证实,对于一些难治性或频繁复发的狼疮性肾炎可能会有较好的效果。

第十三节　系统性血管炎肾脏损害

一、概述

抗中性粒细胞胞质抗体(antineutrophil cytoplasmic antibody,ANCA)相关性血管炎(ANCA-associaled systemic vasculitis,AASV)是一种慢性自身免疫性炎症性疾病,病理特征为寡免疫复合物性坏死性小血管炎,表现为小血管节段性纤维素样坏死。

二、临床表现及诊断

AASV 包括韦格纳肉芽肿(Wegener's granulomatosis,WG)、显微镜下型多血管炎(microscopic polyangiitis,MPA)、变应性肉芽肿性血管炎(churg-strauss syndrome,CSS)和肾局限性血管炎(renal-limited vasculitis)等。根据 AASV 严重程度、全身并发症及血清 ANCA 状态,将 AASV 分为 5 型。

局部型:单一病灶,以上呼吸道 WG 最为典型,无全身症状,血清 ANCA+/−。

早期轻症:表现多样,但未累及肾脏,无重要器官功能障碍,有全身症状,血清 ANCA +/−。

普通型:重要器官轻度功能障碍或累及肾脏但血肌酐<500 μmol/L,有全身症状,血清 ANCA+。

重症型:重要器官功能障碍,典型表现为肾脏受累且血肌酐>500 μmol/L,有全身症状,血清 ANCA+。

难治型:经常规治疗,病情持续进展,有全身症状,血清 ANCA+/−。

经典的 ANCA 靶抗原为髓过氧化酶(myeloperoxidase,MPO)和蛋白酶-3(proteinase-3,PR3),前者主要与 WG 相关,后者主要与 MPA 和 CSS 相关。溶酶体膜蛋白-2(lysosomal membrane protein-2,LAMP-2)-ANCA 的发现,从病因学上为寡免疫复合物新月体肾炎

(pauci-immune crescentic glomerulonephritis,PICGN)的诊治提供了新线索。

三、治疗

目前,AASV 的治疗尚无严格的标准化治疗方案,糖皮质激素(glucocorticoid,GC)联合细胞毒药物可明显提高生存率。分为诱导期、维持期以及复发的治疗。

(一)诱导期治疗

GC 联合细胞毒性药物是诱导期的基本治疗方案,重症患者还应采取血浆置换(plasma exchange,PLEX)和甲泼尼龙(methylprednisolone,MP)冲击等治疗措施。GC 联合细胞毒药物,特别是环磷酰胺(cyclophosphamide,CYC)可明显提高患者生存率,MPA 的 1 年存活率达 80%~100%、5 年存活率达 70%~80%;WG 的 1 年存活率达 80%~95%。

1. 糖皮质激素联合环磷酰胺

GC 和 CYC 是最早用于治疗本病的药物。美国国立卫生研究院(US National Institutes of Health,NIH)推荐泼尼松(1 mg/(kg·d)),4~6 周,病情控制后逐渐减量,CYC(2 mg/(kg·d))口服 1 年,75%的患者可缓解。欧洲 42 个血管炎研究中心参与的 CYCLOPS 研究,提示 CYC 静脉冲击组(CYC 15mg/kg,每 2~3 周 1 次,共 9 个月)和口服对照组(CYC 2 mg/(kg·d),共 9 个月)均联用 GC。治疗 9 个月,两组诱导缓解率无显著差异。静脉冲击组药物累积剂量、白细胞降低发生率要明显低于对照组。

2. 糖皮质激素联合甲氨蝶呤(MTX)

NORAM 研究表明,GC 联合 MTX(18 mg/周)诱导缓解方案可应用于无重要器官损伤且肾功能正常或接近正常的患者(早期轻症),对 CYC 抵抗的 WG 患者或许有益。

3. 甲泼尼龙(MP)冲击疗法

有重要器官受损的重症患者(如小血管纤维素样坏死、细胞新月体和肺出血等)诱导初期,推荐 MP 冲击治疗,即 MP 0.5~1.0 g/次,每日 1 次,3 次一疗程,继以泼尼松 1 mg/(kg·d)口服。MEPEX 研究初步结果指出,对于重症患者肾功能的恢复,PLEX 优于 MP 冲击治疗。

4. 血浆置换(PLEX)

PLEX 可去除自身抗体,缓解病情,尤其适用于伴有肺出血的患者。初期可采用强化 PLEX 疗法,每次置换 3~4 L,1 次/d,连续 7 d。其后可延长间隔时间,同时给予泼尼松和 CYC。选择性血浆分离置换法技术(细胞净化技术、免疫吸附、双滤过血浆置换等)可显著减少血浆等胶体用量,但技术复杂、费用高昂,限制了其临床使用。

5. 吗替麦考酚酯(MMF)

MMF 选择性抑制淋巴细胞嘌呤从头合成途径中次黄嘌呤核苷酸脱氢酶(inosine monophosphate dehydrogenase,IMPDH)的活性,抑制 T 淋巴细胞、B 淋巴细胞增生及其功能,抑制黏附分子与配体结合,抑制内皮细胞增生及血管生成,治疗血管炎性病变具有优势,已有成功治疗 AASV、肾移植,特别是难治性小血管炎的报道。但疗效有待研究证实,正在进行的 MYCYC 研究主要观察 MMF 与 CYC 对 AASV 诱导期治疗的疗效对比,尚无可报道结论。

6. 抗胸腺细胞球蛋白

抗胸腺细胞球蛋白(antithymocyte globulin,ATG)的主要抑制 T 淋巴细胞的增生和功能,SOLUTION 研究发现,ATG 治疗难治性血管炎起效更快,但 3 个月后,与安慰剂对比在疾病活动及复发方面没有显著差异。

7.利妥昔单抗

利妥昔单抗是针对B淋巴细胞抗原CD20的单克隆抗体，可抑制细胞增生，诱导B淋巴细胞凋亡。RAVE试验研究证实，利妥昔单抗对诱导活动性AASV治疗有效且安全，可与其他药物治疗联合使用，但其具体应用方案尚需进一步深入研究。常规治疗无效或疗效甚微的患者，利妥昔单抗被认为是安全而有效的救治手段。专家推荐：①新诊断的AASV患者，利妥昔单抗是等同于CYC的有效药物，尤其是CYC使用有禁忌的患者（循证医学证据水平1b）；②难治性及复发期，特别是采用传统治疗方法失败的情况下，利妥昔单抗有效（1b）；③AASV亚组用药，传统治疗无效的头颈部WG（循证医学证据水平1 b/4）、儿童AASV及CSS（循证医学证据水平4），利妥昔单抗有效。最常规用法有4次给药方案（375 mg/(m^2·周)×4周）和2次给药方案（1 000 mg，两周后重复），回顾性研究两者在诱导缓解方面等效，但无对照试验证实；降低剂量疗效较差；儿科推荐总量为750 mg/m^2（最大量1 g）间隔2周使用。

8.抗肿瘤坏死因子（抗TNF-α）

拮抗TNF-α广泛用于治疗活动性类风湿性关节炎，近年来也成为AASV的治疗方向，包括依那西普（Etanercept）和英夫利昔单抗。WGET试验显示，依那西普对于缓解期AASV并无更多益处，能否将治疗类风湿性关节炎的思路应用于AASV中，仍需要更多证据支持。

9.脱氧精胍菌素（15-deoxyspergualin，DSG）

脱氧精胍菌素可干扰核因子激活，已成功用于治疗肾移植急性排斥反应和多种自身免疫病的动物模型，近年来用于治疗难治性AASV已取得一定效果。有研究采用脱氧精胍菌素0.15 mg/(kg·d)，使常规治疗无效的患者获得缓解。Tomizawa等采用DSG治疗肾衰竭的SCG/Kj小鼠，30 d后MPO-ANCA下降，尤其是其表位H-6亚单位IgG2的降低，并且B淋巴细胞克隆连同细胞因子与趋化因子的平衡也趋于正常。

10.硼替佐米（bortezomib，BTZ）

硼替佐米是26S蛋白酶体抑制剂，通过阻断多种调控细胞凋亡及信号传导的蛋白质的降解，导致细胞死亡。Bontscho等发现BTZ能使MPO-特有的浆细胞耗竭，降低MPO-ANCA滴度，防止小鼠出现坏死性新月体性肾炎（NCGN）。

11.他克莫司（Tacrolimus）

他克莫司又名FK506，属23元大环内酯类抗生素，可抑制如白细胞介素-2、白细胞介素-3及干扰素-γ等的生成与白细胞介素-2受体的表达，抑制T淋巴细胞的活化作用以及辅助性T淋巴细胞依赖的B淋巴细胞增生，较环孢素A强100倍，广泛用于移植抗排斥反应。有学者从对系统性红斑狼疮的疗效推测，他克莫司作为一种有效的免疫抑制剂，可能对MPO-ANCA或新月体肾炎发挥作用。

12.其他治疗

Ogawa等报道了1例MPO-ANCA阳性的IgA肾病患者，在扁桃体摘除术后尿蛋白明显下降，MPO-ANCA消失。提示扁桃体发炎不仅与IgA肾病相关，而且与MPO-ANCA的产生有关。静脉注射丙种球蛋白冲击等治疗亦有报道。

（二）维持期治疗

诱导缓解后进入维持期治疗，一般采用细胞毒药物联合小剂量激素，目前推荐使用低毒性MTX或硫唑嘌呤（AZA）。为减轻可能发生的不良反应，应减少激素维持治疗时间，通常是1年。对于已进展至ESRD依赖透析的患者，则应权衡利弊，避免过度治疗。

1. 硫唑嘌呤(AZA)

欧洲血管炎研究组(European Vasculitis Study Group，EUVAS)进行的 CYCAZAREM 研究发现，AZA 可以替代 CYC 用于 AASV 的维持期治疗，两组患者的复发率无显著差异。随着 CYC 使用时间延长，不良反应增加，推荐切换为泼尼松联合 AZA 治疗。除 PR3-ANCA 阳性者应谨慎外，因 AZA 毒性低，可以替代 CYC 作为缓解期用药。

2. 来氟米特(LEF)

LEF 通过抑制嘧啶核酸合成途径中二氧乳清酸脱氢酶的活性，而实现对核因子转录的抑制，由此抑制活化的 T 淋巴细胞和 B 淋巴细胞。研究发现，AASV 维持期使用 LEF 30～40 mg/d，取得了较好的疗效。Mefzler 等在 CYC 诱导缓解后，给予 LEF(30 mg/d)或 MTX(起始剂量 7.5 mg/周，8 周后达到 20 mg/周)2 年，主要研究终点是复发率。LEF 治疗组(n＝26)7 个月后，6 例复发，表现为肺部新发活动性病灶。MTX 治疗组(n＝28)6 个月后，13 例复发，其中 7 例为明显复发(RPGN 4 例、肺出血 2 例，脑肉芽肿 1 例)。因 MTX 组复发率显著升高(P＝0.037)导致研究提前结束。研究认为 LEF 30 mg/d 对阻止 WG 复发有效。

3. 吗替麦考酚酯(MMF)

在维持治疗中具有复发率低和不良反应小等优点。正在进行的 IMPROVE-IT(进一步降低终点事件：葆至能疗效国际试验)研究着力于 MMF 与 AZA 对肾性血管炎患者维持期治疗的疗效对比，初步结果显示 MMF 不如 AZA 疗效好。

4. 环孢素 A

该药通过在 T 淋巴细胞内通过阻止钙调神经蛋白(cddneurin)抑制白细胞介素-2 的产生，发挥免疫抑制作用，因其有致肾纤维化和血管病变的不良反应，不推荐使用。

(三)复发的治疗

复发的有效治疗方案目前尚缺乏循证医学证据。临床常见复发危险因素包括单用激素、药物撤减太快及合并感染等。监测 ANCA 滴度可早期发现复发证据。感染(包括细菌、病毒等)尤其是金黄色葡萄球菌感染往往是疾病复发的诱因，也是 AASV 重要的并发症和致死原因；长期应用免疫抑制剂更增加了感染的机会。两项针对 PR3-ANCA 阳性患者的前瞻、随机、安慰剂对照研究，在 MP＋CYC 诱导治疗后，分别采用复方磺胺甲恶唑 960 mg 每周 3 次给药，持续 18 个月，或 960 mg 每天 2 次给药，持续 24 个月，发现能降低缓解期 WG 患者的复发率，该方案不推荐用于肾功能不全者。欧洲抗风湿病联盟(European League Against Rheumatism，EULAR)对 AASV 的推荐治疗方案如下。

局部型：诱导治疗：环磷酰胺和类固醇激素。维持治疗：长疗程低剂量激素加硫唑嘌呤或来氟米特、甲氨蝶呤，可合用甲氧苄啶-磺胺甲恶唑。

早期轻症：诱导治疗：甲氨蝶呤或环磷酰胺和类固醇激素。维持治疗：长疗程低剂量激素联合硫唑嘌呤。

普通型：诱导治疗：环磷酰胺和类固醇激素。维持治疗：长疗程低剂量激素联合硫唑嘌呤或吗替麦考酚酯。

重症型：诱导治疗：环磷酰胺和类固醇激素，必要时联合血浆置换。维持治疗：长疗程低剂量激素联合硫唑嘌呤或吗替麦考酚酯。

难治型：诱导治疗：脱氧精胍菌素，吗替麦考酚酯，抗胸腺细胞球蛋白或利妥昔单抗。维持治疗：无一致建议。

参 考 文 献

[1] 葛均波，徐永健，梅长林，等．内科学．第 8 版．北京：人民卫生出版社，2013.

[2] 江杨清．中西医结合：临床内科学．北京：人民卫生出版社，2012.

[3] 陈灏珠，林果为，王吉耀．实用内科学．北京：人民卫生出版社，2013.

[4] 张文武．急诊内科学[M]．北京：人民卫生出版社，2012.

[5] 刘又宁．实用临床呼吸病学[M]．北京：科学技术文献出版社，2007.

[6] 俞森洋，孙宝君．呼吸内科临床诊治精要[M]．北京：中国协和医科大学出版社，2011.

[7] 刘新光．消化内科[M]．北京：人民卫生出版社，2009.

[8] 李岩．消化系统与疾病[M]．上海：上海科学技术出版社，2008.

[9] 贾建平．神经病学[M]．第 6 版．北京：人民卫生出版社，2008.

[10] 吴江，贾建平，崔丽英．神经病学[M]．北京：人民卫生出版社，2011.

[11] 曾武涛，柳俊，陈国伟．心血管病最新诊断与防治策略[M]．北京：人民军医出版社，2011.

[12] 刘平，徐建新，赵艳芳．心内科诊疗精要．北京：军事医学科学出版社，2008.

[13] 朱书秀，苏飞．内分泌代谢病证卷[M]．北京：中国医药科技出版社，2008.

[14] 王旭．难治性内分泌代谢病辨治与验案[M]．北京：科学技术文献出版社，2011.

[15] 张之南，沈悌．血液病诊断及疗效标准[M]．北京：科学出版社，2007.

[16] 陆道培．临床诊疗指南・血液学分册[M]．北京：人民卫生出版社，2006.